50 Fälle Akupunktur

Thomas Ots (Hrsg.)

50 Fälle Akupunktur

Integrative Behandlungskonzepte

Mit Beiträgen von

Jürgen Bachmann, Nicolas Behrens, Michael Gerhold, Jochen Gleditsch,
Hans-Ulrich Hecker, Gabriela Huemer, Christoph Kornacker, Hedi Luxenburger,
Oskar Mastalier, Thomas Ots, Gustav Peters, Klaus-Dieter Platsch,
Naschmil Pollmann, Raymund Pothmann, Ralph Raben, Peter Reibisch,
Helmut Rüdinger, Uwe Siedentopp, Angelika Steveling, Wolfram Stör

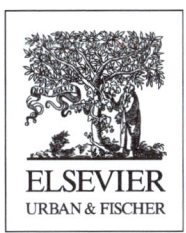

URBAN & FISCHER

München · Jena

Zuschriften und Kritik an:
Elsevier GmbH, Urban & Fischer Verlag, Lektorat Komplementäre und Integrative Medizin, Karlstraße 45, 80333 München

Wichtiger Hinweis für den Benutzer
Die Erkenntnisse in der Medizin unterliegen laufendem Wandel durch Forschung und klinische Erfahrungen. Herausgeber und Autoren dieses Werkes haben große Sorgfalt darauf verwendet, dass die in diesem Werk gemachten therapeutischen Angaben (insbesondere hinsichtlich Indikation, Dosierung und unerwünschten Wirkungen) dem derzeitigen Wissensstand entsprechen. Das entbindet den Nutzer dieses Werkes aber nicht von der Verpflichtung, anhand der Beipackzettel zu verschreibender Präparate zu überprüfen, ob die dort gemachten Angaben von denen in diesem Buch abweichen und seine Verordnung in eigener Verantwortung zu treffen.

Wie allgemein üblich wurden Warenzeichen bzw. Namen (z. B. bei Pharmapräparaten) nicht besonders gekennzeichnet.

Bibliografische Information Der Deutschen Bibliothek
Die Deutsche Bibliothek verzeichnet diese Publikation in der Deutschen Nationalbibliografie; detaillierte bibliografische Daten sind im Internet unter http://dnb.ddb.de abrufbar.

Alle Rechte vorbehalten
1. Auflage 2004
© Elsevier GmbH, München
Der Urban & Fischer Verlag ist ein Imprint der Elsevier GmbH.

05 06 07 08 09   5 4 3 2 1

Für Copyright in Bezug auf das verwendete Bildmaterial siehe Abbildungsnachweis.
Der Verlag hat sich bemüht, sämtliche Rechteinhaber von Abbildungen zu ermitteln. Sollte dem Verlag gegenüber dennoch der Nachweis der Rechtsinhaberschaft geführt werden, wird das branchenübliche Honorar gezahlt.

Das Werk einschließlich aller seiner Teile ist urheberrechtlich geschützt. Jede Verwertung außerhalb der engen Grenzen des Urheberrechtsgesetzes ist ohne Zustimmung des Verlages unzulässig und strafbar. Das gilt insbesondere für Vervielfältigungen, Übersetzungen, Mikroverfilmungen und die Einspeicherung und Verarbeitung in elektronischen Systemen.

Um den Textfluss nicht zu stören, wurde bei Patienten und Berufsbezeichnungen die grammatikalisch maskuline Form gewählt. Selbstverständlich sind in diesen Fällen immer Frauen und Männer gemeint.

Planung und Lektorat: Christl Kiener
Redaktion: Christl Kiener, Doris Schultze-Naumburg, Petra Münzel-Kaiser
Herstellung: Hildegard Graf
Satz: Mitterweger & Partner, Plankstadt
Druck und Bindung: Legoprint, Lavis
Fotos/Zeichnungen: Henriette Rintelen, Velbert; Gerda Raichle, Ulm; Fotos der jeweiligen Autoren
Umschlaggestaltung: SpieszDesign, Neu-Ulm
Titelfotografie: Corbis

ISBN 3-437-55011-X

Aktuelle Informationen finden Sie im Internet unter www.elsevier.com und www.elsevier.de

Vorwort

Dieses Buch hat mehrere gedankliche Mütter und Väter. Vor zwei Jahren stand ich auf einem Akupunkturkongress vor der Auslage der Fachbücher. Ich staunte: Wieder waren einige Grundlagenbücher zur chinesischen Medizin erschienen. Wieder glaubten einige Autorinnen und Autoren, dass sie die Akupunkturpunkte und ihre Indikationen besser als andere beschreiben konnten. Wieder glaubten sie, die Theorien hinter der chinesischen Medizin besser als andere verstanden zu haben. Und wieder tauchte in diesem Gewirr von Prinzipien, Theorien, Methoden, Schemata und Diagrammen eines nicht auf: der Patient, der Mensch[1].

Der Berg an Grundlagenliteratur zur Akupunktur hat inzwischen eine beachtliche Höhe erreicht, sehr zur Verwirrung der Anfänger. Ist alles, was in der Medizin in China in den letzten zweitausend Jahren passierte, richtig und wichtig? Zu einem Zeitpunkt, wo sich die Halbwertszeit des Wissens in der westlichen Medizin gen fünf Jahre bewegt, hat es beinahe den Anschein, als ob es für die chinesische Medizin keine Halbwertszeit gäbe: Alles gilt.

Nun, Papier – so sagt man – ist geduldig. Aber die Überprüfung von Annahmen, Theorien und Lehrmeinungen findet am besten – nicht ausschließlich – in der Praxis statt. Wirkt es, hilft es, heilt es? Und solche Bücher, die möglichst realitätsnah von der *hiesigen Praxis der Chinesischen Medizin*, von ihren Erfolgen und Misserfolgen in der Behandlung verschiedener Krankheiten berichten, gibt es bislang kaum. So hatte ich die Idee, ein Buch mit Fallberichten herauszubringen, um beispielhaft zu zeigen, wie es sich mit der Chinesischen Medizin – vorrangig mit der Akupunktur – arbeiten lässt.

Ein Vorläufer dieses Buches ist das von Hugh MacPherson und Ted Kaptchuk 1997 herausgegebene *Akupunktur in der Praxis*, in dem 40 Therapeuten je einen Fall vorstellen. Im Frühjahr 2003 traf ich Hugh MacPherson anlässlich des Kongresses der British Medical Acupuncture Society in London. Wir unterhielten uns einen Nachmittag, und mein Entschluss stand fest. Doch wollte ich jedem Autor die Möglichkeit geben, mehrere Fälle vorzustellen. Das macht es Ihnen auch eher möglich, das Charakteristische eines Autors zu erfahren. Sie als Leser erhalten auf diese Weise mehr Informationen, können vergleichen und werden sicherlich irgendwo einen Weg finden, der mit Ihren eigenen Vorstellungen am besten in Resonanz tritt.

So galt es nur noch, Autoren zu finden. Es liegt nahe, dass ich potentielle Autoren ansprach, die ich kannte – entweder aus meiner Arbeit in der Deutschen Ärztegesellschaft für Akupunktur (DÄGfA), oder in meiner Funktion als Redakteur der Deutschen Zeitschrift für Akupunktur. Ich konnte 20 Autorinnen und Autoren gewinnen, die sich hier mit 50 Fallberichten vorstellen.

Im Mai 2003 beschloss der Deutsche Ärztetag die neue Weiterbildungsordnung: *Akupunktur* wurde *Zusatzbezeichnung*. Einher ging mit diesem Beschluss die Erhöhung der Weiterbildungszeit um 80 Stunden Praxis: 60 Stunden Hospitation (praktische Akupunkturbehandlungen) und 30 Stunden Fallseminare (Supervision). Diese neuen Richtlinien werden derzeit von den regionalen Ärztekammern unterschiedlich schnell umgesetzt. Aber die Tendenz ist klar:

---

[1] Im folgenden gilt die bekannte neutrale Schreibweise, um nicht die Sätze durch Ungetüme wie "die Patientin/der Patient" unleserlich zu machen.

Tausende von Akupunkteuren werden in Zukunft zur Erlangung der Zusatzbezeichnung stärker als bislang „am Fall" ausgebildet werden – eine löbliche Entwicklung.

So stellt sich Ausbildern und Lernenden zugleich die Frage:
- Wie stelle ich meine Patienten in der Hospitation und in der Supervision vor?
- Wie kann ich am meisten von den Erfahrungen meiner Lehrer profitieren?
- Wie kann ich Erfahrungen der Chinesischen Medizin in meinen Praxis-Alltag integrieren?

Auf diese Fragen gibt es nicht nur jeweils eine Antwort. In dem vorliegenden Buch geben die Autoren 50 Beispiele ihrer Lösungsansätze von der Anamnese über die Therapie bis zur Nachbetreuung ihrer Patientinnen und Patienten. Hier findet der Leser ein Kaleidoskop unterschiedlicher Formen des Krankseins und unterschiedlicher ärztlicher Antworten hierauf. Bestechend dabei ist das hohe Maß an Integration, das Akupunktur im Praxis-Alltag deutscher niedergelassener Ärzte bereits erreicht hat. Somit ist dieses Buch ein echtes Buch **aus der Praxis für die Praxis**.

Den Autoren dieses Buches sei herzlichst für ihr Engagement gedankt. Das größte Lob aber erhält meine Lektorin Frau Christl Kiener. Sie betreute uns in einer Weise, wie ich es als jemand, der an mehreren Büchern mitgearbeitet hat, noch nicht erlebt habe.

Thomas Ots
Graz, im Oktober 2004

Autorenverzeichnis

Dr. med. **Jürgen Bachmann**, August-Bebel-Straße 8-10, 45525 Hattingen, Ruhr
Dr. med. **Nicolas Behrens**, Landwehrstraße 24, 80336 München
Dr. **Michael Gerhold**, Käthe-Kollwitz-Straße 5, 72074 Tübingen
Dr. **Jochen M. Gleditsch**, Hermann-Roth-Straße 12, 82065 Baierbrunn, Isartal
Dr. med. **Hans Ulrich Hecker**, Segeberger Landstraße 81, 24145 Kiel
Dr. med. **Gabriela Huemer**, Brannenburger Straße 3a, 83131 Nußdorf a. Inn
Dr. med. **Christoph Kornacker**, Schwarzer Bär 8, 30449 Hannover
Hedi Luxenburger, Katschhof 3, 52062 Aachen
Dr. med. dent. **Oskar Mastalier**, Am Schloßberg 5, 83080 Oberaudorf
Dr. med. Dr. phil. **Thomas Ots**, St. Peter-Hauptstraße 31 f, 8042 Graz, Österreich
Dr. med. **Gustav Peters**, Ahornweg 1, 29386 Hankensbüttel
Dr. med. **Klaus-Dieter Platsch**, Hochgernstraße 14, 83209 Prien am Chiemsee
Naschmil Pollmann, Bernadottestraße 107, 2605 Hamburg
Dr. med. **Raymund Pothmann**, Klinikum Heidberg, Kinderschmerztherapie, Tangstedter Landstraße 400, 22417 Hamburg
Dr. med. **Ralph Raben**, Ottenser Hauptstraße 33, 22765 Hamburg
Peter Reibisch, Rosenfelder Straße 3, 24148 Kiel
Dr. med. **Helmut Rüdinger**, Beim Andreasbrunnen 7, 20249 Hamburg
Dr. med. **Uwe Siedentopp**, Ahnatalstraße 5, 34128 Kassel, Hess
Dr. med. **Angelika Steveling**, Veledastraße 2, 45355 Essen, Ruhr
Dr. med. **Wolfram Stör**, Am Bahnhof, 82057 Icking, Isartal

Inhaltsverzeichnis

Einleitung 1

I   50 Fälle Akupunktur

Akuttherapie Migräne *Raymund Pothmann* 12
Migräne, Gastritis und Hypertonie *Peter Reibisch* 15
Migräne *Wolfram Stör* 20
Schwer klassifizierbarer Halbseitenkopfschmerz *Naschmil Pollmann* 24
Arzneimittelinduzierter Dauerkopfschmerz (G44.4) bei Migräne ohne Aura (G43.0)
   Naschmil Pollmann 31
Ungewöhnliche zyklusbezogene Migräne, Depression und unklares Hemisyndrom
   Peter Reibisch 37
Nicht so einfach: Migräne perimenstruell *Ralph Raben* 45
Zyklusbezogene Migräne *Michael Gerhold* 51
Spannungskopfschmerz bei Zahnstörfeld *Gustav Peters* 54
Starke Gesichts- und periorale Schmerzen *Oskar Mastalier* 57
Trigeminusneuralgie *Jochen Gleditsch* 65
Schwerster postherpetischer Neuralgieschmerz *Oskar Mastalier* 69
Akupunktur und Hypnose in der Behandlung psychosomatischer Beschwerden
   Christoph Kornacker 74
Cervicaler Bandscheibenvorfall *Jürgen Bachmann* 83
Cervicocephales Syndrom *Jürgen Bachmann* 89
Akutes posttraumatisches Cervical-Syndrom *Angelika Steveling* 99
Chronische Cervicocephalgie, Schwindel, chronisches Schulter-Arm-Syndrom
   Angelika Steveling 108
Schulterkontraktur *Nicolas Behrens* 117
Rezidivierender Schiefhals und ISG-Blockade *Thomas Ots* 125
Rezidivierende Epicondylitis *Oskar Mastalier* 128
Lumboischialgie *Gustav Peters* 136
Coxarthrose *Gustav Peters* 139
Chronische Lumbago, rezidivierende Gesäßschmerzen *Angelika Steveling* ... 142
Somatisiertes Schmerz-Syndrom und Mamma-Ca *Hans-Ulrich Hecker* ... 152
Herzrhythmusstörungen, KHK, Z.n. Herzinfarkt *Thomas Ots* 157
Arterieller Hypertonus, Schwindel *Gabriela Huemer* 165
Funktionelle Oberbauchbeschwerden *Hedi Luxenburger* 171
Rezidivierende Gastroenteritiden unklarer Genese, V.a. Somatisierungsstörung
   Hedi Luxenburger 176
Rezidivierende Abszesse *Klaus-Dieter Platsch* 180
Adipositas, sekundäre Amenorrhö, rezidivierende Kopfschmerzen *Uwe Siedentopp* .. 190
Akupunktur und Hypnose in der Behandlung von Pollinosis und Asthma
   Christoph Kornacker 198
Morbus Crohn *Thomas Ots* 205

Zentral-vestibulärer Schwindel mit cervicogener Komponente
  (benigner paroxysmaler Lagenystagmus) *Jochen Gleditsch* 212
Paukenerguss *Jochen Gleditsch* 216
Steroidinduziertes Glaukom *Hans-Ulrich Hecker* 220
Rhinitis allergica *Gustav Peters*... 224
Asthma bronchiale, allergische Rhinoconjunctivitis, Adipositas, WS-Syndrom,
  intestinale Candida-Mykose *Uwe Siedentopp* 228
Orales Allergie-Syndrom (OAS) *Raymund Pothmann* 237
Rezidivierende periorbitale Ödeme *Uwe Siedentopp* 241
Rezidivierende Harnwegsinfekte bei „angeborener Urethrastenose" *Thomas Ots* ... 247
Chronische Prostatitis *Gabriela Huemer* 252
Dysmenorrhö, Migräne, Pollinosis *Thomas Ots* 256
Postpartales Erschöpfungs- und Überforderungssyndrom   *Thomas Ots*......... 261
Ein rein psychogener Schmerz? *Naschmil Pollmann* 271
Der Patient in der stationären Psychiatrie mit Depression und Angst *Thomas Ots* ... 278
Depression, Schlafstörungen, Schmerzsyndrom *Helmut Rüdinger* 285
Anorexie *Klaus-Dieter Platsch* 290
Chronische Drogenabhängigkeit *Ralph Raben* 303
Nikotinabusus *Gustav Peters* 309
Uterussarkom *Michael Gerhold* 312

II Meine besondere Methode

Jürgen Bachmann Akupunktur im Rahmen eines integrierten Behandlungskonzeptes. 318
Nicolas Behrens Verhaltensbezogene Akupunktur...................... 322
Jochen Gleditsch ECIWO – Punkte im Bereich des II. Metacarpale (Handlinie II)... 324
Jochen Gleditsch Lymph-Belt 326
Jochen Gleditsch Very-Point-Methode 328
Christoph Kornacker Therapeutisches Arbeiten mit ideomotorischen Fingerzeichen
  (in milder Trance) und angeschlossener ideomotorischer Befragung 330
Christoph Kornacker Therapeutisches Visualisieren......................... 332
Oskar Mastalier Erfahrungshinweise – Fallbericht „Rezidivierende Epicondylitis"... 333
Oskar Mastalier Erfahrungshinweise – Fallbericht „Schwerster postherpetischer
  Neuralgieschmerz".. 336
Thomas Ots Die integrative Anamnesetechnik für innere Störungen............ 338
Thomas Ots Die Vogel-Specht-Nadelung....................................... 347
Gustav Peters Vorbemerkung zum Begriff Aurikulomedizin 349
Raymund Pothmann Akupunkturgestützte Hyposensibilisierung 351
Raymund Pothmann Lokal ableitende Akupunktur bei Kopfschmerzen 352
Peter Reibisch „Leibgespräch"... 353
Angelika Steveling, Hans-Ulrich Hecker Aku-Taping 355
Angelika Steveling Dry-Needling-Techniken................................. 358
Angelika Steveling Postisometrische Relaxation (PIR) bei Störungen des
  Schulter-Nacken-Bereichs 361

Bildanhang 363

Einleitung

1. Das Ziel dieses Buches: Lernhilfe

Dieses Buch soll eine praktische Lernhilfe sein. Das Lernen von Fallberichten bekannter Ärzte hat in China eine lange Tradition und stellt auch heute noch einen wichtigen Teil in der Ausbildung von Ärzten der traditionellen chinesischen Medizin dar (siehe hierzu die Einleitung von Hammes in Hammes, Ots 1996 und von Kaptchuk in MacPherson, Kaptchuk 2001). Anders verhält es sich bei uns im Westen mit unserer „Schulmedizin". Warum? Und war das immer so?

Für diesen Unterschied im Stil des Lernens sind weniger transkulturelle Unterschiede verantwortlich zu machen. Denn bis zur eigentlichen Geburt unserer „Schulmedizin" in der zweiten Hälfte des 19. Jahrhunderts teilten sich ebenfalls viele Ärzte der interessierten Öffentlichkeit durch Fallberichte mit. Aber in dem Maße, wie unsere westliche Medizin allgemein gültige Standards entwickelte, d. h., je mehr die Analyse von Krankheit durch nachweisbare, messbare – sprich: objektive – Parameter wie Labordiagnostik, bildgebende Verfahren etc. gesichert wurde, desto weniger wichtig wurde *das Individuelle und das Subjektive – der Patient in seinem Lebenskontext*.

Die Methode bestimmt den Inhalt und der Inhalt bestimmt die Methode: Einher gingen mit dieser Entwicklung die Spezialisierung der westlichen Medizin auf die Organpathologie und der bekannte Verlust, Funktionelles, also Nicht-Messbares oder Noch-nicht-Messbares, zu verstehen und gar zu sehen. Deswegen nimmt es nicht wunder, dass dort, wo in unserer Medizin Funktionelles und Individuelles nach wie vor im Vordergrund steht, das Lernen anhand von Fallberichten nach wie vor wichtig ist: in der Psychiatrie und in der Psychosomatik (Adler et al. 1996). Darüber hinaus erfährt der Fallbericht eine Renaissance, zu sehen in einer neuen Fallbericht-Reihe (z. B. Innere, Psychiatrie) dieses Verlages.

Die traditionelle chinesische Medizin hat ihre Stärken vor allem im Bereich des *Funktionellen*, mag dies nun eine Migräne, ein nervöser Magen, eine Allergie oder eine akute Verletzung der Schulter sein. Und da sich unter diesen funktionellen Leiden – mit Ausnahme akuter Verletzungen – ein großer Anteil psychosomatischer Störungen versteckt, ist die klassische Bedeutung des Fallberichtes nicht geringer geworden: In der funktionellen Medizin geht es natürlich auch darum, eine objektive Krankheit zu erfassen und zu beschreiben; aber es geht darüber hinaus um das *subjektive Kranksein* (Weizsäcker) eines Menschen. Das Ergebnis der Verbindung allgemein gültiger Aussagen und Gesetzmäßigkeiten mit dem Individuellen ist ein bestimmtes Bild, eine Gestalt.

2. Das Streben nach einer integrativen Medizin

In diesem Buch werden Sie feststellen, dass unterschiedliche Autoren unterschiedlich argumentieren. Unser Verständnis vom Kranksein hat immer eine subjektive Note, ist abhängig von uns als Person, von der Art unserer Ausbildung, unseren Lehrern, schließlich von unserer Erfahrung oder der Erfahrung anderer Kollegen, mit denen wir im Qualitätszirkel gemeinsam diskutieren.

Auch wäre es illusorisch zu glauben, es gehe um die „reine Lehre der TCM". Diese reine Lehre existiert nicht einmal in ihrem Mutterland. In *33 Fallbeispiele zur Akupunktur aus der VR China* (Hammes, Ots 1996), an dem fünf chinesische Ärzte der Pekinger Universität für TCM mitarbeiteten, wurde deutlich, dass es gar innerhalb derselben Ambulanz einer Klinik sehr unterschiedliche Sichtweisen und unterschiedliche Schulen gibt.

Bei den Autoren dieses Buches kommt das Bemühen um eine *moderne, integrative chinesische Medizin* zum Ausdruck. Dies macht es notwendig, kurz innezuhalten und unseren Standpunkt zu bestimmen.

Die Rezeption der chinesischen Medizin im deutschsprachigen Raum seit 1950 hat verschiedene Phasen durchlaufen.

- **Die 1. Phase** bestand in der staunenden, faszinierten Aufnahme dessen, was unseren Vorläufern, der Gründergeneration der deutschen und österreichischen Akupunkturgesellschaften, als das Gebäude der Akupunktur gegenübertrat, das sie nach dem Zweiten Weltkrieg in Frankreich kennen lernten.
- **Die 2. Phase** wurde eingeleitet durch die Erkenntnis, dass diese Akupunktur eingebettet war in eine viel umfassendere Medizin, die traditionelle chinesische Medizin. Jetzt erwachte das Verlangen, mehr zu erfahren. Noch gab es nur wenige Bücher in westlichen Sprachen. Das Studium in China bot eine Möglichkeit der Vertiefung. Mit der Zeit wurden immer mehr Bücher über die chinesische Medizin zugänglich, weil Sinologen, Historiker, Medizinethnologen, ärztliche und nichtärztliche Chinafahrer sie als ihr Forschungsfeld entdeckten. In dieser Phase herrschte das allgemeine Gefühl vor: Wir wissen noch lange nicht genug, wir werden noch viele Geheimnisse der chinesischen Medizin aufdecken müssen, bevor wir sie gänzlich verstehen können.
- **Die 3. Phase** begann mit der Erfahrung, dass auch die chinesische Medizin nicht imstande war, den gordischen Knoten in der Medizin zu lösen. Die Hintergründe, die philosophischen und soziokulturellen Kontexte der TCM waren weitgehend beschrieben und analysiert (Unschuld 1980, Porkert 1982, Sivin 1987). Viele der frühen Hoffnungen hatten sich erfüllt, andere waren geplatzt. Auch die chinesische Medizin hatte ihre Schwächen, sie war nicht *das* – in frühen Tagen der Rezeption hochgehaltene – Wunder-Allheilmittel. Diese Phase bildete dann den Übergang von der alternativen zur komplementären Nutzung der TCM.
- **Die letzte, aktuelle Phase** ist eine Fortsetzung der Phase 3. Grundlage ist die teilweise Entmystifizierung der TCM, ihre klarere Standortbestimmung. Dachte die Gründergeneration noch, dass sich Ganzheitlichkeit durch eine korrekte Anwendung der Prinzpien wie Yin und Yang etc. herstellen lasse, so wissen wir heute, dass bestimmte kulturelle Eigenheiten Chinas einen ganzheitlichen Zugang zum Patienten und ein ganzheitliches Verständnis behindern. Die TCM in China ist viel somatischer orientiert, als es uns lieb ist. Chinesische Patienten erzählen ihren Ärzten weniger über psychosoziale Dinge, der Kontakt zwischen

Arzt und Patient schließt den persönlichen, biographischen Bereich weitaus weniger ein, als wir es hier im Westen von einem ganzheitlichen Ansatz fordern. Diese Erkenntnis war die Geburtsstunde der Integration. Sie werden in den Fallberichten sehen, wie wichtig den Autorinnen und Autoren dieser psychotherapeutisch oder psychosozial orientierte Zugang ist, natürlich abhängig von der Art der Störung. Gleichzeitig wird diese letzte Phase geprägt durch intensive klinische und Grundlagenforschung. Erhoffte man sich früher, dass ein noch älteres Grab mit einer Schrift einer noch früheren, ursprünglichen und unverfälschten Weisheit der TCM gefunden werden möge, war also der Blick getreu der chinesischen Kultur in die Vergangenheit gerichtet, so werden Axiome der chinesischen Medizin heute randomisiert kontrolliert erforscht oder mittels MRT und PET überprüft.

> **Auf eine Formel gebracht: Nicht nach hinten schauen! Wir wissen noch nicht alles über die chinesische Heilkunde, aber wir wissen genug, um damit hier und heute wohltuend für unsere Patienten arbeiten zu können. Grundsätzliche Aussagen der chinesischen Medizin mit wachen Sinnen im Hier und Jetzt anzuwenden, zu evaluieren und fortzuentwickeln bedeutet:** *Raus aus der alternativen Ecke, vorwärts über die Komplementarität hin zu einer integrativen Medizin.*

3. Die Struktur der Fallberichte

Als Herausgeber musste ich mich zwischen zwei Polen entscheiden: Sollte ich den Autoren eine strikte Struktur ihrer Fälle vorgeben, oder sollte ich ihnen absolute Freiheit lassen? Heraus kam ein – wie ich meine – sehr guter Kompromiss. Um Ihnen die Fallberichte so präsentieren zu können, dass Sie sie ohne Schwierigkeiten nachvollziehen können, entwickelte ich eine äußere formale Struktur, die letztlich nur in einer bestimmten Reihenfolge der aufzuführenden Fakten bestand.

Das Kernstück dieser Reihenfolge bestand in der Überlegung, dass nach der Anamnese die Befunde über „Diagnostische Überlegungen" (Differenzialdiagnose) in eine bestimmte westliche und chinesische Diagnose münden müssen. Aus der chinesischen Diagnose – oder aus beiden Diagnosen – ergibt sich dann zwingend ein entsprechendes Therapieprinzip. Dieses Therapieprinzip wiederum führt zu bestimmten Methoden, im Falle der Akupunktur zu bestimmten Akupunkturpunkten. Besonderes Interesse haben Sie als Leser natürlich daran, wie das Ergebnis der Behandlung ausfiel. Und letztlich sollte der Autor den Verlauf dieses Fallberichtes in einer Diskussion würdigen und Allgemeingültiges in einer Schlussfolgerung zusammenfassen. Und damit Sie wissen, worauf der Autor sein Vorgehen stützt, wurden die Autoren gebeten, in der Literatur die Quellen für wichtige Aussagen aufzuführen.

Die Art und Weise aber, wie und in welcher Reihenfolge jeder Autor seine Patienten untersucht, wie er sie befragt, wie er welche Befunde erhebt und wertet, der gesamte Prozess der Anamnese bis zu den diagnostischen Überlegungen sollte unverfälscht das ureigene Vorgehen, den Eigengeruch des Autors widerspiegeln. Für diesen Prozess erhielten die Autoren außer dem Titel „Krankengeschichte/Untersuchung" keine Vorgaben. Somit haben die Fallberichte folgende Struktur:

- Zusammenfassung
- Einleitung (fakultativ)
- Krankengeschichte/Untersuchung
- Diagnostische Überlegungen
- Diagnose westlich
- Diagnose chinesisch
- Therapieprinzip
- Methoden
- Behandlungsverlauf
- Ergebnis
- Diskussion
- Schlussfolgerung
- Literatur

Die meisten Autoren folgten dieser Struktur.

4. Für welche Indikationen eignet sich die Akupunktur?

Welche Störungen werden eigentlich sinnvollerweise mit Akupunktur allein oder in Kombination mit anderen Methoden behandelt? Es ist eigenartig, dass hierüber kaum Angaben existieren. Zwar geistert seit Jahren eine WHO-Indikationsliste für Akupunktur durch die Akupunkturgesellschaften, doch ist offensichtlich, dass es sich dabei um eine politisch motivierte und ausgehandelte Indikationsliste handelt. Viele der dort aufgeführten Indikationen sind in den meisten chinesischen Büchern zur Akupunktur nicht zu finden. Aber auch dort werden Indikationen angegeben, ohne dass Angaben über die Chance der Heilung oder Wiederherstellung gemacht werden. Was tun? Den Auftakt dieses Buches stellte eine Untersuchung dar: Alle Autoren waren aufgefordert, eine Liste von 52 Störungen nach einem Fünferschema (0 = schlechte Indikation, 5 = sehr gute Indikation) zu bewerten.

In der nachfolgenden Tabelle sind die wichtigsten beurteilbaren Indikationen aufgeführt. Einige Aussagen zu ophthalmologischen, dermatologischen und pädiatrischen Störungen bleiben unberücksichtigt, da weniger als drei Autoren hierzu Angaben machten. Zudem zeigten sich bei Kindern keine gravierenden Unterschiede.

Im Allgemeinen fanden sich bei den Autoren keine Abweichungen > 1 Punktwert bei der Bewertung der Indikationen, so dass ohne Verfälschung der Mittelwert angegeben werden kann. Eine Ausnahme machte die *zyklusbezogene Migräne*, die in dem Fragebogen als regel(-hormon)abhängige Migräne tituliert worden war. Sie erhielt Werte zwischen 1 und 4. Aus diesem Grund wurden einige Autoren gebeten, besonders auf die zyklusbezogene Migräne einzugehen.

Sicherlich sind in dieser Aufstellung nicht alle Leiden enthalten, die mit Akupunktur behandelt werden können. Sicherlich wird jemand andere Erfahrungen gemacht haben. Die hier genannten Indikationen und ihre Wertung sind nur spezifisch für die 20 Autoren. Dies gilt für den gesamten folgenden „statistischen" Bereich. Aber es ist zumindest eine Orientierungshilfe.

Bewertung von Indikationen in ihrer Tauglichkeit für eine Akupunkturtherapie durch die Autoren (in absteigender Reihenfolge)

Punkte 4–4,68	Punkte 3–3,9	Punkte 2–2,9
HWS-Syndrom (4,68)	PMS	Depressionen
Lumbago	Epikondylitis	Duodenalulkus
Schulter-Nacken-Beschwerden	Schlafstörungen	Laryngitis
Spannungskopfschmerzen	**Zyklusbezogene Migräne (3,69)**	Trigeminusneuralgie
Pollinosis	Akupunktur unter der Geburt	Fetale Wendung aus BEL
Migräne	Sucht	Impotenz
Kniebeschwerden	Asthma	Angst- und Panikstörungen
ISG-Blockade	Gastritische Beschwerden	M. Menière
Geburtsvorbereitung	Erkältung, Halsentzündung, Heiserkeit	Reizung des Ösophagus
Zystitis (chronisch)	Obstipation	Reflux
Enuresis	Bronchitis	Hypertonus
Dysmenorrhöen	Globusgefühl	Tinnitus (akut)
Emesis gravidarum (4,0)	Diarrhö	Cluster-Kopfschmerz
	Menopausale Beschwerden	Spermatorrhö
	Zystitis (akut)	Descensus uteri
	Laktationsinsuffizienz	**Tinnitus chronisch (2,0)**
	Burn-out-Syndrom	
	Pollakisurie	
	Pelvipathie	
	Phantomschmerz (3,0)	

5. Die Auswahl der Fälle

Die Auswahl der Fälle für dieses Buch orientierte sich an dieser Statistik. Dabei wurden führende Indikationen – Schmerzen des Bewegungsapparates, des Kopfes, innere Störungen, Magen-Darm-Erkrankungen, Störungen des Urogenitaltraktes, Allergien, psychische Störungen – von mehreren Autoren besprochen, auch um verschiedene Ansätze zu dokumentieren.

6. Gelingen alle Akupunkturbehandlungen?

Dieser Eindruck könnte entstehen, denn fast alle 50 Fallberichte zeigen ein positives Ergebnis. Natürlich weiß jeder Akupunkteur, dass die Praxis nicht so rosig ist. Aber welchen Zweck sollte es haben, in einem Buch für Fallberichte ungelöste Fälle zu dokumentieren? Um sich mit Fragen an einen großen Kreis von Lesern zu wenden in der Hoffnung, dass jemand eine Lösung des kniffligen Problems weiß, dafür stehen andere Instrumente zur Verfügung: Qualitätszirkel und Journale wie die Deutsche Zeitschrift für Akupunktur, die wohl auflagenstärkste Akupunkturzeitschrift außerhalb Chinas.
Einige Autoren berichten von Fällen, die wider Erwarten einen positiven oder einen besonders günstigen und schnellen Verlauf nahmen. Hier handelt es sich nicht um die übliche Selbstdarstellung, wie wir sie aus unserer Medizin kennen, wo in epischer Breite irgendwelche Syndrome beschrieben werden, die bislang nur einige Male in der Medizingeschichte beschrieben wurden. Wenn wir solche Fälle bringen (z. B. meine Darstellung des Patienten mit M. Crohn), dann geht es uns darum, Ihnen Mut zu machen. Manchmal klappt es eben doch. Und wenn nur jede zehnte „eigentlich fragliche" Indikation erfolgreich ist, dann lohnt sich der Versuch. Denn hinter jedem „Fall" steht ein Lebensschicksal.
Damit hier kein falscher Eindruck entsteht, wurden die Autoren aufgefordert, in der Diskussion bzw. in der Schlussfolgerung auszuführen, ob sie weitere und wie viele solcher positiven Ergebnisse nennen können.
Nicht alle Autoren haben ihre Akupunktur-Therapie im Detail dargestellt: Welche Akupunkturpunkte wurden gewählt? Wie wurden selbige stimuliert? Wie tief wurde gestochen? Wurde auf das Auslösen des *Deqi* geachtet? Wie lange dauerte eine Therapiesitzung? Dies wird oft deswegen nicht im Einzelnen mitgeteilt, weil es den Fluss des Fallberichtes stören würde, oder weil nur spezielle Abweichungen von der Norm für mitteilungswürdig erachtet werden. In diesen Fällen gelten prinzipiell die Angaben zur Stichtiefe, Reizart, Dauer etc., wie Sie sie aus den in regelmäßigen Abständen erscheinenden chinesischen Lehrbüchern *Chinese Acupuncture and Moxibustion* entnehmen können.

7. Welche chinesischen Diagnosen wurden verwendet?

In der TCM existieren einige hundert Syndrome. Wie viele benötigt man eigentlich, um die wichtigsten westlichen Indikationen in adäquater Weise beschreiben zu können? Es wurden 57 verschiedene Diagnosetypen benannt. Da sie teilweise inhaltlich identisch waren und nur unterschiedliche Ausdrücke benutzt wurden, reduziert sich die Anzahl der Diagnosetypen auf 45. Im Folgenden werden die Diagnosen aufgeführt, die mindestens 5-mal genannt wurden.

Leber-*Qi*-Stagnation	21
Feuchtigkeit/Schleim in Verbindung mit Hitze/Kälte verschiedener Funktionskreise	19
Milz-*Qi*-Leere	13
Obstruktion von Leitbahnen	10
Nieren-*Yang*-Leere	6
Aufsteigendes Leber-*Yang*	6
Yin-Leere verschiedener Funktionskreise	6
Leber-Blut-Leere	5
Leber attackiert Milz/Magen	5
Keine chinesische Diagnose nötig/möglich	5

Die führende Stellung der Leber-*Qi*-Stagnation verwundert nicht. Überraschend jedoch, dass in jedem 10. Fall keine Notwendigkeit gesehen wurde, eine chinesische Diagnose zu stellen, da diese kein höheres Maß an Klarheit gebracht hätte.

8. Welche therapeutischen Methoden wurden angewendet?

Die von den Autoren verwendeten Therapiemethoden sind natürlich spezifisch für die ausgewählten Indikationen und auch für die Autoren. Aber es geht hier nicht darum, Methoden zu bewerten, sondern darum aufzuzeigen, in welch integrativer Weise die chinesische Medizin mit weiteren Komplementärmethoden oder Methoden der westlichen Medizin kombiniert wird. Insgesamt wurden 37 Methoden verwendet.

Körper-Akupunktur	43
Ohr-Akupunktur	22
Verschiedene Formen der Psychotherapie	12
Chinesische Arzneitherapie	9
Westliche Medikamente (wahrscheinlich höher, da nicht immer aufgeführt)	9
Diätetik (östlich/westlich)	9
Aurikulomedizin (RAC, Nogier)	6
Dry Needling von Triggerpunkten	6
Moxibustion	5
Laserakupunktur	5
Psychosoziale Beratung	5
Neuraltherapie inkl. Störfeldtheorie	5
Traumarbeit	3
Westliche Phytotherapeutika	3

Bemerkenswert und überraschend für mich war der hohe Anteil von Psychotherapie. Gerade dies weist auf den hohen Grad an integrativer Medizin hin: im Mittelpunkt steht der Mensch.

9. Welche Akupunkturpunkte wurden verwendet?

Wenn wir Ihnen schon Fälle demonstrieren, dann ist es auch interessant zu wissen, wie viele Akupunkturpunkte hierbei verwendet worden sind. Diese Angaben möchten wir Ihnen gerne liefern, und zwar einmal summarisch, dann aber auch bezogen auf diejenigen Störungen, die öfter in diesem Buch vertreten sind. Dabei ist dieses Unterfangen nicht ganz einfach, denn viele der Patienten dieser 50 Fallberichte sind polymorbide und können nur schwer einer Krankheitskategorie zugeordnet werden. Die folgenden Angaben erheben keinen Anspruch auf statistische Genauigkeit, sondern stellen Annäherungen dar.

Es wurden insgesamt 127 verschiedene Körper-Akupunkturpunkte verwendet. In der Tabelle sind diejenigen aufgelistet, die wenigstens in 5 verschiedenen Fallberichten eingesetzt wurden (vgl. auch Abb. im Anhang):

Punkt	Verwendungshäufigkeit
Le 3	30
LG 20	29
Mi 6	28
Ma 36	27
Di 4	22
Gb 20	18
Dü 3	14
Gb 34	13
Ni 3	13
Pe 6	12
He 7	11
3E 5	10
Gb 21	9
Bl 23	9
Di 11	8
Mi 9	8
LG 14	7
KG 17	7
KG 12	6
Bl 18	6
3E 15	6
Di 20	6
Lu 7	6
Bl 60	6
Gb 41	6
Bl 62	5
Ex-KH 1	5
Bl 10	5
Bl 20	5
Ni 6	5
Ni 7	5
LG 4	5
KG 4	5
KG 6	5

> Abschließend zu diesem Übersichtsteil 7–9 folgende wichtige Bemerkung: Es handelt sich bei den Aufstellungen um Häufigkeiten, nicht um Wichtigkeiten. Eine hier nicht genannte Diagnose oder Methode, ein nicht genannter Punkt mag im Einzelfall entscheidend sein.

10. Die schnelle Orientierung für den Leser

In dem bereits erwähnten Buch von MacPherson und Kaptchuk wurden für die Kapitel recht blumige Überschriften gewählt. Dieses Vorgehen machte es dem Leser unmöglich, schnell zu erkennen, ob der jeweilige Fall seiner Fragestellung entsprach. Aus diesem Grund finden Sie das Inhaltsverzeichnis geordnet gemäß der westlichen Diagnosen als Leitmotiv bzw. dem Leitsymptom.

11. Meine besondere Methode

Viele Fallberichte demonstrieren spezifische Vorgehensweisen der Autoren in Diagnostik und Therapie – oft eigene Weiterentwicklungen. Um diese Weiterentwicklungen zu demonstrieren und um die Fälle besser verstehen zu können, bat ich die Autoren, ihre besondere Methode in der Akupunkturarbeit niederzuschreiben. Auch dieses Kapitel ist ein eindrückliches Beispiel für integrative Arbeit.

12. Die besondere Entstehungsweise dieses Buches

Dieses Buch sollte in einer bisher einzigartigen Art und Weise entstehen. Auf Vorschlag der Lektorin Frau C. Kiener wurde ein Internet-Book-Tool eingerichtet. Jeder Fallbericht wurde ins Internet gestellt, d. h., jeder Fallbericht war jederzeit allen Autoren zugänglich. Alle Autoren waren aufgefordert, sich die Fallberichte der anderen anzuschauen und zu kommentieren. Dafür wurde eigens eine Kommentarleiste eingerichtet.

Nun obliegt es Ihnen, den Leserinnen und Lesern, uns Ihre Kommentare zu den Fallberichten zukommen zu lassen.

Literatur

Adler RH, Herrmann JM, Köhle K, Schonecke OW, Uexküll Th von, Wesiack W: *Psychosomatische Medizin*. Urban & Schwarzenberg, München 1996
Hammes M, Ots T: 33 Fallbeispiele zur Akupunktur aus der VR China. Hippokrates, Stuttgart 1996
MacPherson H, Kaptchuk T: Akupunktur in der Praxis. VGM, Kötzting 2001
Porkert M: Die chinesische Medizin. Econ, Düsseldorf 1982
Sivin N: Traditional Medicine in Contemporary China. The University of Michigan, Ann Arbor 1987
Unschuld PU: Medizin in China – Eine Ideengeschichte. Beck, München 1980
Weizsäcker V von: Der Arzt und der Kranke: Stücke einer medizinischen Anthropologie. Suhrkamp, Frankfurt 1987

I 50 Fälle Akupunktur

Akuttherapie Migräne

Raymund Pothmann

Zusammenfassung

Eine Patientin (Krankenhausärztin) wird während einer akuten Migräneattacke mit Aurasymptomatik (Augenflimmern) wenige Stunden vor ihrem Nachtdienst nach vergeblichem Versuch mit diversen Analgetika am späten Nachmittag mit lokalen Punkten *taiyang* (Ex-KH 5), YNSA C beidseits, sowie Fernpunkt *hegu* (Di 4) über eine halbe Stunde behandelt. Die Migräneattacke sistiert und die Ärztin kann ohne Rezidiv ihren Nachtdienst versehen.

Patient/Patientin

Frau H., 27 Jahre; Assistenzärztin in der Weiterbildung zur Fachärztin für Kinder- und Jugendmedizin

Krankengeschichte/Untersuchung

Die Patientin leidet seit Jahren alle 2–3 Monate unter Migräne, die mit 16 Jahren begann. Üblicherweise kupiert sie ihre Kopfschmerzen durch Hinlegen und Einnahme einer Aspirin®-Kautablette. Eine reguläre Kopfschmerztherapie wurde bislang nicht durchgeführt.

Eigenanamnese
Relativ häufige, aber nur kurze Dienstausfälle im Rahmen von Infekten. Das abendliche Einschlafen fällt ihr schwer. Keine weiteren Auffälligkeiten.

Familien- und Sozialanamnese
Die Patientin ist verheiratet und hat ein Kleinkind im Kindergartenalter.

Symptombefragung
In der Akutsituation beschreibt sie die Kopfschmerzen als seitenbetont, pochend, Intensität 8/10 mit initialem Augenflimmern für ca. 15 Minuten. Außerdem Übelkeitsgefühl und Lichtempfindlichkeit. Sie kann keinen klaren Gedanken fassen und fühlt sich schwindelig beim Gehen und Stehen. Gelegentlich klagt sie über kalte Hände und Füße, bezüglich letzterer auch nachts. Stuhl und Wasserlassen: ohne Befund.

Weitere Befunde
Puls: Beidseits rasch, eher schwach ausgeprägt
Zunge: Kleiner Zungenkörper, keine Zahneindrücke, blass-rot, dünner weißlicher Belag.

Emotionelle Selbstbeschreibung

Sie beschreibt sich als sehr engagiert und lebensfroh (macht auch den Eindruck), aber manchmal etwas gehetzt. Sie könne schlecht „nein" sagen.

Selbsteinschätzung des augenblicklichen Allgemeinzustandes (von 0 = schlecht bis 10 = maximal gut)

2/10, nach Sistieren der Migräne bereits nach einer halben Stunde 8/10

Diagnostische Überlegungen

Der emotionale Befund der Patientin gibt diskrete Hinweise auf eine durch „herzliche Hektik" gekennzeichnete Situation. Durch ihre mangelnde Abgrenzung (Strukturierung) gerät sie vermehrt in Stresssituationen, die zu einer Migräne führen können (aufsteigendes Leber-*Yang*, mangelnde Kontrolle des *Shen*). Die oft zu kurze Schlafzeit könnte diese Entwicklung unterstützen (mangelnde Restitution von *Yin*). Zusätzlich weisen die blasse Hautfarbe und das späte Einschlafenkönnen auf einen hintergründigen Leber-Blut-Mangel, für den es keinen weiteren Beleg gibt.

Diagnose westlich

Migräne mit Aura (G43.1)

Diagnose chinesisch

- Leber-*Qi*-Blockade
- Aufsteigendes Leber-*Yang*
- Evtl. Leber-Blut-Mangel
- Mangelnde Kontrolle des *Shen*

Therapieprinzip

Leber-Fülle am Kopf ableiten, evtl. Leber-Blut stärken; das *Shen* beruhigen

Methoden

Proximal ableitende Akupunktur, Schädelakupunktur nach Yamamoto, Fernpunkte der Körperakupunktur (Pothmann 1996)

Behandlungsverlauf

Ich behandelte Frau H. akut über 15 Minuten an *taiyang* beidseits, wobei ich die Nadeln bis auf das Periost vorschob, einige Drehungen durchführte und wieder leicht zurückzog, so dass sie im temporalen Muskelgewebe spannungsfrei zu liegen kamen. Anschließend ergänzte ich, bei einer Besserung um ca. 60%, die Punkte YNSAA (ca. 1 cm von der Mittellinie in Höhe der Stirn-Haar-Grenze) beidseits mit ebenfalls (typischem) periostalem Kontakt. Weitere 10 Minuten später kamen die Punkte Di 4 beidseits hinzu, um das Ergebnis zusätzlich bei leichten verbliebenen frontalen Kopfschmerzen abzusichern. Nach insgesamt 30 Minuten sistierten die Kopfschmerzen komplett.

Die Nachbehandlung im Sinne der Beruhigung des *Shen* (z.B. Herz) kam aus formalen Gründen nicht zustande.

Ergebnis

Die Patientin wurde nur einmal behandelt. Sie konnte im Anschluss den Nachtdienst aufnehmen und ohne Unterbrechung trotz geringer Schlafdauer von nur 2 Stunden ohne Rezidiv absolvieren. Auch in den folgenden Monaten traten keine bedeutsamen Kopfschmerzen (wenn überhaupt, dann eher vom Spannungstyp) auf.

Diskussion

Die lokale Akupunktur mit periostaler Reizung ist bei Fülle-Zuständen am Kopf, auch bei länger bestehenden Kopfschmerzen einschließlich Migräne, oft wirksam. Nonresponder müssen sorgsam auf mögliche Ursachen der Therapieresistenz hin untersucht werden. Hierbei ist vor allem an Blockierungen der HWS, aber auch Substanzmissbrauch von Analgetika zu denken. Eine erfolgreiche Akutbehandlung macht in der Regel eine nachfolgende Intervalltherapie erforderlich, die auf die konstitutionellen Belange – wie die Leber-Blut-Schwäche im vorliegenden Fall – eingehen sollte, die in der Akutphase nicht bedeutsam war. Eine ergänzende Nadelung an *taichong* (Le 3) wäre in der Akutphase bei der Patientin eine alternative Option zu *hegu* (Di 4) bzw. eine komplementäre Maßnahme gewesen: *hegu* und *taichong* gelten ja auch als die „4 Pforten des Schmerzes".

Schlussfolgerung

Die Wirksamkeit von lokalen Akupunkturpunkten ist entgegen weit verbreiteter Meinung bei Fülle-Zuständen am Kopf im Sinne von Kopfschmerzen nicht zu unterschätzen. Wie im Rahmen einer wissenschaftlichen Studie (Bollig et al. 2000) belegt, ist der Effekt von *taiyang* beidseits über 15 Minuten mit einer Injektion von Aspisol® und damit sogar von Imigran® vergleichbar. Eine zumindest ergänzende, oder besser initiale Nadelung an Ex KH 5, evtl. in Kombination mit YNSA (Yamamoto u. Maric-Oehler 1991), erscheint aufgrund seiner Evidenz empfehlenswert.

Literatur

Bollig G, Pothmann R, Thoiss W, Vogtmann T: Behandlung akuter Kopfschmerzen durch Ein-Punkt-Akupunktur. DZA 43 3 (2000) 172–174

Pothmann R: Systematik der Schmerzakupunktur. Hippokrates, Stuttgart 1996

Yamamoto T, Maric-Oehler W: Yamamoto neue Schädelakupunktur – YNSA. Chun Jo, Freiburg 1991

Migräne, Gastritis und Hypertonie

Peter Reibisch

Zusammenfassung

Die Therapiegeschichte von Frau B. zeigt, wie sich – integriert in einen kassenärztlichen Arbeitsalltag – in 6 Jahren ein komplexer Therapieweg entwickelt, bei dem die Akupunktur eine wichtige Rolle spielt, befruchtet durch psychotherapeutische Gespräche und Maßnahmen der naturwissenschaftlichen Medizin. Es sind keine sehr zeitaufwendigen Sitzungen erforderlich. In den 10–20 Minuten des Zusammenseins bei den Akupunkturterminen geschieht so viel. Auf diesem Weg verringern sich die Kopfschmerzen wesentlich, kann Frau B. ihren Beziehungsalltag in wichtigen Haltungen verändern und so gesunder werden. Hinzufügen möchte ich auch: nicht jeder Behandlungsverlauf ist so erfreulich wie dieser Fall. Leider.

Patient/Patientin

Frau B. ist 1957 geboren. Sie kommt am 10.7.1997 erstmals in meine Behandlung. Sie ist schlank, kann deutlich sagen, was sie will. Sie leide seit ihrer Kindheit unter Kopfschmerzen. Sie komme zur Akupunktur, weil ihrer Tante damit geholfen werden konnte und ich in ihrer großen Familie anerkannt bin.

Krankengeschichte/Untersuchung

Im ersten Gespräch schildert Frau B. typische Migränesymptome (heftige Attacken, Einseitigkeit mit Seitenwechsel, Licht- und Geräuschscheu, kein Skotom, deutlich unterschieden von den anderen, nackenbetonten, stetigeren Kopfschmerzen). Der Neurologe hat diese Diagnose (Migräne im Wechsel mit Spannungskopfschmerzen) bestätigt. Im orthopädischen Bericht steht: HWS-Steilstellung ohne röntgenologisch sichtbare Schäden. Sie hat oft Sodbrennen und Magenkrämpfe und braucht immer wieder Ranitidin.

Vorgeschichte

Schon mit 6 Jahren hatte sie oft Kopfschmerzen. Vor und nach der Regel war sie oft 12 Tage *„wie lahm gelegt"*. Mit 30 Jahren wurde der Uterus wegen eines Myoms entfernt. An den Kopfschmerzen änderte sich nichts. In den letzten Jahren litt sie 2–3 Tage in der Woche unter Migräne, konnte das abgedunkelte Zimmer zeitweise nicht verlassen, traute sich selten zu Einkäufen in die Stadt, da jeder Reiz eine neue Attacke auszulösen drohte. Sie nahm zeitweise *„bis zu 10 Tabletten am Tag, die nur wenig halfen"*. Mehrere neurologische und orthopädische Therapien halfen wenig und nur kurzfristig.

Weitere Symptombeschreibung
- Tragen und schweres Heben könnten einen Anfall auslösen
- Vor der Uterusoperation habe sie vor der Regel einige Tage „Fressattacken" gehabt
- Wenn sie Wut habe, könne sie tagelang nichts essen
- Sie habe nachts oft heiße Füße, geschwollen und „schwer wie Blei"
- An Kopfschmerztagen habe sie eiskalte Hände und Füße
- Der Schlaf sei oft unruhig zwischen 2 und 3 Uhr
- Stuhlgang unauffällig

Emotionale Selbstbeschreibung
Auf meine Fragen nach ihren Gefühlen antwortet sie: „Wut tut gut, wenn sie raus ist." Angst habe sie selten. Sie sei abends oft traurig, müsse sich „manchmal in den Schlaf weinen". Die Träume seien wirr. Sie träume oft von Verstorbenen. Träume würden oft wahr, sie habe mehrmals den Tod von Verwandten vorausgesehen. „Ich kann Leuten ansehen, ob sie bald sterben."

Körperliche Untersuchung
Der Rücken zeigt starke, druckschmerzhafte Verhärtungen im Bereich G 21/3E 15. Die HWS ist steilgestellt, es finden sich druckschmerzhafte Verhärtungen bei C 2 und C 5/6 bds. Folgende Punkte fallen dem tastenden Finger durch Schmerzen auf: PaM 9 (Ex-KH 5), Dü 11(++), Bl 43, Bl 18/19, Bl 24/25, KG 17, KG 15, Le 13, Gb 34(++), Di 4, Ma 36, Le 3, Mi 6. Am Ohr reagieren auf das Punktsuchgerät besonders die Punkte HWS (C1, C5), 55, 29, 29b, das Magen- und Leberfeld. Frau B. neigt zu Bronchitiden, sie raucht 10–15 Zigaretten am Tag, die Lunge ist frei, der RR 130/70. Der epigastrische Winkel ist stark verspannt. 1999 fiel eine erste hypertone Krise mit Werten von RR 210/120 auf. 2000 stellte der Lungenarzt ein „hyperreagibles Bronchialsystem" fest. Zungenbefund: Die Zunge ist schlank, etwas weißlich belegt, keine Zahnimpressionen.

Familien- und Sozialanamnese
Frau B. ist der tragende Mittelpunkt einer großen Sinti-Familie. Da ich andere Familienmitglieder seit 20 Jahren behandele, fasste sie Vertrauen in meine „komischen Behandlungen". Sie hat früh 4 Kinder bekommen und ist bereits mehrfache Oma. „Alle kommen zu mir und ich muß doch helfen." Ich weiß von anderen Familienmitgliedern, dass sie diese aufopfernde Rolle tatsächlich und übermäßig ausfüllt, und kann mir das bei den häufigen Kopfschmerzen kaum vorstellen.

Diagnostische Überlegungen

Die typische Lokalisation ihrer Migräne (wie oben aufgeführt), die sehr auffälligen Punkte (Pam 9 [Ex-KH 5], Gb 20, Gb 21, 3E 15, Le 13/14, Gb 34, Le 3, Mi 6) weisen auf den hauptsächlich betroffenen Funktionskreis Le-Gb hin. Der frühe Beginn der Kopfschmerzen lässt an konstitutionelle Faktoren denken. Aus dem Lebensweg werden dann weitere Faktoren sichtbar, die den Krankheitsverlauf prägten – die Frau, die so wenig für sich, aber mit erstaunlicher Kraft für die große Familie sorgen kann, und die übermutternde Mutter – führen in eine Leber-Stagnation. Diese erzeugt im Störkreislauf ein Mi-Qi-Mangel mit zeitweise feuchter Hitze (Hitze- und Schweregefühl in den Beinen, Völlegefühl, Sodbrennen, gestauter epigastrischer Winkel) (Kubiena 1996; Hammes, Ots 1996). Es finden sich Symptome des Lungen-Qi-Mangels (unproduktiver, häufiger Reizhusten; Kubiena 1996). Das Lungen-*Yang* droht sich vom geschwächten *Yin* zu lösen, worauf die angstvollen Ahnungen in der Nähe zum Tod hinweisen (Gleditsch 2002). Das häufige „in den Schlaf weinen" ist offensichtlich die für sie mögliche Trauerarbeit.

Diagnose westlich

Migräne, Spannungskopfschmerzen, HWS-BWS-Syndrom, Hypertonie, chronische Gastritis, hyperreagibles Bronchialsystem, psychovegetative Erschöpfung

Diagnose chinesisch

In erster Linie: Leber-Stagnation. Daraus ergibt sich ein Mi-Qi-Mangel mit zeitweise feuchter Hitze. Lungen-Qi-Mangel. Das Lungen-*Yang* droht sich vom *Yin* zu lösen.

Therapieprinzip

Ich will das Leber-*Qi* stärken und setze zusätzlich lokale Punkte. Integratives Therapiekonzept. Wie der überraschend schnelle und längerfristige Erfolg zeigt, habe ich offensichtlich mit diesem Anfangskonzept eine zentrale Regulationsstörung ausgleichen können. Da sich in der weiteren Behandlung die Milz- und Lungensymptome positiv entwickeln (s.u.), habe ich für diese später keine zusätzlichen Punkte gewählt.

Methoden

Ich benutze die Körperakupunktur, wie ich sie bei König/Wancura lernte, und ergänze mit Ohrpunkten. Das spiegelnde psychotherapeutische Gespräch ist mir wichtig und damit die Herstellung einer wirksamen Beziehungsarbeit. Diese ist eingebettet in leibtherapeutische Elemente (Helke 2001), also die spürbaren körperlichen Gefühle/Erfahrungen/Haltungen, die im Gespräch und in der Begegnung auftauchen.

Behandlungsverlauf

In den ersten Akupunktursitzungen will ich das Leber-*Qi* stärken und wähle die druckschmerzhaften Fernpunkte: Le 3, Mi 6, Ma 36 und Di 4. Ich ergänze dieses Grundkonzept durch auffallende Punkte in der Nähe der Schmerzen: LG 20 (PaM 20) und PaM 9 (Ex-KH 5), Gb 20, Gb 21 und 3E 15. An den Fernpunkten arbeite ich mit dem Führungsröhrchen tonisierend. Ich arbeite gerne mit dem Führungsröhrchen, um den Schmerz zu reduzieren, außer in den Fällen, in denen ich sedieren will. Den bei allen Kopfschmerzen ja häufig druckschmerzhaft verspannten Bereich Gb 21/3E 15 betrachte ich gerne als „Reizzone", in der ich dem tastenden Finger oder der (triggerpunktsuchenden) Nadel nach der Very-Point-Technik (Gleditsch 2002) die Orientierung überlasse.
Diese so häufig zu tastende „Reizzone" scheint mir ein Zeitsymptom zu spiegeln. Hochgezogene Schultern, das verbreitete Gefühl „Wer oder was sitzt mir im Nacken?", die zunehmende

Hetze nach dem Motto „*immer schneller, immer höher hinaus – nur keiner weiß, wohin*" – all das schlägt sich leiblich in dieser Reizzone nieder. Im Praxisalltag setze ich hier recht oft und mit gutem Erfolg bei akuten Beschwerden – aufsteigendes Leber-*Yang* staut sich – einige Dauernadeln.

An Di 4, Ma 36, Le 3 und Gb 20 lässt sich das *De-Qi*-Gefühl gut auslösen. In der 3. Sitzung nehme ich die Ohrpunkte C 1, C 5, 55 und 29 dazu. Schon nach 2 Sitzungen zeigt sich eine erstaunliche Besserung. Der Nacken sei freier, sie brauche keine Magentabletten mehr (Ranitidin) und sie habe nur noch leichte, diffuse Kopfschmerzen. Nach 4 Sitzungen berichtet sie: *„Ich war das erste Mal seit Jahren mit den Kindern am Strand, früher bekam ich in der Sonne immer Kopfschmerzen."* Nach der 10. und zunächst letzten Behandlung notiere ich: In den 10 Wochen der Behandlung 2-mal kürzere Migräne, Nacken deutlich weicher, Magen ruhiger, zuversichtlich. Nach 12 Wochen berichtet sie: *„Obwohl ich bei der Geburt meiner neuen Enkelin dabei war und ich in den letzten Wochen 2 Kleinkinder im Bett habe, habe ich wenig Kopfschmerzen."* Vor jeder Nadelbehandlung suche ich das Leibgespräch (Helke 2001). Frau B. findet schnell einen lebendigen Zugang zu den Zusammenhängen. Zum Beispiel stellen wir uns gegenüber und ich mache ihr die Körperhaltung *„was kommt nun noch auf mich zu?"* mit hochgezogenen Schultern vor: Sie lacht und erkennt den Zusammenhang zu ihren Nackenschmerzen und damit ein Stück von sich. Auch die Themen *„übermuttern"* und *„wer sorgt für Sie?"* finden schnell spürbare Zuordnungen im Sinne der TCM (Gleditsch 2002) und ihrer Alltagserfahrung. Ich gebe ihr erste Anleitung zur Atemarbeit, in der sie erste Eindrücke davon gewinnt, wie ihre Kopfschmerzen mit dem nicht spürbaren Bauch zusammenhängen können. Schon nach 2–3 Monaten berichtet sie stolz, dass sie mit ihrem Mann das erste Mal ohne Kinder ein langes Wochenende weggefahren sei.

Ergebnis

In den Jahren 1998, 1999, 2002 und 2003 meldet sie sich nur zu je 3–4 Sitzungen an. Ein Auffrischen der Nadelbehandlung und des Sprechens hilft rasch. Beide Arten Kopfschmerzen treten nach den Behandlungen einige Monate fast gar nicht, später 1–2-mal im Monat und leichter als früher auf. 1999 stelle ich erstmals bei einem Kopfschmerzrezidiv eine hypertone Krise mit Werten von RR 175/105 fest. Ich entscheide mich für eine schulmedizinische Behandlung mit einem β-Blocker. Der Blutdruck normalisiert sich rasch, auch der Kopfschmerz wird mit dem β-Blocker besser. Allerdings berichtet sie: *„Mit der Nadel war ich lockerer und freier im Kopf und Nacken, mit der Tablette stehe ich irgendwie neben mir."* Sie lernt das Selbstmessen und nimmt den β-Blocker nur in Krisen bei einem sonst normal eingestellten Blutdruck.

Diskussion

In diesem Fall wirkte die Nadelbehandlung selten rasch und längerfristig. Dadurch, dass Frau B. mithilfe des Leibgespräches krankheitsfördernde Haltungen in ihrem Alltagsleben verändern lernt, kann sie langfristig gesünder werden. Der große Vorteil dieser Sichtweise ist: Ich öffne mich mit meinem Wissen hin zu der unbekannten Geschichte der Erkrankten, ich *„stecke sie nicht in Schubladen"* und die Patientin ist gleichzeitig motiviert, mitzuarbeiten, sich zu entdecken, sich zu hinterfragen und so möglicherweise alte, krankheitsfördernde Muster abzubauen (Fromm 1989; Huber 1986). Auch zeigt dieser Fall beim Umgang mit der hypertonen Krise, dass sich im kassenärztlichen Alltag pragmatisch und sinnvoll westliche und östliche Verfahren integrieren lassen.

Schlussfolgerung

Gerne sage ich meinen Akupunkturpatienten, die zur Kopfschmerzbehandlung kommen, dass es nur zu etwa 10–20% eine rasche und langfristig gute Wirkung geben könne. Zu etwa 60% sei mit einer mehr oder weniger gut lindernden Wirkung zu rechnen. Im Fall von Frau B. schildere ich einen selten erfolgreichen Verlauf, weil hier das komplexe integrative Vorgehen, wie es sich über Jahre entwickelt, so deutlich gezeigt werden kann. Ich vermute, dass in diesem Fall folgende Wirkkomponenten sich günstig verbunden haben: Erstens, es fand sich eine eindeutige und nicht durch Störfelder blockierte energetische Störung, die mit der Punktekombination zum Auffüllen und Harmonisieren des Leber-*Qi* offensichtlich an der Wurzel behandelt werden konnte. Dieser Anstoß genügte, damit sich die Fülle-Leere-Muster besser ausgleichen konnten. Die Folgestörungen im Milz- und Lungenkreislauf mussten nicht zusätzlich angegangen werden. Diese günstigen Bedingung sind aus meiner Erfahrung nicht vorauszusehen, sondern geschehen und ich darf mich einfach darüber freuen. Zweitens, mein psychosoziales Verständnis und unsere vertrauensvolle gegenseitige Beziehung, in der wir über Gott und die Welt, Kinder- und Eheprobleme auf gleicher Augenhöhe (Dörner 2002) miteinander sprechen konnten, stärkte die Wirkung. Und nicht zuletzt der lebensnahe körpertherapeutische Ansatz, verbunden mit den psychosomatischen Äquivalenten, die sich aus der TCM ergeben, ist ein großer Schatz in der praktischen Arbeit. Dadurch wird der Arzt zum Begleiter in einer schwierigen Lebensphase und die Patientin öffnet sich leichter zu ihrer Eigenverantwortung.

Literatur

Dörner K: Der gute Arzt, S. 103. Schattauer, Stuttgart 2002
Fromm E: Psychoanalyse und Zen-Buddhismus, Bd. 6. S. 333ff. DTV Gesamtausgabe. München 1989
Gleditsch J: MAPS – MikroAkupunkturSysteme, S. 31. Hippokrates, Stuttgart 2002
Gleditsch J: MAPS – MikroAkupunkturSysteme, S. 200ff. Hippokrates, Stuttgart 2002
Hammes M, Ots T: 33 Fallbeispiele zur Akupunktur aus der VR China, S. 35–36. Hippokrates, Stuttgart 1996
Helke W: Körper Seele Geist wahrnehmen. Die personale Leibtherapie, S.123. Oratio, Schaffhausen 2001
Huber G: Die Bedeutung von Karl Jaspers für die Psychiatrie der Gegenwart. In: Karl Jaspers – Philosoph, Arzt, politischer Denker. Symposium zum 100. Geburtstag. S. 194ff. Piper, München 1986
Kubiena G: Chinesische Syndrome verstehen und verwenden, S. 94. Wilhelm Maudrich, Wien 2000
Reibisch P: Die Traditionelle Akupunktur ist kein Museum. Dtsch. Zeits. f. Akup. 3 (2000)

Migräne

Wolfram Stör

Zusammenfassung

Diese Behandlung einer Migräne mit wenigen Punkten der Körperakupunktur und Laserakupunktur des Ohres war wider Erwarten bei der schwer behinderten Patientin bereits nach 5 Behandlungen dauerhaft erfolgreich.

Einleitung

Die Behandlung der Migräne mit Akupunktur ist ganz allgemein gesprochen sehr erfolgreich. Andererseits ist immer wieder überraschend, welch große Bandbreite bezüglich Reizstärke und Häufigkeit der Behandlungssitzungen auftritt. Bei einer mündlichen Umfrage unter 10 international bekannten Experten im Jahr 2001 wurde deutlich, dass in schwierigen Fällen bis zu 25-mal, dies u.U. wiederholt, behandelt werden muss und manche Patienten von renommierten Experten sogar über Jahre laufend wöchentlich behandelt werden müssen (Stör, Irnich, Beyer 2001). Die Heilung einer Migräne durch weniger als 10 Behandlungssitzungen ist die Ausnahme.

Patient/Patientin

Frau G., 39 Jahre; Erstkontakt 19. November 1999

Krankengeschichte/Untersuchung

Im Altenpflegeheim, das von mir gelegentlich mit betreut wird, gibt es einige wenige jüngere Patienten, die auf Grund schwerer Behinderung dort gepflegt werden. Eine solche Patientin ist Frau G., deren Mutter eines Tages anrief und fragte, ob ihre Tochter wegen Migräne akupunktiert werden könne.
Die Mutter berichtet die wichtigsten Daten bereits am Telefon, da die Tochter sich einem ungeübten Zuhörer wegen der schweren spastischen Sprachstörung praktisch nicht verständlich machen kann.

Vorgeschichte

Die Migräne sei erstmals 1985 nach Entfernung des rechten Ovars wegen einer nicht bösartigen Erkrankung aufgetreten. Die Patientin leidet an einer schweren Tetraspastik von Geburt an. Es habe eine Rhesusinkompatibilität bestanden. Im 1. Lebensjahr habe sie zudem eine Meningoenzephalitis durchgemacht. Außerdem seien im Kindesalter eine Tonsillektomie und 1983 eine Uterusentfernung „wegen Blutungen" durchgeführt worden. Das Sehvermögen sei rechts auf 20%, links auf 60% reduziert. 1996 sei laparoskopisch die Gallenblase entfernt worden.

Soziale Anamnese

Früher lebte Frau G. in einem Haus für Behinderte, 1994 musste sie in das Seniorenheim umziehen. Ihre alte, auswärts lebende Mutter besucht sie 1-mal pro Woche, der Vater erscheint selten. Sie benötigt Hilfe bei allen Verrichtungen wie Ankleiden, Körperpflege, Bereitung des Essens und muss im Rollstuhl gefahren werden (Pflegestufe 3).
Es besteht eine normale, wahrscheinlich überdurchschnittliche Intelligenz. Die Patientin sieht fern und hört Radio, kann aber auf Grund der spastischen Bewegungsstörungen nicht schreiben und nicht mit Fremden kommunizieren.

Symptome

Der Kopfschmerz tritt einseitig rechts oder links im Schläfengebiet auf. Während des Anfalls kann die Seite wechseln. Wetterwechsel verstärkt bzw. löst aus. Die Anfälle treten alle 4–6 Wochen auf, halten (bei allerdings inadäquater Schmerzmedikation) bis zu 3 Tagen an und werden von heftiger Übelkeit mit Erbrechen begleitet. Jedes Jahr im Mai tritt Heuschnupfen auf. Dann ist die Migräne stärker. Die Patientin muss häufig sehr stark Luft aufstoßen. Die Migräne ist seit der Gallenblasenoperation 1996 stärker geworden.
Die Spastik hat in letzter Zeit unter einem neuen Medikament zugenommen und zeitgleich damit ist auch die Migräne schlimmer geworden. Das hat den Anstoß zur jetzt gewünschten Behandlung gegeben.

Untersuchung

Als ich zum vereinbarten Termin ins Pflegeheim komme, begegne ich einer aufmerksamen und wachen Patientin, die mir gleich eine Menge zu sagen hat – nur leider ist auf Grund der schweren Spastik auch der Sprechmuskulatur kein Wort zu verstehen: Die Worte kommen verzögert, stoßartig mit unwillkürlichen Bewegungen und werden begleitet von heftigen spastisch-athetotischen Bewegungen von Rumpf und Extremitäten.
Das Auftauchen eines neuen Arztes macht die Patientin zusätzlich aufgeregt und verstärkt Spastik und unwillkürliche Bewegungen. An eine vollständige Anamnese, geschweige denn Setzen von Akupunkturnadeln ist also nicht zu denken, selbst die Betrachtung der Zunge fällt schwer, die Erhebung des Pulsbefundes ist unmöglich.

Diagnostische Überlegungen

Bei der (westlichen) Diagnose „Migräne" ist es einfacher als bei vielen anderen Krankheiten, die Diagnose der chinesischen Medizin bereits zu vermuten: Leber-*Qi*-Stagnation.
Die Frage ist eigentlich nie, ob eine Leber-*Qi*-Stagnation besteht, sondern nur: Wie stark ist sie? Durch welche pathogenen Faktoren wird sie begünstigt? Besteht auch aufsteigendes Leber-*Yang* oder gar Leber-Feuer? Besteht zusätzlich eine Leere-Symptomatik, z.B. des *Qi* (allgemein) oder des Nieren-*Qi*?
Da die Migräne in zeitlichem Zusammenhang mit der Operation einsetzte, muss man auch an eine Blut-Stagnation denken. Die Heftigkeit der Beschwerden spricht dafür, der Wechsel der

Seiten dagegen. Aufstoßen von Luft *(ai qi)* zählt als eines der Kardinalsymptome für Leber-*Qi*-Stagnation. Von uns wird das zu oft als nahrungsbedingt oder Magensymptome gedeutet.

Diagnose westlich

Migräne

Diagnose chinesisch

V. a. Leber-*Qi*-Stagnation. Eine Leere-Symptomatik ist aus den vorliegenden spärlichen Daten nicht zu erkennen. Störfeld Operationsnarbe Gallenblase (Dosch 1983)

Therapieprinzip

In diesem besonderen Fall muss irgendwie versucht werden, dass Leber-*Qi* zu beruhigen und außerdem schmerzlindernde Punkte zu verwenden. Bewährte Punkte haben den Vorrang vor einer ausgefeilten Diagnose. Bei Misserfolg muss nach einem Störfeld gesucht werden.

Methoden

Körperakupunktur, Ohrakupunktur, Laserakupunktur (Bahn, Küblböck 1997)

Behandlungsverlauf

19. November 1999 (Hausbesuch): Wegen der großen Unruhe kann man mit Akupunkturnadeln gar nichts machen – schon gar nicht an den Füßen! Darauf bin ich nicht vorbereitet und muss unverrichteter Dinge wieder gehen.

23. November 1999 (1. Behandlung/Hausbesuch): Diesmal bin ich besser ausgerüstet und bringe meinen Laser (632 nm, 20 mW, Fa. Helbo) mit! Zunächst wird LG 20 genadelt. Das geht relativ gut. Dann schnappe ich mir nacheinander den rechten und den linken Unterarm und setze sozusagen im Fluge kleine Nadeln auf Pe 6! Ein Detektieren von Ohrpunkten ist völlig unmöglich, da der Kopf nicht genügend ruhig gehalten werden kann. Dagegen kann ich mit dem Laser gut die Bewegungen des Kopfes mitmachen. Also wird der Antitragus außen im Bereich Sonne (35), der Lobulus im Bereich psychotroper Punkt 1 (Antiaggression) und die Concha im Bereich Leber (97) für jeweils ca. 30 Sekunden rechts und links bestrahlt. Die 3 Nadeln werden nach 10 Minuten entfernt bzw. fallen heraus auf Grund der Bewegungsunruhe.

30. November 1999 (2. Behandlung/Hausbesuch): Die Patientin ist heute nicht ganz so unruhig. Man kann so viel verstehen, dass sie weniger Luft aufstoßen muss. Das wird als günstige Wirkung auf dieses Symptom der Leber-*Qi*-Stagnation gewertet, also ein Frühindikator, dass die Behandlung etwas in die richtige Richtung bewegt. Die Therapie wird wiederholt, ergänzt durch die Ohrpunkte 58 (Uterus) und Gonadotropin.

7. Dezember 1999: 3. Behandlung/Hausbesuch

14. Dezember 1999: 4. Behandlung/Hausbesuch

21. Dezember 1999: 5. Behandlung/Hausbesuch

Die Therapie wird jeweils in gleicher Weise fortgesetzt. Am 12. Dezember einmal geringer Kopfschmerz ohne Übelkeit.

Ergebnis

10. Januar 2000, Kontrollgespräch mit der Mutter: Es sei einmal Kopfschmerz mit Übelkeit aufgetreten, aber leichter und anders als sonst.
Bei gelegentlichen Besuchen im Pflegeheim erkundige ich mich nach dem weiteren Verlauf: Die Patientin ist frei von Migräne und anderen Kopfschmerzen. Übelkeit besteht nicht. Das Aufstoßen von Luft hat sich vermindert und wird nicht mehr als unangenehm empfunden. Im Jahr 2002 wird auswärts während einer Kur „von einer Chinesin" erneut akupunktiert (10 Sitzungen, zunächst habe es eine heftige Erstreaktion auf die Nadeltherapie gegeben). Danach sei es weiterhin gut gegangen.
Bei Nachbefragung im Juni 2004 werden selten Anfälle berichtet, ca. 1–2-mal pro Jahr, kurz und mit geringer Übelkeit. Sie lebt jetzt auswärts. Es besteht wieder ein Druckgefühl im Leib. Eine Wiederholungsbehandlung wird angeraten.

Diskussion

Der Verlauf überrascht. Auf Grund der gesamten Umstände musste in diesem Fall mit einer starken „Placebo"-Wirkung gerechnet werden: Diese Patientin hatte sicher schon lange nicht mehr so viel ärztliche (Zeit-)Zuwendung bekommen. Wäre es nicht völlig menschlich, wenn sie sich durch eine langsame Besserung ihrer Beschwerden, vielleicht mit größeren und kleineren Rückschlägen, eine langfristige regelmäßige Betreuung, noch dazu mit Hausbesuch, erkauft hätte? Ich übernahm also die Behandlung nur mit größten Bedenken und rechnete eigentlich mittelfristig mit einem halben und langfristig mit einem völligen Misserfolg! Etwas ganz anderes trat ein: Mit minimalen Reizen war dieser Fall nach 5 Behandlungen gelöst, die Patientin blieb über 2 Jahre praktisch beschwerdefrei, eine weitere Behandlungssequenz führte wiederum zu 2 Jahren weitgehender Beschwerdefreiheit.

Schlussfolgerung

Länge der Anamnese und Stärke der Schmerzen lassen bei der Migräne keine Vorhersage über die notwendige Länge und Intensität der Akupunkturbehandlung zu. Dies deckt sich mit unseren Erfahrungen bei einer Beobachtungsstudie zur Behandlung von chronischen Kopfschmerzen mit Akupunktur (Beyer et al. 1999).

Literatur

Bahn J, Küblböck J: Laserstrahlen in der Akupunktur. Wilhelm Maudrich, Wien-München-Bern 1997
Dosch P: Lehrbuch der Neuraltherapie nach Hunecke. Haug, Heidelberg 1983
Stör W, Irnich D, Beyer A: Praxisorientierte Qualitätsstandards in der Akupunkturbehandlung chronischer Kopfschmerzen. Vortrag Berlin 18.6.2001 (Jubiläumskongress DÄGfA/DGFAN/ICMART)
Beyer A et al.: Akupunktur bei chronischen Kopfschmerzen – Ergebnisse einer Langzeitbeobachtung. Z. Allg. Med. 75 (1999) 814–820.

Schwer klassifizierbarer Halbseitenkopfschmerz

Naschmil Pollmann

Zusammenfassung

Ein 58-jähriger chronischer Schmerzpatient mit einer schweren Depression, Schlafstörungen und Müdigkeit entwickelt einen Halbseitenkopfschmerz mit streng einseitigem Schwitzen im Gesicht. Nach umfassender Abklärung und konsiliarischer Vorstellung erfolgt eine Behandlung mit traditioneller Akupunktur, chinesischer Arzneitherapie und Triggerpunktakupunktur. Es gelingt, die Symptomatik einschneidend zu bessern.

Einleitung

Es fällt oft schwer, bei seltenen Kopfschmerzformen eine genaue Diagnose zu stellen. Eine sympathische Komponente mit ipsilateraler Temperaturerhöhung im Gesicht, einseitigem Schwitzen, Tinnitus und Augentränen stellt eine Rarität dar; ich habe in den letzten 7 Jahren lediglich 3 Patienten mit ähnlichen Kopfschmerzen betreut. Wenn intrakranielle Prozesse ausgeschlossen sind, muss eine Irritation eines sympathischen Ganglions angenommen werden. Simons und Travell weisen darauf hin, dass Kopfschmerzen wie oben beschrieben z.B. im Rahmen eines Triggerpunktgeschehens im M. sternocleidomastoideus (Nachbarschaft zum Ggl. stellatum gegeben) vorkommen können.

Patient/Patientin

A., 58 Jahre; Maschinenbauer

Krankengeschichte/Untersuchung

Schmerzanamnese

A., ein wegen Schmerzen und Depressionen mittlerweile (seit Ende 2001) frühberenteter kurdischer Maschinenführer, wird von mir bereits seit Mai 2000 behandelt. Er leidet seit ca. 1998 unter Schmerzen in der gesamten linken Körperhälfte, seit seiner Pubertät hatte er mit zunehmender Frequenz Migräne. Die Schmerzen in Schulter, Arm und Beinen waren als Arthroseschmerz gedeutet, die Rückenschmerzen immer als pseudoradikulär interpretiert worden. Von seiner Psychiaterin waren die Schmerzen allerdings eher als Fibromyalgie interpretiert worden, obwohl A.s Schmerzen mit ihrer streng einseitigen Lokalisation genau genommen nicht die allgemein gültigen Kriterien erfüllen.
Als ich ihn vor 4 Jahren kennen lernte, stand ein medikamenteninduzierter Dauerkopfschmerz im Vordergrund. A. hatte einen Abusus mit Ergotaminpräparaten (Optalidon spe-

zial®, Ergo-Lonarid®) und Asco Top® in Kombination, zusätzlich auch noch mit Paracetamol® und Ibuprofen®, für einen Zeitraum von ungefähr 2 Jahren betrieben. A. spricht sehr schlecht Deutsch, mein Kurdisch ist leider noch schlechter, so dass es manchmal schwierig war, eine exakte Befragung durchzuführen. A. gab keinen besonderen Auslöser für die Dekompensation seiner Kopfschmerzen an; als in einem gutachterlichen Schreiben als Auslöser eine Ehekrise genannt wurde, reagierten sowohl er als auch seine Ehefrau mit echter Empörung und Verwunderung.

Es gelang uns in 2000, einen ambulanten Entzug durchzuführen, gestützt auf Akupunktur und chinesischer Arzneitherapie. A. hat im nächsten Jahr zwar immer noch über Spannungskopfschmerzen geklagt, die auch weiterhin mindestens an jedem 2. Tag auftraten, doch nahm er keine Kopfschmerzmittel mehr ein und gab die Schmerzstärke nur noch mit 3–4 auf der Numerischen Rating Scale (NRS) an. Er hat die Akupunktur als überaus positiv erlebt, sie sich jedoch aufgrund seiner finanziellen Situation nicht durchgehend leisten können.

Im Mai 2001 entwickelte er jedoch auf dem Boden seiner Omarthrose eine Schultersteife, die zunächst in Narkose gelöst wurde. Da zwar die Abduktion um 30° zugenommen hatte, die Schmerzen aber weiterhin extrem waren, auch eine hohe BSG vorlag (40/80), wurde unter dem Verdacht einer Polymyalgia rheumatica eine Cortisonstoßtherapie durchgeführt. Bei einer Erhaltungsdosis von 10 mg/Tag blieb jedoch der gewünschte Langzeiteffekt aus, so dass der Rheumatologe seine frühere Diagnose relativierte. In den nächsten Wochen wurde A. von mir mit Celecoxib, Trimipramin® und Tolperison eingestellt; wir haben die myofaszialen Triggerpunkte in den Mm. subscapularis, supraspinatus, infraspinatus und deltoideus sowie pectoralis minor behandelt. Kurz nach der Besserung der Schulterproblematik sollte sich jedoch bald ein neues Problem aufzeigen.

Auswertung des Schmerzfragebogens vom Mai 2000

Chronifizierungsstadium MASK 3 nach Gerbershagen: Schmerzen in der linken Körperhälfte seit ca. 3 Jahren, Kopf, Schulter, Knie und LWS NRS 5/7/4; Therapieziel 3
Erfolgreich: Spritzen, Medikamente
SES (Sensorische Empfindungsskala): Massiv auffällig mit 16 affektiven und 3 sensorischen Punkten (stechend). ADS (allgemeiner Depressionsscore) 33, Zerssen 40, Pain disability Index PDI 3,2.

Allgemeinanamnese

A. hatte als Kind eine Hepatitis A, bei ihm ist seit ca. 20 Jahren eine Hypothyreose bekannt. Seit 1997 wird er wegen eines Typ-II-Diabetes mit Metformin® behandelt. Eine kompensierte Herzinsuffizienz wird mit Crataegutt® zufriedenstellend ausgeglichen.

Operiert wurde A. an einer beidseitigen Gynäkomastie, ferner Appendektomie und Tonsillektomie. Er raucht 60 Zigaretten am Tag und leidet unter schweren Ein- und Durchschlafstörungen. Insbesondere ängstigt ihn die Vorstellung, er könne einfach im Schlaf sterben, so wie sein Vater. Er hat außerdem eine ausgeprägte Krebsangst. A. nimmt seit Jahren verschiedene Antidepressiva; wechselweise Amitriptylin, Sertralin, Trimipramin, gegen die Einschlafstörungen Zolpidem.

Sozialanamnese

A. kommt aus einem kleinen kurdischen Dorf in der heutigen Türkei und ist 1977 nach Deutschland übergesiedelt. Er hat keine Berufsausbildung, hier hat er als Maschinenführer gearbeitet. Ende 2001 wurde er wegen Schmerzen und Depressionen nach langer Arbeitslosigkeit berentet. Seine Ehe mit einer Cousine, obwohl mit 15 Jahren geschlossen und von den Eltern vermittelt, wäre sehr glücklich, wenn seine Frau nicht unter einer Zyklothymie litte und pro Jahr ca. 2 Suizidversuche unternähme. Sie verbringt in manchen Jahren mehr Zeit in der geschlossenen Abteilung als zu Hause. Dass A. und seine Frau sich sehr lieben, wird überdeutlich, wenn man die beiden miteinander sieht: Sie halten sich im Wartezimmer oft an der Hand und küssen sich wie verliebte Teenager. Aber es ist verständlich, dass die Situation von A.s Frau seine eigene labile Verfassung noch weiter kompliziert. A. hat 2 Töchter und einen Sohn, die hier gut integriert und bislang auch in psychosozialer Hinsicht unauffällig sind. A. fühlt sich zu Hause in Kurdistan eigentlich wohler als hier, aber eine extreme Flugangst hat in den letzten 6 Jahren jeden Heimatbesuch verhindert.

Anamnese des Kopfschmerzes

Die oben erwähnte Schulterproblematik besserte sich bis zum Juli 2001 langsam, jedoch entwickelte A. einen neuen, sehr intensiven Dauerkopfschmerz. Dieser lag bei durchschnittlich NRS 8–10, erstreckte sich über die gesamte linke Kopf- und Gesichtshälfte und war begleitet von streng ipsilateralem Schwitzen. Er war von bohrender, stechender Qualität, oft hatte er das Gefühl einer Hitze und Rötung im Gesicht. In der Tat lag die Hauttemperatur mehrfach um ca. 3 °C höher als auf der rechten Seite, A. gab außerdem ein Fremdkörpergefühl im Auge, Augentränen und ein starkes Rauschen im linken Ohr an.

Unter der Verdachtsdiagnose einer Hemicrania continua partialis habe ich ihn mit Indometacin eingestellt, was allerdings nicht den gewünschten Effekt brachte; zumindest nicht am Kopf. Bezüglich der Omarthrose und der Gonarthrose links erlebte A. das Indometacin als dem Celecoxib deutlich überlegen; allerdings zwang eine trotz Magenschutz mit Omeprazol aufgetretene erosive Gastritis zum Absetzen des Medikamentes. Wir haben auch noch Sauerstoff ohne Erfolg versucht, ein kurzfristiger Versuch mit Triptanen brachte auch keinen durchschlagenden Effekt.

Eine 3-tägige Schmerzfreiheit konnten wir durch eine Stellatumblockade erreichen.

Bedauerlicherweise hat A. jedoch einen hypersensiblen Karotissinus, auch ist er sehr ängstlich. Er hat bei der Stellatumblockade eine schwere Bradykardie mit Synkope erlitten; daher wollte er sich – was auch nachvollziehbar ist – nie wieder auf eine Stellatumblockade einlassen; auch wollte er überhaupt keine Nadeln mehr irgendwo in seinen Hals haben. Ich habe A. im Juli 2001 dann virtuell in unserer Hamburger Schmerzkonferenz vorgestellt (er selbst hatte „gekniffen"); ihn zeitgleich in der bekannten Schmerzklinik Kiel angemeldet, auch weil ich Klarheit über die Diagnose haben wollte. Die Wartezeit erstreckte sich über insgesamt 9 Monate, er wendete bis dahin mit einigem Erfolg ein Stellatum-TENS nach Jenkner an. Die Schulter- und Knieschmerzen wurden wieder mit Celecoxib behandelt.

Bedauerlicherweise war der Aufenthalt in Kiel im April 2002 nicht sehr erfolgreich. Der Kopfschmerz wurde dort als arzneimittelinduzierter Dauerkopfschmerz interpretiert, Celecoxib wurde abgesetzt, was den Kopfschmerz nicht beeinflusste, an der Schulter jedoch einen sofortigen Verlust von 40° Abduktion zur Folge hatte. Auch die Knieschmerzen verschlechterten

sich erheblich. Statt bisher 100 mg Amitriptylin und 50 mg Sertralin erhielt A. nun 300 mg Trimipramin.
Da verhaltensmedizinische Ansätze an Sprachschwierigkeiten scheiterten, wurde A. nach 4 Wochen nicht wesentlich gebessert entlassen.

TCM-Anamnese vom 27.10.2003
Kopf: Permanenter Schwankschwindel, Benommenheitsgefühl. Verschwommenes Sehen, manchmal auch Flimmern vor den Augen. Rauschender Tinnitus, der sich durch Druck auf das Ohr nicht verändert. Der Kopfschmerz sei dumpf-taub, als ob etwas Schweres an ihm klebe. Ständige Müdigkeit, Konzentrationsstörungen, er könne die Augen kaum offen halten.
Thorax: Druck auf der Brust, als ob ihn etwas von außen zusammenquetsche, häufig Schleim im Rachen, Husten und weißer Auswurf (60 Zigaretten am Tag), massive Angstgefühle, die sich auch auf den Thorax projizieren
Oberbauch: Druck, Völlegefühl, Appetitlosigkeit, Übelkeit, Brennen in der Magengegend. Morgens habe er sehr schlimmen Mundgeruch. Er habe ständig einen bitteren Geschmack im Mund.
Stuhlgang: Regelmäßiger, oft etwas weicher Stuhl, stinkend
Niere: Obstruktionsgefühl beim Wasserlassen, oft trüber Urin. Trinkt 2 l, Nykturie 2–3-mal. Wenig Libido
Temperatur: Liebt Wärme, Kälte verschlechtert, klebriges Schwitzen am OK tags und nachts
Schlaf: Immer müde, schläft 2 bis 4 Stunden tagsüber, nachts dann eher schlecht. Schnarcht, hat schwere, unruhige Träume, die er nicht erinnert, aus denen er aber panisch aufschreckt. Massive Ängste, im Schlaf zu sterben
Emotionen: A. war bis zur Handlungsunfähigkeit depressiv, diffuse Ängste, aber auch konkrete wie Krebsangst
Zunge: Tiefer Magenriss, dicker, schwarzer Belag
Puls: Schnell, voll und schlüpfrig

Diagnostische Überlegungen

Wie schon in der Verlaufsbeschreibung ersichtlich, fiel die wahrscheinliche Diagnose Hemikranie aus. Der beschriebene Schmerz erfüllt auch nicht die Kriterien des New Daily Persistent Headache. Ganz abgesehen davon, dass der Kopfschmerz bereits vor (und nach) der Therapie mit Celecoxib bestand, fand ich die Diagnose eines arzneimittelinduzierten Dauerkopfschmerzes oder eines einfachen Spannungskopfschmerzes denn doch zu simpel.
Wegweisend war natürlich der große Erfolg von Stellatumblockade und -TENS. Insofern fand ich die Vorstellung einer eventuellen Irritation des Ggl. stellatum durch einen verhärteten und verkürzten M. sternocleidomastoideus durchaus eine Überlegung wert.

Diagnose westlich

- Schmerzpatient im Stadium 3 nach Gerbershagen R 52.2
- Migräne ohne Aura G 43.0
- Spannungskopfschmerz G 44.2

- Omarthrose links M 19.9
- Mediale Gonarthrose links M 17.9
- Pseudoradikuläres Schmerzsyndrom der LWS M 54.9
- Diabetes mellitus Typ II E 11.9
- Hypothyreose E 03.9
- Schwere depressive Episode F 33.2
- Ein- und Durchschlafstörungen
- Tinnitus aurium H 93.1, Triggerpunktgeschehen des M. sternocleidomastoideus
- Angststörung F 41.9
- V.a. Schlaf-Apnoe-Syndrom G 47.3

Diagnose chinesisch

- Magen-Schleim-Feuer
- Trüber Schleim benebelt das Herz

Therapie

- Stabilisierende Gespräche
- Akupunktur
- Chinesische Arzneitherapie

Therapieprinzip

- Den Geist beruhigen
- Die Sinnesöffnungen befreien
- Hitze ableiten
- Schleim ausleiten

Methoden

A. war unter gar keinen Umständen zu irgendwelchen Injektionen zu bewegen, ließ sich dann aber nach eingehender Erläuterung des Für und Wider Ende 2002 zunächst auf ein Dry Needling im Bereich des M. sternocleidomastoideus ein. Ein Jahr später, nachdem der Kopfschmerz sich erheblich gebessert und sich bei NRS 3 eingependelt hatte, aber sein Allgemeinbefinden weiterhin schlecht war, entschied er sich für eine erneute Behandlung mit Akupunktur und chinesischer Arzneitherapie.

Behandlungsverlauf

Ich habe zunächst – wie oben aufgeführt – die Triggerpunkte behandelt, die sich insbesondere im oberen $1/3$ der Pars sternalis des M. sternocleidomastoideus fanden (Region um 3E 16). Der Kopfschmerz hat sich gründlich verbessert; nach dem 1. Dry Needling ging die Intensität sofort von NRS 8 auf NRS 4 zurück. Allerdings war es bis September 2003 noch so, dass die Triggerpunkte regelmäßig alle 14–20 Tage behandelt werden mussten, weil die Beschwerden sonst eine Verschlechterungstendenz zeigten. Die von mir vorgeschlagene Krankengymnastik wurde vom Patienten nur unzureichend besucht. A., der immer mehr in eine passive Haltung hineinrutschte, brauchte auch über ein Jahr, um endlich beim Pulmologen die von mir erbetene Untersuchung auf ein Schlaf-Apnoe-Syndrom durchführen zu lassen. Die Schmerzen ließen sich also gut in den Griff bekommen; A.s früheres Therapieziel, eine durchschnittliche Schmerzstärke von NRS 3, war fast erreicht. Sein Allgemeinzustand verschlechterte sich jedoch immer mehr, er schlief kaum noch und stand Ende Juli vor dem Problem, dass seine Schwiegermutter gestorben und seine eigene Mutter schwer erkrankt war, er aber aufgrund seiner Flugangst seine Ehefrau nicht begleiten konnte und ihm für die Zugfahrt allein ebenfalls die Kraft fehlte. In dieser Situation entschied er sich dann wieder für Akupunktur.

Ich habe A. zwischen dem 27.10.2003 und dem 20.1.2004 insgesamt 10-mal mit Akupunktur behandelt. Dabei kamen folgende Punkte zum Einsatz:
- Ma 8, Gb 14, Gb 16, Dü 17 und 3E 16 als lokale Punkte *Yintang* und *Taiyang* klären den Geist und können ebenfalls als lokale Punkte eingesetzt werden
- Ma 40, Ren 22, Di 11, Ma 44, Di 4 leiten Schleim bzw. Hitze ab, letztere dienen auch als Fernpunkte für den frontalen Kopf
- Ma 36, Ren 12, Mi 6 und Pe 6 stärken das *Qi* von Milz und Magen, so dass die Feuchtigkeit besser transformiert werden kann
- He 7 und Ren 15 sowie Du 20 beruhigen den Geist

Außerdem erhielt A. die klassische Rezeptur „*Gun tan wang*", die „Pille, die den Schleim verdampft" (ich möchte mich auch hier bei Jürgen Mücher bedanken, der mir die Angst vor der Rezeptur nahm) für zweimal 3 Wochen.

Verlaufsbogen vom 15.12.04
Schmerzen bei NRS 2/4/2, ADS 22, PDI 2,8, Zerssen 35

Verlaufsbogen vom 25.3.04
Schmerzen bei NRS 2/2/1, ADS 26, PDI 3,2 Zerssen 36

Weiterer Verlauf
A. fühlte sich klarer, er konnte wieder zeitweise ausgehen und mit Freunden etwas unternehmen. Ich habe ihn im Februar 2004 nach fast 4 Jahren zum ersten Mal herzhaft lachen gesehen. Die Ängste haben nachgelassen, die Schlafstörungen sind zwar immer noch da, aber der Patient schläft mittlerweile fast jede Nacht 5 Stunden durch. Sicher ist er immer noch depressiv, aber insgesamt fühlt er sich rundum gebessert. Zum Abschluss ist vielleicht noch zu erwähnen, dass ich ihn zwischen Mai und September 2004 nicht gesehen habe, weil er mit seiner Frau in die Türkei geflogen war …

Ergebnis

Es konnte mit der Kombination aus Triggerpunktbehandlung und konstitutioneller Behandlung sowie Arzneitherapie ein für mich sehr überraschendes und gutes Ergebnis erzielt werden.

Diskussion

Triggerpunkte im M. sternocleidomastoideus sind häufig, auch wenn sie nur selten zu einer so markanten Symptomatik führen, wie sie hier beschrieben wird.
Sie treten insbesondere bei Schultererkrankungen, Beckenasymmetrien (auch wenn der Patient ein Schonhinken entwickelt), beim COLD und auch bei Angsterkrankungen auf, da der Muskel die Inspiration unterstützt und bei paradoxer Atmung häufig mit reagiert. Auf A. treffen all diese Parameter zu.
Nach meiner Erfahrung sind sie aber auch der Hauptauslöser für die typischen Kopfschmerzen eines Patienten mit Schlaf-Apnoe, sie kommen wohl durch das Schlafen mit offenem Mund und hängendem Kopf zustande. Von der TCM her passen diese Patienten sehr häufig in das Raster „Schleim", so dass sich bei diesen Patienten der Griff an den M. sternocleidomastoideus so gut wie immer lohnt.

Schlussfolgerung

Selbst bei hoffnungslosen Fällen lässt sich manchmal etwas mit Akupunktur erreichen. Was war hier der ausschlaggebende Faktor: die Triggerpunktbehandlung oder die TCM-Akupunktur? Immerhin wird den von mir am M. sternocleidomastoideus eingesetzten Punkten (Di 17, Dü 16, Dü, 17, 3E 16) als „Himmelsfenster-Punkten" manchmal auch eine besondere energetische Wirkung zugeschrieben. Die Frage bleibt also offen.

Literatur

Bensky D: Chinesische Arzneimitteltherapie, Verlag für Ganzheitliche Medizin Dr. Erich Wühr GmbH, Kötzting 1996
Göbell H: Erfolgreich gegen Kopfschmerzen und Migräne. Springer, Berlin 2004
Travell J, Simons D: Handbuch der Muskeltriggerpunkte. Urban & Fischer, München 2002

Arzneimittelinduzierter Dauerkopfschmerz (G44.4) bei Migräne ohne Aura (G43.0)

Naschmil Pollmann

Zusammenfassung

Eine 60-jährige Patientin mit arzneimittelinduziertem Dauerkopfschmerz NRS 9, multipler Medikation und Z. n. insgesamt 8 frustranen stationären Entzügen gibt an, seit 15 Jahren keinen kopfschmerzfreien Tag gehabt zu haben. Sie wird mit Hilfe von Akupunktur und chinesischer Arzneitherapie ambulant entzogen. Nach 4-monatiger ambulanter Therapie gelingt es, die Auftretenshäufigkeit der Kopfschmerzen anhaltend auf 8 Kopfschmerztage im Monat mit NRS 3–5 zu reduzieren.

Patient/Patientin

Frau C. R., 60 Jahre; Grundschullehrerin

Krankengeschichte/Untersuchung

Vorgeschichte

- Rückenprobleme im thorakolumbalen Übergangsbereich seit einer Wirbelfraktur D12
- 1996 Restless legs
- Seit ca. 2000 rezidivierende Ulcera duodeni
- Erhöhte Leberwerte bei multipler Medikation Grenzwerthypertonus (bei uns nie über 150/80)
- Voroperationen: Appendektomie, Strumektomie, Tonsillektomie

Schmerzanamnese

Frau R., eine sehr differenzierte, gepflegte und selbstbewusste 60-jährige Grundschullehrerin, kam am 23.8.2003 erstmals zu mir auf Empfehlung einer Bekannten, die bei mir Patientin ist. Sie leidet seit dem 12. Lebensjahr unter Migräne, seit ca. 20 Jahren zusätzlich unter Spannungskopfschmerzen.

Die Migränekopfschmerzen traten in Kindheit und Jugend zunächst eher selten auf, haben aber seit ihren 30ern erheblich zugenommen. Frau R. verzeichnete in den letzten 20 Jahren durchschnittlich 6 Migräneattacken im Monat von ca. 3-tägiger Dauer. Die Lokalisation des Migränekopfschmerzes war früher so gut wie immer links periorbital und occipital, die Qualität pochend und drückend und die Intensität bei NRS 9–10; begleitet von Photo- und Phonophobie sowie einer ausgeprägten Übelkeit, häufig, aber nicht bei jeder Attacke, auch von Erbrechen. Körperliche Aktivität verschlechterte den Kopfschmerz, bei Migräneanfällen musste sie, wenn sie nicht rechtzeitig Analgetika einnahm, Bettruhe in einem abgedunkelten

Raum einhalten. Als Prodromalsymptome traten eine Osmophobie sowie ausgeprägte Müdigkeit auf; Aura-Phänomene wurden verneint.

Auslöser waren z.B. Stress, Alkohol, Wetterwechsel, Schlafmangel und die nahende Menstruation.

Interessanterweise ihre Migräneattacken immer begleitet von Symptomen, wie sie für trigeminoautonome Kopfschmerzformen typisch sind, nämlich einer ipsilateralen Kongestion der Nase, konjunktivaler Injektion sowie heftiger Hyperhidrosis im Anschluss an den Anfall, so dass differenzialdiagnostisch eine Hemicrania continua erwogen werden muss.

Die Spannungskopfschmerzen bestehen seit etwas mehr 20 Jahren, mit zunehmender Tendenz. C.s Neigung, ihren Stress mit nächtlichem Zähneknirschen zu verarbeiten, hat trotz verschiedener zahnärztlicher Interventionen und der Verordnung einer Aufbissschiene nach ihrer Einschätzung sowie der ihrer Vorbehandler ebenfalls zum Geschehen beigetragen. Schon bald sei ein guter Monat ein Monat mit 2 Tagen ohne Kopfschmerzen gewesen. C. gab beim Erstkontakt an, sich noch sehr gut an ihren letzten kopfschmerzfreien Tag vor 15 Jahren erinnern zu können. Die Spannungskopfschmerzen waren zunächst holocephal, zunehmend jedoch nur noch parietal lokalisiert und erreichen heute eine Stärke von 8–9 NRS; ebenfalls von drückender bis pochender Qualität, aber weniger von trigeminoautonomen Phänomenen begleitet als die Migräne. Auch trat zwar Übelkeit, aber kein Erbrechen auf. Dies empfand sie als Nachteil, da sie bei der Migräne eine Erleichterung nach dem Erbrechen erfuhr.

Die Spannungskopfschmerzen haben sich über die Jahre in der Intensität so gesteigert, dass sie fast nicht mehr von der Migräne zu unterscheiden und auch nicht weniger beeinträchtigend sind. Lediglich die Lokalisation des Schmerzes gibt noch Anhaltspunkte; seit 10 Jahren sind die typischen linksseitigen Attackenkopfschmerzen dem parietalen Dauerkopfschmerz gewichen. Da für C. Differenzierungsprobleme zwischen den verschiedenen Kopfschmerzformen bestanden, ist sie unter dem Druck, trotz Kopfschmerzen im Beruf funktionieren zu müssen, immer wieder in den Analgetikaabusus (Thomapyrin®, Paracetamol, Imigran®, Vividrin®, Naramig®, Vioxx®) abgeglitten, zumal auch verschiedene Formen der Prophylaxe, einschließlich Akupunktur, sich als unwirksam erwiesen hatten. Versucht worden waren neben Betablockern und Calciumantagonisten verschiedene Antidepressiva, zuletzt auch Antikonvulsiva und Lithium, Riboflavin und Petasites hybridus.

In den letzten 10 Jahren hat C. sich konstant in schmerztherapeutischer Betreuung befunden und 8 stationäre Entzüge hinter sich gebracht, die letzten 3 in der renommierten Kieler Kopfschmerzklinik. Dort war sie nach einem 4-wöchigen Aufenthalt, kurz vor unserem ersten Kontakt, mit Dauerkopfschmerzen entlassen worden; nachdem Entzug, Cortisonstoßtherapie, eine Behandlung mit Botulinumtoxin sowie ein intensives verhaltensmedizinisches Programm einschließlich Biofeedback und MRT nach Jacobson zumindest im Empfinden der Patientin zu keiner wesentlichen Besserung der Symptomatik geführt hatten.

Die Entlassungsmedikation bestand in einer Prophylaxe mit Riboflavin, Topamax® und Remergil®. Das zur Attackenkupierung empfohlene Regime mit 50 mg Vioxx® plus 5 mg Naramig® (letzteres war wohl wegen der Attackendauer und der Verwandtschaft zur Hemicrania continua gewählt worden) war von der Patientin bereits in den letzten Kliniktagen und auch in der Woche nach der Entlassung täglich angewendet worden. Es war bereits eine Wiederaufnahme in der Kieler Kopfschmerzklinik vereinbart worden.

Auswertung des Schmerzfragebogens: MASK ergibt ein Stadium 3. SES nach Geissner: 21 sensorische und 37 affektive Itempunkte, Dauerschmerz NRS 8/9/5; Ziel 2; PDI 3, ADS 30, Beschwerdeskala nach Zerssen 43 Punkte.

TCM-Anamnese

- **Kopf:** Manchmal Flimmern vor den Augen, oft gerötete Augen, berstend-pulsierender parietaler Dauerkopfschmerz NRS 9–10 („*wie bei einem Dampfdrucktopf, bei dem es gleich den Deckel abhebt*"), Tinnitus, keine Tagesmüdigkeit. Gedächtnis und Konzentration sind gut
- **Thorax:** Häufig Palpitationen und Herzrasen, häufig Druck in der Brust. Belastungsinsuffizienz, Husten und Auswurf werden verneint. Globusgefühl
- **Oberbauch:** Selten Sodbrennen oder Aufstoßen. Druck und Völlegefühl im Oberbauch kommen häufig vor, manchmal richtige Magenschmerzen. Alkohol (insbesondere Weißwein), grüne Paprika, Gurken und Zitrusfrüchte sind unverträglich. Morgendlicher bitterer Mundgeschmack
- **Darm:** Erhebliche Obstipation mit trockenem Stuhl, Stuhl oft schafskotartig. Oft Blähungen
- **Temperaturverhalten:** Die Patientin klagt über Durst (3 l/Tag), intensives Schwitzen am Tag, verträgt Kälte besser als Wärme
- **Niere:** Nykturie 3-mal, keine Inkontinenz, keine Cystitiden. Gute Libido und erfüllte Sexualität
- **Gynäkologische Anamnese:** Als junge Frau leichte Dysmenorrhö (vor/1. Tag der Regel). Blutungseigenschaften nicht mehr genau erinnerlich. Die Erinnerung an die Mens wird überlagert von der Erinnerung an heftige prämenstruelle Migräneattacken sowie ein PMS mit Mastodynie und Reizbarkeit. Das Klimakterium wurde mit kontinuierlicher Hormongabe gut überstanden
- **Schlaf:** Schläft nie durch, wird oft durch Kopfschmerzen zwischen 3 und 5 Uhr geweckt. Auch ohne Kopfschmerzen gibt es Durchschlafstörungen, in den letzten 2 Jahren auch gelegentlich Einschlafstörungen
- **Emotio:** Frau R. ist ein tatkräftiger, aktiver, impulsiver und durchaus reizbarer Mensch, der keine Probleme hat, Wut herauszulassen. Zurücksetzung kann sie allerdings schlecht verkraften. Der Auslöser für die letzte Verschlechterung ihrer Kopfschmerzen war eine partnerschaftliche Krise
- **Puls:** Schnell und saitenförmig
- **Zunge:** Roter Zungenkörper mit prallem Rand und trockenem, gelbem Belag

Familien- und Sozialanamnese

Frau R. ist Grundschullehrerin und hat bereits ihre Frühpensionierung eingeleitet. Sie war in den letzten 10 Monaten vor unserem 1. Kontakt bereits nicht mehr berufstätig (was aber nicht zu einer Reduktion der Kopfschmerztage geführt hatte). Nachdem eine erste Ehe, aus der ihre 30-jährige Tochter stammt, vor 20 Jahren geschieden wurde, besteht seit mehreren Jahren eine feste Partnerschaft mit einem verwitweten Mann, der 700 km entfernt lebt. Den Umzug zu ihm, der durch die Frühpensionierung möglich wurde, schiebt sie seit mehreren Monaten vor sich her, zumal seine (ebenfalls erwachsenen) Kinder immer wieder intervenieren und sich zu ihrem großen Ärger stark gegen sie engagieren. Sein Loyalitätskonflikt und ihre Angst, ihr eigenes Umfeld zugunsten einer unsicheren Situation dort aufzugeben, trugen in den letzten

Monaten wesentlich zur Verschlechterung der Kopfschmerzsituation bei. Aktuell sah sich Frau R. nicht in der Lage, eine Entscheidung darüber zu treffen, wie und wo sie künftig ihr Leben verbringen sollte.

Diagnose westlich

- Schmerzpatientin im Chronifizierungsstadium 3 nach Gerbershagen R 52.2
- Arzneimittelinduzierter Kopfschmerz G 44.4
- Migräne ohne Aura G 43.0
- Spannungskopfschmerz G 44.2
- Restless-legs-Syndrom G 25.8
- Oromandibuläre Dysfunktion K 07.6
- Algogene Depression F 34.9
- Nichtorganische Insomnie
- Pseudoradikuläres Schmerzsyndrom der LWS bei Z. n. BWK-12-Fraktur M 54.9

Diagnose chinesisch

Emporloderndes Leber-Feuer auf dem Boden einer lange bestehenden Leber-*Qi*-Stagnation

Therapieprinzip

- Entzugserscheinungen auffangen
- Leber-*Qi* bewegen
- Hitze ableiten
- Den Geist beruhigen

Methoden

Körper- und Ohrakupunktur, chinesische Arzneitherapie

Behandlungsverlauf

In den ersten 14 Tagen behandelte ich Frau R. 3-mal wöchentlich, zunächst mit Ohrakupunktur. Nach Drucktastung sowie Hautwiderstandsmessung wurden die Punkte *Shen men*, Begierde, Frustration und Aggression sowie Herz 100 eingesetzt, die sich alle hochempfindlich zeigten. Zeitgleich wurde sowohl die – aus Sicht der Patientin ineffektive – Prophylaxe beendet und die Medikation mit Naramig® und Vioxx® abgesetzt. Die Patientin erhielt als Rescuemedikation zunächst Indometacin 100 mg (auch im Hinblick auf die Differenzialdiagnose), das bei starken gastrointestinalen Nebenwirkungen später durch Naproxen ersetzt wurde.

Frau R., die ja bereits umfangreiche Vorerfahrungen mit Arzneimittelentzügen hatte, wurde darüber aufgeklärt, dass das erste Auftreten einer „normalen", linksseitigen Migräneattacke als Zeichen der Gesundung zu werten und in der Akupunkturbehandlung das Signal für den Beginn einer konstitutionellen Therapie sei. Diese Migräneattacke stellte sich am 5.9. ein, nachdem zunächst eine dezente Reduktion in der Intensität des Dauerkopfschmerzes eingetreten war (NRS 5). Auslöser dafür war übrigens, dass die Patientin die Kopie ihres Entlassungsberichtes aus der Kieler Kopfschmerzklinik erhalten hatte, indem nach ihrem Empfinden der Verlauf viel zu positiv dargestellt worden war. Nachdem sie in einer Rücksprache mit dem Chefarzt eine Änderung erreicht hatte und die konstitutionelle Behandlung begonnen wurde, erlebte sie am 8.9. den ersten kopfschmerzfreien Tag seit 15 Jahren.

Das nun eingesetzte und einmal wöchentlich durchgeführte Regime beinhaltete folgende Punkte:
- Di 4, Ma 36, Mi 6, Ren 6, Le 3 und Pe 6 beiderseits mit kräftiger Stimulation genadelt bewegen das Leber-*Qi*
- He 7, Du 20 plus Ex KH 1 beruhigen den Geist
- Le 2 und Di 11 leiten Hitze ab, senken den Blutdruck und beruhigen ebenfalls den Geist
- *Yintang, Taiyang* (Ex-KH 3, Ex-KH 5), Gb 20 und – im Wechsel und nach Druckdolenz ausgewählt – Gb 16 bis 18 wurden als lokale Punkte gewählt.

2-mal im Behandlungszeitraum für jeweils 21 Tage (Mitte September und Mitte Januar) erhielt C. eine Abkochung der klassischen Rezeptur *Long dan xie gan tang* in einer Variation mit Zusatz von Fr. evodiae (ich möchte mich hier bei J. Mücher für den Hinweis auf Evodia bedanken).

Ergebnis

Mittlerweile stellt sich Frau R. – die sich im Dezember entschieden hat, ihren neuen Partner zwar zu heiraten, aber eine Wohnung in Hamburg zu behalten – nur noch in längeren Abständen bei mir vor. Die Kopfschmerzen sind nicht verschwunden, aber sie treten durchschnittlich nur noch an 8 Tagen im Monat mit reduzierter Intensität, NRS 3–7, überwiegend um 4, auf. Es gibt häufig kopfschmerzfreie Tage. R. schläft im Wesentlichen durch und wird nur noch selten durch Kopfschmerzen geweckt. Sie kann ihre Kopfschmerzen jetzt oft durch Ruhe und Reizabschirmung beherrschen und hat in den letzten 3 Monaten nur noch an durchschnittlich 3 Tagen im Monat zu Medikamenten gegriffen (Abb. 1).

Diskussion

Warum waren frühere Akupunkturversuche bei derselben Patientin frustran geblieben und erst die Akupunktur bei mir erfolgreich? Lag es nur an der Begleitung mit chinesischer Arzneitherapie? Wie die Patientin mir mehrfach versicherte, hat sie meine Akupunktur als vergleichsweise schmerzhaft empfunden und bei keiner früheren Akupunktur auch nur ein annähernd kräftiges *De-Qi*-Gefühl verspürt. Sie hat bei mir erstmals erlebt, dass Kopfschmerzattacken mit Akupunktur durchbrochen werden konnten.

Wenn man durch Akupunktur spezifische Wirkungen erzielen will, muss die Punktlokalisation exakt und die Stimulationstechnik und -dosis auf die Konstitution des Patienten abgestimmt sein. Die Kombination mit chinesischer Arzneitherapie trägt wesentlich dazu bei, den Therapieeffekt zu optimieren, ist aber sicher nicht die conditio sine qua non des Erfolges.

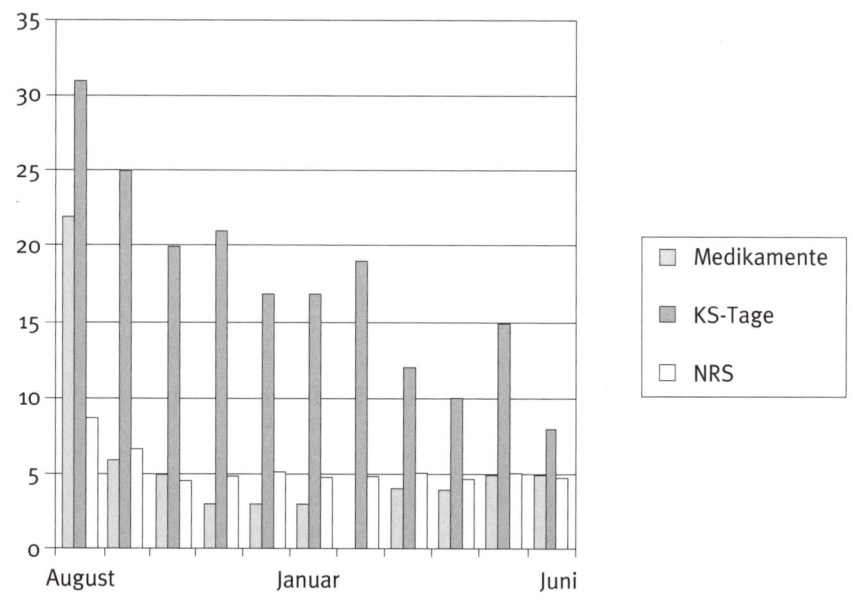

Abb. 1 Kopfschmerztage der Patientin

Schlussfolgerung

Die Akupunktur hat sich nicht umsonst einen festen Platz im Arsenal deutscher Kopfschmerzkliniken erobert, insbesondere bei Arzneimittelentzug. Wenn sie kompetent und nach TCM-Kriterien eingesetzt wird, gehen ihre Effekte sicherlich weit über eine unspezifisch-entspannende Wirkung hinaus. Die intensive edukative oder verhaltensmedizinische Begleitung bleibt dabei eine wichtige therapeutische Maßnahme. In diesem Fall konnte – nach anfänglichem Zögern – schließlich auch die Krankenkasse der Patientin davon überzeugt werden, dass die ambulante Akupunkturbehandlung eine effektive und preisgünstige Variante zum stationären Entzug darstellt. 4 Monate Akupunktur haben nicht mehr gekostet als 4 Tage Kopfschmerzklinik.

Literatur

Göbel H: Die Kopfschmerzen: Ursachen, Mechanismen, Diagnostik und Therapie in der Praxis. Springer, Heidelberg 1997
Pollmann N: Basislehrbuch Akupunktur. Urban & Fischer, München 2002
Bensky D, Barolet R: Chinesische Arzneitherapie. VGM, Kötzting

Ungewöhnliche zyklusbezogene Migräne, Depression und unklares Hemisyndrom

Peter Reibisch

Zusammenfassung

Dieser Fall zeigt die Behandlung einer besonderen Zyklus-bezogenen Migräne. Ich schildere diesen Fall gerne, weil ich zeigen möchte, wie lebensnah und komplex sich im Laufe von vielen Jahren ein integrativer Therapieprozess entwickelt, in dem die Nadelakupunktur, das TCM-Wissen der psychosomatischen Zusammenhänge, westliche Diagnostik und Therapie sowie gesprächs- und körpertherapeutische Zuwendung zusammenführen zu immer tieferen Schichten eines Lebensprozesses, hier zur Frage: „Welches traumatische Erleben hat meinen Lebensweg so existentiell geprägt?"

Einleitung

Als ich vor Monaten gefragt wurde, ob ich eine hormonelle Migräne mit der Nadelakupunktur günstig beeinflussen könne, habe ich fraglos mit Ja geantwortet. Ich habe aber dann nachgeforscht und muss jetzt sagen, dass eine typische hormonelle Migräne in meinen Behandlungen nur zu etwa 30–40% der Fälle günstig zu beeinflussen ist. Ich schildere hier keine einfache hormonelle Migräne, bei der die emotionelle Anamnese oft kein typisches Bild bietet. (In der Diskussion der Autoren dieses Buches erreichte mich folgender Standpunkt: „*Eine hormonelle Migräne ist es nicht, schon deshalb nicht, weil es keine hormonelle Migräne gibt. Zumindest nicht nach den Kriterien der International Headache Society, auch wenn man kaum einmal eine Migränikerin findet, deren Migräne nicht bevorzugt prämenstruell auftritt. Die Zeit vor der Mens ist bei vielen Frauen vom Gestagen-Stress geprägt (oder, wie die Chinesen sagen, von erhöhter Aktivität des Leber-Qi), und Stress kann – wie viele andere Trigger auch – eben Migräneanfälle provozieren.*" Um unnötige Kontroversen zu vermeiden, sprechen wir hier von Zyklus-bezogener Migräne.)

Patient/Patientin

Frau E. ist 1949 geboren.

Krankengeschichte/Untersuchung

Frau E. arbeitet selbstständig und viel als Diätberaterin und gibt auch Fußzonenreflexmassagen. Sie hilft ihrem Mann bei der Verwaltung seiner Arbeit, gibt Unterricht und baut über Jahre das Haus um, in dem sie mit ihrem Mann lebt und arbeitet. Sie macht auf mich einen sehr ernsten, zuverlässigen Eindruck. Gleichzeitig spüre ich etwas Freudloses, auch Trotziges, eine ambivalente Mischung von Gedrücktem und „Ich kann alles". Frau E. ist verheiratet, die einzige Tochter ist aus dem Haus. Sie kommt zur Akupunktur, weil sie naturheilkundliche Behandlungen bevorzugt.

Schon mit 10 Jahren beginnt ihre Kopfschmerzgeschichte. Bis zum 17. Lebensjahr entsteht ein wechselnd starkes prämenstruelles Syndrom, das sie viele Jahre begleiten wird, das auch nach der Geburt der Tochter sich wieder einstellt. Die migränoiden Kopfschmerzen sind regelbetont, treten oft auch zusätzlich in der Mitte der Regel und bei Wetterwechsel auf („*Ich fühle den aufziehenden Weststurm 1–2 Tage voraus*"). 1992 stellt sich ein rheumatisches Fieber ein. Sie nimmt bis 1995 prophylaktisch Sulfadiazin. Sie setzt dieses selbstständig ab, seither keine Rezidive. Es bleibt aber eine Empfindlichkeit der Handgelenke. Frau E. leidet unter rezidivierenden Lumbalgien. Röntgenologisch finden sich keine Auffälligkeiten. Sie leidet unter mehreren Allergien. Frau E. hat zwischen 1994 und 1995 eine gesprächsorientierte Psychotherapie durchgeführt: „*Weil ich Angst vor einer Depression hatte.*" Diese habe nicht viel verändert, auch nicht die Kopfschmerzen.

Im September 1999 treten erstmals Missempfindungen der linken Körperhälfte auf. Es finden sich – auch im MRT – keine Hinweise auf eine Multiple Sklerose. Der Neurologe diagnostiziert ein „unklares sensibel/motorisches Hemisyndrom" und eine „Migräne mit und ohne Aura".

Die erste Akupunkturserie führe ich 1996 wegen der Migräne vor der Menopause durch, die zweite 1998 nach der Menopause, weil die Migräne wieder zunimmt. In beiden Serien – also vor und nach der Menopause – stelle ich in der Therapie die Leber-*Qi*-Stagnation in den Vordergrund (s. u.). Der Erfolg ist in beiden Fällen zufriedenstellend: Es wird über viele Monate eine Linderung angegeben. Die Anfälle seien deutlich leichter und etwas seltener, sie brauche keine Medikamente. Die dritte Serie habe ich in 12/03 begonnen, weil – wie sie sagt – „*ich sonst bald platze*" und die Erschöpfung unerträglich sei. Zwischendurch regelmäßige hausärztliche Begleitung.

Symptombefragung

- Alle 5–6 Wochen tritt die Migräne so stark auf, dass Frau E. 2–3 Tage abgedunkelt liegen muss. Diese Form ist vor der Menopause regelbetont, nach der Menopause wetter- und stressabhängig. Sie ist halbseitig schläfenbetont oder schmerzt hinter dem Auge. „*Ich halte das nicht mehr aus*". Zusätzlich tritt die Migräne leichter 2–4-mal im Monat auf, bei Wetterwechsel oder Ärger
- Ständige Neigung zu Frösteln im ganzen Körper, „*wie kaltes Wasser*"
- „*Ewig müde*", morgens oft Schwindel bis hypoton, oft schwere Beine
- Sie klagt über eine oft große innere Erschöpfung, Schlafstörung und innere Unruhe
- Im Kopfschmerzanfall obstipiert und „*ich kann in den Kopfschmerztagen fast kein Wasser lassen*"
- Ödemneigung an den Kopfschmerztagen
- Im Anfall Schwitzanfälle mehr am Oberkörper im Wechsel mit Frösteln
- Sonst eher weicher, zeitweise dünner Stuhl und Neigung zu Inappetenz und epigastrischem Druck. Auch oft Engegefühl im Thorax
- Verträgt kein Nikotin, keinen Wein, keine Schokolade
- Frau E. klagt über einen phasenweise und mehrmonatig auftretenden Tinnitus. Dieser ist leise und kontinuierlich

- Magen- und Darmspasmen, Blähungen nach Getreide, Äpfeln u.a. Multiple Allergien. Anfälle von Übelkeit, auch ohne Kopfschmerzen
- In 1999 tritt das o.g. „Hemisyndrom" auf, immer in der Nähe von Ärger/Überarbeitung, mit Bewegungsdrang und Unruhe
- In 2000 Phasen von Hypertonie

Emotionelle Selbstbeschreibung

„Ich habe viel Wut in mir", „Ich könnte zerbersten vor innerer Unruhe" und „Angst vor einer Depression"; „Es tut mir hinterher leid, dass ich meinen ganzen Ärger nicht rausließ", „Ich muss viel arbeiten, sonst geht es schlecht", „Im Urlaub ganz schwierig". Ich frage sie, was ihr Mann sagen würde, wenn sie so wütend werde. Antwort: „Ich explodiere ja nur fast und habe schon dann ein schlechtes Gewissen. Mein Mann sagt: ‚Da hilft nur Ablenkung und mehr Arbeit'." „Ich träume nicht." Gefragt zur Sexualität, sagt sie 1996 etwa: „Geht so". 2003 sagt sie auf dieselbe Frage etwas unsicher lächelnd: „Das hätten Sie mich vor Jahren nicht fragen dürfen. Eigentlich brauche ich das gar nicht." Und dann sehr ernst: Sie habe damals die Psychotherapie abgebrochen, weil sie Bilder gehabt habe, von dem Vater oder Onkel missbraucht worden zu sein. Auch mit ihrem Mann könne sie nicht darüber sprechen. Frau E. ist religiös gebunden. „Das ist wie zuhause und hilft mir."

Körperliche Untersuchung

Frau E. ist von fülliger Konstitution, der Gang ist entschieden und gleichzeitig vorsichtig. Der Blick untersucht mich, ist zurückhaltend.

Ich untersuche zunächst den **Rücken**: Es zeigen sich starke, eher flächige muskuläre Verhärtungen im Bereich von 3E 15 und Gb 21, außerdem druckdolente, paravertebrale Verspannungen bei C 1/2 und C 5/6 beidseits.

Dü 11 ist links sehr schmerzhaft. Schmerzhafte Verhärtungen paravertebral bei Bl 18, Bl 19, Bl 20 li > re und bei Bl 25, Bl 27 und Bl 28. Es besteht ein Hohlkreuz.

Auf der **Bauchseite** sind Ren 17, Ren 15 und Ren 12 deutlich druckschmerzhaft, auch Le 13, Ren 4 und Ren 6 sind eher weich. Druckdolent fallen auch auf: Di 4, Ma 36, Gb 34, Mi 9 und Mi 6.

Am **Ohr** reagieren mit dem Punktsucher die Punkte 29, 29b, C 1, C 4+5+6, 55, 51, das Leber-Feld.

Der epigastrische Winkel ist breitflächig verspannt und druckschmerzhaft, der Nacken (Gb 21, 3E 15) schmerzt oft.

Der Blutdruck ist normal, allerdings in 2000 – nachdem das Hemisyndrom teilweise abgeklungen ist – monatelang deutlich erhöht. Die Lunge ist frei, es wird häufiger über nächtlich trockenen Husten geklagt.

Diagnostische Überlegungen

Ich benutze gerne die Symptomliste von Hammes/Ots (1996), für die psychosomatischen Zusammenhänge das Buch von Platsch (2000) und die Arbeiten von Gleditsch (2002).
Bei der Anamnese fielen zunächst Symptome einer Nieren-*Yang*-Leere gleichzeitig mit einer Leber-*Qi*-Stagnation auf:

Auf die **Nieren-*Yang*-Schwäche** weisen die Kälte-Symptomatik, die sexuelle Symptomatik, im psychischen Bereich auch der innere Rückzug, die endlose Müdigkeit und eine latente Ängstlichkeit hin (Platsch 2000). Bei einer Nieren-*Yin*-Leere hätte die Angst eine andere Färbung: konkreter, panischer, überflutender (Platsch 2000).

Die Patientin kommt zur Behandlung allerdings wegen der aktuellen Beschwerdebilder „Migräne" und „Ich platze". Hier zeigt sich die ausgeprägte **Leber-*Qi*-Stagnation**: Einmal ist die Lokalisation der Migräne typisch: hinter einem Auge, mehr im Schläfenbereich. Einen zweiten deutlichen Hinweis gibt mir diese große gebremste Wut, die stecken bleibt und sich dann an falscher Stelle, oft nörgelnd zeigt (Platsch 2000). Auch die Nackenspannungen, die Oberbauch- und thorakalen Spannungen, das PMS, die muskulären Schmerzen weisen in diese Richtung (Hammes, Ots 1996).

Ich erlebe die füllige Konstitution wie eine geballte Energie, ich spüre selbst leiblich in mir die gestaute Energie der Patientin und muss in der Begegnung mit ihr sehr auf meine Abgrenzung achten.

Das unklare Sehen zeitweise und die Lumbalgie werden in beiden energetischen Zuständen beobachtet (Hammes, Ots 1996). Ich habe das „unklare Hemisyndrom" in der jetzt begonnenen Serie erst mal einem zeitweise aufsteigenden Leber-*Yang* zugeordnet (Garten 1999), weil diese Beschwerden in besonders erregten Lebenssituationen auftraten und dann auf ein zunehmend geschwächtes *Yin* hinweisen.

Von Thomas Ots erhielt ich hier folgenden Hinweis: *„Ich kann nur bestätigen: häufig durchleben Patienten, bei denen eine ganze Körperhälfte wehtut, eine Konversion (hysterische Schmerzen, hysterische Lähmung). Die Seite ist dann oft die der Händigkeit, bei Frauen, und, falls sexuelle Konfliktsituation, die der Nachbarschaft zum Partner im Bett."*

Der Tinnitus kann eher der Niere zugeordnet werden (latent, stetig, eher leise). Die wahrscheinliche Missbrauchssituation in der Kindheit würde die tiefe Schädigung des Nieren-*Yang* bei einem noch stabilen Nieren-*Yin* erklären. Die Niere ist die Mutter der Leber, hat also viele Jahre das Leber-*Qi* angegriffen, wie auch umgekehrt das gestaute Leber-*Qi* dann später das Nieren-*Qi* schädigen kann (Platsch 2000). Die Diagnostik zeigt weitere Meridian-Störungen, die allerdings für die Therapie nicht vorrangig waren.

Diagnose westlich

Migräne mit und ohne Aura. PMS. Unklares Hemisyndrom. Psychovegetative Erschöpfung. Lumbalgie. Hypertone Phasen.

Diagnose chinesisch

Nieren-*Yang*-Leere-Typ und Leber-*Qi*-Stagnation. Zeitweise aufsteigendes Leber-*Yang*.
Thomas Ots gab mir folgenden Hinweis, den ich hier ergänzend wiedergeben möchte:
„Im Behandlungsverlauf werden noch folgende Symptome genannt: innere Unruhe, vermehrt Durchfälle, Nackenschmerzen, Anfälle von Übelkeit, Ödemneigung, große Mattigkeit, enger Thorax. Diese Symptome sprechen für eine Herz-Unruhe. Erklärung: Die Beziehung zwischen Leber und Milz (mu ke tu = Holz greift Erde an; psychodynamisch: Aggressionshemmung führt zur Depression) ist in der chinesischen Medizin bekannt und weitläufig beschrieben. Meine Erfahrung mit chronischen Migränikern ist, dass sich nach Durchgang dieses Stadiums nach vielen Jahren

eine Herz-Unruhe (Ängstlichkeit) dazugesellt bzw. die 2. Phase ablöst (siehe auch meinen Fall KHK in diesem Buch). Angst geht einher mit weichen Stühlen, Engegefühl (Angus) des Thorax (siehe Ots DZA 4/ 2001), Zittrigkeit, und – zwar nicht häufig, aber wenn, dann sehr überzeugend – Nackenschmerzen (nicht Nacken-Schulter-Schmerzen, sondern zentral gelegene Nackenschmerzen). Wir denken da an ‚die Faust im Nacken'. Ich würde deswegen dafür plädieren, die Diagnose um ‚Herz-Unruhe' zu erweitern. Zeichen der Milzbeteiligung hat die Patientin auch, aber sie stehen nicht so im Vordergrund."

Ich finde diesen diagnostischen Zusammenhang interessant und stelle ihn zur Diskussion. In der unten beschriebenen Behandlung konnte er nicht berücksichtigt werden.

Therapieprinzip

In den ersten Behandlungsabschnitten 1996 und 1998 stehen die Migränebehandlung und das „Platzen" im Vordergrund. Ich will das Leber-*Qi* entblocken und zweitrangig das Nieren-*Qi* stärken.

Im jetzt laufenden Therapieabschnitt steht die Nieren-Situation im Vordergrund. Ich will das Nieren-*Yang* stärken und das Leber-*Yang* absenken.

Methoden

Nadelakupunktur. Ergänzend Ohrakupunktur. Beziehungsarbeit mit leibtherapeutischen Erfahrungen (östlich und westlich). Traumarbeit. Auch westliche Therapeutika.

Behandlungsverlauf

Im 1. und 2. Therapieabschnitt 1996 und 1998 stehen die Kopfschmerzen im Vordergrund. Ich möchte zunächst das Leber-*Qi* entblocken und zusätzlich, aber zweitrangig das Nieren-*Yang* stärken. Dazu wähle ich Le 3, Ni 3, Mi 6 und Gb 34 beidseits, Le 13 und zusätzlich Du 20. Ich ergänze dieses Konzept durch wirksame Punkte um den Schmerzort herum: Gb 14, Extra 2, Gb 20 und Gb 21, 3E 15. Bei Le 3, Ni 3, GB 34 und GB 20 lässt sich gut das *De-Qi* auslösen. Du 20 umsteche ich kreisförmig mit 4 Nadeln bis ans Periost (Ex-KH 1; auch Corona genannt). Den Bereich der Punkte Gb 21 und 3E 15 betrachte ich als Reizzone. Dieser Bereich ist ja bei fast allen Kopfschmerzpatienten auffällig verhärtet. Ich steche entweder die dem tastenden Finger als Verhärtung entgegenspringenden Punkte oder suche den Punkt mit der „Very-point-Methode" (Gleditsch 2002).

Nach der 2. Sitzung nehme ich unterstützend Ohrpunkte hinzu: 55, 29b, C 2 und C 6/7, das Leber-Feld 97. Diese lokalisiere ich mit dem Punktsuchgerät.

Die Wirkung ist in den ersten 5 Behandlungen unsicher. Die Lumbalgie verschwindet, die Migräne ist wenig gebessert.

Nach der 6. Sitzung (etwa im Wochenabstand durchgeführt) entsteht eine deutliche Linderung (Anzahl auf 70% reduziert, leichter, weniger wetteranfällig, weniger erschöpft).

Im weiteren Verlauf behalte ich die Grundkombination Le 3 – Ni 3 – Mi 6 – Du 20 bei und wechsel je nach Tastempfinden und Symptomveränderung zusätzlich auf die Punkte Ma 36, Gb 34, Pe 6, Dü 3 und Dü 11.

Nach der 6. Behandlung zeige ich der Patientin die Moxabehandlung mithilfe der „Zigarre". Sie behandelt auf diese Weise zeitweise zuhause die Punkte Ni 3, Ni 7, Ren 4 und Ren 6.
Nach einem Jahr berichtet die Patientin, die Migräne sei seltener und leichter geworden, sie brauche nicht mehr abgedunkelt zu liegen und sei innen ruhiger, nicht mehr so erschöpft. Vor und bei jeder Nadelbehandlung ist mir das **„Leibgespräch"** wichtig (Helke 2001). Ich beginne die Behandlung manchmal z.b. damit, dass ich für einige Minuten die Füße halte oder massiere, ggf. auch die Schultern (Helke 2001). Meine Erfahrung ist, dass es immer wieder wirkungsvoll ist, wenn ich bei der Behandlung informiere, welche psychosomatischen Zusammenhänge im Sinne der TCM sichtbar werden. Ich verbinde dieses Sprechen gerne ganz spontan aus dem Moment heraus mit dem Ansprechen von leiblichen Prozessen, die sich bei der Behandlung entwickeln. Manchmal wird ein Traum besprochen. Für mich ist es immer wieder ein großes Geschenk, wenn sich plötzlich spürbar – also authentisch – eine seelische Begegnung auftut. Zum Beispiel konnte ich dieser Patientin nach 4 Sitzungen sagen, wie ich ihre immense innere Wut spüre, ihren immer irgendwie beleidigten Trotz und Widerstand, dass es für mich Arbeit ist, diesen aus mir herauszuhalten. Fragen wie: *„Wer lebt Sie eigentlich?"* oder *„Wer läuft Ihnen über die Leber?"* konnten aus dem Gespürten der Behandlung heraus – und damit wirkungsvoller als im ausschließlichen Gespräch – Thema werden. Sie betrachtete es zunehmend als ihre Aufgabe, sich hier zu bewegen, um in Zukunft weniger Kopfschmerzen ausbrüten zu müssen.
1998 hatten die Kopfschmerzen fast das alte Niveau wieder erreicht. Eine auffrischende Behandlung im o.g. Sinne wirkte wieder langfristig reduzierend. Die Grundproblematik der gestauten Wut und der großen Erschöpfung baute sich allerdings bald wieder auf. Vielleicht bereiteten die Leibgespräche dann doch in ihr nach und nach den Boden dafür, dass sie jetzt erstmals die Gewalterfahrung in der Kindheit ausgraben konnte.
1999 trat das oben beschriebene Hemisyndrom in wechselnder Stärke und mit oft mehrmonatigen Pausen auf, ein Jahr später hypertone Phasen. Ich führte eine schulmedizinische Klärung durch. Übrig blieb eine gesteigerte Ängstlichkeit bei Frau E., die einen sehr realen Hintergrund hat: In ihrer Familie gab es mehrere Schlaganfälle und Herzinfarkte. Der Bluthochdruck wurde von mir vorübergehend mit einem β-Blocker behandelt. Eine Akupunkturbehandlung wurde von ihr nicht gewünscht, vielleicht auch, weil ich mir damals selbst zu unsicher war, diese Beschwerden mithilfe der Akupunktur zu behandeln.
2003: Zur aktuellen Akupunkturserie kam Frau E. im November 2003.
Ihr Wunsch an die Behandlung war: *„Ich könnte zerbersten vor innerer Unruhe"*, auch vermehrt Durchfälle, Nackenschmerzen, Anfälle von Übelkeit, Ödemneigung, große Mattigkeit, enger Thorax und die o.g. linksseitigen Missempfindungen, verbunden mit einer zeitweisen Einschränkung des linken Gesichtsfeldes.
Neurologisch muss an eine spezielle Migränesymptomatik gedacht werden oder – bei der Familienanamnese und der Hypertonieneigung – auch an eine cerebrovasculäre Genese.
Die Kopfschmerzen sind weiterhin seltener und leichter. Inzwischen hat der aufsteigende Leber-Wind (Garten 1999) hypertone Zustände, eine noch größere Gereiztheit und offensichtlich auch eine cerebrovasculäre Symptomatik erzeugt. Die Nieren-*Yang*-Schwäche hat zugenommen. Das *Qi* ist in beiden Organen zunehmend geschwächt.
Die Behandlung verschiebt sich jetzt hin zur Stärkung des Nieren-*Yang* und soll das Leber-*Yang* absenken. Ich gebe die Punkte Ni 3, Ni 7, Ren 4 und Ren 6, Bl 23 und Bl 47. Dazu Le 2, Bl 18, Gb 20 und Du 20. In der Praxis versorge ich Ni 3, Ni 7, Ren 4 und Ren 6 mit Moxa und

gebe die Moxazigarre mit nach Hause. Mithilfe ihres Mannes versorgt sie damit ca. 3-mal in der Woche die Areale Bl 23/47, Ni 3/7, Le 3 und Ren 6. Ich verordne zu Hause aufsteigende Fußbäder und empfehle, in einem Chor zu singen. Dies soll das Lungen-*Qi* stärken, die Blokkaden im Oberbauch abbauen helfen und das spirituelle Lebensgefühl stärken. Frau E. hat sich TCM-Literatur zur Ernährung besorgt und berichtet ganz erschrocken: *„Ich habe ja nach Ihrer Diagnose vieles verkehrt gemacht. Ich habe mindestens 3 Liter Wasser und Tee täglich getrunken und dazu gerne Rohkost gegessen. Diese habe ich praktischerweise aus der Tiefkühltruhe genommen und dann aufgetaut. Ich habe mich also energetisch viel zu kalt ernährt!".*

Ergebnis

Diese Serie ist Ende März 2004 zunächst abgeschlossen. Nach 10 Sitzungen dieser 3. Serie wächst die innere Ruhe deutlicher. Lächelnd erzählt sie: *„Mein Mann hat vor einigen Tagen zu mir gesagt: ‚Die Behandlung wirkt gut bei dir, denn du hast seither keine Teller mehr fallen gelassen.'"* Sie sei nämlich vor der 3. Serie so schreckhaft geworden, dass ihr, nur als ihr Mann unerwartet zur Küche reingekommen sei, mehrmals Teller oder Tassen aus der Hand gefallen seien. Frau E. ist zufriedener und zuversichtlicher. Die Kraft sei wieder mehr zu spüren und sie hat wieder mit dem morgendlichen Laufen angefangen (hier muß ich den Leistungsdruck bremsen). Die fürchterliche Kälte in der Haut sei fast weg und sie fühle sich oft schon wieder innerlich warm. Das „Hemisyndrom" hat bisher keine Besserung erfahren. Sie hat mit ihrem Mann das Gespräch über die Gewalthinweise aus der Kindheit gesucht und hat sich bei einer erfahrenen Atemtherapeutin angemeldet.

Diskussion

Bei der Kopfschmerzbehandlung stand die Wirkung der Akupunktur im Vordergrund. Bei der jetzt zu behandelnden Symptomatik (*„Ich platze ..."*) ist eine komplexere Therapie gefragt. Frau E. und mir ist klar, dass die sexuelle Problematik nicht zufällig erst jetzt auftaucht. Ich habe im Lauf der Jahre mehrere Frauen und Männer mit frühen sexuellen Traumatisierungen begleitet. Daher weiß ich, dass schon sehr viel gewonnen ist, wenn die Patientin diese dem Bewussten jetzt nahe Realität aussprechen kann. Diese abgrundtiefe, in der Kindheit gesetzte Mischung aus Angst, Wut und Scham kann ohne Zweifel den Lebensweg der Patientin mit den o.g. Symptomen geprägt haben.
Ich denke, die große innere Unruhe hat in ihrem Leben zu erstaunlich positiven Ergebnissen geführt, aber eben auch diese krisenhaften Beschwerden produziert, denen sie hilflos ausgesetzt ist.
Die Akupunktur und die anderen therapeutischen Maßnahmen können nach meiner Erfahrung Angst, Wut und Getriebenheit lockern und damit ein Terrain schaffen, in dem Anteile des destruktiven Unbewussten verarbeitet werden können.
Im leiblichen Bereich besteht meine Aufgabe im Wesentlichen darin, ihr einen Raum zu geben, in dem sie sich öffnen kann, ohne dass ich werte, antreibe oder andere Formen von Druck ausübe. Sicherlich wird keine endgültige Heilung dieser Verletzungen möglich sein. Bestenfalls findet Frau E. ein leichteres inneres Gleichgewicht, also mehr innere Ruhe und in ihren Beziehungen weniger Getriebenes.

Schlussfolgerung

Zwei Gedanken sind mir an dieser Stelle wichtig.

Erstens: Die hausärztliche Arbeit hat den ganz großen Vorteil, dass ich Krankheits- und Lebensprozesse über viele Jahre begleiten kann. Die existentiellen Lebensthemen brauchen Zeit und Wachstum. Ich sage gerne: *„Damit haben Sie lebenslang zu tun."* (mich eingeschlossen). Als Hausarzt erlebe ich immer wieder Lebenssituationen, an denen plötzlich wertvolle Schritte im Lebens- und Krankheitsprozess möglich sind, die einige Monate vorher undenkbar waren, eben weil inneres Wachstum Zeit braucht und unberechenbar ist. Und ich habe dann manchmal das Glück, so einen „Wendepunkt" zu spüren, ihn ins Bewusstsein zu heben und einer Bearbeitung zugängig machen zu können. Um diese Situationen zu fördern, strebe ich ein modernes Leibverständnis an. Eine lebendige Verbindung alter chinesischer Leibbilder (Linck 2001) mit den in unserer Kultur gewachsenen anderen Vorstellungen (Schipperges 2002; Helke 2001) könnte aus meiner Sicht hier fruchtbar werden. Vielleicht ist es mir gelungen, mit dieser Falldarstellung einige lebendige Hinweise zu geben (Reibisch 2001).

Zweitens: Ich beschränke mich in der Nadelbehandlung gerne auf ein relativ einfaches Grundkonzept. In vielen Akupunkturkursen und auf dem entsprechenden Buchmarkt beobachte ich ein immer umfangreicheres Suchen von immer komplexeren Meridianbildern und Punktekombinationen, von immer neueren Systemen. Mein Eindruck ist, dass der Therapeut sich so immer weiter weg von der Begegnung mit dem Patienten, weg von der Beziehungsarbeit entfernt. Damit wird der Erarbeitung einer modernen, eben integrativen Medizin geschadet, deren Wesen eine Anthropologie sein sollte, die Objekt und Subjekt wieder zusammen erleben kann (von Weizsäcker), die eine leibliche Begegnung zwischen Arzt und Patient pflegt – auf einem Niveau, das die Probleme und Möglichkeiten der heutigen Zeit nutzt und spiegelt (Reibisch 2001).

Literatur

Garten H: Akupunktur bei inneren Erkrankungen, S. 205. Hippokrates, Stuttgart 1999
Gleditsch J: MAPS, S. 31. Hippokrates, Stuttgart 2002
Gleditsch J: MAPS, S. 200ff. Hippokrates, Stuttgart 2002
Hammes M, Ots T: 33 Fallbeispiele zur Akupunktur aus der VR China, S. 35–36. Hippokrates, Stuttgart 1996
Helke W: Körper Seele Geist Wahrnehmen. Die personale Leibtherapie. Oratio, Schaffhausen 2001
Linck G: Leib und Körper. Zum Verständnis im vormodernen China, S. 11ff. Peter Lang Verlag, Bern-Brüssel-Frankfurt/Main-New York 2001
Platsch KD: Psychosomatik in der chinesischen Medizin, S. 32, 34, 43 und 115. Urban & Fischer, Stuttgart 2000
Reibisch P: Die traditionelle Akupunktur ist kein Museum. Dtsch. Zschr. F. Akup. 3, 2001
Schipperges H: Am Leitfaden des Lebens. Dtsch. Zschr. F. Akup. 2, 2002
Weizsäcker V v: Natur und Geist, S. 68. Kindler, Berlin 1964

Nicht so einfach: Migräne perimenstruell

Ralph Raben

Einleitung

Chronische funktionelle Kopfschmerzen und Migräne gelten als typische Indikationen zur Akupunkturbehandlung. Wir lesen von 80%igen Erfolgsquoten. Bei Frauen tritt Migräne oft zyklusabhängig auf: Vor, während oder seltener nach der Regelblutung. Die Abhängigkeit vom zyklischen Menstruationsgeschehen weist uns auf besondere pathophysiologische Mechanismen hin.
Aus westlicher Sicht kann das Teil der Störung „Prämenstruelles Syndrom" sein. Aus Sicht der chinesischen Medizin erkennen wir darin in erster Linie Störungen der Leber-/Galle-Funktion: blockierte Bewegung, blockierte Aggression.
Aber ganz so einfach ist es nicht. Davon handelt dieser Fall. Nach meiner Erfahrung ist Akupunkturtherapie gegen eine Migräne, die nur perimenstruell auftritt, seltener als sonst erfolgreich.

Patient/Patientin

Frau M., ist 34 Jahre, verheiratet und hat einen 5-jährigen Sohn. Sie arbeitet als Chefsekretärin.

Krankengeschichte/Untersuchung

Die Patientin wird mir von einem Kollegen (auch Gynäkologe) zur Akupunktur (im Rahmen der Krankenkassenstudie) wegen therapieresistenter Migräne überwiesen.
Die schlanke, „drahtige" Patientin leidet seit 10 Jahren an rezidivierenden Kopfschmerzen und seit 5 Jahren (beginnend nach der Geburt ihres Sohnes und nach der Stillzeit) unter einer halbseitigen Migräne im Schläfen- und im Nackenbereich. Die Beschwerden treten jeweils etwa 3 Tage vor einer Menstruation auf. Der Anfall dauert dann 2 Tage. Beginn mit Augenflimmern, gefolgt von pochenden, unerträglichen Schmerzen mit Übelkeit und Erbrechen. Gelegentlich tritt die Migräne erst bei Beginn der Regelblutung auf, nie zu anderen Zeiten im Zyklus.
Frau M. hat verschiedene Behandlungen hinter sich. Ibuprofen half wenig. Betablocker halfen etwas, hatten aber unangenehme Nebenwirkungen. Sumatriptan hilft zur Not in hoher Dosierung immer, aber nicht gegen die unangenehme Aura, das schlechte Allgemeinbefinden und das Erbrechen im Anfall. Sie will für ihre Zukunft keine „Dauer-Notfall-Therapie". Der Frauenarzt verschrieb ihr für ein halbes Jahr einen Ovulationshemmer als „Langzyklus" (d.h. ohne Einnahmepause). Sie hatte darunter zunächst 2 Monate keine, dann aber erneut ihre Migräne. Die Patientin lehnte jetzt erneute hormonelle Behandlungsversuche, z.B. mit

Gestagenen, etwa mit der Progestagen-Spirale Mirena oder Depot-Clinovir, ab. Sie wollte es – ermuntert durch ihre Krankenkasse - mit Akupunktur versuchen.

Vor etwa 6 Jahren hatte ich Frau M. wegen dauernder Kopfschmerzen und Übelkeit in der Frühschwangerschaft akupunktiert. Damals waren die Beschwerden nach 2 Sitzungen verschwunden (LG 14, LG 20, Gb 20, Le 3, Ma 36, Pe 6; magnetische Ohrakupressurpflaster rechts und links auf *Shen Men*). Sie fühlte sich während der Schwangerschaft wohl. Die Geburt war anstrengend, protrahiert und mit überdurchschnittlichem Blutverlust verbunden: Vakuumentbindung und Plazentalösungsstörung.

Danach hat Frau M. ihren Sohn ein halbes Jahr gestillt. In dieser Zeit keine Regelblutung, keine Kopfschmerzen, keine Migräne, obwohl es genug Erschöpfung, Ärger und „Stress" gab.

Die Migräne kommt mit dem Wiederauftreten der Menstruationen etwa 8 Monate nach der Entbindung und zwar immer perimenstruell. Frau M. leidet außerdem in der Woche vor der Periode zunehmend an schmerzhafter Spannung in den Brüsten und im Bauch, unter aggressiven und depressiven Gefühlen, also an klassischen Symptomen eines prämenstruellen Syndroms (PMS). Sie ist oft müde, reizbar und erschöpft. Ihr Schlaf ist nicht erholsam. Sie hat immer kalte Hände und kalte Füße, gelegentlich Schwindelgefühl, manchmal perimenstruell Herpes labialis.

Sexuelle Aktivitäten mit ihrem Mann? *„Dazu fehlt mir nicht nur die Lust, mir fehlt vor allem die Ruhe und die Kraft."* Dabei ist sie mit ihrer Ehe und dem Familienleben zufrieden: *„Alles ist gut organisiert, mein Mann ist zuverlässig, er liebt und unterstützt mich."* Der Ehemann ist Ingenieur bei der Bahn und hat ein geregeltes Leben.

Trotz Dreifachbelastung ist Frau M. mit ihrem Beruf zufrieden. Sie arbeitet täglich 6 Stunden in verantwortungsvoller Position als Chefsekretärin und gilt als freundlich, ordentlich und gewissenhaft. *„Man wollte mich nach der Geburt unbedingt wiederhaben."* Daher nahm sie ihre Berufstätigkeit auch ein halbes Jahr danach wieder auf. Ihr Sohn ist seitdem im Kindergarten. Er gedeiht gut.

Konflikt: Sie hat ein Dauerproblem mit ihren Schwiegereltern. Schon vor der Schwangerschaft gefiel denen die Schwiegertochter nicht. Und jetzt fühlt sie sich kritisiert, weil ihr die Arbeit so wichtig sei und dabei der Ehemann und das Kind „zu kurz" kämen. Frau M.: *„Ich ignoriere das, soweit ich kann; es bringt eh' nichts, sich mit ihnen zu streiten."*

Und sonst? *„Wir rauchen nicht, trinken gelegentlich Wein, mal ein Bier. Wir ernähren uns gesund: Viel Gemüse und Salat, wenig Fleisch, kaum Kaffee, und ich kaufe fast nur Öko-Produkte."* Vorbildlich nach TCM: Sie isst 2-mal täglich warm, danach einen Teelöffel Apfelessig und legt sich nach dem Essen für 10 min hin. Frau M. hatte immer eine gute Gesundheit: Wenn nur die Migräne nicht wäre!

Untersuchungsbefund

Frau M. ist eine schlanke, aber durchaus kräftige, „drahtige" Frau, ein „zähes Persönchen": 58 kg/170 cm mit feiner, vornehmer Gesichtsblässe. Blutdruck normal. Sie wirkt sympathisch und herzlich mit „Erschöpfungsringen" unter den Augen. Sie hat einen etwas „harten", beschleunigten, aber gleichmäßigen Puls. Ihre Zunge ist blass und dünn mit etwas geröteten Rändern und leichten Zahneindrücken.

Diagnostische Überlegungen

Die anfallsweise, impulsive Symptomatik einer Migräne und die Lokalisation des Kopfschmerzes weisen jeden Therapeuten, auch mich, auf eine Störung im Funktionskreis „Leber/Galle" hin. Der Puls weist in die gleiche Richtung. Abhängigkeit der Beschwerden vom zyklischen Blutungsgeschehen (Menstruation ist Bewegung von *Qi* und Blut) weisen ebenfalls auf die „Leber". Schon vor der Menstruation ist hier der Fluss von *Qi* und Blut gehemmt. Die „Leber" ist schwach oder blockiert und bewegt den „freien Fluss" nicht genug: Emotionen, Brust, Bauch und Kopf stecken im Stau. Ebenso können wir das täglich „diplomatische" Verhalten in ihrem Beruf als Chefsekretärin und gegenüber den Schwiegereltern als Ursache und Wirkung eines blockierten Leber-*Qi* deuten und auch so auf eine chronische Schwächung des Organs kommen.

Übelkeit und Erbrechen könnten die Attacke der Leber-*Qi*-Stagnation auf Magen-Milz bedeuten. Sie können aber auch auf ein Problem in der *Qi*-Verteilung (oben – unten) hinweisen und eine chronische Regulationsstörung oder Schwäche im Durchdringungsgefäss *Chong Mai* signalisieren. Das insbesondere deshalb, weil das außerordentliche Organ „Uterus" *(Zi Bao)* involviert ist: *Qi* rebelliert nach oben (Kopf und Magen) anstatt nach unten mit der Menstruation abzusteigen.

Perimenstrueller Herpes labialis kann auch ein *Chong-Mai*-Problem anzeigen, weil das Gefäß ja um den Mund herum verlaufen soll. Schwindel, Müdigkeit, Lustlosigkeit, Schlafstörung, kalte Hände und Füße, die blasse Zunge, das blasse Gesicht passen zu einem hinter der Leber-*Qi*-Stagnation liegenden Blut-Mangel.

Ein größerer Blutverlust könnte in der Phase der Geburt zu einer chronischen Leber-Blut-Schwäche geführt haben mit nachfolgender Stagnation von Leber-*Qi* und wegen chronischer Leere im außerordentlichen Gefäß zur *Chong-Mai*-Dysregulation.

Diese pathphophysiologische Darstellung von Maciocia (2000) hat mich überzeugt. Aus Sicht der TCM ist danach die Frau während einiger kritischer Lebensphasen wie Pubertät, Menstruation, unter der Geburt und im Wochenbett besonders „offen" oder vulnerabel für Schädigungen (z.B. durch Blutverlust, Kälte, Angst). Das entspricht der Erfahrung der meisten Gynäkologen. Erst während der Behandlung habe ich die Leere-Symptomatik (Leber-Blut-Mangel) hinter der Impulsivität des Leber-Staus deutlicher wahrgenommen.

Diagnose westlich

Migräne und prämenstruelles Syndrom.

Diagnose chinesisch

- Leber-*Qi*-Stagnation
- Leber-Blut-Mangel
- Dysregulation im *Chong Mai*

Therapieprinzip

- Leber-*Qi* verteilen
- Kopf und Thorax befreien
- Leber-Blut stärken
- *Chong Mai* regulieren

Methoden

Ich verwendete hier Körperakupunktur und Ohrakupunktur. Die Behandlungen fanden einmal pro Woche und zweimal in der Woche vor der Menstruationsphase statt. Insgesamt behandelte ich 15-mal in 4 Monaten.

Behandlungsverlauf

Körperakupunktur
Gb 20 und G8 vorn/hinten, wenn sie empfindlich waren: Unterdrücken Leber-Yang
LG 20: Befreiende Wirkung auf den Kopf und wegen der breiten allgemeinen Wirkung
LG 14 gelegentlich, wegen der Nackenbeschwerden und um Gb 20 zu verstärken
Le 3 immer: Verteilt *Qi*, unterdrückt aufsteigendes Leber-Yang, nährt Leber-Blut, klärt den Kopf, reguliert die Menstruation
MP 6 immer: Reguliert die Menstruation, unterstützt Leber und stärkt Blut, beruhigt den Geist (gebe ich bei fast bei allen gynäkologischen Behandlungen)
Pe 6 fast immer: 1. Bewegt Leber-Qi, emotional ausgleichende Wirkung 2. Befreit den Thorax in Kombination mit Kg 17 (bei PMS) 3. Öffnet Chong Mai, in Kombination mit MP 4 (zweimal im gesamten Behandlungszeitraum; dann (nach Maciocia): MP 4, rechts und Pe 6, links als Einschaltpunkte
Kg 17 Befreit den Thorax und die Brust
Bl 18 verteilt Leber-Qi und nährt Leber-Blut.
Bei allen Punkten sollte *Qi*-Gefühl hervorgerufen werden. Danach erfolgte eine neutrale Nadelung.
Ich verwende 0,25 x 30 mm unbeschichtete Stahlnadeln und 0,2 x 15 mm für den Kopf und die Ohren. Die Nadeln blieben 20 min in situ.
Zyklusphasengerechte Akupunktur nach den 4 Phasen des weiblichen Menstruationszyklus bedeutet:
- Nährende, „aufbauende" Punkte – gemäß der physiologischen Bewegungen von *Qi* und Blut im Zyklus - eher in der 2. Zyklusphase (postmenstruell, wenn Blut und *Yin*-Funktionen aus der physiologischen Leere heraus zunehmen sollen),
- Die Behandlung des *Chong Mai* in der 3. (periovulatorischen) Phase und
- Bewegende, verteilende Punkte eher in der 4. (prämenstruellen) Phase, die immer die Neigung zu Stagnation mit sich bringt.
- Die 1. Phase ist die Menstruationsblutung.

Ohrakupunktur
Shen Men, Leber, Sonne, Vegetativum I: Suche mit Very-point-Technik

Beidseits genadelt oder zeitweise auch mit magnetischen, vergoldeten Ohrkügelchen versehen, die als Ohrakupressurpflaster auf jeweils zwei Punkten für einige Tage dort verbleiben.

Ergebnis

1. Die Symptome des PMS mit schmerzhafter Spannung in Brust und Bauch (*„Alles ist wie aufgeblasen, ich erkenne mich nicht wieder."*) sowie die emotionale Instabilität mit Traurigkeit und Reizbarkeit bessern sich nach wenigen Akupunktursitzungen nachhaltig (*„Auch mein Mann ist darüber erfreut."*).
2. Sexuelle Unlust, Erschöpfung und Schlaf sind 2 Monate nach Behandlungsbeginn nach etwa 10 Sitzungen so weit gebessert, dass die Patientin sich wohl und „lebendig" fühlt.
3. Die prämenstruellen Migräneanfälle haben sich nach 15 Sitzungen Akupunktur bis auf die begleitende Übelkeit kaum gebessert.
4. Die Patientin ist dennoch mit der Behandlung zufrieden, weil sie sich insgesamt viel besser und stärker fühlt. Es fließt wieder. *„Wenn nur die Migräneanfälle nicht wären!"* Sie nimmt zur Linderung der Not im Anfall Sumatriptan: Mit einer kleineren Menge (50 mg) als vorher (100–150 mg) empfindet sie erhebliche Besserung.

Diskussion

Der Fall ist nach meiner Erfahrung typisch.
1. Meistens ist ja nicht nur ein Symptom zu behandeln, sondern mehrere. Gut, wenn ich erkennen kann, wie sie zusammengehören.
2. Oft bessern sich Symptome, wegen derer mich eine Patientin gar nicht primär aufgesucht hat oder wegen derer sie gar nicht überwiesen wurde: Der Schlaf, die Müdigkeit, das PMS. Das sind die typischen „positiven" Nebenwirkungen der Akupunktur. Der Körper, der einen geschickten Impuls zur Selbstregulation bekommt, ist gewissermaßen „klüger" als der Akupunkteur, der etwas beabsichtigt.
3. Daher gibt es selbst bei „Therapieversagern" (das Hauptsymptom, das z.B. gemessen werden soll, hat sich nicht gebessert) selten unzufriedene Patientinnen.
4. Bei Migränepatientinnen gibt es oft gute Ergebnisse durch Akupunktur. Die Migränesymptomatik nimmt an Häufigkeit oder Intensität deutlich ab. Allerdings ist es bei dem perimenstruellen Auftreten der Migräne nicht so leicht: Es bessert sich durch Akupunktur oftmals nicht. Dabei haben andere perimenstruelle, zyklusabhängige Beschwerden gerade eine sehr gute Prognose für die Akupunktur, wie auch in diesem Fall.
5. In diesem Fall wollte die Patientin keine hormonelle Behandlung. Ich konnte aber bei mehreren Patientinnen mit akupunkturresistenter perimenstrueller Symptomatik gute Erfahrungen mit einer Gestagen-Medikation machen: z.B. Primolut-Nor® 2,5–5 mg pro Abend ab 12. Zyklustag bis zur Menstruation oder einer anderen Gestagen-Applikation, wie oben erwähnt.
6. Fragen: Wirken chinesische Kräuter bei perimenstrueller Migränesymptomatik deutlicher? Wie ist es mit *Tai-Qi/Qi-Gong?*

Schlussfolgerung

Akupunktur ist gegen die perimenstruelle Symptomatik einer Migräne weniger wirksam als sonst. Die Behandlung hinterlässt dennoch dankbare Patientinnen und hat oft einen positiven Einfluss auf das weibliche Zyklusgeschehen. Ernsthafte unerwünschte Wirkungen oder einen negativen Einfluss von Akupunktur auf die Migräne haben wir nie gesehen. Akupunktur lässt sich sehr gut in die konventionelle Medizin integrieren.

Literatur

Deadman, P, Al-Khafaji, M, Baker, K: Großes Handbuch der Akupunktur. Verlag für Ganzheitliche Medizin Wühr, Kötzting, 2000

Gleditsch, JM: Punktsuche und Ermittlung von Reflexionsebenen mit Hilfe der Very-Point-Technik. Akupunktur – Theorie und Praxis. ML-Verlag 2 (1980), 112

Kirschbaum, B: Atlas und Lehrbuch der Chinesischen Zungendiagnostik, Band I. Verlag für Ganzheitliche Medizin Wühr, Kötzting, 1998

Maciocia, G: Die Grundlagen der Chinesischen Medizin. Verlag für Ganzheitliche Medizin Wühr, Kötzting, 1994

Maciocia, G: Die Gynäkologie in der Praxis der Chinesischen Medizin. Verlag für Ganzheitliche Medizin Wühr, Kötzting, 2000

Zyklusbezogene Migräne

Michael Gerhold

Zusammenfassung

Die Patientin kommt wegen Zyklus-abhängiger Migräne seit Geburt ihres Sohnes. Behandlung mit Akupunktur über *Shao Yang* und Kräuterdekokten über 3 Monate, danach anhaltend beschwerdefrei seit nunmehr 2 Jahren.

Patient/Patientin

Frau A.S.-L., 39 J., verheiratet, 1 Kind, 10 J., Redakteurin halbtags

Krankengeschichte/Untersuchung

Seit der Geburt ihres Sohnes – interessanterweise fiel die Schwangerschaft durch deutliche Verschlechterung ihrer Rhinokonjunktivitis auf – begann Zyklus-bezogen die Migräne mit Nausea und Sehstörungen. Auch die Periode war mit 36 Tagen verlängert. Sie fühlt sich in der 2. Zyklushälfte unruhig, wie getrieben, depressiv gereizt, erwacht bei Menstruationsbeginn mit Migräne, Sehstörungen, Nausea, mit „Flammen am Leib" sowie Spannungskopfschmerzen. Die Patientin hat viel Durst, schläft unruhig, ist ansonsten wenig auffällig.
Puls: leicht gespannt.
Zunge: leichte Randimpressionen, gerötete Ränder und rote Papillen.

Vorgeschichte

- 1990 saisonale Rhinokonjunktivitis, durch TCM vor Jahren weitgehend beschwerdefrei
- Hörsturz links mit Schwerhörigkeit als Folge
- 1994 nach Schwangerschaft zyklusabhängige Migräne sowie Spannungskopfschmerzen

Diagnostische Überlegungen

Hier wurde vor allem die Leber-*Qi*-Stagnation mit aufsteigendem Leber-*Yang* gesehen. Der vermehrte Durst kann sogar schon auf Leber-Feuer hinweisen. Die roten Zungenränder und die Papillen sowie der Pulsbefund bestärken die Diagnose. Auch die verspätete Regelblutung ist dadurch ausgelöst. Die Schwangerschaft hat zu einer Leber-Blut-Leere sowie begleitender Feuchtigkeit geführt und damit die Symptomatik ausgelöst. Zusätzlich liegt ein Milz-*Qi*-Mangel vor, der sich durch die Feuchtigkeitssymptome (Pollinose, Zungeneindrücke) andeutet.

Diagnose westlich

Zyklus-bezogene Migräne, Spannungskopfschmerz, Z.n. Hörsturz, früher saisonale Rhinokonjunktivitis, Oligomenorrhö

Diagnose chinesisch

- Leber-*Qi*-Stagnation
- Aufsteigendes Leber-*Yang*
- Evtl. Leber-Feuer (Durst?)
- Latente Feuchtigkeitszeichen

Therapieprinzip

- Leber-*Qi* regulieren
- Stagnation aufheben
- Leber-Blut nähren und bewegen
- Milz-*Qi* tonisieren
- Nässe eliminieren

Methoden

Akupunktur, Arzneitherapie, begleitende Gesprächstherapie

Behandlungsverlauf

Die Patientin wird wöchentlich behandelt, die Therapiesitzungen sind allerdings durch Ferienzeiten unterbrochen.
Die Akupunktur erfolgt über *Shao Yang*: 3E 5, Ren 12, Gb 41, Le 3.
Zusätzlich ein Dekokt mit:
- Radix bupleuri 2 g
- Herba menthae 2 g
- Radix angelicae sinensis 3 g
- Radix paeoniae lactiflorae 3 g
- Rhizoma atractylodis macro 1 g
- Rhizoma chuanxiong 2 g

Bereits nach **1 Woche** ist der Schlaf gebessert; sie hat so wenig Spannungskopfschmerz wie selten zuvor, trotz starker Belastung. Sie beklagt sich über das grauselig schmeckende Dekokt, meint aber, es sei trinkbar.
Nach 2 Wochen setzt die Menstruation ohne Probleme ein! Keine Migräne, keine Kopfschmerzen. Nach weiteren 2 Sitzungen ist die Patientin ohne Beschwerden. Es erfolgte dann eine Pause von 4 Wochen. Das Dekokt wird nach 4 mal 4 Einnahmetagen wegen des guten Ergebnisses aufgrund des „schlechten Geschmacks" versuchsweise abgesetzt.
4 Wochen später ist die Patientin weiterhin migränefrei, leichte Pollinose, leichter Schwindel, Hautekzem durch Insekten?

9. Woche: Der Kopf ist wie verändert.
10. Woche: Migräne tags auf die letzte Akupunktur bei Wetterwechsel, die jedoch bis auf eine Sehstörung harmlos ist.
Die Patientin ist nach der 10. Sitzung in der **13. Woche** beschwerdefrei. Das Behandlungsergebnis hält seit zwei Jahren an.

Ergebnis

Bis auf einen kurzen Rückfall in der 10. Therapiewoche anhaltende Beschwerdefreiheit bezüglich Migräne und Oligomenorrhö.

Diskussion

In erster Linie wurde die Leber-Qi-Stagnation behandelt, wodurch prompt eine Besserung auftrat. Die Akupunkturstrategie war ganz einfach gewählt.
Die Arzneirezeptur ist angelehnt an die klassische Rezeptur *Xiao Yao San* (Pulver des freien und entspannten Wanderers), die gern bei Frauen eingesetzt wird und sowohl die Migräne als auch die Zyklusstörung durch Leber-Qi-Stagnation reguliert.
Ergänzt wurde lediglich Radix chuanxiong, um das Blut im Unterleib zu nähren und zu bewegen.

- Herba menthae (kühlt die Oberfläche) und Radix bupleuri (bewegt und hebt das Qi, was eigentlich bei Migräne kontraindiziert ist, aber in der ausgeglichenen Gesamtwirkung trotzdem eingesetzt wird) bewegen das Leber-Qi und lösen Stagnation
- Radix paeonia lactiflora und Radix angelica sinensis nähren das Leber-Blut und regulieren damit die Leber und die Stagnation
- Rhizoma atractylodis macro tonisiert die Milz und leitet Feuchtigkeit aus.

Schlussfolgerung

Dieser kleine Fall wurde durch 16 Tage Dekokt und eine Behandlungsserie Akupunktur ohne größere Komplikationen gelöst und ist repräsentativ für viele Fälle dieser Art.

Literatur

Maciocia G: Die Praxis der chinesischen Medizin. 1997. Verlag für ganzheitliche Medizin Dr. Erich Wühr, Kötzting, S. 30f.

Spannungskopfschmerz bei Zahnstörfeld

Gustav Peters

Zusammenfassung

Bei einer schwangeren Patientin mit Spannungskopfschmerzen weist die Aurikulodiagnostik auf ein Zahnstörfeld hin. Die Patientin lehnt ab, es während der Gravidität sanieren zu lassen. Die kombinierte Körper- und Aurikulo-Akupunktur zeigt sich dennoch als erfolgreich. Nach der Geburt des Kindes verschwinden die Beschwerden.
Das Störfeld zog sich in ein klinisch stummes Stadium zurück, war jedoch aurikulodiagnostisch per RAC immer noch nachzuweisen. Wegen fehlender röntgenologischer Kriterien sieht der behandelnde Zahnarzt verständlicherweise keine Indikation zu chirurgischer Sanierung.

Einleitung

Störfelder können den Erfolg einer Akupunktur verhindern. Die Methode der RAC-Testung kann die Suche nach dem verursachenden Fokus abkürzen, welcher die Therapie blockiert.

Patient/Patientin

Frau S. S., 35 Jahre alt

Krankengeschichte/Untersuchung

Die Patientin stellt sich am 5.12.00 zur Akupunktur wegen Spannungskopfschmerz mit Betonung auf beiden Schläfen seit 3 Wochen vor. Sie ist im 4. Monat schwanger.

Diagnostische Überlegungen

Zunächst wird eine Leitbahn-Therapie der *Shao-Yang*-Achse probiert, weil sich die Schmerzen in den Bereich beider Schläfen lokalisieren. Während der erfolglosen Behandlung äußert die Patientin dumpfes Druckempfinden in der Wangenregion. Daraufhin wird per RAC nach einem Störfeld in dieser Region getestet.

Diagnose westlich

Spannungskopfschmerz, Zahn-Störfeld, Gravidität

Diagnose chinesisch

Leitbahnerkrankung der *Shao-Yang*-Achse

Therapieprinzip

Stagnation im Bereich *Shao-Yang* aufheben

Methoden

Zunächst Körperakupunktur mit bewährten Punkten der *Shao-Yang*-Leitbahn, danach Störfeldtestung mit RAC und Therapie. Dabei wird das vereinfachte direkte Vorgehen nach anamnestischen Kriterien (Peters, Zachen 2002) dem systematischen Verfahren mit Testung von zunächst Hinweispunkten und danach Zuordnung zu Störfeldern (Mastalier 1987; Strittmatter 1998) unter zeitlichen Aspekten vorgezogen.

Behandlungsverlauf

In halbwöchigen Abständen wird zunächst die *Shao-Yang*-Achse in Kombination mit Lokalpunkten behandelt (Gb 41, 3E 5, Gb 20, 20, Ex-KH 5 = *Tai Yang*).
Nach 4 erfolglosen Sitzungen wird eine Störfeldsuche, basierend auf anamnestischen Angaben mit dem RAC, durchgeführt. Weil die Patientin Missempfindungen im Bereich der rechten Wange angab, wird eine Procain-Ampulle (Substanz, die sich zur Therapie von Störfeldern eignet) entlang des Unterkieferareals geführt. In unmittelbarer Nähe zum Zahn 48 taste ich einen RAC. Entsprechend finde ich auch im Zahnareal des ipsilateralen Ohres nach Nogier (ca. 4 mm ventrokaudal des P. Jérôme) mit dem Gold-Silber-Hämmerchen einen RAC (Goldseite weist auf energieschwachen Punkt hin). Weil in Anbetracht der Gravidität die Patientin jegliche Medikamente (auch die lokale Procain-Injektion in die Umschlagsfalte des Zahnes) ablehnt, wird das Ohrareal mit einer Pyonex-Dauernadel der Firma Seirin versorgt (vorher Risikoaufklärung wie üblich bei Dauernadel).
Nach vorher täglichen Kopfschmerzen berichtet die Patientin über 2 Wochen Beschwerdefreiheit. Die Dauernadel verblieb 10 Tage. 4 Tage nachdem sie herausfiel, kamen die Beschwerden zurück. Daher wird die Patientin beauftragt, immer 3–4 Tage vor der nächsten Sitzung die Nadel zu entfernen, falls sie nicht bereits von selbst herausgefallen war. Dieser Zeitraum reicht zur Heilung der verbliebenen Mikrowunde, sodass in den nachfolgenden 2-wöchigen Behandlungsabständen begleitend zur o.g. Körperakupunktur jeweils eine neue Dauernadel im Bereich des ipsilateralen Zahnareals am Ohr appliziert wird. Unter dieser über 8-wöchigen Therapie war die Patientin die gesamte Zeit weitgehend beschwerdefrei.
Bei der letzten von der Krankenkasse genehmigten Sitzung am 28.2.01 wird statt der Körperakupunktur (s.o., *Shao-Yang*-Achse) neben dem Punkt des Zahnareals lediglich Le 3 re ableitend genadelt. Die Patientin hatte an diesem Tag die Kopfschmerzen im Bereich von Du (LG) 20 angegeben, dem Endpunkt des inneren Verlaufs des Leber-Meridians. Auch dieses Vorgehen führte zusammen mit der Dauernadel des Zahnareals zu Beschwerdefreiheit über 3 Wochen. Nachdem jene herausfiel, traten die Kopfschmerzen wieder auf.

Die Patientin wurde am 26.3.01 lediglich mit der Dauernadel am Ohr ohne Körperakupunktur versorgt, was den gleichen Erfolg der Schmerzfreiheit brachte und erst am 10.4. und 10.5.01 dasselbe Vorgehen erforderte.

Ergebnis

Nach Berücksichtigung des Störfeldes war die Therapie erfolgreich, d.h., bis zum Ende der Gravidität führten die Nadeln jeweils prompt zu längeren beschwerdefreien Zeiten, was der Patientin Medikamente ersparte. Interessanterweise beruhigte sich das Störfeld nach der erfolgreichen Geburt des Kindes. Der Zahnarzt konnte durch konventionelle Diagnostik keinen operativ-therapiebedürftigen Befund im Bereich des rechten Unterkiefers entdecken. Die Patientin ist seitdem beschwerdefrei. Letzte anamnestische Kontrolle war im Juli 2004.

Diskussion

Weil die Patientin während der Gravidität jeglichem operativem Eingriff oder Röntgen ausweichen wollte, wurde eine zahnärztliche Klärung, die weiter als die unauffällige klinische Untersuchung geht, vermieden. Nach Entbindung fand der behandelnde Zahnarzt keinen operativ sanierungsbedürftigen Befund trotz weiter per RAC nachweisbarem Störfeld.

Schlussfolgerung

Der Fall beinhaltet 2 interessante Aspekte: Ein stummes Störfeld kann durch eine Gravidität aktiviert werden und danach in seiner klinischen Auswirkung wieder in den Hintergrund treten (persönliche, mit Kollegen geteilte Beobachtung, worüber mir jedoch keine Literaturquellen bekannt sind). Möglicherweise handelt es sich um harmlose Befunde wie Zahnfleischtaschen o.Ä., die röntgenologisch stumm sind, aber unter zusätzlichen Einflüssen (Gravidität, klimatische Faktoren) exacerbieren.
Auch ohne den Schweregrad des Störfeldes (Zahngranulom oder harmlose Zahnfleischtaschen-Entzündung) zu kennen, kann probeweise eine Körper- oder Aurikuloakupunktur versucht werden und Beschwerden lindern, obwohl keine Sanierung erfolgt.

Literatur

Mastalier O: Reflextherapie in der Zahn-, Mund- und Kieferheilkunde. Quintessenz, Berlin 1987
Strittmatter B: Das Störfeld in Diagnostik und Therapie. Eine Praxisanleitung für Ärzte und Zahnärzte. Hippokrates, Stuttgart 1998
Peters G, Zachen B: Skriptum der Aurikulomedizin. Eigenverlag DÄGfA 2002

Starke Gesichts- und periorale Schmerzen

Oskar Mastalier

Zusammenfassung

Die durch Schmerz offensichtlich erheblich beeinträchtigte Patientin reiste auf Empfehlung vom 560 km entfernten Wohnort an, um nach fast 1-jährigen erfolglosen Therapieversuchen endlich, wie erhofft, eine Abklärung der Schmerzursache und effektive Schmerzhilfe zu finden. Sie hatte nach einem Verkehrsunfall mit Narbenbildung im Gesichtsbereich Gesichts- und periorale Schmerzen.
Bei den vorhergehenden symptomatischen Behandlungen konnte die Ätiologie der Schmerzursache nicht eindeutig geklärt werden. Mir gelang es, die Schmerzursache durch eine kombinierte klinisch-komplementäre Diagnostik – durch Auffindung der causalen Pathologie der Narbenstörfelder – aufzudecken und durch eine regulative und deblockierende Akupunkturwirkung mit einer dem „Sekunden-Phänomen" ähnlichen Wirkung in einer Langzeitsitzung zu eliminieren. Es kam ohne chirurgische Narbenrevision zur kompletten Schmerzausschaltung.

Einleitung

Die meist permanent in gleicher Intensität bestehende starke Schmerzsensation im Perioral- und Untergesichtsbereich führte zur psychischen Alteration und sichtlichen psychischen Stigmatisierung. Die unvollständigen und nicht weiter hinterfragten anamnestischen Angaben der Patientin waren daran nicht unwesentlich schuld. Entnervt suchte die Patientin monatelang nach immer weiteren alternativen Hilfen. Nun setzte sie ihre Erwartung auf Erfolg in die Akupunktur-Schmerztherapie.
Ich konnte mich von Beginn an des Eindrucks nicht erwehren, dass etwas Entscheidendes unerkannt geblieben war. Dafür können sog. Diagnostik- und Therapiehindernisse in Frage kommen. Und da es in der klinischen Diagnostik dafür keine eindeutigen Parameter gibt, können sie nur mit den Kenntnissen komplementärer Diagnostikverfahren aufgedeckt und eliminiert werden.

Patient/Patientin

28 Jahre, Mutter und Hausfrau

Krankengeschichte/Untersuchung

Vor 2 Jahren hatte die Patientin mit dem Auto einen Auffahrunfall. Dieser führte durch Frontglassplitter und den Aufprall zu Platzwunden der Gesichtsweichteile oberhalb der Oberlippe und unterhalb der Unterlippe. Kiefer- oder Zahnfrakturen wurden nicht festgestellt. Es stellte sich vorübergehend in diesen Bereichen eine Schmerzhaftigkeit mit noch erträglicher Intensität ein.

Im Folgejahr – die Patientin hatte inzwischen ein Kind geboren – wurde die bis dahin nur dezent spürbare Empfindlichkeit im Perioralbereich immer intensiver und steigerte sich schließlich zu unerträglich starken Schmerzen. Mit Schmerzausbreitung im frontalen Gesichtsbereich trat eine erhebliche Verschlimmerung ein. Vor dem Autounfall hatte sie keine Kopf- oder Gesichtsschmerzen, keine signifikanten Störungen im Craniosacralsystem, keine CMD (craniomandibuläre Dysfunktion) gehabt. Es wurde alio loco eine Schmerztherapie mit oralen Analgetika (ASS, Paracetamol und dann Ibuprofen) eingeleitet.

Die seinerzeit zahnärztliche Befunderhebung brachte keinen Hinweis auf pathologische Veränderungen im frontalen Odontonbereich des Ober- und Unterkiefers. Die untersuchten Zähne waren nicht perkussions- oder bissempfindlich und die Vitalitätsprüfung ergab keinen Hinweis auf eine devitale Pulpa.

Nach ausbleibendem Erfolg der Analgetikamedikation suchte die Patientin Hilfe durch Neuraltherapie. Die Unfallnarben oberhalb der Ober- und unterhalb der Unterlippe wurden mehrfach mit Procain unterspritzt. Nach dem Verschwinden des Analgesieeffektes traten die Schmerzen wieder auf.

Den danach angesprochenen Behandlungsversuch mit Psychopharmaka hat die Patientin nicht eingehen wollen und wollte unbedingt zuerst alle Mittel alternativer Therapiemethoden ausprobieren.

Nach intensiver Informationssuche und einem Beratungshinweis ihres Zahnarztes stellte sich die Patientin in meinem Institut vor.

Beim Erstkontakt wirkte die leptosome, schüchterne Patientin sichtlich erschöpft und durch das andauernde Schmerzerlebnis psychisch alteriert. Den mitgebrachten Vorbefunden waren außer Aufzeichnungen über symptomatische Behandlungen keine Hinweise zur Schmerzätiologie oder eine systematische Störfeldsuche zu entnehmen. Angeführt wurden lediglich die Unfallnarben im Perioralbereich.

Die Körperhaltung, TMG(temporomandibuläre)-Funktion ohne Befund, Capitulum-Druckpunkte beidseits nicht drucksensibel. Adler-Langer-Druckpunkte ohne auffällige Sensibilität. Geringe Anteflexion der HWS.

Eigenanamnese

Keine besonderen Vorerkrankungen. Gemäß den mitgebrachten Vorbefunden war sie organisch gesund.

Sozialanamnese

Die Patientin lebt in geordnetem, ungestörtem Sozial- und Familienumfeld und bewältigt als Hausfrau und Mutter trotz des zermürbenden Schmerzes mit starker Überwindung tapfer ihre Aufgaben, fühlt sich aber immer häufiger am Ende der Geduld und psychischen Kraft.

Symptombefragung

Wie bei vorherigen Therapeuten beschränkte sich die Patienten auch jetzt auf die eindrucksvolle Schilderung der lokalen Schmerzsymptomatik. Der periorale und Gesichtsschmerz ist permanent in etwa gleich starker Intensität manifest und wird durch Sprechen, Kauen, den Schluckakt oder Gähnen nicht merklich beeinflusst. Der Schmerz macht sie nervös und leicht reizbar und stellt bei allen Arbeiten, Denkprozessen und Tagesabläufen eine unerträgliche Belastung dar. Der Schmerz sei besonders belästigend am Tage, eine erträgliche Nachtruhe müsse sie mit Schmerz- und Schlafmitteln erzwingen.

Die Schmerzempfindung sei im Lippenbereich am deutlichsten und auch noch in den mittleren Gesichtsbereich ausstrahlend. Beim Sprechen und Kauen trete keine merkliche Schmerzverstärkung ein und diese reiche auch nicht bis zu den Kiefergelenksbereichen. Sie habe auch keine Wirbelsäulenprobleme gehabt und leide nicht an Rückenschmerzen. Es gäbe keinen Beinlängenunterschied und die Fußstatik sei regelrecht und schmerzfrei. Diesbezügliche erneute Untersuchung und Vergleich der Ebenen Knie–Becken–Schulter ergab keine Abweichungen. Geringe Anteflexion der HWS.

Emotionelle Selbstbeschreibung

„Ich kann schon viel aushalten, aber dieser Schmerz lässt mich weder ruhig denken noch arbeiten, und länger kann ich es einfach nicht mehr aushalten. Es muss doch etwas geben, was den Schmerz aufhören lässt."

Selbsteinschätzung der Schmerzintensität

Erhebliche Steigerung der Schmerzstärke während der letzten Monate, nach der Schmerzskala (0 = schmerzfrei, 10 = maximaler Schmerz) zwischen 7 und 8.
Selbsteinschätzung des aktuellen Allgemeinzustands (0 = schlecht, 10 = maximal gut) 2–3. Keine besonderen Vorerkrankungen. Gemäß den mitgebrachten Vorbefunden war sie organisch gesund.

Eigene zahnärztliche Befunderhebung

OPG (Orthopantomograph, Panorama-Rö-Aufn.): Zahn-Kiefer-Bereich ohne pathologischen Befund (OPG des Oberkiefer- und Unterkiefer-Bereichs).
Mundbefund: Gingiva und Parodont ohne Befund, Tonsillen nicht vergrößert, nicht gerötet, belagfrei. NNH und Kieferhöhle frei. Oraler *Du Mai*-Endpunkt rechts vom Oberkiefer-Frenulum leicht palpationsempfindlich.
Zunge: Normal groß, feucht, geringfügiger, leicht weißlicher Belag am Hintergrund, keine Randimpressionen.

Allgemeine Untersuchung und Befunderhebung

Korrekte Übereinstimmung der Kiefermitten, keine mandibuläre Schwenkung, TMG (Temporomandibulargelenk) nicht schmerzhaft, keine Trigger, keine Tensionen in Masseter-, Temporalis- und Scm.(Muskel)-Bereich.
Extraoral-Befund: Eine ca. 20 mm lange Narbe schräg über der rechten Oberlippe und eine 22 mm lange Narbe unterhalb der rechten Unterlippe, beide jeweils über die Mediane gehend (Abb. 1).

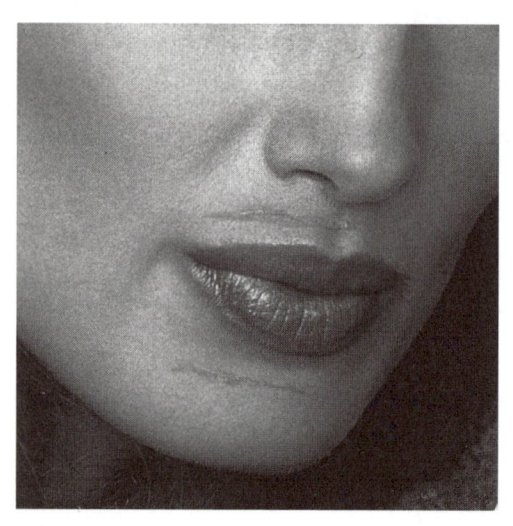

Abb. 1   Unfallnarben im Perioralbereich

Die Narbenlokalisationen entsprechen im energetischen Wechselbeziehungsschema nach Voll, Angerer, Sollmann und dem Mundakupunkturschema nach Gleditsch dem Urogenitalbereich und „schneiden" die unpaaren Meridiane *Du Mai* und *Ren Mai* in ihren Verläufen zum oberen und unteren Frenulum (Abb. 2).

In diesem Zusammenhang wurde ich auf die genaue Schmerzchronologie aufmerksam. Genau genommen hatten die Schmerzen erst nach der Geburt des Kindes eingesetzt. Die Patientin gab an, dass bei der Geburt ein ausgedehnter und unregelmäßig verlaufender Dammriss entstand, der eine etwas unorthodoxe winkelige Nahtversorgung bedingte. Die verzögerte Sekundärheilung hinterließ eine dickere, längere Keloidnarbe und eine kleinere, etwas schräg verlaufende Keloidnarbe im Dammbereich.

Bei der frequentiellen Untersuchung der Anfangspunkte des *Du Mai* und *Ren Mai* konnte mit der LL-Laserfrequenz D' (2336 Hz, Frequenz der ventralen und dorsalen Mediane) eine Pulsreflexantwort ausgelöst und der auf Frequenz A' (292 Hz, Frequenz der Desorganisation, der Unordnung, der Narbe, des Störfeldes), der Universalfrequenz U (1,14 Hz) und der störfeldaffinen Frequenz 1 (t) (559,9 Hz; nach Bahr) die Narben im Dammbereich als Störfelder identifiziert werden. Die Pulsreflexantwort wurde auch bei der vom Autor empfohlenen Störfeld-Mehrfachdiagnostik mit der Annäherung der Histaminampulle und Ultracain-hyperbar-5%-Ampulle an den keloidartigen Narbeneinziehungen ausgelöst.

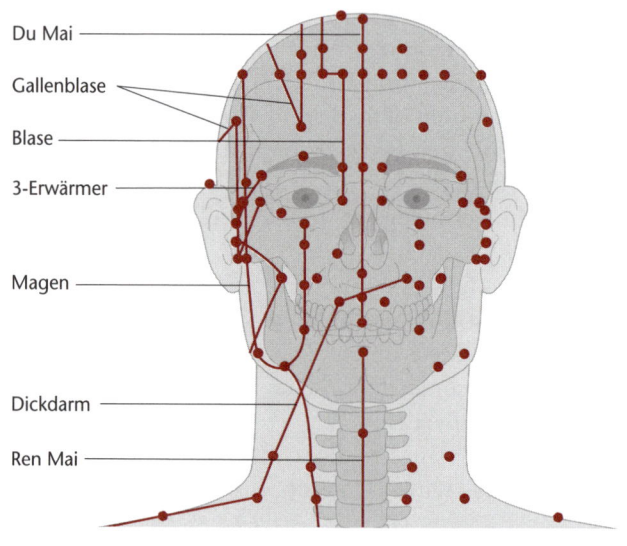

Abb. 2   Meridiane im Gesichtsbereich

Diagnostische Überlegungen

Eine genuine Trigeminusneuralgie kann sicher ausgeschlossen werden, da die klassische Lokalisation der Schmerzpräsentation beim Befall des 2. und 3. Astes im Nasolabialwinkel liegt, die blitzartigen Schmerzparoxysmen anfallsweise nur in kurzfristigen Salven und schmerzfreien Intervallen ablaufen, also kein permanenter Schmerz besteht und klassische auslösende Triggerfaktoren nicht vorliegen.

Auszuschließen war auch der seltener auftretende Krampfschmerz des M. orbicularis oris, der vom Autor hauptsächlich bei geriatrischen Patienten mit psychogenen und anderen Störungsfaktoren beobachtet werden konnte.

Hilfreiche diagnostische Hinweise konnten erst durch die zusätzlich eingehenden Diagnostiktechniken der Aurikulomedizin gewonnen werden. Als Diagnostik- und Therapiehindernis lag eine eindeutige endogene Oszillation (neurophysiologisch: Störung der unspezifischen Reizleitung der Formatio reticularis und ihrer Neuronen) vor, und als relatives Therapiehindernis – aber kein Diagnostikhindernis – eine Lateralitätsinstabilität (Folge der psychischen Alteration).

Es wurden spezielle Techniken einer Störfelddiagnostik verwendet, bei der die Untersuchung mit dem +3-V-Pol eines Detektors und der peripheren Auflage eines 9-V-Elektrostabes durchgeführt wird. Durch Pulsreflexantwort können der Schweregrad und – nach dem reagierenden Störfeldhinweispunkt – der Typ des Störfeldes ermittelt werden. Durch die spezielle Störfelddiagnostik (Auffindung eines Störfeldhinweispunktes in der mittleren Gewebeschicht; 9-V-Stabhaltung in der kontralateralen Hand zum untersuchten Ohr, dann über Resonanz zum Narbenstörfeld am Damm) wurde ein schon vehement belastendes, sog. „aktiv-toxisches" Störfeld vom Typ 1 (Histamin/Allergie 1) ermittelt. Vergleichsweise konnten mit genannten Störfeldidentifikationstechniken aber keine solchen Hinweise an den Gesichtsnarben im Bereich des M. orbicularis oris gefunden werden (Abb. 3).

Zum Nachweis der echten Störfeldqualität der Dammrissnarben und ihrer causalen Schmerzbezüglichkeit wurde eine spezielle Technik mit einem elektrisch leitenden Kupferkabel verwendet. Das Kabel ist an beiden Enden isoliert, um damit bei der exakten Untersuchung störende Informationen elektromagnetischer Felder des Umfeldes und von Personen auszuschließen. Die Assistentin hält das isolierte Kabelende an die Dammnarben.

Mit der Annäherung des anderen Kabelendes sucht der Arzt am vorher durch Pulsreflexantwort VAS gefundenen Störfeldhinweispunkt Resonanz zum peripheren Narbenstörfeld. Wird dabei eine Pulsreflexantwort ausgelöst, gilt dies als eindeutige Störfeldbestätigung.

Diagnose westlich

Gesichts- und periorale Schmerzen, hervorgerufen durch Keloidnarben als Störfelder im Dammbereich.

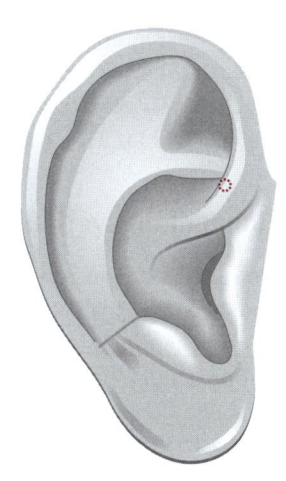

Abb. 3 Ohr-Reflexareal des Narbenstörfelds am Perineum

Diagnose chinesisch

Die chinesische Medizin kennt die Theorie des Störfeldes nicht. Eine allgemeine Erklärung könnte folgendermaßen lauten: Der *Qi*-Fluss wird durch an Leitbahnen liegende Störfelder gehemmt oder auch blockiert, es kommt zu energetischen Störungen und Schmerzauslösungen.

Therapieprinzip

Da an einer so delikaten Lokalisation eine unangenehme Nadelung nicht opportun ist, wird dafür an der gleichseitigen Ohrmuschel ein Entsprechungspunkt des Dammbereiches aufgesucht. Nochmalige Erklärung der ungewöhnlichen Technik:
Das eine Kabelende wird von der Assistentin an die Dammrissnarben gehalten, mit dem anderen Kabelende sucht der Arzt zur Übertragung der peripheren Störfeldlokalisation auf die Ohrmuschel einen dazugehörigen Korrespondenzpunkt am Ohr mit Kontrolle des Pulsreflexes.
Die exakte Lokalisationsauffindung wird von routinierten Aurikulotherapeuten als deutliche Tastung der Veränderung der stationären Pulswelle – als Antwort der sympathischen Gefäßinnervation – erfasst. Bei starken Störfeldern kann es zur mehrfachen Pulsveränderung kommen.

Methoden

Ohrakupunktur (Aurikulomedizin, LL-Laser-Bestrahlung der causalbezüglichen peripheren Dammriss-Störfeldnarben. Nach etwa 40 Minuten abwartender Bewertung der Ohrakupunkturwirkung (nach der Schule Nogier ist der Störfeld-Entsprechungspunkt extrem energiearm, reagiert auf den +3-V-Pol und wird zur Wirkungspotenzierung mit einer Goldnadel gestochen) mit signifikanter Schmerznivellierung um 80% eine additive einmalige Gabe von Mezereum-Globuli C 1000 zur Überbrückung des Intervalls bis zur nächsten Sitzung.
Nach LL-Laserbestrahlung der Dammrissnarben, mit der zur Medianen zugehörigen Frequenz D' (2336 Hz), hat sich die Schmerzempfindung nochmals auf nur noch 10% verringert.

Behandlungsverlauf

Bei der Folgekontrollsitzung nach 1 Woche war die Patientin weitgehend beschwerdefrei, musste keine Analgetika mehr einnehmen und wirkte sichtlich psychisch aufgehellt und erlöst. Zum Behandlungsabschluss und zur Verhinderung eines Rezidivs wurde nur noch der sogenannte zonendominante Punkt der experimentell von Nogier gefundenen Ohrfrequenzzone F (distaler Lobulus), mit globaler Wirkung auf diese Zone, aufgesucht und mit der Laserfrequenz F' (9344 Hz) 120 Sekunden unter Pulsreaktionskontrolle bestrahlt. Zonendominante Punkte nach Nogier werden vorzugsweise zum Behandlungsabschluss und zur Rezidivverhinderung eingesetzt. Da sie frequentielle Punkte sind, werden sie mit besonderen Techniken und LL-Laser-Frequenzen aufgesucht. Vor Behandlungsbeginn wurden mit der Patientin alle möglichen Schmerztherapien wie Akupunktur, die nichtinvasive LL-Laserakupunktur und TNS besprochen. Chirurgische Narbenrevision wurde vorher nur als Ultima Ratio erwogen.

Angaben zu gefundenen individuellen Ohrreflexpunkt-Lokalisisationen: 2 an das Reflexareal der Ohrmuschel übertragene Korrespondenzpunkte der Dammrissnarben konnten unterhalb von S 5 zwischen der Lokalisation von Rectum und Anus markiert werden. Die Lokalisation ist knapp unter dem Unterrand des Crus inferius der Anthelix. Bei der vorherigen visuellen Ohrinspektion war dort eine dezente morphologische Veränderung als Schuppung auffällig.

Bei der Ohrdetektion mit dem 3-V-Detektor konnten diese Punkte als causale pathologische Punkte (Untersuchungstechnik der Hauptsymptomatik-, Hauptschmerz- und Störfeldpunkte in der sog. tiefen Gewebeschicht nach Nogier) ermittelt werden. Im Areal des M. orbicularis oris konnte ein weiterer symptomatischer Punkt (der sog. mittleren Gewebeschicht) am rechten Ohr gefunden werden. Im Sinne der ganzheitlichen Therapie wurde durch Detektion mit dem +3-V-Pol und entsprechende Untersuchungstechnik für die sog. oberflächliche Gewebeschicht mit Aufdeckung der Organismus- und Abwehrschwächen der Omega-Hauptpunkt mit starker Pulsreflexantwort gefunden. Seine Punktur wirkt nach eigener Langzeiterfahrung in der Schmerztherapie auf die Psyche und dämpfend auf bereits chronisch cortexfixierte Schmerzen. Das Schmerzgedächtnis-Engramm wird offenbar gedämpft und die Schmerzempfindung deutlich abgesenkt.

Ergebnis

Die Akupunktur- und Störfeldtherapie führte zu einem verblüffend raschen, fast Sekundenphänomen-ähnlichen Effekt der Schmerzausschaltung und persistierender Wirkung über mehrmonatige Kontrollzeit.

Diskussion

Die Existenz der Dammrissnarben wurde bei der Anamneseermittlung keinem der vorherigen Behandler mitgeteilt, und so unterblieb wohl eine weitere Fahndung nach etwaigen weiteren oder suspekten Narbenstörfeldern.
Erst die eindeutige Abkehr von der Annahme eines rein lokalen Schmerzgeschehens und eine systematische Ursachenaufdeckung konnten zum Erfolg führen.
Wieder einmal bestätigte sich die alte Erkenntnis, dass der Ort der Schmerzentstehung nicht immer mit dem Ort der Schmerzpräsentation identisch sein muss.
Störfelder sind endogene Noxen, die eine funktionelle Ausregulierung von Reizen hemmen oder blockieren. Nach kybernetischer Überlegung lässt sich das Störfeld nicht in das klinische Schema der causalen Krankheitslehre einordnen. Die ordnungswidrige Störung bezieht sich vielmehr auf die nichtstoffliche Information und kann sich als perpetuierte Fehlinformation auf stofflicher Ebene manifestieren. Das betrifft endo-, para- und neurokrine Wirkstoffe und ihre Rezeptoren. Der sprachliche Begriff „Feld" bezeichnet einen Zustand von Ordnung und intakter Information, analog Energie. Biokybernetisch spielt sich eine Irritation des segmentreflektorischen Komplexes durch permanenten Reizinput wechselnder Intensität ab. Die Reizschwellensenkung führt zu Fernsymptomen.
Energetisch kommt es zu Blockierungen des bioelektrischen Zell-, Meridian- und Organpotentials, der Energietransfer wird blockiert.

Die Fernstörungen stehen in Kongruenz mit den bekannten energetischen Wechselbeziehungen der EAV nach Voll und Mundakupunktur nach Gleditsch, und diese sind hinweisgebend auf Beziehungen zu den Akupunkturmeridianen.

Schlussfolgerung

Mit Kenntnissen der TCM und der komplementären Diagnostik und Therapiemethoden können auch schwierige Störungen erfolgreich behandelt werden. Mit einer möglichst breiten Palette der Kenntnisse der klinischen und komplementären Methoden wird sowohl in der Prävention als auch im Stadium der funktionellen Störungen als Vorboten des Ausbruches einer Krankheit vorteilhaft ganzheitlich behandelt. Eine weitgehend nebenwirkungsfreie, regulative und reflexologische Therapie akuter und chronischer Schmerzsyndrome mit der Akupunktur und ihre großen Erfolgsergebnisse haben sich schon weltweit einen hohen Stellenwert gesichert. Eine konsequente postgraduale medizinische Fortbildung ist der Schlüssel zur erfolgreichen ganzheitlichen Praxisführung und bedeutet großen Fortschritt sowie eine optimal orientierende und effiziente Diagnostik und Therapie für den Patienten.

Literatur

Eder M: Herdgeschehen – Komplexgeschehen. Haug, Heidelberg 1977
Flöter Th (Hrsg.): Grundlagen der Schmerztherapie. Urban & Vogel, München 1998
Focks C, Hillenbrand N: Leitfaden Chinesische Medizin. Urban & Fischer, München – Jena 2003
Gleditsch J: MAPS MikroAkuPunktSystem. Hippokrates, MVS Medizinverlage Stuttgart, 2002
Janzen R (Hrsg.): Schmerzanalyse als Wegweiser zur Diagnose. Thieme, Stuttgart 1981
Kert J, Rose L: Clinical Laser Therapy, Low level laser therapy. Kert & Rose, Veksoe/Denmark 1989
Leib S: Aurikulomedizin als komplementäre biologische Medizin. WBV Biologisch-Medizinische Verlagsgesellschaft, Schorndorf 1994
Mastalier O (Hrsg.): Ganzheitliche Zahn-, Mund- und Kieferheilkunde, Regulations- und Komplementärmethoden. Urban & Schwarzenberg, München 1996
Mastalier O: Das Störfeld. Referat beim 21. Österreichischen Neuraltherapie-Symposium, Naturwissenschaftliche Fakultät der Universität Salzburg 1993
Mastalier O: Reflexologie und Schmerztherapie. Referat beim wissenschaftlichen Programm des Bayerischen Zahnärztetages München 1993
Mastalier O: Reflextherapien in der Zahn-, Mund- und Kieferheilkunde. Quintessenz, 2., überarb. und erweiterte Aufl., Berlin 1992
Mastalier O: Schmerztherapie im Mund-Zahn-Kieferbereich aus ganzheitlich-zahnmedizinischer Sicht. Referat beim Schmerzsymposium der Ruprecht-Karls-Universität Heidelberg, Klinik für Anästhesiologie, 1991
Mastalier O: Immunologische Aspekte in der Zahn-, Mund- und Kieferheilkunde. Herd/Störfeld-, Therapie- und Umwelteinflüsse. Quintessenz, Berlin 1989
Mastalier O: Herd- und Störfeldtestmethoden der Ohrakupunktur für Zahnärzte und Ärzte. Fried. Vieweg & Sohn, Braunschweig – Wiesbaden 1983
Mastalier O: Das Herd-/Störfeldproblem als Diagnostik- und Therapiehindernis der Akupunktur. AKU Akupunktur Theorie und Praxis, Heft 3, 20. Jg., 3. Quartal, S.145–150. Medizinisch Literarische Verlagsgesellschaft MBH, Uelzen
Mastalier O: Schmerzprojektionen im Kopf-Gesichts-Kieferbereich aus der Sicht der TCM. AKU Akupunktur Theorie und Praxis, Heft 1, 24. Jg., 1. Quartal, S. 60–63. Medizinisch Literarische Verlagsgesellschaft MBH, Uelzen
Mumford JM: Kiefer-Gesichtsschmerz, Ätiologie, Diagnose, Therapie. Dt. Ärzte-Verlag, Köln 1989

Trigeminusneuralgie

Jochen Gleditsch

Patient/Patientin

Frau K., 49 Jahre; Erstkontakt 14. Februar 2002

Krankengeschichte/Untersuchung

Die Patientin leidet seit ca. 8 Jahren an Kieferschmerzen links, die Schmerzen sind wechselnd, kommen meist plötzlich, halten für mehrere Stunden an. Es gebe aber auch schmerzfreie Tage. Sie sei schon „überall" gewesen – bei mehreren Zahnärzten, in der Kieferklinik, beim Neurologen, in der Universitäts-Schmerzambulanz. Doch alles habe nicht geholfen. Sie nimmt seit 3 Jahren regelmäßig Tegretal®; doch sie spürt zunehmend Nebenwirkungen des Medikaments. Durch Bekannte wurde ihr geraten, das Medikament nur noch in geringer Dosis zu nehmen und einen Versuch mit Akupunktur zu wagen.
Patientin bringt Befunde mit: Röntgen der Nasennebenhöhlen und des Schädels, Panoramaaufnahme der Zähne, Aufnahme der HWS; Befund der Kieferklinik. Bis auf eine geringe Schwellung am Boden beider Kieferhöhlen kein auffälliger Befund. In der HNO-Klinik sei eine Punktion vorgenommen worden, ohne Resultat. Sie möchte auf keinen Fall noch einmal diesen Eingriff vornehmen lassen. Die Kieferklinik riet derzeit nicht zu einer OP; die Patientin sollte versuchen, mit Tegretal® zurechtzukommen.

Anamnese

Patientin mit altersentsprechendem Status. Guter Allgemein- und Ernährungszustand, Gesicht blass, verkrampfte Lippenhaltung.
Als Kind Tonsillektomie in Lokalanästhesie. Sie habe die Operation in schrecklicher Erinnerung: Sie musste wegen Nachblutung noch einmal in den OP-Saal! Die Patientin bekennt ihre Spritzenangst, die sie seit damals habe. Sie möchte keine Nadeln bekommen – aber trotzdem einen Versuch mit Akupunktur wagen!
Auf Befragen gibt sie an, dass sie Kälte und Zugluft meide, weil dies den Schmerz provoziere. Sie benutze dann immer ein Tuch und halte es über die Wange. Aufregungen und Ärger verschlimmerten die Beschwerden ebenfalls. Im Sommer gehe es allgemein besser als im Winter. Kein Alkohol, kein Nikotin; sie liebe Süßigkeiten.
Stuhlgang meist 1–2-mal täglich; weich; zuweilen Aufstoßen und Blähungen.
Zähne seien saniert. Sie habe sich in den letzten 7–8 Jahren mehrere Zähne ziehen lassen, weil der Verdacht auf dentogene Ursache bestand; dies habe aber nichts gebessert. Eine Weisheitszahnoperation vor ca. 10 Jahren links sei sehr schwierig gewesen (ca. 1 Stunde OP! Danach lange Wundschmerzen). Der HNO-Arzt habe bei ihr auch vor ca. 10–12 Jahren bei einer

hartnäckigen Sinusitis eine scharfe Spülung vorgenommen („durchgestoßen"). Dies sei damals sehr schmerzhaft gewesen; er musste ein paar Mal ansetzen, „um durchzukommen". Damals auch Kieferschmerz!

Untersuchungsbefund
Palpation im Gesicht, auch enoral, nicht möglich. Die Patientin wehrt ab, weil sie Angst vor einer Schmerzattacke hat.
Zunge: Rand mit Zahneindrücken! Belag weißlich grau, vor allem am Zungengrund
Puls: Herz-Puls schwach, auch Dünndarm; Milz-Puls schwach-wischend
Palpation der in Frage kommenden Akupunkturpunkte: Di 4 beidseits: ++! Di 10: +, Gb 20: + links > rechts, Kieferwinkel (3E 17): beidseits +, Ren 17 ++, Ren 20/Ren 21: ++, Du 14: +, – Mi 6: ++, Le 3 beidseits: +, Ni 3: +, Ma 44 beidseits: +++!
ECIWO (Metacarpale II = Handlinie II): Schmerzzone proximal (nahe Handgelenk) und Kopfzone (nahe Grundgelenk) links: +++

Familien- und Sozialanamnese
Verheiratet, Teilzeitarbeit. Die Arbeitsstelle im Freien musste sie aufgeben (zu windempfindlich!), ansonsten hat sie keinen besonderen Stress.

Diagnose westlich

Verdacht auf genuine Trigeminusneuralgie 2. Ast links

Diagnose chinesisch

- Milz-*Qi*-Schwäche (Zahneindrücke am Zungenrand, Verdauungsbeschwerden, leicht verquollenes Aussehen, beginnende Menopause)
- Schwaches Herz-*Qi* (Pulsbefund! Empfindlicher Punkt He 8!)

Therapieprinzip

Kombination von westlicher, auch neuraltherapeutischer Therapieerfahrung mit TCM.

Methoden

Vorsichtiges Vorgehen, nur soweit Patientin akzeptiert; anfangs nur Soft-Laser; Rat zur Ernährungsumstellung; Akupressur an Di 4 und ECIWO (Metacarpale II). Akupunktur erst nach diagnostischer Abklärung, anfangs nur kontralateral!
Im Einzelnen: Laser- und Nadelakupunktur; Mundakupunktur (Injektionen enoral mit schwachprozentigem [0,25%igem] Lokalanästhetikum ohne Vasokonstringens, retromolar und an die Narben).
Von den Achsen her ist *Yang Min* mit den großen Fernpunkten Di 4 und Ma 44 besonders betroffen. Die Spannungskomponente bedarf – auch entsprechend dem Palpationsbefund – des Punktes Le 3.

Behandlungsverlauf

14.2.2002: Softlaser auf Di 4 beidseits, II. Metacarpale, Di 10, He 8 (links bei Druck sensibel!), Ma 44 beidseits, Ren 20/21, Du 14 und Du 12.

18.2.2002: Keine Besserung. Wiederholung (s.o.).

22.2.2002: Die Patientin hat gelegentlich an Di 4 und am Metacarpale II Akupressur ausgeübt und meinte, dass dies geholfen habe; auch an Ma 44 Akupressur! Heute erstmals vorsichtige Palpation enoral möglich: Schmerz enoral im Oberkiefer retromolar beidseits, links > rechts; auch subnasal (Gegend 23/24). Softlaser heute auch enoral sowie gleiches Programm wie bisher.

12.3.2002: Die Patientin meint, es sei insgesamt leichter geworden, der Schmerz trete seltener auf. Sie hat Vertrauen und lässt sich Di 10 und Ma 44 beidseits nadeln! Feinste Nadeln auch im Gesicht, streng kontralateral: Per „Very-point"-Technik lassen sich 3 hochsensible Punkte symmetrisch rechts finden.

21.3.2002: Die Patientin fühlt sich besser. Sie erlaubt die Nadelung, diesmal auch an Di 4 beidseits. Fortführung des alten Programms, im Gesicht Punktion streng kontralateral.

4.4.2002: Wiederholung mit etwa gleichem Programm; erstmals auch Injektion enoral möglich – nur kontralateral Oberkiefer retromolar und 13/14.

17.4.2002: Ähnliches Programm wie bisher in 14-tägigen Abständen, immer noch streng kontralateral. Injektion enoral erstmals auch ipsilateral Oberkiefer retromolar (distal des Schmerzgebietes) möglich (Abb. 1). Die Patientin nimmt kein Tegretal® mehr.

6.5.2002: Die Empfindlichkeit der Punkte Di 4 und Ma 44 ist deutlich zurückgegangen; Metacarpale II links immer noch sehr drucksensibel. Dort Nadelung links.

13.5.2002: Die Patientin hatte bei starkem Sturmwetter wieder stärkere Schmerzen. Therapie über Di 4, Di 10, Ma 44, Le 3 beidseits; Gb 20 beidseits, Du 14 beidseits; Dü 2 und Dü 3 links (Abb. 2). Danach sofortige Schmerzerleichterung!

27.5.2002: Der Zustand der Patientin hat sich gebessert. Sie kommt jetzt nur noch alle 3 Wochen zur Therapie. Wegen der Kälte-Symptomatik und Windempfindlichkeit wird die Nadelung an Ni 3 und Le 3 im Wechsel wiederholt.

10.6.2002: Erstmalig ipsilaterale Nadelung links perinasal und perioral; auch enoral (ipsilateral) Injektionen bei 23/24. Danach sofortige Schmerzlinderung! Injektion auch Richtung Nasenwurzel (Periostschmerz nach mehrfacher scharfer Kieferhöhlenpunktion links?).

4.7.2002: Die Injektionen im Oberkieferareal des früher operativ entfernten Weisheitszahnes und unter der Nase sowie an den Tonsillennarben – im Sinne der Neuraltherapie – bringen Schmerzfreiheit über mehrere Monate.

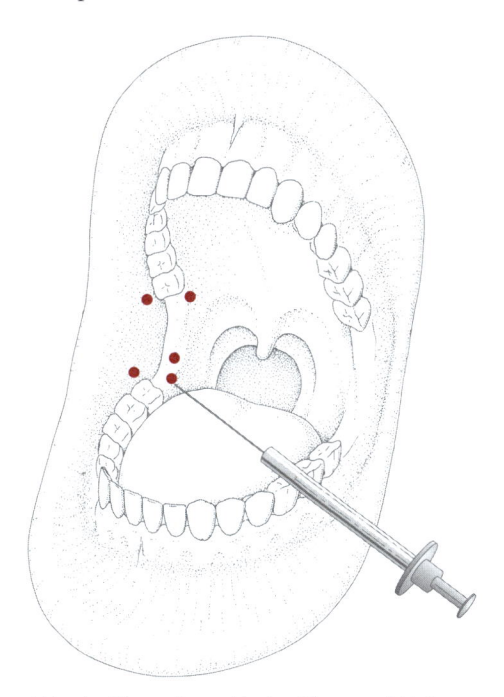

Abb. 1   Therapiepunkte im Ober- und Unterkiefer-Retromolargebiet

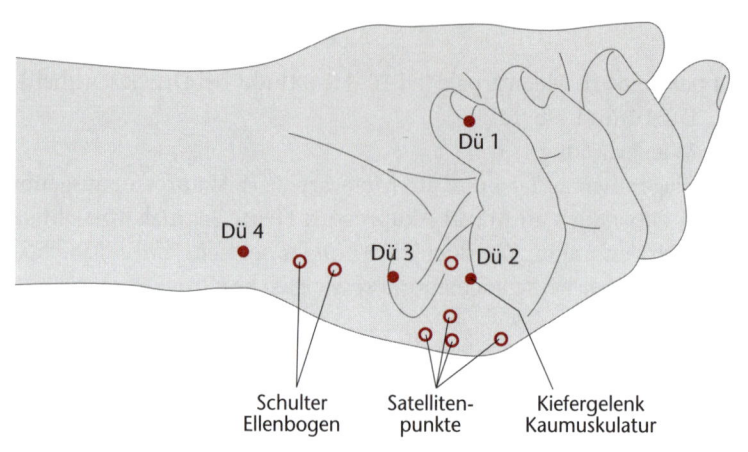

Abb. 2 Handlinie V am Dünndarm-Meridian

Ergebnis

Die Patientin blieb vom 4. Juli 2002 bis zum 24. Oktober 2002 ganz beschwerdefrei. Tegretal® wurde am 17. April abgesetzt.

Diskussion

Bei Schmerzen im Kopfbereich besteht oft ein kraniokaudales Ungleichgewicht, das über die Meridian-Vertikalachsen ausgeglichen werden kann: Bei Gesichtsschmerzen meinst *Yang Min,* evtl. mit zusätzlicher Milz-*Qi*-Schwäche.
Hier waren auch die Injektionen an die Narbe des operativ entfernten Weisheitszahnes sowie subnasal (Bereich der scharfen Kieferhöhlenspülung) und an die Tonsillennarben sehr wichtig. Ob die Beschwerden ausschließlich dentogen verursacht waren, bleibt offen. Wahrscheinlich spielt die Summation der Störreize im Trigeminusbereich eine wesentliche Rolle, und dies auf dem Boden einer Milz-*Qi*-Schwäche.

Schlussfolgerung

Die Therapie der genuinen Trigeminusneuralgie gelingt am ehesten, wenn TCM, Mikrosystem-Akupunktur, Neuraltherapie, eventuell auch enorale Injektionen kombiniert werden.
Fazit: Bei der Therapie der Trigeminusneuralgie ist viel Geduld und Einfühlungsvermögen nötig. Der Erfolg lässt oft lange auf sich warten! Unter der Akupunkturbehandlung kommt es übrigens fast nie zu einer temporären Verschlimmerung der Beschwerden.

Literatur

Gleditsch J: Akupunktur in der HNO-Heilkunde. Hippokrates, Stuttgart 1999
Gleditsch J: MAPS MikrosystemAkuPunktSysteme. Hippokrates, Stuttgart 2002
Herget H-F: Kopf- und Gesichtsschmerz. KVM, Marburg 2001

Schwerster postherpetischer Neuralgieschmerz

Oskar Mastalier

Zusammenfassung

Lehrreich zeigte sich trotz jahrzehntelanger Erfahrung die Akupunkturbehandlung eines multimorbiden Patienten nach einer sehr langen ambulanten und teilweise auch stationären Vorbehandlung. Vergleichbar sollen dazu die gewonnenen Therapieerfahrungen vorgestellt werden. Es war einer der schwierigsten Behandlungsfälle in meiner Schmerzambulanz. Es handelte sich um einen schweren postherpetischen Neuralgieschmerz mit überaus heftiger Sensation im Bereich des 1. und 2. Astes des N. trigeminus bei diesem schon lange alio loco vortherapierten Alterspatienten. Komplizierend wirkten sich eine langzeitige Multimorbidität und die psychische Destabilisierung wegen aussichtslos scheinender Situation aus. Wegen der physischen Überforderung suchte der Patient eine Behandlungsbetreuung möglichst in unmittelbarer Wohnnähe.

Patient/Patientin

81-jähriger, hagerer Mann, sportlicher Typ, starke Abmagerung und Dehydrierung; vorsichtiger, langsamer, unsicherer Gang; leise Sprache und schleppende Kommunikation. Rentner, allein lebend nach Tod der Ehefrau, sichtliche Lethargie.

Krankengeschichte/Untersuchung

Der durch Mehrfacherkrankungen geschwächte Patient litt seit einigen Jahren an einem als brutal und unerträglich bezeichneten postherpetischen Neuralgieschmerz im linken Kopf-Gesichts-Bereich. Trotz intensiver Vorbehandlung hat sich weder die Schmerzintensität noch das allgemeine Krankheitsbild zufriedenstellend verändert. Bei der Erstuntersuchung wurde ein deutlich depigmentiertes Hautareal an der linken Stirnhaargrenze und darunter eine Rötung im Schläfenbereich vorgefunden. Weitere Rötungszonen befanden sich an der linken Nasenseite und im Nasolabialwinkel, die sich aber nicht in den Augenbereich ausgedehnt hat, und am linken seitlichen Hals-Nacken-Bereich, die sich um das linke Ohr und bis zu den Lokalisationen der Anmien-Punkte erstreckte. Diese Hinterohrzone war auch auf nur dezente Berührung sehr stark dolent und machte das Brillentragen unmöglich. Es bestanden auch keine neuen, sondern nur noch zurückgebildete Bläschen. Die Sensibilitätsstörung, Parese der Wangenmuskulatur und eingefallene Wangenpartie wiesen auf den Mitbefall des N. facialis hin.

Anamnese
In der mitgebrachten Akte wird als Anfangsdiagnose das Auftreten des Herpes zoster nach einem grippalen Infekt angenommen. In den Angaben der Anfangsdiagnose der alio loco durchgeführten Therapie wurde Herpes zoster der linken Gesichtshälfte, des behaarten Kopfes und des Halses angeführt. Weitere diagnostische Angaben waren coronare Herzerkrankung, Zustand nach Tachycardia absoluta und chronisch obstruktive Lungenerkrankung.
Neurologische Diagnose: Postherpetischer Kopfschmerz mit Punctum maximum links parietal.
Zwischenanamnese: Trotz Medikation besteht nach 14-tägiger Krankenhausaufnahme ein „Selbstmordkopfschmerz".
Nebenbefund: Steilstellung der HWS mit eingeschränkter Kopfseitdrehung.
Entlassungsmedikation: Tegretal® 200 in der Dosierung 0-0-400, Tavor® 0,5 mg 0-0-1, Tramal® 5–10 Tropfen bei starken Schmerzen.
Vorherige Medikation: Fluimucil®, Novodigal®, Isoptin®, Bronchoretard®, Neotri®.
Medikation bei Aufnahme meiner Behandlung: Tegretal® 200 0-0-400, Neotri® 1/2-0-0 m Tavor® 0,5 0-0-1, Tramal® bei Bedarf, Neurocil® Tropfen 0-0-10. TCM-Diagnostik (alio loco)
Zunge: Rot, rissig, gelber Belag
Pulse: Schlüpfrig schnell
TCM-Diagnose: Wind, Hitze.
Therapie (alio loco): Akupunktur, Neuraltherapie (Lidocain 1%, Vit. B 1)
Vermerk zum Therapieverlauf: Rasche Schmerzbesserung so, dass zumindest vorübergehend einige Minuten das Brillentragen möglich war, zwischenzeitlich auch immer wieder Rückfälle mit Verschlimmerung. Juckreiz trotz Fenistil®-Verordnung unverändert.
Nach 6 Wochen Entlassung in ambulante Behandlung bei unveränderter Medikation.

Symptombefragung
Der Patient schilderte die unaufhörlichen und unerträglich brutalen Schmerzen, die kein lebenswertes Dasein mehr erlauben. Er sei beim Sprechen, Kauen und bei Bewegungen des Kopfes durch das Auftreten von oft blitzartig auftretenden Schmerzschüben verzweifelt und total erschöpft. Im ausführlichen Erstgespräch verdeutlichten sich die starken psychischen Schmerzkomponenten: der Tod der Ehefrau, das Alleinseingefühl und der sinkende Abwehrwille. Die Medikation würde kaum etwas helfen und er neige manchmal zu Selbstmordgedanken. Inzwischen, seit der Entlassung, erfolgte starke Abmagerung, nicht zuletzt wegen der Furcht vor Schmerzauslösung durch Kauen und Sprechen, verstärkte Infektneigung und zeitweise depressive Verstimmung aus der Vereinsamung.

Allgemeine Untersuchung und Befunderhebung
Die Behandlungsübernahme erfolgte erst nach Ablauf von etwa 3 Zwischenjahren mit erheblicher Schmerzverschlimmerung. In dieser Zeit hat sich der ursprünglich mehr im Ohr- und parietalen Schädelbereich bis zum Mastoid hin manifestierende Dauerschmerz auch auf den ganzen Innervationsbereich des N. trigeminus ausgeweitet. Bei Beteiligung aller 3 Trigeminusäste wurde differenzialdiagnostisch als eine mögliche Ursache auch ein raumfordernder intracranialer Prozess erwogen. Der Hauptschmerz bestand linksparietal, an den Schläfen und im hohen Stirnbereich, die Schmerzausstrahlung reichte bis zum Unterkiefer. Die Komplementärdiagnostik ergab einige, bisher nicht berücksichtigte Nebenbefunde:

- Terminales Kiefergelenkknacken, besonders links
- Mandibuläre Deviation um 1 Prämolarenbreite nach links
- Sehr stark eingeschränkte Retroflexion des Kopfes
- Bilaterale Dysfunktion der Temporomandibulargelenke mit stark limitierten Bewegungsabläufen
- Starke Krepitationen im Nacken-HWS-Bereich und ebenfalls deutliche Bewegungseinschränkungen der HWS.

Der Mundbereich war frei vom segmentalen Zosterbefall im Gaumenbereich (N. palatinus minor), von entzündlichen Schleimhautveränderungen oder ulzerierendem Decubitus durch totalen Zahnersatz.

Zunge: Die Zungenoberfläche wies leicht weißlichen Belag auf karminrotem Zungenkörper, die Zungenspitze (orbis cardialis) war gerötet. Es bestanden Salivationsstörungen und Xerostomie.

Diagnostische Überlegungen

Das fortgeschrittene, multifaktorielle und chronifizierte Krankheitsbild hat bereits ein corticales Engramm geprägt. Aggravierende Schmerzauslösung durch die altersbedingt arthrotische Kiefergelenkdysfunktion mit Irritation des N. trigeminus und des Ganglion trigeminale (Gasseri) wirkte sich durch zeitweises Nichttragen der Prothesen zunehmend unheilvoll aus.

Diagnose westlich

Ausgedehnte postherpetische Neuralgie im linken Gesichtsbereich im Innervationsbereich des 1. und 2. Astes des N. trigeminus und im linksparietalen Bereich, Irritationen im Bereich des linken Kiefergelenkes, Untergesichts und im Parietal- und Halsbereich. Neben dem permanenten postherpetischen Schmerz häufige, heftige, blitzartig einschießende, salvenartige Schmerzparoxysmen während des Tages, weniger heftig und häufig nachts auftretend. Spontaner Schmerzauftritt auch ohne Reizung eines bestimmten Triggerpunktes. Daneben auch permanent bestehende (wahrscheinlich als Paradoxeffekt medikamenteninduzierte) Kopfschmerzen – ein fatales Schmerzsyndrom!

Aurikulomedizin-Diagnostik: Starke Oszillation, linksseitige Inversion und deutliche Lateralitätsinstabilität, Pulsreaktion auf allen 3 biotischen (antipathologischen) Omega-Punkten.

Diagnose chinesisch

Schwacher, dünner, oberflächlicher Puls als Zeichen einer allgemeinen Erschöpfung und eines Energiemangels. Rötung der Zungenspitze: Hitze im Herzen.

Therapieprinzip

Die vom Patienten erwartete und erhoffte Schmerzlinderung, Stabilisierung der stark alterierten Psyche, des reduzierten Allgemeinzustandes und des insuffizienten Immunsystems im Sinne der Ganzheitserfassung und der Psycho-Neuro-Immunologie (PNI) stehen im Vordergrund.

Methoden

Wegen der Schmerzintensität kombinierte Schmerztherapie mit Akupunktur, Laserpunktur und Laserbestrahlung, Aku-Injektionen an Triggerpunkten und sedierend und analgetisch wirksamem pulsierendem Magnetfeld mit den Frequenzen 4 Hz, 8 Hz, 15 Hz und lateralitätsstabilisierender Frequenz 25 Hz.

Die Akupunktur wurde im 3-Tages-Intervall bis zum Erreichen einer deutlichen Senkung der Schmerzintensität eingeplant und wechselweise als Kombination von Ohr- und kontralateraler chinesischer Schädelakupunktur und als Kombination Nadelung und Aku-Injektionen mit Procain 0,5% an Fernpunkten und kontralateralen Kopf- und Gesichtspunkten vorgenommen.

Die Laserpunktur wurde in jeder Sitzung an allen Schmerzarealen und Triggerpunkten sowie Ohrreflexpunkten durchgeführt.

Behandlungsverlauf

Behandlungsverlauf mit meiner speziellen Kombinationsmethode

Zur raschen Schmerzkontrolle bot sich die Ohrakupunktur an.

Ohruntersuchung und Reflexpunkt-Auffindung: Am linken Ohr Punkte im Parietal- und Temporalbereich, im Trigeminusareal am distalen Lobulusrand, der Kiefergelenks- und Antidepressiv-Punkt, als Antischmerz-Punkte der Thalamus-Punkt und Analogpunkt starker Analgetika.

Genadelt wurden Punkte mit stärkster Pulsreaktion: Thalamus, Analgetikaanalog, Trigeminusareal und Os parietale. An den benachbarten Antidepressiv- und Kiefergelenkspunkten erfolgte Laserpunktur mit der Ohrzonenfrequenz F' (9344 Hz) und Intensität von 30 mW je 30 Sekunden.

Die Schmerznivellierung gelang nach der 1. Sitzung bis zu 50%. In der Folgesitzung wurden zusätzlich der Ohrreflexpunkt im Bereich der paravertebralen Nackenmuskulatur genadelt und wegen der parietalen Schmerzausstrahlung auch eine Aku-Injektion mit einer Miniquaddel Lidocain 0,5% am Punkt Gb 20, dem Reunionspunkt mit dem 3-Erwärmer-Meridian und *Yang-Oe* (2. Teil des 2. Paares der außergewöhnlichen Gefäße) mit Indikation „unerträgliche Hinterhaupt- und Nackenschmerzen" appliziert. Die Schmerzausstrahlung manifestierte sich bis zum Foramen mentale und in den oberen Anteil der Mm. transverso-occipitalis und splenius capitis.

In späteren Sitzungen wurden deshalb an 2 Ohrreflexpunkten im cervicalen Myotombereich semipermanente „Stahl-Dauernadeln" appliziert, die der Patient mit Kippdrehung eines Bipolmagneten daheim stimuliert hat.

Folgesitzungen

Zur Stimulation des weitgehend defizienten Immunsystems wurden am linken Ohr dieses Rechtshänder-Patienten mit Goldnadeln (katalytische Wirkungsverstärkung zum Behandlungsbeginn) die Punkte Thymus und Interferon-Analogpunkt genadelt. Anschließend erfolgte am Thymus-Punkt eine Laserpunktur mit der Nogier-Frequenz B' 584 Hz und am Interferon-Analogpunkt mit der Frequenz D' 2336 Hz mit Intensität 15 mW je 30 Sekunden lang. Die antivirale und antiinflammatorische Wirkung des Lasers einschaltend, wurden alle

Hautareale mit herpetoiden Veränderungen, besonders im Stadium der Bläschenbildung, grundsätzlich mit der Nogier-Low-Level-Laser-Frequenz A' (292 Hz), im seitlichen Stirn-Schläfen-Bereich mit der Frequenz G (146 Hz) mit Intensität 12–15 mW je 30–60 Sekunden bestrahlt. Zur Stimulation besserer Ableitung wurde der Bereich der ableitenden Halslymphgefäße jedes Mal mit einem Flächenlaser mit der Laserfrequenz G (146 Hz) bestrahlt.

Nach ausschleichender kurzfristiger Ablösung der Carbamazepin- und Tramadol-Medikation konnte mit der homöopathischen Begleittherapie mit Mezereum D4, Cedron D6, Aconitum Spl (N2), Hyperforat und Keltican-Injektionen i.m. mit reparativer Wirkung der Phosphate Uridin und Cytidin auf geschädigte Nervenstrukturen relativ schnell eine gut wirksame Umstellung erfolgen.

Ergebnis

Nach 4 Sitzungen kombinierter Ohr- und Schädelakupunktur (jeweils 6–8 Stahlnadeln im Zickzackmuster in den kontralateralen unteren 2/5 der Sensoriklinie) konnte eine sensationelle Schmerzunterdrückung mit Reduktion der Schmerzintensität auf unter 20% erzielt werden. Der Patient konnte sogar wieder kurzfristig links liegend schlafen. Durch Kiefergelenksdysfunktion auftretende Schmerzanfälle waren nicht mehr so häufig und intensiv wahrnehmbar, die Schmerzausstrahlung zur Schläfe und Unterkiefer fast nicht mehr spürbar.

Nach der 6. Sitzung kommentierte dies der Patient mit den Worten: *„Wenn es so bliebe, bräuchte ich Sie nicht mehr aufzusuchen."*

Trotz wiederholter Komplikationen mit Krankenhausaufnahmen wegen Bronchopneumonie, Asthma bronchiale, Emphysem, Herzinsuffizienz/Cor pulmonale mit weiteren Energieschwächen konnte auch in den Folgebehandlungen inklusive der bewährten Medikation langzeitig eine deutliche Schmerzreduktion auf unter 20% bis nur noch 10% der anfänglichen Schmerzintensität erreicht und gehalten werden.

Literatur

Bourdiol RJ: Éléments d'Auriculothérapie, Maisonneuve, Moulis-les-Metz, 1980
Broser F: Topische und klinische Diagnostik neurologischer Krankheiten, 2., erw. Aufl. Urban & Schwarzenberg, München 1981
Diener H, Maier C (Hrsg.): Das Schmerztherapiebuch, Urban & Schwarzenberg, München 1997
Forsmann WG, Heym C: Neuroanatomie, 4., neubearb. Aufl. Heidelberger Taschenbücher Basistext Medizin Band 139. Springer, Berlin Heidelberg 1985
Janzen R (Hrsg.): Schmerzanalyse als Wegweiser zur Diagnose, 4., erw. Aufl. Thieme, Stuttgart – N.Y 1981
Kert J, Rose L: Clinical laser therapy, Low level laser therapy. Scandinavian Medical Laser Technology. Kert & Rose, P-Laser-System International, Veksoe/Denmark 1989
Looser JD: Herpes zoster and postherpetic neuralgia, Pain 25 (1986) 149–164
Mastalier O: Reflextherapien in der Zahn-, Mund- und Kieferheilkunde, 2., erw. Aufl. Quintessenz, Berlin 1992
Mastalier O: Schmerztherapie im Mund-Zahn-Kieferbereich. In: Zöller B (Hrsg.): Komplementäre Verfahren in der Schmerztherapie. Beitrag AMI-Verlag, Gießen 1993
Pongratz W (Hrsg.): Therapie chronischer Schmerzzustände in der Praxis. Springer, Berlin – Heidelberg 1985
Yau PS: Scalp-Needling Therapy. Medicine & Health Publishing Co, Hong-Kong 1975
Zeitler H in: Prof. Dr. J. Bischko (Hrsg.): Einführung in die Schädelakupunktur, Handbuch der Akupunktur und Aurikulotherapie. Haug, Heidelberg 1977
Zimmermann M, Handwerker HO (Hrsg.): Schmerz, Konzepte und ärztliches Handeln. Springer, Berlin – Heidelberg 1984

Akupunktur und Hypnose in der Behandlung psychosomatischer Beschwerden

Christoph Kornacker

Zusammenfassung

Es soll eine Therapieoptimierung durch Kombination von Akupunktur und klinischer Hypnotherapie erzielt werden.

Bereits nach 4 Hypnosesitzungen mit Akupunktur (und 4 zusätzlichen Akupunktursitzungen ohne Hypnose) wird der Stand der Entscheidungsfindung (eine Sinnkrise, Neuausrichtung des Lebensweges) auf einer visuellen Analogskala (zwischen 0 = keine Entscheidung bis 10 = bestmögliche Entscheidung) mit 6–7 angegeben.

Die anfänglich im Vordergrund stehenden körperlichen Beschwerden (Spannungskopfschmerz, Schwindel, Schmerzen des Bewegungsapparates) verschwinden gänzlich.

Eine zentrale Rolle nimmt die in Hypnose angewendete Nutzbarmachung sog. ideomotorischer Fingerzeichen zur Kontaktaufnahme mit dem Unbewussten ein. Eine ideomotorische Befragung schließt sich an.

Interessant auch die abschließende Betrachtung des Patienten zur Wirksamkeit der gewählten Akupunkturpunkte im Vergleich zur Wirkung der Hypnotherapie.

Einleitung

Ein 34-jähriger Patient kommt mit Spannungskopfschmerzen, Schwindel und Schulter-Nacken-Schmerzen in meine neurologische Praxis. Der Patient selbst mutmaßt psychosomatische Zusammenhänge zwischen diesen Beschwerden und dem ihn bedrückenden Problem der weiteren beruflichen Lebensgestaltung. Dieses beschreibt er wie folgt: „*Ich muss mich, und das fällt mir sehr schwer und macht mich richtig krank, bald entscheiden, wie mein zukünftiger Weg weitergehen soll. Weitermachen wie bisher, in einer gesellschaftlich angesehenen, mit viel Verantwortung und hohem Arbeitspensum belegten beruflichen Position, die mich immer weniger befriedigt, oder die große elterliche Landwirtschaft übernehmen.*"

Sicherlich keine Befundkonstellation, bei der man spontan an eine Akupunkturbehandlung denkt. Die auch nachhaltige Beeinflussung körperlicher Symptome (in diesem Falle Spannungskopfschmerz) durch Akupunktur ist gut bekannt. Weniger bekannt, meiner Erfahrung nach jedoch ebenso effektiv ist der Einfluss von Akupunktur auf emotionale Prozesse.

Dem Problem der weiteren Lebensgestaltung wohnt eine derartige Komplexität inne, dass eine befriedigende Lösung nur mittels „Psychotherapie in Trance" (Hypnotherapie) erreicht werden kann.

Patient/Patientin

34 Jahre, männlich, im Dienstleistungssektor tätig

Krankengeschichte/Untersuchung

Aktuell beklagt der Patient eine diffuse Schwindelsymptomatik, die durch verschiedenste Kopf- und Augenbewegungen ausgelöst wird. Etwas länger bestehen frontal betonte, sich häufig über den gesamten Kopf erstreckende Druckkopfschmerzen, zeitweilig isoliert, zeitweilig in Kombination mit Verspannungen im Bereich der Nackenpartie bis in beide Schultern ausstrahlend. Die Eigenanamnese betreffs internistischer, neurologischer oder psychiatrischer Vorerkrankungen ist leer. Es wird eine differenzierte körperliche Abklärung der Beschwerden gewünscht. Die neurologische Untersuchung und die angeschlossene neurophysiologische Zusatzdiagnostik (EEG, visuell evozierte Potentiale, extra- und transcranielle Dopplersonographie) bleiben ohne krankhaften Befund.

Diagnostische Überlegungen

Auf eine chinesische Diagnostik verzichte ich, da sie mir für mein weiteres Vorgehen nicht relevant erscheint.

Diagnose westlich

Spannungskopfschmerz, Schwindel, Schulter-Arm-Schmerz; somatoforme Schmerzstörung, Sinnkrise, Neuausrichtung des Lebensweges

Diagnose chinesisch

Wird von mir in diesem Fall nicht gestellt.

Therapieprinzip

Im Kontext eines solchen Buchbeitrages liegt es mir fern, dem verbreiteten Wunsch gerade weniger erfahrener Akupunkteure nach einer „Kochrezeptur-Akupunktur" nachzukommen. Dennoch hat sich meiner Erfahrung nach gerade in der Behandlung somatoformer Schmerzstörungen und psycho-physischer Erschöpfungszustände, von Beschwerden also, die man im weiteren Sinne Erkrankungen des psychosomatischen Formenkreises zuordnen kann, ein Akupunkturbehandlungskonzept bewährt, das ich gern als **„Energetisierungsprogramm"** bezeichne. Es umfasst die Punkte: **Du 20, Le 3, Di 4, Lu 7, He 7, Ma 36, Mi 6, Ren 17.**
„Von allem Etwas, keine große Kunst", „Polypragmasie", „viel zu undifferenziert", könnte man jetzt sagen. „Aber durchaus effektiv", würde ich antworten. Wie auch in diesem Fall. Schenkt man den Akupunkturlehrbüchern Glauben, findet sich für jeden dieser Punkte ein Einfluss auf den Geist, die Emotionen. Für mein persönliches Vorgehen mit Akupunktur bilden diese Punkte ein **„Basiskonzept"**, das entsprechend den Beschwerden des Patienten modifiziert werden kann. Hier haben für mich die **Somatotope Ohr** (z.B. **Herz-Punkt, Beklom-**

menheits-Punkt, Kiefergelenks-Punkt, Polster, Jerôme, Antidepressions-Punkt u.a.), seltener YNSA, ECIWO oder auch Siener-Punkte (z.B. **Trigonum** [medial am Knie]), ganz besonders jedoch das bei psychosomatischen Erkrankungen sehr wichtige, von **Gleditsch** beschriebene **Dü-2/Dü-3-Areal** (Gleditsch 2002) herausragende Bedeutung.

Das in Lehrbüchern und Kursen zur Erzielung eines therapeutischen Erfolges propagierte „*deqi*-Gefühl" spielt in meiner Behandlungsstrategie nur eine untergeordnete Rolle. Wenn der Patient es beschreibt, ist es in Ordnung. Aber ich provoziere es nicht.

Zur Erzielung eines therapeutischen Erfolges sind für mich 2 Dinge wichtiger:
- Die Kontrolle des gewünschten Nadelsitzes mittels direkter, affirmativer Zustimmung des Patienten, wie es die von Gleditsch beschriebene **„Very-Point-Methode"** (Gleditsch 2002) ermöglicht
- Die Anwendung hypnotherapeutischer Techniken, wie z.B. das Aufsuchen des „sichersten und geschütztesten Ortes („safety place")", noch während des Setzens der Akupunkturnadeln und das **Verweilen in dieser induzierten Entspannung** für die Dauer der Akupunkturbehandlung.

Auf die auch in diesem Fall angewandten hypnotherapeutischen Techniken („safety place", „Sammeln und Ausschütten", „Fäuste ballen", Kristallkugeltechnik nach M.H. Erickson etc.) möchte ich dann detaillierter eingehen, wenn es für das Verständnis des Therapiezieles der jeweiligen Hypnosesitzung notwendig ist. Hier darf sonst auf Standardwerke zur Hypnose verwiesen werden (z.B. Bongartz 1988; Kossak 1989). Die psychotherapeutische Nutzbarmachung **ideomotorischer Fingerzeichen** zur Kontaktaufnahme mit dem Unterbewusstsein jedoch soll an dieser Stelle näher beschrieben werden.

Längst bedient sich die moderne Hypnose nicht mehr eines autoritären oder standardisierten Ansatzes. Vielmehr geht es darum, im Patienten innere Suchprozesse zur Lösung seines Problems in Gang zu bringen. Es ist ein „Kooperationssystem" zwischen Patient und Therapeut, basierend auf der Überzeugung, dass das Potential zur Weiterentwicklung und Heilung im Patienten selbst liegt. Der therapeutische Vorgang bleibt im Patienten lokalisiert. Die therapeutische Arbeit besteht darin, dem Patienten die seiner individuellen Lebensgeschichte innewohnenden heilsamen und nützlichen Informationen zugänglich zu machen.

Agnes Kaiser Rekkas (2001) beschreibt es wie folgt: *„Wie wir alle wissen, drückt die Seele oft etwas über den Körper aus, wovon der Verstand keine Ahnung hat. So ist es auch hier, und diesmal sogar erwünscht: Der Körper spricht für die Seele bzw. das Unbewusste. Natürlich nicht mit Worten, aber in seiner Sprache, in vegetativen Reaktionen oder unwillkürlicher motorischer Bewegung. Und diese motorische Bewegung wird in die Finger gebahnt, weil diese leicht reagieren und gut von außen zu beobachten sind. So erfahren wir schnell und einfach, was der Patient eigentlich braucht und wo es wirklich lang geht."*

Für die Arbeit mit Fingerzeichen bedarf es keiner tiefen Hypnose. Schon die Bitte: *„Schließen Sie einfach die Augen – das entspannt –, spüren Sie die wohlige Wärme in Ihren Armen und Beinen … und in der Zeit, die für Sie die richtige ist, lassen Sie mich wissen, welches Ihr **Finger für die Antwort ‚ja'** ist … das ist gut so"*, reicht häufig aus, ein Fingerzeichen auszulösen. Typischerweise wenig rhythmisch, rigorartig, zittrig; für den erfahrenen Hypnotherapeuten von willentlichen Bewegungen gut zu unterscheiden. Diese Bewegung wird zwar durch Suggestion induziert, kommt aber immer aus dem Patienten selbst. Ähnlich geht man dann für den **„Nein"-**, **„Ich möchte nicht antworten"-Finger** sowie den **„Finger für Neues"** vor.

Nun beginnt die eigentliche psychotherapeutische Arbeit, bei der über ein Fragenmanual unter Umgehung kognitiver Leistungen Kontakt mit dem Unbewussten aufgenommen wird. Alle dem Patienten unbewussten Schritte für die Problemlösung (wie u.a. das Wissen um das Problem, die Bereitschaft, es preiszugeben, die Fähigkeit und Erlaubnis zur Veränderung etc.) werden behutsam erfragt und mittels Fingerzeichen beantwortet. Dabei gilt es, kommunizierte Wünsche des Patienten nach mehr Zeit, Schutz etc. jederzeit zu erkennen und zu respektieren. Auf diese Art kann es in kurzer Zeit gelingen, die wahren seelischen Hintergründe einer Erkrankung herauszufinden und einer Lösung *(„Sind Sie unbewusst dazu bereit, daran etwas zu ändern?")* zuzuführen.

Methoden

Körperakupunktur, verschiedene hypnotherapeutische Techniken, Arbeiten mit ideomotorischen Fingerzeichen

Behandlungsverlauf

Folgendes Setting wird gewählt: Insgesamt 10 Akupunktursitzungen und 5 Hypnotherapiesitzungen (die 1.–4. Sitzung zeitgleich mit Akupunktur, die 5. Sitzung ohne Akupunktur). Die Akupunkturbehandlungen werden 2-mal wöchentlich (zu Beginn und zum Ende der Woche), die Hypnosebehandlung 1-mal wöchentlich durchgeführt. Zwischen der 4. und 5. Hypnosebehandlung liegt ein Abstand von 2 Wochen.
In jeder Sitzung werden zunächst oben genannte Akupunkturpunkte genadelt, anschließend dann – bei liegenden Nadeln – die Hypnotherapie durchgeführt. Wird mit Fingersignalen gearbeitet, verzichte ich auf Akupunkturnadeln im Bereich der rechten Hand.
Den Verlauf jeder Behandlung und die detaillierte Beschreibung jeder hypnotherapeutischen Intervention darzustellen würde den Rahmen der Kasuistik sprengen.
Jede Sitzung wird in ihrem Verlauf knapp und prägnant wiedergegeben.
Exemplarisch wird die **5. Hypnosesitzung** im Wortlaut meiner Intervention (unter **„Meine besondere Methode"** nachzulesen) und in der Schilderung des Patienten ausführlicher zu lesen sein.

1. Hypnosesitzung und Akupunktur (Gesamtdauer ca. 70 Minuten)

Im Vorgespräch berichtet der Patient von seinen Erlebnissen bei der 4 Tage vorher durchgeführten Akupunkturbehandlung. Damals wurde eine milde Trance mit Aufsuchen des „safety place" gewählt. Danach befragt, beschreibt er einen langen Sandstrand auf den Kanarischen Inseln. Bei Nadelung von Du 20 habe er das Gefühl gehabt, etwas Negatives würde aus dem Kopf herausströmen.
Bei der gewählten **Induktion „Fäuste ballen"** (Dauer ca. 20 Minuten) stellt sich der Patient den Fluss der in beiden Fäusten kumulierten Energie über die Arme, den Kopf, den Rumpf bis in die Beine vor. Das Achten auf bewusstes Ein- und Ausatmen (von mir vorgegebenes Bild in den tiefen Bauch eines „U" einzuatmen und die breite Flanke eines „E" zum Ausatmen zu nutzen) habe ihm gut geholfen, in Entspannung zu kommen. Nur dreimal in seinem Leben habe er einen derart tiefen Entspannungszustand erlebt. Während der Hypnose hätten sich mehrere Bilder vermischt. Besonders eindrücklich erinnere er das Bild, in tiefer Ruhe vor dem

Grab des Bruders zu stehen (der 2 Jahre ältere Bruder ist 28-jährig bei einem Autounfall tödlich verunglückt, er führte die elterliche Landwirtschaft).

Bei der **Induktion „Sammeln und Ausschütten"** (Dauer ca. 15 Minuten) geht es um die Vorstellung eines Gefäßes, in das man Sorgen, negative Eindrücke etc. hineinlegt, um sie später auszuschütten. Die Schilderung dessen, was er in die Schale legte, macht ihm Unbehagen. Es wird als Geheimnis weiter bewahrt. Sehr intensiv habe er Naturstimmungen erlebt, so vor dem Meer stehend, später dann auf dem Trecker sitzend im spätsommerlichen Ernteeinsatz. Am Ende der Hypnose sei dann das Bild aufgetaucht, wie er zusammen mit seinen Eltern auf den Unfallort des Bruders zufahre. Dabei habe er das erneute Aufflackern von Angst, den Bruder identifizieren zu müssen, und dann das überwältigende Gefühl innerer Ruhe und Gelassenheit im Gesicht des Toten wahrgenommen.

2. Hypnosesitzung und Akupunktur (Gesamtdauer ca. 60 Minuten)

Da der Patient eine ausgesprochen gute Fähigkeit zum Visualisieren besitzt, wird in der heutigen Sitzung (nach Installieren der Fingerzeichen) die Kristallkugel-Technik (**Hypnoseinduktion in Abwandlung der cristal-ball-technique von M.H. Erickson**) angewendet.

Hierbei geht es darum, das abstrahierte und unbewusst verankerte Wissen von Problemlösungen, seit der frühen Kindheit bis zum jetzigen Zeitpunkt, für das zu bearbeitende Problem zu nutzen. Er gibt einen Entspannungszustand an, der noch tiefer gewesen sei, als bei den vorangegangenen Induktionen (*„Ich habe geglaubt, das dieses gar nicht gehe"*). Jede Art unnötiger Spannung sei weg, das sei *„sehr, sehr schön"*. Es sei ein Gefühl tiefster Zufriedenheit gewesen, dabei habe er sich mit etwas beschäftigt, an das er sich nicht mehr erinnere: *„Sehr angenehm, wie in einem Traum."* An Interventionen könne er sich nicht erinnern.

3. Hypnosesitzung und Akupunktur (Gesamtdauer ca. 60 Minuten)

Im Vorgespräch berichtet er, dass Dinge, die ihn früher rasch aufgeregt und zu raschen und hektischen Reaktionen bewogen hätten, ihn jetzt deutlich weniger berühren würden.

Befragt nach Träumen, erinnert er sich an ein *„Gipfeltreffen mit George Bush"*, bei dem es zu *„wichtigen Entscheidungen kommen werde"*. Zu denken gebe ihm, dass gerade in den zurückliegenden Wochen Mitmenschen ihm den Rat gegeben hätten, „den Weg seines Herzens zu gehen". Ich gebe dem Patienten den Tipp, in der Selbsthypnose seine Tätigkeit als möglicher Landwirt zu visualisieren und im nächsten Schritt zu ergründen, was ihm an seiner bisherigen Tätigkeit wirklich fehle.

Die Idee für die heutige Sitzung ist eine **ideomotorische Befragung** zum anstehenden Problem (orientiert und modifiziert an einem Arbeitspapier von Dr. Agnes Kaiser Rekkas).

Ziel ist es, Suchprozesse zur Lösung des Problems auf unbewusster Ebene in Gang zu setzen. Zunächst werden die Fingersignale etabliert, dann entsprechend einem **Fragenmanual** vorgegangen. Den Fragen impliziert ist die Prämisse, dass das Unbewusste die Lösung des Problems bereits kennt. In einer bestimmten Reihenfolge gefragt, ist auf jeder Stufe kreative Intervention möglich, ohne das Ziel dieser „Psychotherapie in Trance" aus den Augen zu verlieren. **Die Schrittfolge im Einzelnen: Wissen um die Lösung des Problems; Bereitschaft, das Wissen preiszugeben; Abruf der evtl. noch verschlüsselten Information; Fähigkeit, diese neue Information nutzbar zu machen; innere Bereitschaft, diese Schritte zu gehen; psychische Erlaubnis für Veränderung; Aufforderung, dieses jetzt zu tun** („Finger für Neues").

Alle ersten Fragen werden mit dem „Ja-Finger" beantwortet. Bei der Frage nach der inneren Bereitschaft, neue Schritte zu gehen, zeigt sich der Finger für „Ich möchte nicht antworten"; bei der Frage nach der psychischen Erlaubnis für Veränderungen auf tieferer Ebene der „Nein-Finger".
Diese Fingerzeichen irritieren mich, ich versuche positiv umzudeuten: „Ich habe auch sehr aufs Tempo gedrückt. Wichtig ist, dass Sie bei Ihrem eigenen Rhythmus bleiben. Tragen Sie Sorge dafür, dass sich Dinge nicht zu schnell ändern. Ich bin sicher, dass das Thema in Ihrem Innern so bearbeitet wird, dass eine für Sie stimmige Antwort entsteht. Lassen Sie die bewusst oder unbewusst visualisierten Bilder, die eine gute Entscheidung erst möglich machen, weiter in sich arbeiten. Gut so …"
Tief bewegt (manchmal den Tränen nahe) berichtet der Patient von einem intensiven Nähegefühl zum verstorbenen Bruder. *„Mein Bruder gibt sehr viel Kraft an mich ab. ‚Mach es dir leichter', schien er mir zuzurufen. Kurz vor seinem Tode hatte er diese Lockerheit, die sich für mich auch daran gezeigt hat, dass er nicht mehr stotterte."* Befragt nach dem „Nein" zur Veränderung, kann er auf bewusster Ebene keine Antwort geben.

4. Hypnosesitzung und Akupunktur (Gesamtdauer ca. 65 Minuten)

Nach Installieren der Fingerzeichen (es bleiben konstant dieselben) wird in o.g. Reihenfolge wieder eine ideomotorische Befragung durchgeführt. An dieser Stelle kürze ich stark.
Wieder ist die Frage nach der Bereitschaft zur Veränderung und Zustimmung auf tiefer Ebene mit „*Ich möchte nicht antworten*" signalisiert worden. (…) „Ist der Schlüssel zum erfolgreichen Lösen des Problems in Ihrem Bruder versteckt?"
„*Ich möchte nicht antworten.*"
Ich wiederhole das bisher Erarbeitete (der Patient ist weiterhin in tiefer Trance): „Es gibt ein Loyalitätsproblem, es scheint nicht zeitgemäß zu sein, es besteht zumindest auf bewusster Ebene der Wunsch, es aufzugeben …" Dann interveniere ich: „Wenn es denn so ist, dass Sie dieses Loyalitätsprinzip aufgeben möchten, so tun Sie es mit all Ihrer Kraft und Zustimmung … jetzt … sehr gut so."
Es zeigt sich mehrfach der „Ja-Finger". Des Öfteren ausgeprägte Myoklonien über den gesamten Körper verteilt, die Atmung ist sehr ruhig und tief, das Gesicht völlig entspannt, leicht weißlich gefärbt, leichtes Flattern der Augenlider. In diesem Trancezustand verweilt der Patientin über viele Minuten.
Dann schließlich frage ich: „Fühlen Sie sich gut?"
„*Ja-Finger*"
Nach der Hypnose: Auf meine Äußerung, dass es heute mit den Fingerzeichen „wild zugegangen sei", schmunzelt der Patient. Er habe das Gefühl, er brauche noch Zeit. An die Interventionen könne er sich nicht bewusst erinnern.

5. Hypnosesitzung ohne Akupunktur (Gesamtdauer ca. 65 Minuten)

Im Vorgespräch berichtet der Patient von einem mehrtägigen Urlaub an der See, der sehr entspannend gewesen sei. Das Umschalten ins Berufsleben sei diesmal schwer gefallen, kurzzeitig hätten sich wieder die frontalen Druckkopfschmerzen eingestellt. Nach dem Stand des Entscheidungsprozesses befragt, antwortet er: *„Die Aussage wird klarer, mein Herz hat mir suggeriert, es lohne sich nicht, sich Zwängen zu unterwerfen, die beengen würden. Ich spüre, dass dieses dauerhaft nicht sein kann."*

Auf einer visuellen Analogskala zwischen 0 und 10 (0 = keine Lösung des Problems, 10 = Entscheidung in voller Zufriedenheit getroffen) gibt er den momentanen Stand der Entscheidungsfindung zwischen 6 und 7 an.
Geplant ist die Fortführung der in der vergangenen Sitzung begonnenen therapeutischen Arbeit mittels ideomotorischer Befragung.
Der (gekürzte) Wortlaut der Intervention ist unter **„Meine besondere Methode"** nachzulesen.
Nach einer kurzen Pause lasse ich den Patienten seine Erlebnisse schildern, ohne ihn zu unterbrechen:
„Ich habe nur noch meine Hände und Füße gespürt, der Körper war gar nicht mehr da, auch jetzt ist dieses Gefühl noch existent, … und dabei so klare Gedanken. Das habe ich in meinem Leben so noch nicht erlebt, so etwas Angenehmes, überhaupt keine Angst, obwohl von der Realität so weit weg. Mehrmals habe ich die mich belastenden Dinge in die Schale gelegt, … dann habe ich sie ganz genüsslich ausgekippt."
Mir fällt auf, dass ich die Aufforderung zum Auskippen der Schale gar nicht gegeben habe, lasse es den Patienten aber nicht wissen.
„Was waren denn das für Dinge?"
„Das waren diese belastenden Gedanken, die – das wurde mir klar – es nicht wert sind, dass man sich weiter um sie kümmert, dass man sich verrückt macht und sich innerlich verkrampft. Diese Gedanken nicht mehr zu haben, das ist die Freiheit, nach der ich mich sehne. Selbstbestrafung, das ist ein krasses Wort …, aber ich tue es mit mir.
Was hält mich eigentlich davon ab, lockerer zu sein?"
Längere Pause. „Nun, Ihr Unbewußtes weiß es." (Der Patient lächelt)
„Ich hatte Sie gefragt, ob Sie aus Liebe zu einer anderen Person mit dieser Selbstbestrafung aufhören könnten?"
„Nein, dann wäre ich ja abhängig von jemand anderem, dies könnte mich dann später in eine tiefe Krise stürzen." Es gebe auch gar keine konkrete Person, wie eine Partnerin oder die Eltern, für die er dies tun möchte. *„Nein, ich tue es nur für mich selbst. … Immer noch spüre ich diese tiefe Entspannung, meinen Körper fühle ich gar nicht … und der Kopf so klar."*
In der Gewissheit, dass der Patient noch hoch suggestibel ist, frage ich nach: „Was in Ihnen gibt die Antwort auf meine Fragen?"
„Nun es ist schon noch der Kopf …, es ist wie eine Art Konflikt zwischen Verstand und Unbewusstem. Der Verstand überlegt sogar, welcher Finger nun zu heben ist, aber die Antwort kommt klar aus dem Unbewussten. Wenn Sie dann zwischen Ihren Fragen eine Pause machen, wird die Anspannung immer größer, es ist wie eine Neugier auf die nächste Frage. Ich habe das Gefühl, zukünftig die Wertung vieler Dinge im täglichen Leben anders zu machen … ich glaube, das hat mit der Hypnose zu tun. Nur funktionieren, … das bin ich nicht."
Ich bitte den Patienten nochmals, in eine kurze Entspannung zu gehen und Folgendes zu internalisieren: „Die Dinge einfach geschehen lassen, … weniger „kopflastig" sein. Es ist nicht nur so, dass Sie Hilfe von anderen erwarten und bekommen werden, auch Sie werden mit Ihren neuen Erkenntnissen mehr Verantwortung für sich selbst und andere übernehmen."
Der Patient schildert, dass dies eine besondere Hypnosesitzung gewesen sei (und ich kann ihm aus vollem Herzen zustimmen). Wir beide haben den Eindruck, dass jetzt auf unbewusster Ebene etwas in Bewegung gebracht worden ist, das längere Zeit benötigt, um sich zu setzen.

Ergebnis

Die zunächst im Vordergrund stehenden körperlichen Symptome (Spannungskopfschmerzen, Schwindel, Schmerzen des Bewegungsapparates) werden rasch überwunden und die dann mittels ideomotorischer Fingerzeichen und weiterer hypnotherapeutischer Techniken bearbeitete psychisch-spirituelle Ebene erreicht. Nach 4 Akupunktursitzungen und 4 Sitzungen mit klinischer Hypnotherapie und Akupunktur wird der Stand der Entscheidungsfindung (eine Sinnkrise, Neuausrichtung des Lebensweges) auf einer visuellen Analogskala (zwischen 0 = keine Entscheidung und 10 = bestmögliche Entscheidung) mit 6–7 angegeben.

Diskussion

Es wird deutlich, dass die Akupunktur in diesem Setting eine eher untergeordnete Rolle spielt. Weder hat der Autor chinesisch untersucht, noch hat er eine chinesische Diagnose gestellt. Warum dann eine solche Kasuistik in einem Buch, das die therapeutischen Vorzüge von Akupunktur, orientiert an chinesischer Untersuchung und auf Lehren der TCM basierend, eindrucksvoll herausstellt?
Weil Akupunktur (auch ohne differenzierte TCM-Diagnose) allein und in Kombination mit Hypnotherapie eine für den Patienten positive Wirkung erzielt hat.
Für mich wird eine Behandlungsmethode dann spannend, wenn man ihre Grenzen und Möglichkeiten auslotet, wenn es fließende Übergänge und „Verwandtschaft" mit vordergründig anderen Therapien gibt. Dieses scheint mir bei Akupunktur und Hypnose der Fall zu sein. Oben genannter Patient beschreibt es wie folgt.
Bei Akupunktur in Verbindung mit der Vorstellung, den „sichersten und geschütztesten Ort" („safety place") aufzusuchen, misst er den gewählten Akupunkturpunkten den größeren therapeutischen Nutzen bei. Gleiches gilt für die Überwindung körperlicher Symptome psychosomatischer Genese. (Anmerkung: Einen vergleichbaren Stellenwert hat die Akupunktur in Kombination mit therapeutischem Visualisieren; s. Falldarstellung „**Akupunktur und Hypnose in der Behandlung von Pollinosis und Asthma**").
Bei tieferen Trancezuständen und gerade beim Arbeiten mit ideomotorischen Fingerzeichen nimmt für den Patienten die Hypnotherapie die zentrale Rolle im Erzielen therapeutischer Effekte ein.
Ein für mich befriedigendes Ergebnis, da Körper und Seele die individuelle Behandlung zur Gesundung erhalten haben.
Was meint „Verwandtschaft" zwischen Akupunktur und Hypnose?
Beide Therapieformen verwirklichen das, was Medizin immer möchte: „Den Patienten dort abholen, wo er steht"; mit individuell auf seine Bedürfnisse zugeschnittener Therapie.
In der Hypnotherapie gelingt dieses Anknüpfen an im Patienten liegenden heilsamen Informationen z.B. mittels ideomotorischer Fingerzeichen. Hier wird Kontakt zum lösungsbereiten Unbewussten hergestellt.
Und bei der Akupunktur? Hier scheinen die Pfade noch verschlungener zu sein. Trotz vieler wissenschaftlich untermauerter Einzelbeobachtungen von Akupunkturwirkungen ist das, was das wirklich Heilsame des Akupunkturstiches ausmacht, (mir zumindest) nicht bekannt.

Bezeichnenderweise geschehen diese Änderungen zum Gesunden bei beiden Therapieformen, ohne dass vorher deren auslösende krank machende Inhalte auf eine bewusste Ebene gebracht werden müssen.

Alles geschieht im eigenen Tempo ...

Eine Beobachtung, die wir bei Akupunkturbehandlungen immer wieder machen. Bei gleicher Diagnose und Verwendung gleicher Akupunkturpunkte lässt der therapeutische Effekt unterschiedlich lange auf sich warten.

Gleiches gilt für die Hypnotherapie. Schritt für Schritt durchläuft der Patient innere Prozesse, Dinge geschehen im Laufe der Zeit. Taktgeber scheint hier das Unbewusste zu sein.

Interessant ist hier auch die Bemerkung des Patienten zu den ideomotorischen Signalen: „Der Verstand überlegt sogar, welcher Finger sich heben soll, und doch kommt die Antwort klar aus dem Unbewussten". Wie von unsichtbarer Hand gelenkt, sind es die ideomotorischen Fingerzeichen, die das Prozesshafte ausdrücken: Der „Nein-Finger" steht für Innehalten, Rückbesinnung und therapeutisches Bearbeiten eines Problems (wie in diesem Fall von Selbstbestrafung, falsch verstandener Loyalität), der „Ja-Finger" für dynamisches Vorwärtsschreiten, der „Finger für Neues" für eine Änderung des Bezugsrahmens und die Neuausrichtung von Gedanken und Emotionen.

Oder wie Agnes Kaiser Rekkas (1998) treffend formuliert: „Stundenlange therapeutische Gespräche können niemals die Wirkung von 5 Minuten körperlich und seelisch durchlebter Erfahrung aufwiegen. Deshalb ist Hypnose eine Erlebnistherapie."

Schlussfolgerung

Akupunktur und klinische Hypnotherapie sind meiner Erfahrung nach zwei in ihrer Art verwandte Behandlungsmethoden. Zwar scheint die Akupunktur im dargestellten Fall aus dem psychosomatischen Formenkreis (Sinnkrise, begleitend somatoforme Schmerzstörung) nicht primär indiziert zu sein, in Kombination mit klinischer Hypnotherapie jedoch kann eine intensivere therapeutische Wirkung erzielt werden.

Literatur

Bongartz B u. W: Hypnosetherapie. Hogrefe, Göttingen – Bern – Toronto – Seattle 1988
Kossak H: Hypnose – ein Lehrbuch. Psychologie Verlagsunion, Weinheim 1989
Kaiser Rekkas A: Die Fee, das Tier und der Freund. Carl-Auer-Systeme, Heidelberg 2001
Kaiser Rekkas A: Klinische Hypnose und Hypnotherapie. Carl-Auer-Systeme, Heidelberg 1998
Gleditsch JM: MAPS – Grundlagen und Praxis der somatotopischen Therapie. Hippokrates, Stuttgart 2002

Cervicaler Bandscheibenvorfall

Jürgen Bachmann

Zusammenfassung

Der nachfolgende Fallbericht zeigt ein typisches Beispiel einer integrativen Behandlung bei cervicalem Bandscheibenprolaps unter Einsatz von Akupunktur.

Einleitung

Im Rahmen unserer fachübergreifenden orthopädisch-chirurgisch-rheumatologischen Gemeinschaftspraxis behandeln wir vorrangig Krankheiten und Beschwerden des Bewegungssystems. Dabei taucht auch immer wieder die Frage auf, ob ein Bandscheibenprolaps mit Akupunktur zu behandeln sei. Aus den bisherigen Erfahrungen ist dies nicht unproblematisch. Die muskulär detonisierende Wirkung insbesondere lokaler Punkte im betroffenen Segment kann bei einer akuten strukturellen Läsion unerwünscht sein (ein Beispiel für den Lehrsatz, dass bei akuten Störungen v.a. über Fernpunkte zu behandeln ist). Der Akupunktur kommt daher oft eine wesentliche Rolle erst im Rahmen der Behandlung im weiteren Verlauf zu.

Patient/Patientin

Frau U.K., 45 Jahre, Erstvorstellung Januar 2002, zur Akupunktur November 2002

Krankengeschichte/Untersuchung

Die Patientin gelangte nach einiger Zeit der Vorbehandlung im Kontext unserer Gemeinschaftspraxis in meine Behandlung.
Sie klagte bei der Vorstellung im Januar bei einem der Praxispartner über Schmerzen und Verspannungen im Bereich der HWS, daraufhin symptomatische Krankengymnastik; im Verlauf vermehrte Schmerzen mit Ausstrahlung zum Schultergürtel. Nach Röntgendarstellung der Schulter ohne Befund lokale Injektionstherapie.
Am 14.3.2002 Vorstellung mit verändertem Schmerzbild und Zunahme der Schmerzen, seit dem Vortag starke Schmerzen Schulter links und Schulterblatt, daher Übergang auf Infusionstherapie mir NSAR und Steroiden, hierunter keine Besserung der Beschwerden, im Rahmen der veranlassten NMR Feststellung eines Bandscheibenprolaps rechts (!).
Unter intensiver Therapie mit Medikamenten (Ibuprofen, Diclofenac), Ruhigstellung mittels Halskrause nur langsame Besserung der klinischen Symptomatik; zur Schmerztherapie initial MST erhalten, im weiteren Verlauf dann Rückgang auf Tramadol® und jetzt nur Novaminsulfon® und Intensivierung der Krankengymnastik. Hierunter nur langsame Rückbildung der

Beschwerdesymptomatik bis zum Sommer 2002. Ein neurochirurgisches Konsil sah im Mai keine Indikation zu operativem Vorgehen.

Im August und September stationäre Rehabilitation nach Erreichen der Rehabilitationsfähigkeit. Hierunter vorübergehende Besserung.

Im November 2002 wieder krampfartige Schmerzen im Bereich der linken Schulter mit Ausstrahlung bis zum Ellenbogen und auch Schmerzen im Bereich der rechten Schulter sowie Verspannungen der Schulter- und Nackenregion insgesamt.

Allgemeine Vorgeschichte
Operationen:
- 1968 Appendektomie
- 1969 Tonsillektomie
- 1985 Eileiteroperation wegen extrauteriner Gravidität
- 1998 Sterilisationsoperation
- 2000 Hämorrhoidenoperation

Kinderkrankheiten:
- Scharlach
- Röteln
- Windpocken

Internistische Anamnese: Eine Fettstoffwechselstörung sei bekannt, sie nehme Pankreasenzyme wegen rezidivierender Oberbauchschmerzen und Übelkeit, insbesondere nach fetten Speisen, anamnestischer Zustand nach Cholezystitis.

Keine Angabe von Medikamentenunverträglichkeiten oder Allergien.

Gynäkologische Anamnese: Eine Lebendgeburt (Sectio caesarea), 1965 Eileiterschwangerschaft, 3 Fehlgeburten, Menses regelmäßig, keine bestehende Schwangerschaft.

Orthopädische Anamnese: Unklare Arthritis des oberen Sprunggelenkes mit Arthroskopie, Synovektomie. Der pathologische Befund konnte eine rheumatoide Arthritis nicht sichern. Rezidivierend Lumbalgien und Nackenschmerzen.

Vegetative Anamnese: Appetit normal, Durst unauffällig, Gewicht konstant. Stuhlgang und Miktion ohne Angabe von Problemen. Schlaf: Ein- und Durchschlafstörungen. Kein Nachtschweiß, kein Husten, kein Auswurf.

Appetit gut, Durst normal, Gewicht konstant. Stuhlgang tgl. ohne Abführmittel, Wasserlassen sei normal. Alkoholkonsum: Selten. Nikotinkonsum: Verneint.

Erkrankungen bei Familienmitgliedern: Der Vater leidet an einem Tremor unklarer Ursache. Die Mutter, mit 74 Jahren verstorben an den Folgen mehrerer Schlaganfälle bei arteriellem Hypertonus, litt an chronischer Polyarthritis. Eine Schwester leidet ebenfalls an rheumatoider Arthritis. Beim Bruder, soweit bekannt, keine schwerwiegenden Erkrankungen.

Familien- und Sozialanamnese
Die Patientin ist Arzthelferin mit halbschichtiger Stelle in einer internistischen Praxis. Sie ist geschieden und hat ein noch zu versorgendes Kind. Familiäre Probleme oder sonstige Belastungen im psychosozialen Umfeld werden verneint.

Befund
Klinisch: Körpergewicht: 63 kg bei 168 cm Körpergröße. Die Patientin wirkt erschöpft durch den langen Beschwerdeverlauf, etwas angespannt, aber im Allgemeinen muskelschlaffer Habitus. An- und Auskleiden uneingeschränkt möglich. Gangbild ungestört.
Deutlicher Hartspann der Schulter-, Nackenmuskulatur und paravertebralen Muskulatur der BWS und LWS mit Druckschmerzhaftigkeit über dem M. trapezius beidseits und entlang dem medialen Scapularand beidseits. Untere HWS und obere BWS deutlich klopfschmerzhaft. Finger-Boden-Abstand 0 cm, Kinn-Brustbein-Abstand 3/16 cm, Schober-Zeichen (LWS-Entfaltung) 10/14 cm, Ott-Zeichen (BWS-Entfaltung) 30/33 cm. Beweglichkeit der HWS eingeschränkt, in der Lateralflexion nach rechts auf 25, nach links auf 35 Grad, Rotation rechts endgradig, links 45 Grad. Segmentale Untersuchung mit verminderter Beweglichkeit der Segmente C 3–6 rechts mehr als links mit Verquellung und maximaler umschriebener Druckdolenz im Segment C 3/4 rechts. Sämtliche Gelenke der oberen Extremität sind frei beweglich. LWS-Beweglichkeit endgradig eingeschränkt.
Nervensystem: Muskeleigenreflexe der oberen Extremität herabgesetzt, jedoch seitengleich; Muskeleigenreflexe der unteren Extremität gut auslösbar, seitengleich, Sensibilität intakt, grobe Kraft der linken Hand herabgesetzt.
Röntgen (14.03.02):
- BWS 2 Ebenen: Geringe c-förmige rechtskonvexe Skoliose der BWS
- HWS 3 Ebenen: Verschmälerung der ZWR C 5/6 und C 4/5 mit kleinen ventralen Osteophyten

Kernspintomographie der HWS (18.3.02):
Umschriebener, dorsomediolateral rechts betonter Bandscheibenvorfall im Segment HWK 4/5. Bandscheiben-Bulging bei HWK 5/6 und HWK 6/7 ohne weiterführende Pathologie. Streckfehlhaltung, leichtgradige Bandscheibenfachernierdrigung bei HWK 4/5 und HWK 5/6 im Sinne einer initialen Osteochondrosis intervertebralis.

Diagnostische Überlegungen

Die Anamnese der aktuellen Beschwerden erstreckt sich über mehrere Monate. Die Klopfschmerzhaftigkeit ist Zeichen einer strukturellen Schädigung. Die Ausstrahlung der Beschwerden nach links lässt sich allein durch den vorliegenden Bandscheibenprolaps nicht als Nervenkompressionsschmerz erklären. Vielmehr ist es zu einer deutlichen muskulären Fehlsteuerung gekommen, und die Nachbarsegmente sind ebenfalls gestört.
Ich entschied mich nach den 8 Leitkriterien, das Geschehen primär als Außen-*Biao*-Störung auf der Leitbahnebene und dabei als *Qi*-Stagnation einzuordnen, verbunden mit einer Blut-Stase im Bereich der kleinen Wirbelgelenke des Segments C 3 bei umschriebener lokaler Druckdolenz.

Diagnose westlich

Cervicobrachiales Syndrom beidseits bei Bandscheibenprolaps C 4/5 rechts und Funktionsstörung der klassischen HWS

Diagnose chinesisch

- *Qi*-Stagnation in der Leitbahn Dünndarm/Blase, möglicherweise auch 3E/Gallenblase
- Blut-Stase im Bereich der klassischen HWS (Wirbelgelenk C 3/4 rechts)

Therapieprinzip

- **Chinesische Medizin:** Die Leitbahn durchgängig machen, *Qi*-Stagnation lösen
- **Westliche Medizin:** In gestufter Folge Blockierungen lösen, Muskeln entspannen, Triggerpunkte deaktivieren, muskuläre Dysbalance korrigieren, die korrigierte Haltung muskulär stabilisieren

Methoden

Zum Einsatz kam eine ganze Reihe von Methoden in Anpassung an das Krankheitsbild im Verlauf. Zunächst Akupunktur und Heißluft; im Behandlungsverlauf Krankengymnastik im Anschluss an die Akupunktur, im weiteren Verlauf TENS. Begleitend bedarfsweise Medikamenteneinnahme mit Antiphlogistika/Analgetika. Bei Rezidiv Manualtherapie und lokale Injektion.

Behandlungsverlauf

Am 15.11.02 Beginn einer Akupunkturtherapie mit insgesamt 10 Sitzungen unter Verwendung von

- Dü 3 als Fernpunkt gemäß Beschwerden und Ausstrahlung
- Bl 10 als regionalem Punkt im Bereich der kleinen Wirbelgelenke, aber außerhalb der hauptsächlich schmerzhaft gestörten Gelenke
- Du 14 als regionalem Punkt mit Einfluss auf die sympathische Regulation im zervikothorakalen Übergang
- Gb 21 beidseits als Triggerpunkte
- Rechts 3E 15, Bl 43 sowie Bl 16 als muskulär dolenten Punkten
- Bl 60 als Fernpunkt der Nackenregion und des cervicothorakalen Übergangs

Die Folgebehandlungen (22.11., 26.11., 29.11., 03.12., 06.12., 10.12., 13.12., 17.12. und 20.12.02) zeigten keine wesentliche Änderung des Befundmusters und wurden im Wesentlichen mit den gleichen Akupunkturpunkten durchgeführt. Es kam jedoch schon nach der 3. Sitzung zu einer deutlichen Besserung: Die Krankenakte verzeichnet: *„Rechts ist viel besser geworden, sie fühlt sich richtig gut."* Wegen der bei Tastung auslösbaren übertragenen Schmerzen bei Gb 21 gilt dieser als Triggerpunkt. Dieser Befund ist weiter gehend als lediglich der einer muskulären Dolenz oder Verspannung und erfordert hier ein intensiveres Vorgehen. Gb 21 wird einer intramuskulären Stimulation zur Triggerpunktdeaktivierung unterzogen, d.h., es wird die Auslösung einer Muskelzuckung angestrebt. Bei den übrigen muskulären Dolenzzonen neben Gb 21 erfolgt die Nadelung unter Auslösung eines *De Qi*, nicht mit dem Ziel, aber unter Inkaufnahme einer muskulären Zuckungsreaktion. Wegen der Verspannung und Kälteempfinden wird die Akupunktursitzung meist von einer Heißlufttherapie begleitet.

Bedarfsweise Einnahme von Ibuprofen 800 retard oder Novaminsulfon®-Tropfen am Anfang der Therapie, im Verlauf nimmt der Verbrauch ab.

Die Krankengymnastik wurde zunächst mit einigen Terminen weitergeführt, in diesem Zusammenhang wurde neben stabilisierenden Übungen auch der Einsatz eines TENS-Gerätes geschult, da sich die Minderbelastbarkeit der geschädigten Halswirbelsäule im Rahmen der Berufstätigkeit immer wieder einmal bemerkbar machte.

Ab Februar 2003 Übergang von der Einzelbehandlung unter manualtherapeutischen Gesichtspunkten auf Krankengymnastik am Gerät.

Ergebnis

Die medizinische Trainingstherapie führt die Patientin für mehrere Monate durch, später in Eigenregie weiter, manchmal unter Zuhilfenahme des nunmehr auf Dauer verordneten TENS-Gerätes. Der Medikamentenverbrauch hat sich drastisch reduziert. Die seit Anfang 2003 verordnete Bedarfsmedikation von Ibuprofen 800 retard, Retard-Tabletten No. 20, reicht jeweils über 4 Monate. Im Dezember 2003 kommt es zu einem kurzzeitigen Rezidiv, das in 2 Sitzungen mit Manualtherapie und lokaler Infiltration an das wiederum am stärksten betroffene Segment C 3/4 rechts zur Ruhe kommt; erneutes Rezidiv im Juli 2004, ebenfalls mit raschem Abklingen nach wenigen Injektionen von Triamcinolon® 10 mg an die Facette C 3/4 rechts.

Diskussion

Die Schädigung der Bandscheibe gerade im mittleren Lebensabschnitt resultiert aus einem Missverhältnis des Bandscheibenbinnendrucks, der durch den Nucleus pulposus aufrechterhalten wird, und der im Altersverlauf zunehmend weniger belastbaren Strukturen des faserigen Anulus fibrosus. Hieraus kann ein Bandscheibenprolaps oder eine Protrusion resultieren, die nervale Strukturen bedrängt und zu Reizungen der Nervenwurzeln und nervalen Defiziten führen kann.

Daneben kommt es aber auch zu Reaktionen der segmentalen und regionalen Muskulatur, muskulärer Verspannung und Fehlsteuerung und in der Folge auch zu Funktionsstörungen der benachbarten Wirbelsegmente.

In der Akutphase ist im betroffenen Segment in der Regel eine erheblich aktivierte Nozireaktion auf muskulärer Ebene und den verschiedenen Ebenen der nervalen Versorgung gegeben, die eine zusätzliche lokale Reizung – sei es durch Akupunktur oder Krankengymnastik – problematisch erscheinen lässt. Wie im vorliegenden Fall ist diese Krankheitsphase eine Domäne der medikamentösen Therapie.

Insoweit keine Kontraindikationen bestehen, wäre mein eigenes Vorgehen initial eher durch gezielte Infiltrationen im Bereich der Nervenwurzeln geprägt. Meine Partner hatten der systemischen, zunächst parenteralen, dann oralen Therapie den Vorzug gegeben.

Ich betrachte die Verspannung der Muskulatur während der Akutphase im betroffenen Segment als Bedarfshartspann, der die verletzte Struktur ruhig stellt, und setze in der Akutphase keine lokalen Nadeln. Der Hartspann lässt sich zwar auflösen, dieser Effekt hat sich jedoch wiederholt als nicht zielführend erwiesen. Gegen eine regionale und Fernpunkttherapie mit Akupunktur bestehen meinerseits keine Bedenken.

Die Rückbildung der Symptome und Befunde hängt dabei wesentlich von strukturellen Vorschäden und Bewegungs- und Haltungsstereotypen ab. Diese unterliegen gerade im Bereich der HWS auch psychischen Einflüssen.

Aus eigenem Erleben kann ich berichten, dass eine frühzeitige Akupunktur mit Fernpunkten in Kombination mit medikamentöser antiphlogistischer Therapie auch bei Strukturschäden zu einer schnellen Remission der Symptome führen kann. Andererseits scheint die medikamentöse Therapie allein weniger geeignet, die oben angesprochenen sekundären Veränderungen der muskulären Fehlsteuerung und segmentaler Störungen und Verkettungen zu verhindern.

Im vorliegenden Fall ist es zu einer längeren Phase der Chronifizierung gekommen, die auf medikamentöser Ebene bis in die Stufe III der WHO-Klassifikation der Analgetikaanwendung führte, bevor überhaupt regulative Therapien wie Krankengymnastik und in der Folge eine Rehabilitation indizierbar wurden.

Die Akupunktur wurde zu einem Zeitpunkt eingesetzt, als sich neben der primären Schädigung eine Reihe von Folgen auch nach den genannten Therapien eingestellt hatte.

Schlussfolgerung

Die Behandlung des akuten Bandscheibenvorfalls verläuft analog einer Verletzungsbehandlung: In der Frühphase Akupunktur an Fernpunkten und Regionalpunkten, bei chronifiziertem Verlauf unter Beachtung der Nocireaktion auch lokal.
Der Einsatz von Antiphlogistika ist in der Akutphase Mittel der Wahl.
In der Folge ist die Kombination mit Krankengymnastik sinnvoll.
In der Rehabilitationsphase ist eine aktive Übungsbehandlung sinnvoll.
Zur Schmerzmodulation kann TENS eingesetzt werden.

Literatur

Krämer J: Bandscheibenbedingte Erkrankungen. 2. Aufl. Thieme, Stuttgart–New York 1986
Bachmann J: Akupunktur am Bewegungssystem. Enke, Stuttgart 2000

Cervicocephales Syndrom

Jürgen Bachmann

Zusammenfassung

Der nachfolgende Fallbericht zeigt ein Beispiel einer komplexen chronifizierten Schmerzkrankheit, die sich vornehmlich als Beschwerdesyndrom der HWS und mit Kopfschmerzen oder als cervicocephales Syndrom präsentiert. Er zeigt im Langzeitverlauf die Möglichkeiten der Akupunktur im Rahmen eines integrativen, gestuften Therapieplanes auf, der an die Fortentwicklung der Symptomatik und Diagnose angepasst wird.

Einleitung

Der vorliegende Fallbericht berührt mehrere Felder aktueller Bedeutung:
* die Diskussion um die Bedeutung der HWS für Kopfschmerzen
* die Frage der Zusammenhänge hoch cervicaler und lumbosakraler Störungsmuster
* das Problem angemessener Diagnostik bei chronischen Schmerzen in ihren bio-psychosozialen Dimensionen
* die Umsetzung dieser Sichtweise in die Auswahl der Theoreme der traditionellen chinesischen Medizin.

In der aktuellen Sichtweise von Kopfschmerzen und Symptomen im Bereich des Kopfes wird aus klinisch empirischer Sicht von Vertretern der Orthopädie und der naturheilkundlichen Verfahren immer wieder auf die Bedeutung der HWS hingewiesen. Dies steht im Gegensatz zum medizinischen Mainstream: Aus neurologischer Sicht und auch nach den Kriterien der Deutschen Migräne- und Kopfschmerzgesellschaft (DMKG) wird der HWS als wesentlichem Faktor nur ein begrenzter Stellenwert eingeräumt, lange tauchte der cervicogene Kopfschmerz in der Klassifikation der „International Headache Society" (IHS) nicht auf.

Nach Sjaastad (1998) sind Hauptkriterien für einen cervicogenen Kopfschmerz zwar eng gefasst (Symptome einer HWS-Beteiligung mit Schmerzprovokation durch Kopfbewegung oder Druck auf Triggerpunkte – eingeschränkte HWS-Beweglichkeit – nicht radikuläre Schmerzen in Arm und Schulter; Bestätigung durch diagnostische anästhesiologische Blockade, Einseitigkeit ohne Seitenwechsel), aber die Schmerzcharakteristika weit (fluktuierender Dauerschmerz und/oder Schmerzattacken variabler Dauer; mittelschwerer, nicht pulsierender, nicht lanzinierender Schmerz; Schmerzausstrahlung von occipital nach okulo-fronto-temporal).

Die kraniosakrale Therapie in der Osteopathie und auch die Applied Kinesiology benutzen empirisch gefundene Zusammenhänge zwischen skelettalen Strukturen v.a. des Schädels und des Beckens für Diagnostik und Therapie von Läsionen. Dabei werden die in der Literatur dargestellten Bezüge als Lovett-Beziehungen bezeichnet, diese sind aber auf der Grundlage klassischer Anatomie und Physiologie nicht ohne weiteres nachvollziehbar (Abb. 1).

Für Kopf- und Gesichtsschmerzen:

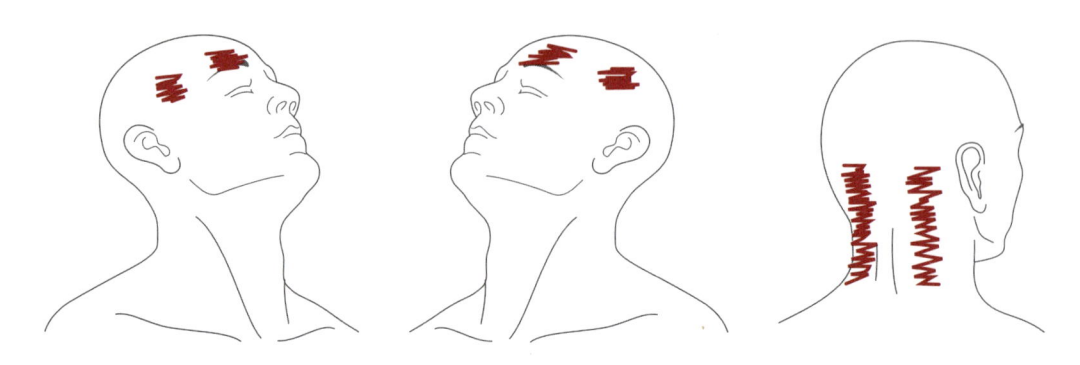

Für Körperschmerzen:

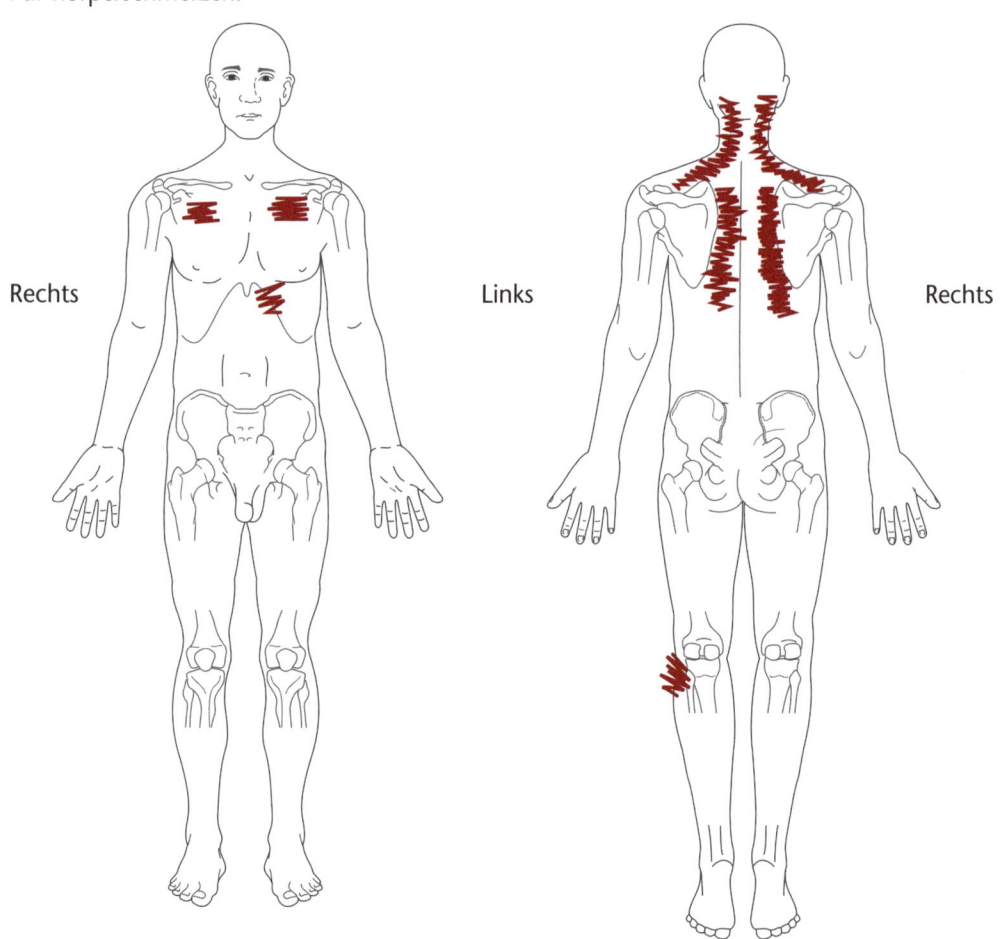

Rechts　　　　　　　　　　　Links　　　　　　　　　　　Rechts

Abb. 1　Körperschema, in das der Patient seine Schmerzen und Missempfindungen durch Schraffieren der Region der Schmerzausstrahlung oder durch Pfeile kennzeichnen kann

In der Schmerztherapie (http://www.meridianinstitute.com/eamt/files/davis/Dav1cont.htm) wird zum Verständnis des chronischen Schmerzes ein bio-psycho-soziales Modell zugrunde gelegt. Daraus wird häufig gefolgert, dass die Diagnostik und Therapie möglichst umfassend und ganzheitlich zu sein hätten. Demgegenüber scheint mir die ärztliche Kunst eher darin zu bestehen, zu dem vorgetragenen Problem einen angemessenen Zugang zu finden und auf die therapeutischen Möglichkeiten abzuklopfen, die im Bereich des eigenen oder des Qualifikationsprofils anderer Beteiligter in einem interprofessionellen und interdisziplinären Team liegen, um dann hieraus einen zeitlich gestuften Plan zu entwickeln.

Analog hierzu sind in der traditionellen chinesischen Medizin Schmerzen gerade im Bereich des Bewegungssystems zunächst einmal einer Störung des Außen *(biao)* zuzuordnen und die Bezüge zum Innen *(li)* nur dann zu erörtern, wenn sich hieraus keine angemessene Arbeitshypothese und Diagnose formulieren lassen. Nicht *entweder/oder* oder *sowohl als/auch* sondern: *sowohl entweder oder als auch sowohl als auch* (vgl. Ots 1999).

Patient/Patientin

B.K., weiblich, 58 Jahre; Erstvorstellung 16. November 2001, ohne Termin.

Krankengeschichte/Untersuchung

Die Patientin klagt über seit mehreren Jahren bestehende Schmerzen im Bereich der HWS und des Nacken beidseits mit parietaler Ausstrahlung, Übelkeit; vor kurzem Hörsturz. Der Verlauf sei durch die bisherige Therapie nicht gebessert worden, im Wesentlichen Krankengymnastik und manuelle Therapie, vor einigen Monaten bereits einmal Akupunktur ohne Besserung. Lumbal seit einigen Jahren rezidivierend immer mal wieder „Hexenschuss", daneben auch Lumbalgien, weniger schmerzhaft, gleichzeitig mit den hauptsächlichen Beschwerden.

In gleicher Sitzung wurde der Eingangsbefund mit Untersuchung des ganzen Bewegungssystems nach Entkleiden bis auf die Unterbekleidung durchgeführt (s.u.). Außerdem erfolgten eine 1. Akupunkturbehandlung und die Indikation zur nativradiologischen Untersuchung. Bei der 2. Sitzung ergaben sich die differenzialdiagnostischen Erkenntnisse aus dieser Behandlung und aus den Röntgenbildern. Es wurden ein Schmerzfragebogen und ein Schmerztagebuch ausgehändigt und erklärt.

Spezielle Schmerzanamnese

Bei komplexen Beschwerden und Verläufen, mehreren oder frustranen Vorbehandlungen oder anderen Hinweisen auf ein chronifiziertes Schmerzsyndrom setzen wir einen Schmerzfragebogen ein, der im Rahmen der interdisziplinären Schmerztherapie im Klinikum Essen vor über 10 Jahren gemeinschaftlich entwickelt wurde. Ein wesentliches Element ist darin das sogenannte Körperschema, die Darstellung der Schmerzen findet sich in Abbildung 2.

Die Schmerzen werden im Körperinnern und an der Oberfläche empfunden; die Attribute der Schmerzempfindung umfassen: dumpf, kribbelnd, bohrend, ziehend, drückend, stechend, zermürbend, ausstrahlend, schon bei leichter Berührung auslösbar. Sie zeigen damit neben sensorischen deutliche affektive Komponenten. Die Patientin beschreibt die Schmerzen als stark, auf einer visuellen Analogskala werden knapp 80 von 100 mm markiert. Die Schmerzen seien im Verlauf der Jahre stärker und häufiger geworden, träten im Bereich der Halswirbel-

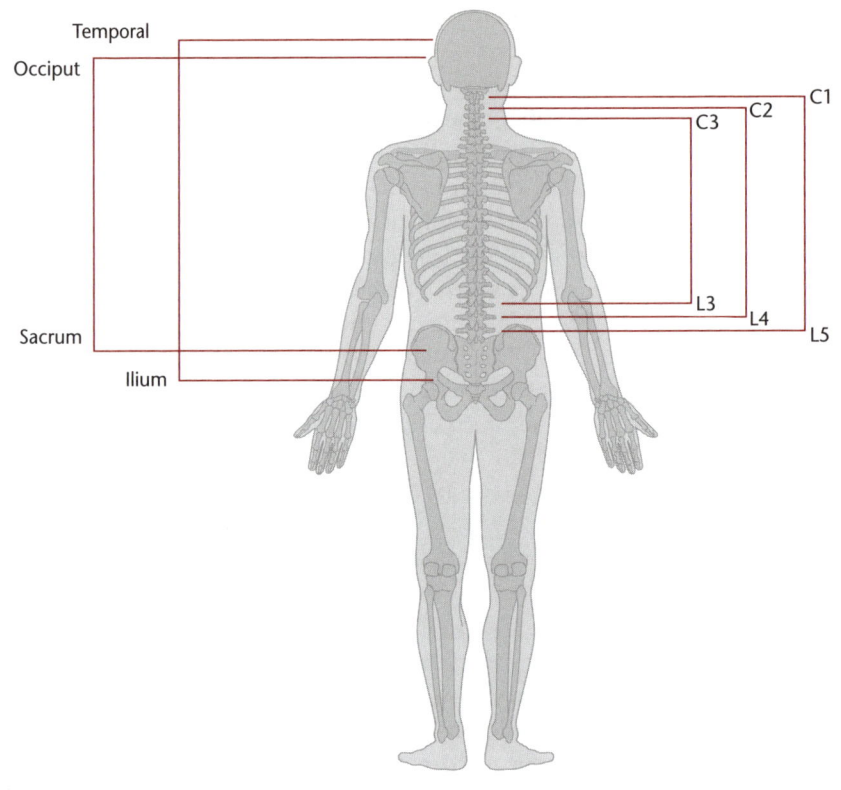

Abb. 2 Lovett-Beziehung

säule und Lendenwirbelsäule mehrmals wöchentlich auf, als migräneartiger Schmerz wenige Male im Jahr. Eine tages- oder jahreszeitliche Schwankung ist nicht gegeben. Kälte, Aufregung und Lärm, aber auch langes Sitzen oder Stehen verstärken die Schmerzen, die Gehfähigkeit ist nicht beeinträchtigt.

Vegetative Begleitsymptomatik in Form von Schwindel, Herzjagen, Angstgefühlen und gastrointestinalen Funktionsstörungen. Sie verspüre eine allgemeine körperliche Schwäche, Mattigkeit und Müdigkeit. In einem orientierenden Fragebogen zur Depressivität (TSD) wird bei 69 von 120 Punkten der Schwellenwert von 40 deutlich überschritten.

Die Stadieneinteilung nach Gerbershagen in zeitlicher und räumlicher Dimension unter Berücksichtigung der Medikamenteneinnahme und der Patientenkarriere führt zu einem Summenwert der Achsenstadien von 6 und liegt damit noch im Bereich des Chronifizierungsgrades I.

Eigenanamnese
Orthopädisch:
- Schmerzen rezidivierend, auch im Kniebereich, derzeit inaktiv
- 1999 CT-Untersuchung der Halswirbelsäule mit Feststellung einer fortgeschrittenen HWS-Degeneration C 3-C 7 mit Neuroforaminaeinengung und mediodorsalem Nucleus-pulposus-Prolaps im Segment C 5/6 und C 6/7

- 1951 Unterschenkelfraktur links
- 1956 Claviculafraktur links

Allgemeine Vorgeschichte:
- Kinderkrankheiten: Masern, Mumps, Keuchhusten, Windpocken, Röteln
- 1970 Tonsillektomie
- 1986 Abrasio
- 1991 vaginale totale Uterusexstirpation
- 1992 Operation einer Struma multinodosa

Vegetative Anamnese: Appetit gut, Durst normal, Gewicht konstant. Stuhlgang tgl. ohne Abführmittel, Wasserlassen sei normal

Gynäkologische Anamnese: Menarche mit 14 Jahren, letzte Periode 1991, Menopauseneintritt bisher nicht bemerkt. Bei 2 Graviditäten 2 Entbindungen

Allergische Disposition: Neomycinsulfat, Kobalt-2-Chlorid

Erkrankungen in der Familie: Vater 1945 gefallen; Mutter hatte Diabetes mellitus, mitunter rheumatische Beschwerden und wurde wegen hohen Blutdrucks behandelt; Sohn an Hirntumor erst kürzlich verstorben.

Familien- und Sozialanamnese

Seit 1967 verheiratet, 2 Kinder (Sohn und Tochter, der Sohn ist im Alter von 32 Jahren verstorben, die Tochter ist 29 Jahre alt). Angehörige müssen nicht mehr gepflegt werden, in ihrer Freizeit wandere sie gerne und mache Radtouren. Finanzielle Probleme werden verneint. GdB wurde nicht beantragt. Rente wird nicht bezogen und ist auch nicht beantragt.

Nach Realschulabschluss 1960 hat Frau B. eine Ausbildung als Fotografin gemacht, in diesem Beruf war sie bis 1967 tätig; nach ihrer Eheschließung im Jahre 1967 war sie nicht mehr erwerbstätig.

Befund

Klinisch: 166 cm bei 55 kg Körpergewicht. Die Patientin wirkt insgesamt etwas schwach und ängstlich angespannt.

Halswirbelsäulenrotation eingeschränkt, Rotationsblockierung atlanto-occipital beidseits und C 2/3 beidseits mit Betonung der Druckdolenz rechts, de-Kleyn-Test beidseits negativ. Die Lendenwirbelsäulenbeweglichkeit ist für Seitneigung schmerzhaft heteronym links begrenzt, d.h. linksseitiger Schmerz bei Rechtsneigung als Hinweis auf muskulären Dehnungsschmerz, deutlicher Druckschmerz auf den Facetten L 4/5 und L 5/S 1 links, Dornfortsatz L 4/5 und L 5/S 1 mit Federschmerz, deutlicher paravertebraler Hartspann; Patrick positiv links.

Der letztgenannte Befund ist für mich ein unspezifisches Zeichen muskulärer Dysbalance. Als 1. Probebehandlung wurde eine Entkopplung des Temporomandibulargelenks mit Watteröllchen durchgeführt. Hierunter war die Patrick-Probe deutlich besser durchführbar, d.h., das Knie des in Hüfte und Knie gebeugten Beines links konnte in Rückenlage der Patientin die Untersuchungsliege durch Hüftaußenrotation fast erreichen. Außerdem erfolgte anschließend eine Probehandlung durch Akupunktur (s.u.).

Bildgebung: LWS 2 Ebenen im Stehen mit Osteochondrose v.a. der unteren Segmente, Flachrücken; die HWS a.p. und in seitlicher Funktion (Inklination und Reklination) zeigt eine schwere Osteochondrose und Arthrose von C 3 bis C 7 mit Hypomobilität. Auswärtig ist früher eine Knochendichtemessung erfolgt, die mit einem Z-Score von −1,1 eine Osteopenie verzeichnet.

Die oben ausgeführten Daten der Anamnese wurden in 2–3 Sitzungen erhoben.

Diagnostische Überlegungen

Im Rahmen der **1. Sitzung** waren zunächst nur eine Einordnung der Schmerztopografie und die orientierende orthopädisch funktionelle Untersuchung zu leisten, zumal die Patientin – wie einige andere typisch schwerkranke Expertenkiller – es vorgezogen hatte, ohne Terminvereinbarung zu erscheinen, da es mit den Schmerzen so nicht mehr weitergehe. Aus der jetzigen Anamnese und der Untersuchung ergab sich im Wesentlichen die Diagnose „chronifizierter Fall ohne dringlich behandlungsbedürftige Strukturschäden mit Zeichen der Depressivität".

Wenn es sich organisatorisch einrichten lässt, unterlasse ich die körperliche Untersuchung in diesen Fällen nicht, da diese bei einiger Übung hinreichend schnell geht, vordringliche Probleme am Bewegungssystem allein anamnestisch nicht eruierbar sind und schließlich bei chronischen Schmerzpatienten, die sich an einen Orthopäden wenden, die körperliche Untersuchung ein zentrales Moment der Erwartung und die Basis für das weitere Arzt-Patienten-Verhältnis darstellt.

Meistens ergehen auch keine therapeutischen Vorschläge, ich lasse Vortherapien weiterlaufen, es sei denn, sie seien klar unsinnig oder gar gefährlich.

Im vorliegenden Fall habe ich allerdings nach Anamnese und Orientierungsbefund auch eine Probebehandlung mit Akupunktur (s.u.) durchgeführt, da ich erst testen wollte, ob ich die Patientin überhaupt annehmen oder besser zu einem Kollegen der Neurologie überweisen sollte.

Bei der **2. Sitzung** nach einer Woche lagen mir die Röntgenbilder vor und ich konnte die deutlichen strukturellen Veränderungen festhalten; erfreulicherweise zeigte die einmalige und einfache Akupunktur aber Wirkung und ich wurde etwas motivierter, die Behandlung aufzugreifen, händigte der Patientin einen Schmerzfragebogen aus, nicht ohne mir ein Kürzel zu notieren, das mich an die Möglichkeit einer stationär konservativen Behandlung in unserer Belegabteilung mit neurologisch-psychiatrischer Abklärung erinnern soll.

Bei der **3. Sitzung** konnten auch die Fremdbefunde mit einbezogen und die Diagnosen und der Behandlungsplan formuliert werden. Ich entschied mich für folgendes Vorgehen:

- Nach den 8 Leitkriterien zunächst das Geschehen primär als Außen-*Biao*-Störung auf der Leitbahnebene und dabei als *Qi*-Stagnation einordnen
- Wegen der Schmerzmodalitäten hierbei im Vordergrund die Wind-*feng*- und Kälte-*han*-Qualität im Rahmen eines *Bi*-Syndroms sehen
- Nach den 8 Leitkriterien aufgrund der Chronizität und der Gestalt auch eine Leere-Störung annehmen (des Links-Innen) und wegen der Verschlimmerung durch Stress und Ärger auch ein stagnierendes Leber-*Qi* und aufsteigendes Leber-*Yang* vermuten, aber
- Eine differenzierte Betrachtung nach *Zangfu* unterlassen, einerseits da vegetative Symptome aus allen Bereichen vorlagen, andererseits diese nicht im Behandlungsauftrag thematisiert wurden.

Diagnose westlich

- Cervicocephales Syndrom
- Spannungskopfschmerz
- Reaktive Depression
- Chronische Schmerzkrankheit (I°)
- Somatoforme Störung, V.a.
- Osteopenie
- Schilddrüsenerkrankung (kalter Knoten OP)

Diagnose chinesisch

- *Qi*-Stagnation in der Leitbahn 3E/Gallenblase
- *Bi*-Syndrom mit Wind-Kälte
- Leber-*Qi*-Stagnation

Therapieprinzip

- **Chinesische Medizin:** Die Leitbahn durchgängig machen, Wind und Kälte vertreiben, *Qi*-Stagnation lösen
- **Westliche Medizin:** In gestufter Folge Blockierungen lösen, vegetativ stabilisieren, Muskeln entspannen, Triggerpunkte deaktivieren, muskuläre Dysbalance korrigieren, die korrigierte Haltung muskulär stabilisieren
- **Osteoporose:** Substitutiv behandeln

Methoden

- Akupunktur mit Wärmeapplikation durch Heißluftbehandlung (Rotlicht) während der Akupunktursitzung
- Heilmittel-Krankengymnastik am Gerät
- Kuraufenthalt
- Psychotherapie

Behandlungsverlauf

Bei der **1. Vorstellung am 16.11.01** zunächst einfache Probebehandlung zur Abschätzung der Reaktionslage und Akupunkturwirkung mit Ohr-Akupunktur (**Sonne, Thalamus, 55**) und einfachen Fernpunkten nach Leitbahn rechts **3E 3, Dü 3, Bl 67, Le 3** und links **Dü 1, Bl 67, Le 3**.
Hierunter trat nach Anamnese vom 22.11.01 eine Besserung für einige Tage ein. Daher Indikationsstellung zur Akupunktur im Rahmen des Modellversuchs der TKK.
Am 13.12.01 Beginn einer Akupunkturtherapie mit insgesamt 15 Sitzungen unter Verwendung von **Du 20, He 7, Gb 20, Bl 10, Gb 21, 3E 15, Bl 43, Bl 15, Bl 23, Mi 6, Le 3,** wobei die muskulären Punkte vorsichtig ableitend (eher kräftiges *Deqi*, fakultativ mit Muskelzuckung),

die übrigen leicht tonisierend, d.h. mit wiederholter Auslösung eines leichten *Deqi*, genadelt wurden.
Am 21.12.01 und 27.12.01 gleiche Punkte, wobei die Patientin angibt, nach den Sitzungen Muskelkater gehabt zu haben.
Daher **am 04.01.02** Reduktion auf **Gb 20, Bl 10, Gb 21, Bl 52, Ni 3**; in der Folge aber wieder wie oben **am 10.01., 17.01., 24.01., 29.01.** Bei zunehmender vegetativer Stabilisierung an diesem Tag dann **3E 5** statt **Du 20** und siehe da: Deutliche Entspannung der Muskulatur; wir hatten wohl über die ganze Schmerzchronifizierung unseren Lieblingspunkt für die Halswirbelsäule vergessen.
Die **folgenden Sitzungen** (31.01., 05.02., 08.02., 14.02., 19.02. 22.02., 26.02.) wurden dann bei zunehmender Entspannung der Nackenmuskulatur und vegetativer Stabilisierung in kürzeren Intervallen durchgeführt.
Die Patientin gibt an, dass ihr die Akupunktur sehr geholfen habe. Trotz der emotionalen Belastung, Mitte Februar nach dem Tod des Sohnes vor einigen Monaten nun auch noch den der Mutter hinnehmen zu müssen, fühlt sie sich besser. Die Akupunktur wird beendet.
Bei der **Kontrolluntersuchung am 26.03.02** zeigt sich immer noch insgesamt eine deutliche Besserung, die Patientin hat sich auch psychisch stabilisiert. Daher Eintritt in die nächste Phase der Behandlung, es wird als Heilmittel Krankengymnastik am Gerät verordnet.
Am **26.04.02** gibt die Patientin an, eine weitere Besserung unter Training erfahren zu haben, sie sei aber noch nicht hinreichend belastbar. Die Lendenwirbelsäulenbeweglichkeit ist für Seitneigung schmerzhaft homonym begrenzt, mäßiger paravertebraler Hartspann, wir lassen diesen Hinweis auf eine arthrogene Störung dennoch wegen der nur geringen Symptomatik unberücksichtigt und stellen eine 1. Folgeverordnung aus.
Die **nächste Vorstellung am 04.07.02** verzeichnet eine Besserung unter Training, sie sei besser belastbar, habe nur intermittierend HWS-Beschwerden und Schmerzen. Zwischenzeitlich auswärtig Einstellung auf Metoprolol 50 /1-0-0, da ein arterieller Hypertonus festgestellt worden sei.
Nach 2 Wochen **am 19.07.02** berichtet die Patientin über einen Hörsturz 10 Tage zuvor. Wir vereinbaren, dass es angesichts der familiären Schicksalsschläge vielleicht besser sei, Abstand zu gewinnen und einen Kurantrag zu stellen. Diese erfolgt dann im Oktober und November 2002 als stationäre Rehabilitation unter der Diagnose einer Anpassungsstörung mit chronifizierter Depression und psychovegetativer Begleitreaktion, Cervicocephales Syndrom mit Spannungskopfschmerz bei fortgeschrittener HWS-Degeneration, Cervicobrachialgie-Syndrom bei HWS-Degeneration und Nucleus-pulposus-Prolaps C5/6, Thorakolumbal-Syndrom bei Fehlstatik.
Am **10.12.02** Vorstellung nach der Rehabilitation. Die Patientin führt die hier und in der Kur erlernten Übungen für die HWS und LWS in Eigenregie durch und hat deutlich weniger und seltener Beschwerden, insgesamt wechselhaft und jetzt auch schon mal mit Durchschlafstörungen und Schulterschmerzen. Die Untersuchung zeigt eine muskuläre Dysbalance und einen „painful arc", wir vereinbaren die Fortführung der Eigenübungen und die Teilnahme an einem Taiji-Kurs sowie die Vorstellung bei einem Nervenarzt aus dem Kreis unserer interdisziplinären Schmerzkonferenz mit der Frage, ob eine Psychotherapie indiziert sei. Außerdem soll eine Wiederholung der Akupunktur erfolgen. Diese soll zu Anfang 3-mal in kurzen Abständen erfolgen, neben den muskulären Dolenz- und Triggerpunkten sollen wegen der Schlafstörungen **He 7** und **Bl 62** sowie zur Stabilisierung **Ma 36** zum Einsatz kommen.

Di 4 wird als öffnender Punkt ausgeschlossen, da unter Berücksichtigung der eher verhaltenstherapeutischen Ausrichtung des Nervenarztes eine Aktualisierung zugrunde liegender emotionaler Konflikte nicht erwünscht ist.
Am 16.01.03 werden neben den genannten Punkten **Bl 10, Dü 12, Bl 17, Bl 25** sowie rechts auch **Gb 30, Gb 31** und **Mi 6** genadelt, da die Befunde auch im lumbosakralen Übergang wieder stärker in Erscheinung getreten sind.
Am 04.02.03 gibt die Patientin an, dass sie sich schon etwas wohler fühle.
Am 18.02.03 wird anlässlich der 10. Akupunktursitzung auf Wunsch der Patientin der Antrag auf weitere 5 Behandlungen im Rahmen des Modellversuchs gestellt, die dann vom **13.03. bis 28.03.03** durchgeführt werden.
Anlässlich dieser 15. und letzten Behandlung stellt die Patientin fest, dass ihr Akupunktur sehr geholfen hat.

Ergebnis

Im Sommer 2003 ergibt die Nachfrage bei dem Nervenarzt im Rahmen der Schmerzkonferenz, dass die Patientin einige Male zum Gespräch erschienen war und in diesem Rahmen relativ bald einen Weg zur Verarbeitung ihrer Trauer und zurück in eine bessere soziale Integration finden konnte.

Diskussion

Der vorliegende Fallbericht zeigt die Bedeutung der HWS für Kopfschmerzen und cephale Beschwerden, die Hauptkriterien nach Sjaastad (1998) scheinen für einen cervicogenen Kopfschmerz zu eng gefasst.
Die Zusammenhänge hoch cervicaler und lumbosakraler Störungsmuster gemäß in der manuellen Medizin empirisch gefundenen Zusammenhängen (Lovett-Beziehungen) sind zwar auf der Grundlage klassischer Anatomie und Physiologie nicht ohne weiteres nachvollziehbar, aber im vorliegenden Fall gegeben.
Zum Verständnis des chronischen Schmerzes in einem bio-psycho-sozialen Modell ist ein Beispiel für die Bedeutung von seelischen Faktoren und Lebensereignissen gegeben worden, daher hatte die Diagnostik möglichst umfassend zu sein. Dies erforderte, wie typischerweise in der hiesigen Praxis durchgeführt, schrittweises Vorgehen und Anpassung der therapeutischen Verfahren und Techniken. Dies ist keineswegs gleichbedeutend mit übermäßig komplexen therapeutischen Vielfachanwendungen oder multidimensionaler Beliebigkeit. Vielmehr ergeben sich Phasen der Integration wie Akupunktur und Heißlufttherapie oder Akupunktur und Psychotherapie je nach aktueller Schwerpunktsetzung und Taktik im Rahmen der langfristigen Strategie.
Man könnte diskutieren, ob der vorliegende Fall nicht mit der Diagnose einer reaktiven Depression hinreichend zu beschreiben wäre. Wesentlich erscheint mir aber, die Erwartung und Ansprüche der Patientin zu berücksichtigen: Sie hatte ihre Beschwerden als somatisch erlebt und demgemäß den Orthopäden aufgesucht. Ein frühzeitiger Verweis an den Nervenarzt schien denkbar, hätte aber der Erwartung nicht entsprochen. Die Probebehandlung erwies, dass auf somatischer Grundlage grundsätzlich ein Zugang gegeben war.

Analog hierzu scheinen mir in der traditionellen chinesischen Medizin Schmerzen gerade im Bereich des Bewegungssystems zunächst einmal einer Störung des Außen *(biao)* zuordenbar zu sein und demgemäß über das System der Leitbahnen und evtl. Einsatz einiger symptomatischer und generell wirksamer Punkte hinreichend behandelbar.

Die Bezüge zum Innen *(li)* wären meines Erachtens nur dann zu erörtern, wenn sich hieraus keine angemessene Arbeitshypothese und -diagnose formulieren lassen oder sich im Verlauf eine therapierefraktäre Situation einstellt.

Darüber hinaus ist aus akupunkturtherapeutischer Sicht bemerkenswert, dass bei regulatorischen Verfahren die Probebehandlung bei komplexen Störungen eine wesentliche Rolle spielt, um Reaktionslage und Ansprechen auf die Methode abzuschätzen.

Schlussfolgerung

- Die Halswirbelsäule kann sehr wohl an der Entstehung von Kopfschmerzen beteiligt sein
- Störungen der Halswirbelsäule sind nicht selten mit Störungen der Lendenwirbelsäule, Störungen des craniocervicalen Übergangs nicht selten mit denen des lumbosakralen Übergangs verknüpft
- Akupunktur zur Schmerztherapie bleibt als isoliertes Verfahren unzureichend. Ein gestufter Therapieplan ist gerade in diesem Bereich von ausschlaggebender Bedeutung
- Nichtsdestotrotz: Nicht alles, was eine psychische Dimension hat, bedarf ausschließlich der Psychotherapie, Akupunktur kann im Spannungsfeld psychischer und somatischer Beschwerden und Therapieansätze eine wesentliche Rolle spielen, ebenso wie körperliches Training auch eine psychische Dimension hat.

Literatur

Sjaastad O, Fredriksen TA, Pfaffenrath V: Cervicogenic headache: Diagnostic criteria. Headache 38 (1998) 442–445

Soyka D: Klassifikation und diagnostische Kriterien für Kopfschmerzerkrankungen, Kopfneuralgien und Gesichtsschmerz. Nervenheilkunde 8 (1989) 161–203

Ots T: Medizin und Heilung in China. 3. Aufl. S. 84. Reimer, Berlin 1999

Akutes posttraumatisches Cervical-Syndrom

Angelika Steveling

Zusammenfassung

Ein posttraumatisches, akutes Cervical-Syndrom wird zunächst schulmedizinisch durch einen Orthopäden für die Patientin unzufriedenstellend therapiert. Durch die Einbeziehung der komplexen psychosomatischen Betrachtungsweise der chinesischen Medizin gelingt es durch Kombination von Akupunktur, Hypnotherapie und Aku-Taping innerhalb von 10 Sitzungen die Schmerzen und Verspannungen fast völlig zu beseitigen. 10 Monate nach der Therapie besteht völlige Beschwerdefreiheit.

Patient/Patientin

Frau P. A. 28 Jahre, Philosophiestudentin, Größe: 170 cm, Gewicht: 57 kg
Erstkontakt: 14. Februar 2003

Krankengeschichte/Untersuchung

Frau P. klagt über anhaltende Nackenschmerzen nach einem Skiunfall in Österreich vor 4 Wochen. Bedingt durch eine retrograde Amnesie, kann der Unfallhergang nicht durch eigene Erinnerungen rekonstruiert werden. Augenzeugenberichten zufolge sei ein Skifahrer auf der Piste seitlich von einem Steilhang mit hoher Geschwindigkeit in sie gerast und habe sie zum Stürzen gebracht.
„Als ich nach dem Unfall wieder zu mir kam, war mein erster Gedanke: Hoffentlich bin ich nicht gelähmt. Ich hatte schreckliche Angst und konnte nicht aufstehen. Arme und Beine waren zum Glück beweglich, aber mein Nacken schmerzte sehr." Die Unmöglichkeit des sich Aufrichtens führte zu einem Hubschraubertransport ins nächste Krankenhaus. Hier folgten CT- und MRT-Untersuchungen der HWS-Region. Noch am gleichen Tag wurde Frau P. jedoch wieder entlassen. *„Ich bekam noch nicht mal eine Halskravatte, lediglich ein Rezept für Medikamente (Voltaren® resinat)."*
2 Tage später: Heimreise nach Deutschland.
Schmerzen mit starker Bewegungseinschränkung cervical führten nach weiteren 2 Tagen zur Konsultation eines Orthopäden. *„Er renkte mir meinen Hals in der 1. Woche 3-mal ein, aber die Schmerzen wurden nicht besser. Nach einer Woche riet mir der Arzt, mich doch einfach normal zu bewegen. Ich fühlte mich nicht ernst genommen und brach die weitere Therapie ab. Seit dieser Zeit nehme ich auch keine Medikamente."*
Nach 2 weiteren Wochen: ohne Beschwerdebesserung Vorstellung in meinem Institut.

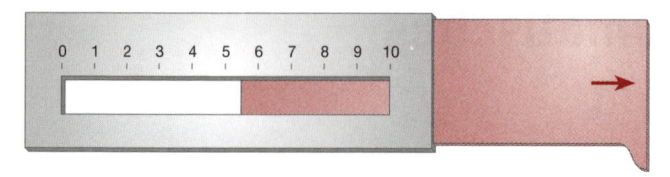

Abb. 1 Schmerzangabe auf der numerischen Analogskala (NAS): 5

Aktuelle Schmerzanamnese
Schmerzlokalisation: Nackenregion bis Th 2
Schmerzqualität: Drückend, ziehend, Kontraktionsgefühl
Schmerzstärke: Numerische Analogskala (NAS): 5–6 (Abb. 1)
Schmerzverschlechterung: Bewegung jeglicher Art, langes Liegen im Bett

Weitere Anamnese
- Gelegentlich bei starker geistiger Beanspruchung im Studium weiche Stühle, kein Durchfall
- Keine Bevorzugung von warmen oder kalten Speisen oder Getränken
- Keine Abneigung gegen bestimmte Speisen
- Keine Neigung zu warmen oder kalten Füßen
- Keine Einschränkung der allgemeinen Leistungsfähigkeit
- Keine Pathologie der Funktionskreise

Vorgeschichte
Mit 7 Jahren: Tonsillektomie, zwischen dem 10. und 15. Lebensjahr gehäuft Zystitiden in Zusammenhang mit Schwimmbadbesuchen und kalten Füßen

Emotionale Selbstbeschreibung
„Ich bin eher ein ängstlicher Mensch und sehr vorsichtig. Ich plane die Dinge gerne vorher und sichere mich ab. Bei spontanen Veränderungen ziehe ich mich zurück. Ich muss alles erst gründlich durchdenken, bevor ich mich zum Handeln entscheide – aber dann bringe ich das, was ich mir vorgenommen habe, auch zu Ende."

Familien- und Sozialanamnese
Seit 3 Jahren lebt Frau P. mit ihrem Freund zusammen, keine Kinder; Philosophiestudentin, kurz vor Examen

Inspektion und Palpation
Inspektion allgemein:
- Deutlich reduzierte spontane HWS-Beweglichkeit
- HWS-Bewegungen erfolgen vorsichtig en bloc mit der BWS, hierdurch wirkt die Patientin steif und starr

Inspektion HWS:
Deutlicher Muskelwulst rechts paravertebral – links unauffällig

Palpation HWS:
- Druckschmerzhafte Muskelwulst rechts paravertebral bis Th 3

- Weitere Untersuchung wegen schmerzhafter Verspannungen nicht möglich
- Übrige Untersuchung des Bewegungsapparates unauffällig

Zunge: Rosig, leichte Zahneindrücke, dünner, weißer Belag
Puls: Kräftig, rhythmisch, Nieren-Position nahezu nicht tastbar

---

Diagnose gemäß Parameter der chinesischen Medizin (Hecker, Steveling 2002)
Bagang
Außen – Innen: Außen/Leitbahnobstruktion – Innen
Fülle – Leere: Lokale Fülle
Hitze – Kälte: –
Yang – Yin: –
Klimatische Faktoren: –
Innere pathogene Faktoren: Angst, Sorge, Grübeln
Sonstige pathogene Faktoren: Trauma
Qi/Blut-Dysharmoniemuster: *Qi*-Stagnation lokal
Funktionskreis: Nieren
Diagnose gemäß chinesischer Medizin: Blasen-Leitbahnobstruktion bei Nieren-Disharmonie

---

Diagnostische Überlegungen

Fülle – Leere

Die Patientin fühlt sich insgesamt nicht leistungsreduziert, der Puls ist bis auf die Nieren-Position nicht schwach, es liegt somit kein allgemeines Leere-Muster vor. Die Nieren-Position ist im Verhältnis zu den übrigen Pulstaststellen deutlich weniger kräftig tastbar. Es ist bei der Erstuntersuchung kaum möglich zu beurteilen, ob dies bereits eindeutig pathologische Bedeutung besitzt, da die Nieren-Position auch physiologisch am schwächsten ist. Die Wertigkeit dieses Befundes könnte zwar in Zusammenhang mit einer Nieren-Funktionsstörung stehen (siehe weiter unten), bleibt aber zunächst offen.

Die lokalen schmerzhaften Verspannungen der Nackenmuskulatur weisen auf ein lokales Fülle-Muster hin.

Funktionskreise

Trotz der leichten, seitlichen Zahneindrücke liegt im Moment symptomatisch keine Milz-Funktionsstörung vor. Anamnestisch ergeben sich Hinweise auf eine Disposition hierzu bei übermäßiger Belastung durch geistige Arbeit im Studium.

Eine Funktionsstörung der Nieren scheint auf den ersten Blick nicht gegeben, da die Hauptsymptome Lumbago- bzw. Urogenital-Erkrankungen nicht aktuell geschildert werden.

Unfallanamnese und folgende Krankheitsmanifestation lassen jedoch ein Schockgeschehen durch den Unfall vermuten, das den Nieren-Funktionskreis geschädigt hat. Die Diskrepanz zwischen CT- und MRT-Befunden und dem klinischen Zustand der Patientin nach dem Unfall (nicht aufstehen können, Hubschraubertransport ins Krankenhaus) erwecken den Eindruck eines psychogenen (somatoformen) Schmerzbildes. Durch den Unfallschock und die tiefe existentielle Angst, die im wahrsten Sinn des Wortes in die Knochen ging *("Ich hatte beim Aufwachen eine furchtbare Angst, ich könnte gelähmt sein.")*, kann eine Nieren-Schädigung postuliert werden, die die Blasen-Leitbahnerkrankung im Nackenbereich bedingt hat und unterhält.

Anamnestisch deuten gehäufte Infekte des Urogenitaltraktes in der Kindheit auf eine Disposition zu Nieren-Disharmonie-Mustern hin.

Innere pathogene Faktoren (psychische Faktoren)

Vom Persönlichkeitstyp her beschreibt Frau P. sich als ängstlichen Menschen. Sie sichert sich bei Entscheidungen gerne ab und verschafft sich dadurch Rückhalt. Der Wunsch nach Stabilität und Sicherheit liefert Bezüge zum Nieren-Funktionskreis. Durch ihren *Yang-Zhi*-Aspekt (Willenskraft) ist Frau P. in der Lage, die Dinge, die sie sich vorgenommen hat, auch zu Ende zu bringen. In Problemsituationen (spontane Veränderungen) reagiert sie mit Rückzug. Psychosomatisch geschieht dies vorwiegend durch Tonuserhöhung der Rückenstrecker (Blasen-Leitbahn), in diesem Fall cervical (Gleditsch 1988; Platsch 2000; Hecker et al. 2002).

Frau P. gibt an, Dinge gerne zu planen. Sie neigt zu rationalen Entscheidungen, ein physiologischer Aspekt mit Bezug zum Milz-Funktionskreis. In Belastungssituationen durch übermäßige geistige Arbeit im Studium kommt es zu Milz-Funktionsstörungen (weiche Stühle), im Moment sind diese aber für die Gesamtbetrachtung irrelevant (Gleditsch 1988; Platsch 2000; Hecker et al. 2002).

Diagnose westlich

Akutes, posttraumatisches Cervical-Syndrom

Diagnose chinesisch

Blasen-Leitbahnobstruktion bei Nieren-Disharmonie

Therapieprinzip

Leitbahnobstruktion befreien, Niere stärken

Methoden

- Körper- und Ohrakupunktur
- Hypnotherapie
- Aku-Taping (Erläuterungen hierzu am Ende des Fallbeispiel)

Behandlungsverlauf

1. Sitzung

Körperakupunktur: Dü 3, Bl 60, Ni 3, Bl 23, jeweils rechts und links (Abb. 2), **Nadeln:** sehr dünne Nadeln (0,16 mm bzw. 0,2 mm), **Nadeltechnik:** Auffüllend bis zum Erreichen des *De-Qi*-Gefühls
Ohrakupunktur: Links, Nieren, HWS-Region (cervico-thorakaler Übergang; Abb. 3), **Nadeln:** Ohrnadeln 0,2 mm
Hypnotherapie

Therapiebegründung

Bei der 1. Sitzung wird allein über Fernpunkte gearbeitet. Die Nackenregion ist auf Berührungsreize (Palpation bei Untersuchung) bereits sehr empfindlich und neigt zu weiteren Verspannungen. Da die Patientin äußerst ängstlich ist und sofort fragt, ob denn die Behandlung wehtue, wähle ich zunächst sehr dünne Körpernadeln. Hierbei tritt *De-Qi*-Gefühl zufriedenstellend auf. *De-Qi*-Gefühl wird von der Patientin bei nahezu allen Punkten wahrgenommen (wo es nicht möglich ist, erfolgt die Orientierung bei Auftreten eines federnden Widerstandsgefühls durch mich).

- **Dü 3 + Bl 60:** hauptbetroffene Achse Dünndarm – Blase regulieren, Dü 3 ist überdies Einschaltpunkt des Lenkergefäßes
- **Ni 3 und Bl 23:** stärken den Funktionskreis der Nieren (Begründungen siehe Diskussion der chinesischen Diagnose)

Ohrakupunktur: ein Punkt im Nieren-Areal erweist sich als sehr schmerzempfindlich, hierdurch bestätigt sich die Annahme einer Nieren-Funktionsstörung. Vermehrte Sensibilität zeigt überdies die HWS-Region im Bereich des cervico-thorakalen Übergangs (s. Abb. 3). Es werden Punkte des linken Ohres gewählt, da diese empfindlicher sind als rechts.
Zeitgleich mit der Akupunkturbehandlung erfolgt **Hypnotherapie.**
Diese wird mit dem Ziel angewandt, bei der noch relativ frischen Schocksituation Eigenregulationskräfte des Unbewussten zu aktivieren.
Nach einer Trance-Induktion erfolgt die Konzentration auf das Schmerzerlebnis und dessen Visualisierung als Landschaft. Die Patientin sieht ihr Schmerzbild als zweigeteilt: Vor einem

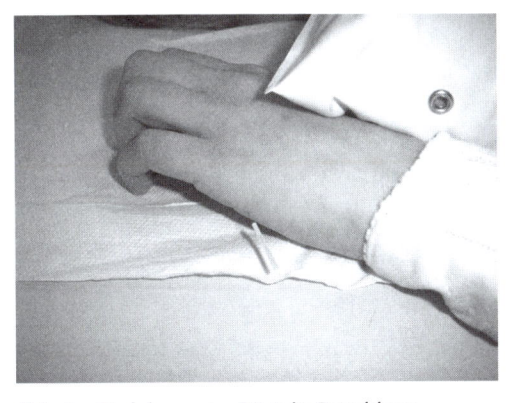

Abb. 2 Nadelung von Dü 3 in Bauchlage

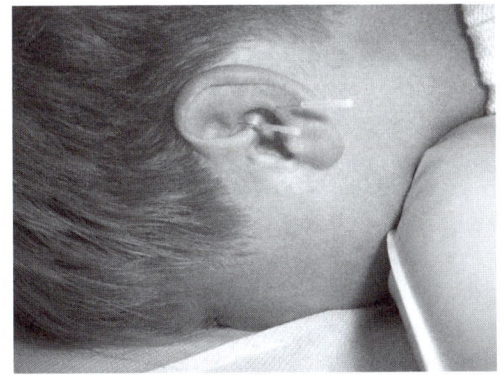

Abb. 3 Ohrakupunktur links: Niere, HWS-Region (cervico-thorakaler Übergang)

festen dunklen Zaun befindet sich ein straffes, dickes Seil. Die Anregung – *„Schauen sie einfach hin, wie sich die Landschaft im Verlauf der Heilung, die durch die Akupunktur unterstützt wird, verändert."* – führt nach ungefähr 10 Minuten über Zwischenschritte zur bildhaften Wahrnehmung von Veränderungen des Seils. Es wird heller, weicher und beweglicher. Es wird nicht mehr getrennt vom Zaun, sondern als dessen Umrankung wahrgenommen. Rückführung aus der Trance mit posthypnotischen Suggestionen von Entspannung und Leichtigkeit führt zur Äußerung: *„Ich glaube, das Seil steht für meine Muskulatur, der Zaun für die Knochen – der Zaun war ja sehr schön stabil, da muss das Seil gar nicht so fest halten."*
Therapievorschlag: 10–15 Sitzungen, 2-mal pro Woche

2. Sitzung
Patientin fühlt sich deutlich weniger verspannt. *„Wir sind endlich auf dem richtigen Weg. Das Bild mit dem Zaun und dem Seil habe ich seltsamerweise oft vor Augen, es beruhigt und gibt Halt."*
Körperakupunktur: Dü 3, Bl 60, Ni 3, Bl 23
Ohrakupunktur: Rechts, Niere, HWS (cervico-thorakaler Übrgang)
Weitere Therapie: Aku-Taping
- HWS-Region (Blasenleitbahn, Du 14 Tape) (Abb. 4–6)
- Nieren-Leitbahn-Tape (Abb. 7, 8)

Begründung zu Aku-Taping
Aku-Taping wird mit dem Ziel eingesetzt, die cervicale Muskelkoordination und die Gelenkstellungen der Facettengelenke zu optimieren. Die Patientin war bei der Entlassung aus dem Krankenhaus enttäuscht, dass ihr keine Halskrawatte verordnet wurde, durch das lokale Nacken-Tape wird ihr zumindest subjektiv ein leichtes Sicherheitsgefühl vermittelt.
Da bei Frau P. einerseits fassbare Muskelverspannungen paravertebral vorliegen, ander-

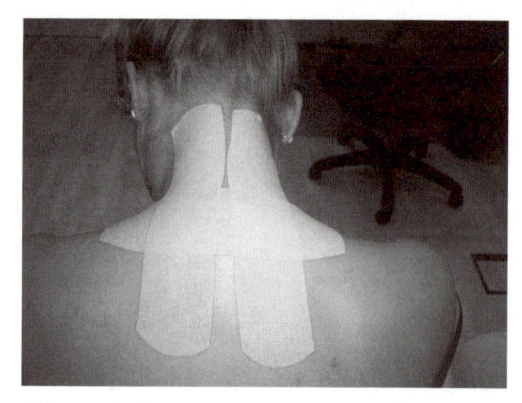

Abb. 4 Nacken-Tape in Dehnstellung (Ausgangsstellung zur Tape-Fixierung): Blasen-Leitbahn bis Th 3, Zügel bei LG 14

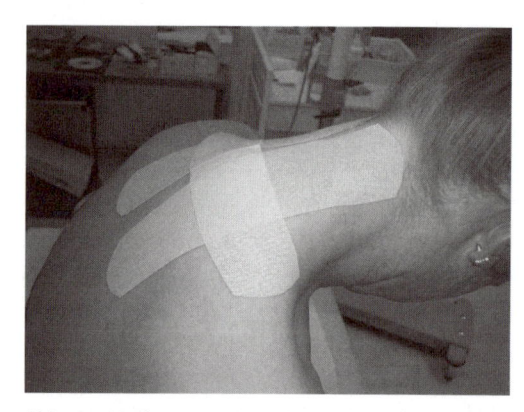

Abb. 5 Nacken-Tape in Dehnstellung (Ausgangsstellung zur Tape-Fixierung): Blasen-Leitbahn bis Th 3, Zügel bei LG 14

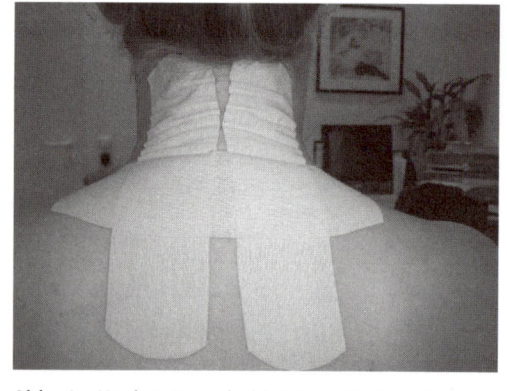

Abb. 6 Nacken-Tape bei leichter Kontraktionsbewegung in Retroflexion (Faltenbildung): Blasen-Leitbahn bis Th 3, Zügel bei LG 14

seits der Nieren-Funktionskreis durch das Schockerlebnis geschädigt ist, arbeite ich mit dem HWS-Tape sowie mit dem Nieren-Leitbahn-Tape.

Der HWS-Tape wird beidseits paravertebral bis Th 3 geführt, Verstärkung erfolgt durch einen Zügel bei LG 14.

Beide Nieren-Leitbahn-Tapes werden etwas caudal des Innenknöchels begonnen und hinter den Knöcheln nach cranial zur Kniekehle gelegt.

Aku-Taping wird als Therapieverfahren am Ende des Fallbeispiels erläutert (s. Abb. 4–8).

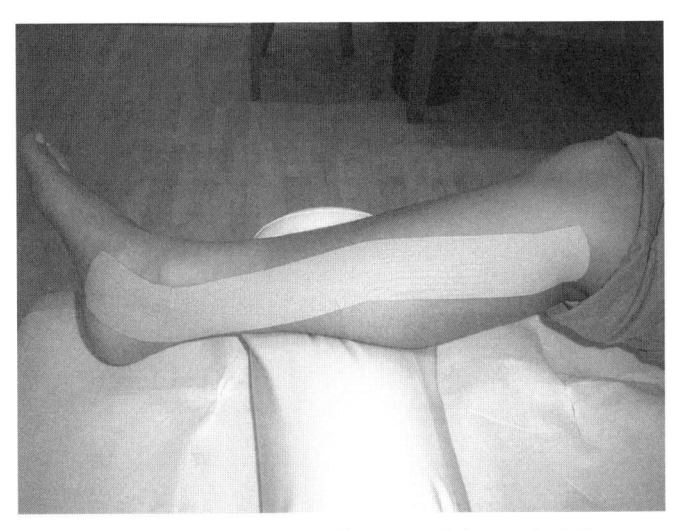

Abb. 7 Nieren-Leitbahn-Tape rechts: Tape-Fixierung in Dehnstellung

3. Sitzung

Weiterhin fühlt sich die Patientin locker und entspannt.

„Ich habe wieder angefangen, an meiner Doktorarbeit zu schreiben, das war bisher nicht möglich."

Schmerz auf NAS: 3–4, Punktwahl bleibt bestehen, HWS-Tape ist sehr gut erhalten.

Nieren-Leitbahn-Tapes haben sich im Knöchelbereich gelockert – Teilergänzung.

4. Sitzung

HWS-Beweglichkeit deutlich verbessert, Untersuchung zeigt jedoch noch Einschränkungen besonders der Anteflexion und Rotation.

Körperakupunktur: Dü 3, Bl 10, LG 14, 2 Lokalpunkte lateral C 7, Gb 20, Bl 23, Bl 60 beidseits

Aku-Tape: HWS-Tape: Gut erhalten, Nieren-Leitbahn-Tape des Knöchels nach Teillösung ergänzt.

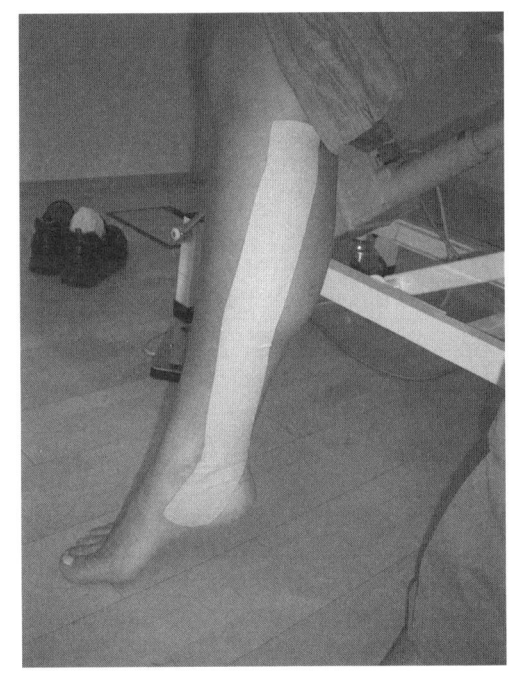

Abb. 8 Nieren-Leitbahn-Tape rechts: Tape-Lage bei Bewegung (Faltenbildung der Knöchelregion)

Therapiebegründung
Lokalpunkte werden erst jetzt, nachdem die Nackenregion entspannter ist, eingesetzt.
Da der Nacken lokal behandelt wird, verzichte ich auf die Ohrakupunktur. Dies geschieht auch mit Rücksicht auf den Gedanken, bei Frau P. therapeutisch mit möglichst wenig Reizsetzung auszukommen.

5.–10. Sitzung
Therapiekonzept wird im Wesentlichen beibehalten.
Die Aku-Tapes werden bei Bedarf erneuert. Das HWS-Tape hält jeweils etwa 10 Tage, die Nieren-Leitbahn-Tapes werden in der Knöchelregion bei jedem Arztkontakt ergänzt.
Etwas störend wird von der Patientin das Nasswerden der Tapes nach dem Duschen empfunden – „Aber es gibt ja einen Fön".

Ergebnis

Frau P. wird nach 10 Behandlungen innerhalb von 5 Wochen entlassen. Sie ist mit dem Therapieergebnis sehr zufrieden.
Die schmerzhaften Nackenverspannungen sind nahezu völlig verschwunden (NAS: 0–1)
Frau P. schreibt sehr oft an ihrer Doktorarbeit. „Das Bild von dem Zaun und dem Seil ist ein tolles Geschenk, es begleitet mich häufig."

Diskussion

Bei Frau P. liegt eine posttraumatische, schmerzhafte HWS-Funktionsstörung ohne wesentliche tomographisch sichtbare Schädigung vor (CT, MRT normal).
Der Skiunfall war für sie ein Schockerlebnis (erkennbar an den unmittelbaren Äußerungen und körperlichen Reaktionen direkt nach dem Unfall). Ein Schockerlebnis ist in der Lage, gemäß klassisch chinesischem Denken, den Funktionskreis der Nieren zu schädigen.
Dies führte zu einer tief (in den Knochen) sitzenden Angst mit ausgeprägten muskulären Verspannungen der Blasen-Leitbahn (Assoziation zu Niere, Gleditsch 1988; Platsch 2000; Hecker et al. 2002).
Jede lokale Intervention (Manipulation durch Orthopäden) wurde mit Spannungszunahme beantwortet, so dass von mir eine sanfte Therapie über Fernpunkte (auch Ohr) gewählt wird. Hypnotherapie wird ergänzend eingesetzt, um Eigenregulationskräfte des Unbewussten zu aktivieren und außerdem durch positive Visualisierungsprozesse eine eigene Kraftquelle aufzubauen. Durch Aku-Taping werden Informationen insbesondere der Tiefensensibilität nach zentral weitergeleitet. Hierdurch werden nochmals auf Gelenkstellung, Muskelkraft und Muskelkoordination im HWS-Bereich regulierende Einflüsse ausgeübt.
Mit diesem sanften, persönlichkeitsorientierten, reizsetzenden Behandlungskonzept kommt die Patientin sehr gut zurecht. Auch nach 10 Monaten (Telefonat) hält dieser Erfolg an.

Schlussfolgerung

Bei posttraumatischen Schmerzzuständen sollte man auch an die Möglichkeit einer akuten Nierenbelastung durch ein Schockerlebnis denken. Dies impliziert insbesondere eine auffüllende Reizstärke, um ein weiteres „Verschließen/Zumachen" des Patienten durch muskuläre Anspannung zu verhindern.

Literatur

Gleditsch J: Reflexzonen und Somatotopien, 3. Aufl. WBW Biologisch-Medizinische Verlagsgesellschaft 1988
Hecker U, Steveling A, Peuker E, Kastner J: Lehrbuch und Repetitorium der Akupunktur mit TCM-Modulen, 2. Aufl. Hippokrates, Stuttgart 2002
Platsch KD: Psychosomatik der Chinesischen Medizin. Urban & Fischer, München–Jena 2000

Chronische Cervicocephalgie, Schwindel, chronisches Schulter-Arm-Syndrom

Angelika Steveling

Zusammenfassung

Ein Manager mit chronischen Kopf-Nacken-Schmerzen und Schwindelattacken hat bereits mehrere Arztbesuche mit mangelnden Therapieerfolgen hinter sich. Anamnese und Untersuchungsbefund lassen eine Zuordnung zum Leber-Funktionskreis mit muskulären Spannungsregulationsstörungen erkennen. Lokale Dry-Needling-Therapie zur Lösung der myofascialen Triggerpunkte (Travell, Simons 1998) sowie eine konstitutionell ausgerichtete Therapie über Punkte der Funktionskreise Leber und Gallenblase bringen dem Patienten schon nach einer Sitzung ein spürbares Erleichterungsgefühl. Insgesamt erfolgen 10 Akupunkturbehandlungen. Der Patient wird mit deutlicher Reduktion der Schmerzangaben und frei von Schwindel entlassen.

Patient/Patientin

Herr N. A., 57 Jahre, Reedereibesitzer; Größe: 174 cm, Gewicht: 82 kg
Erstkontakt: 27. 3. 2002

Krankengeschichte/Untersuchung

Schon bevor der Patient das Zimmer betritt, fällt seine laute und kräftige Stimme auf.
Er verlangt ungeduldig sofort einen Gesprächstermin: *„Ich bin ja angemeldet, die Mitarbeiter in meinem Betrieb lasse ich auch nicht warten."*
Im Arztzimmer ist eine seiner ersten Bemerkungen: *„Nicht, dass Sie denken, ich hätte es im Kopf! Ich war schon bei vielen Ärzten – irgendwann wissen die nicht weiter und vermuten, ich bilde mir alles nur ein."*
Es folgt eine schnelle, konzentrierte Schilderung der Hauptbeschwerden:

Beschreibung der Symptome

Kopfschmerzen seit etwa 15 Jahren
Beginn: Schmerzhaftes Verspannungsgefühl des Nackens
Schmerzausstrahlung: Laterale Nacken-Kopf-Region rechts und links (meist abwechselnd) bis in die Schläfengegend, besonders betroffen ist auch die Augenpartie (retro- und periorbital besonders rechts, aber auch links möglich)
Schmerzintensität: Wechselnd, teilweise sehr stark, NAS (Numerische Analogskala: s.u.), Maximum: 7–8

Schmerzqualität: Wechselnd, eher dumpf, ziehend, aber auch stechend; mögliche Abhängigkeit der Kopfschmerzen von Verspannungen der Schulter-Nacken-Muskulatur durch lange Sitzungen im Betrieb, langes Autofahren sowie Wetterwechsel, keine Linderung durch Massage
Schmerzdauer: Unterschiedlich, meist ein Tag
Schmerzhäufigkeit: Stärkerer Schmerz etwa 4–6 Tage im Monat, leichter Dauerschmerz etwa an 10 weiteren Tagen
Besserung: Schlaf, Joggen
Medikation: Bei Bedarf Copyrcal® (Paracetamol 400 mg, Coffein 50 mg), 1–2 Tabletten

Schwindel
Haltungsschwindel: Seit ca. 2 Jahren schwer zu beschreibende, unangenehme Unsicherheitsempfindungen im Kopf: *„Ich meine, wenn ich mich nicht festhalte, könnte ich umkippen, besonders, wenn ich nach vorne unten schaue, werde ich unsicher."*
Vertigo: Seit ca. 6 Monaten plötzlich und unerwartet auftretender Drehschwindel – etwa 10 Sek., Auftreten beim Autofahren während des Kopfdrehens nach hinten; weiteres Auftreten: beim Autofahren, wenn zur Seite geschaut wird, bei Sitzungen und Gesprächen mit Personen seitlich am Tisch.
Herr S. hat wegen des Schwindels Angst, allein Auto zu fahren. Er wird zum Arztbesuch von seinem Chauffeur gebracht (etwa 220 km Hin- und Rückfahrt) und erledigt in dieser Zeit wichtige Telefonate.
Neurologische Untersuchungen sowie Untersuchungen beim Augenarzt: ohne pathologischen Befund.

Weitere Beschwerden, die im Hintergrund stehen
- Schulter-Arm-Schmerzen seit etwa 2 Jahren, besonders rechts: *„So, als ob eine Entzündung in der Tiefe ist."*
- Schmerzausstrahlung bis zu den Fingern, aber nicht in den Kleinfinger
- Leichtere Schmerzen zwischen den Schulterblättern beiderseits, NAS: 3–4 (Abb. 1)
- Schmerzqualität hier: dumpf, ziehend, wandernd
- Abhängigkeit von beruflichem Stress, keine Linderung durch Massage
- Leichte Schwerhörigkeit (kein Tinnitus)
- Blähungen (werden nicht beachtet)
- Gelegentliches Spannungsgefühl im Unterleib und im lateralen Abdomen
- Unverträglichkeit: fettes Essen, grüner Paprika, Oliven
- Ansonsten keine weiteren Funktionskreisstörungen, guter Schlaf (8–9 Stunden) und guter Appetit, keine Neigung zu kalten Händen oder Füßen.

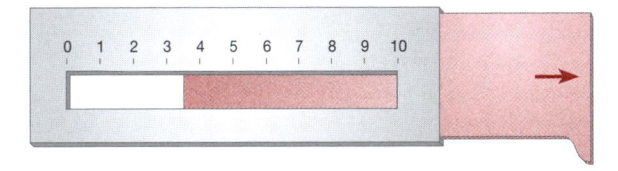

Abb. 1 Schmerzangabe auf der numerischen Analogskala (NAS): 3-4

Emotionale Selbstbeschreibung
„Ich bin ein ungeduldiger Mensch. Bei mir muss alles schnell gehen. Ich achte sehr auf Pünktlichkeit. Was abgesprochen wurde, muss auch eingehalten werden. Ich kann im Betrieb auch schon mal richtig wütend werden – aber was gesagt werden muss, wird gesagt. Da geht es auch schon mal hart zu. In den letzten Jahren habe ich niemanden entlassen. Ich stehe zu meinen Leuten, und die stehen zu mir. Mit meinem Leben bin ich insgesamt zufrieden – es ist stressig, aber ohne harte Arbeit kein Erfolg – diese Einstellung hat mir mein Vater sehr früh beigebracht. Nach anstrengenden Arbeitstagen gehe ich im Prinzip gerne joggen, aber dafür fehlt oft die Zeit."

Für weitere Therapie relevante Befunde
Inspektion im Stehen von hinten:
- Kräftige, etwas gedrungene Figur, sportlich wirkend
- Leichter Schulterhochstand rechts

Untersuchungsbefund im Sitzen:
- Druckdolente muskuläre Verspannungen mit ausstrahlenden Schmerzen in die Nacken- und laterale Kopfregion bei Gb 21 (M. trapezius, Pars descendens) und Dü 14 (M. levator scapulae), jeweils beidseits Muskeluntersuchungen durch flache Palpation (Travell, Simons 1998)
- Druckdolente muskuläre Verspannung mit ausstrahlenden Schmerzen im M. sternocleidomastoideus rechts, Pars clavicularis sowie in der Mitte der Pars sternalis; Muskeluntersuchung durch abhebende (zangenähnliche) Palpation (Travell, Simons 1998)
- HWS Anteflexion passiv: endgradig leicht eingeschränkt, muskuläres Endgefühl, subjektiv: ziehendes Spannungsgefühl beidseits dorsal
- HWS Lateralflexion passiv beidseits: Ziehendes Spannungsgefühl jeweils kontralateral, muskuläres Endgefühl, Ellenbogenelevation bessert Beschwerden (Hinweis auf M. trapezius, Pars descendens, der durch durch Ellenbogenelevation entlastet wird)
- Anteflexion und Rotation nach rechts und links passiv: Ziehendes Spannungsgefühl jeweils kontralateral paravertebral bei C2/C3 sowie am medio-cranialen Scapularand, muskuläres Endgefühl, Ellenbogenelevation auf der Schmerzseite bessert Beschwerden (Hinweis auf M. levator scapulae, der durch Ellenbogenelevation entlastet wird)
- Druckdolente muskuläre Verspannung mit ausstrahlenden Schmerzen zur Orbita rechts temporal etwa bei *Tai Yang* (M. temporalis) (Travell, Simons 1998)
- Druckdolente muskuläre Verspannung mit ausstrahlenden Schmerzen in den Armbereich rechts in der Fossa infraspinata etwas cranial von Dü 11 (M. infraspinatus) (Travell 1998)

Zunge: Rosig, dünner weißer Belag
Puls: Kräftig, gespannt, besonders Leber-Position

> **Diagnose gemäß Parameter der chinesischen Medizin (Hecker, Steveling 2002)**
> **Bagang**
> **Außen – Innen:** Außen/Leitbahnobstruktion, Innen
> **Fülle – Leere:** Fülle
> **Hitze – Kälte:** –
> **Yang –Yin:** –
> **Klimatische Faktoren:** –
> **Innere pathogene Faktoren:** Zorn, Aggression
> **Sonstige pathogene Faktoren:** –
> **Qi/Blut-Disharmoniemuster:** *Qi*-Stagnation
> **Funktionskreis:** Leber
> **Leitbahnobstruktion:** Gallen-Blasenleitbahn, Dünndarm-Leitbahn, Magen-Leitbahn
> **Triggerpunkte:**
> - M. trapezius beidseits
> - M. levator scapulae beidseits
> - M. temporalis rechts
> - M. sternocleidomastoideus rechts
> - M. infraspinatus

Vorgeschichte
Heuschnupfen (Hafer, Gräser), Nahrungsmittelallergie, Gallensteinoperation vor 10 Jahren

Familien- und Sozialanamnese
Reedereibesitzer mit 70 Angestellten, Studium: Bauingenieur, seit 25 Jahren verheiratet
Ehefrau: Hausfrau, 2 Kinder; Mutter: An Brustkrebs gestorben, Vater: Gallensteine

Diagnostische Überlegungen

Fülle – Leere
Der Patient imponiert als tatkräftiger Manager, er hat einen kräftigen Puls. Er ist den gestellten Anforderungen gewachsen, multiple Verspannungsreaktionen sowie teilweise heftige Kopfschmerzen und Schwindelanfälle zeigen ein Dysregulationsmuster der Fülle.

Funktionskreise
Herr A. ist leistungsstark und spannungsgeladen. Dies ermöglicht ihm einerseits seine beruflichen Erfolge, führt aber andererseits auch zu Regulationsstörungen, die insbesondere die Nacken-Hals-Gesichts-Muskulatur betreffen. Allgemeine Hinweise auf eine Leber-*Qi*-Stagnation sind neben den psychischen Angaben der Neigung zu Wutausbrüchen durch Blähungen und abdominellem Spannungsgefühl im Unterleib und lateralen Abdomen gegeben, vor Jahren wurden Gallensteine entfernt.

Diskussion des orthopädischen Untersuchungsbefundes

Da bei Herrn A. multiple Triggerpunkte gleichzeitig zu finden waren, ergab sich ein komplexer Untersuchungsbefund. Palpationen sowie Dehnungsuntersuchungen, insbesondere der Nackenmuskulatur, führten zur Diagnose eines myofascialen Schmerzsyndroms der Kopf-Nacken-Gesichts-Region sowie der Schulter-Arm-Region rechts.

Erläuterungen hierzu in Travell, Simons 1998: M. trapezius: S. 206 ff.; M. levator scapulae: S. 374 ff.; M. temporalis: S. 264 ff.; M. sternocleidomastoideus: S. 226 ff.; M. infraspinatus: S. 421 ff.

Diagnose westlich

Chronische Cervicocephalgie, Schwindel, chronisches Schulter-Arm-Syndrom

Diagnose chinesisch

- Leber-*Qi*-Stagnation
- Leitbahnobstruktion

Therapieprinzip

Leber-*Qi*-Fluss harmonisieren, Leitbahnobstruktion beseitigen

Methoden

Körperakupunktur, Dry Needling, Postisometrische Relaxation (PIR)

Behandlungsverlauf

1. Sitzung

Körperakupunkturpunkte: Lg 20, Gb 20, *Tai Yang*, Di 4, Dü 3, Le 3, Gb 34, bis auf Lg 20 wurden die Punkte beidseits genadelt, **Nadelstärke:** 25 mm, **Nadeltechnik:** neutrale Nadelung mit dem Ziel: Erreichen des *De-Qi*-Gefühls, **Verweildauer der Nadeln:** 20 Minuten, **Therapieintervall:** 1 Woche

Dry Needling:
- M. trapezius beidseits (etwa Gb 21), rechts und links
- M. levator scapulae beidseits (etwa Dü 14), rechts und links
- M. temporalis (etwa *Tai Yang*), rechts (Abb. 2)
- M. infraspinatus (cranial von Dü 11), rechts

Nadelstärke: 0,3 mm, **Nadeltechnik:** ableitend, mehrmaliges (5–7-mal) deutliches Localtwitch, anschließende Nadelentfernung (Abb. 2, 3)

PIR: Die Mm. trapezius et levator scapulae wurden als Heimtherapie gezeigt

Anmerkung: Die Techniken des Dry Needling sowie die PIR-Techniken für den M. trapezius und den M. levator scapulae werden am Ende dieses Fallbeispiels erläutert.

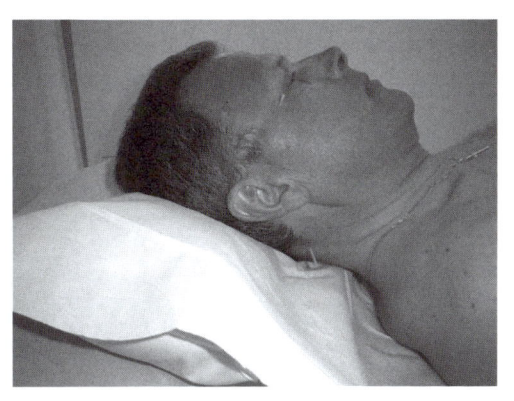

Abb. 3 LG 20, Gb 20, Tai Yang: Triggerpunktlokalisation des M. temporalis

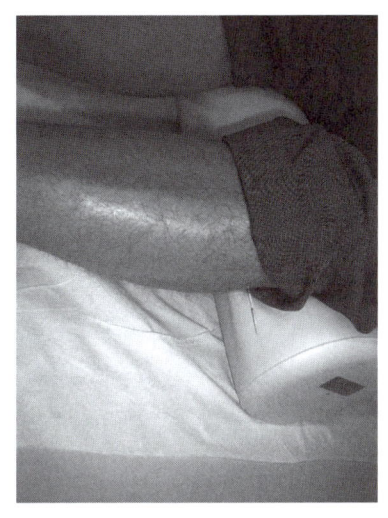

Abb. 2 Gb 34: Nadelung in Bauchlage

Therapiebegründung
- Du 20: Regulation der Le-*Qi*-Stagnation über den inneren Ast der Leber-Leitbahn
- Gb 20: (*Feng Chi* = Teich des Windes) befreit von Wind, hier im Sinne von Schwindel
- Di 4 + Le 3: Vier Tore – Kombination zur Regulation psychosomatischer Spannungszustände
- Gb 34: harmonisiert Leber-*Qi*-Fluss, reguliert insbesondere auch muskuläre Verspannung (Meisterpunkt der Sehnen)

Dry Needling der angegebenen Muskeln mit dem Ziel: Lösen der lokalen Triggerpunktverspannungen, **Erfolgskontrolle:** Mehrmalige Local-twitch-Reaktionen = lokale Muskelzuckungsreaktionen

Es traten teilweise heftige Zuckungsreaktionen auf. Nach jeder Nadelung erfolgte die Frage an den Patienten, ob er noch zu weiteren Therapien bereit sei. – *„Machen Sie nur weiter, endlich tut sich mal was."*

PIR: Muskeldehntechnik (Heimübung) mit dem Ziel, die durch das Dry Needling erreichte Muskeltonusreduktion langfristig aufrechtzuerhalten.

Direkt nach der Therapie: *„Ich habe ein sehr gutes Gefühl. Der Nacken zieht etwas, aber es ist eine angenehme Lockerung aufgetreten."* (Abb. 4–8).

2. Sitzung

Termin wurde zunächst abgesagt, nach 3 Wochen erschien Patient erneut.
„Ich habe den letzten Termin aus beruflichen Gründen nicht einhalten können. Mir fällt es schon sehr schwer, den langen Weg auf mich zu nehmen."
Deutliche Besserung der Kopf- und Nackenschmerzen.
Schwindel: unverändert, schnelles Drehen und Bücken sind nicht möglich

Weiteres Vorgehen:
Körperakupunkturpunkte, Nadelstärke und Nadeltechnik wie bei 1. Therapie, zusätzlich 3E 17 beidseits (Regulation der Schwindelzustände)

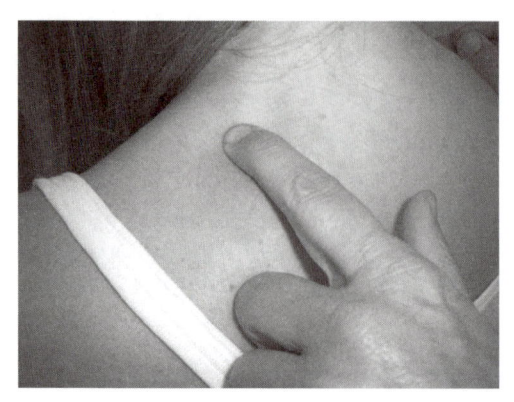

Abb. 4 M. trapezius pars descendens: Palpation eines Triggerpunktes bei Gb 21

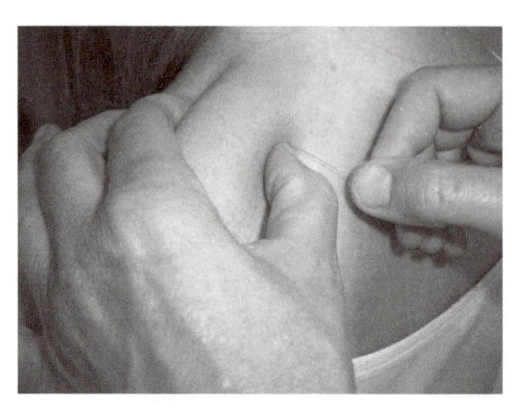

Abb. 5 M. trapezius pars descendens: Dry Needling eines Triggerpunktes bei Gb 21

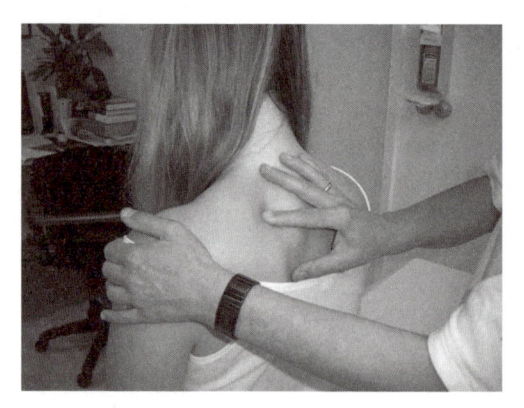

Abb. 6 M. trapezius pars descendens: Palpation eines Triggerpunktes bei Dü 14

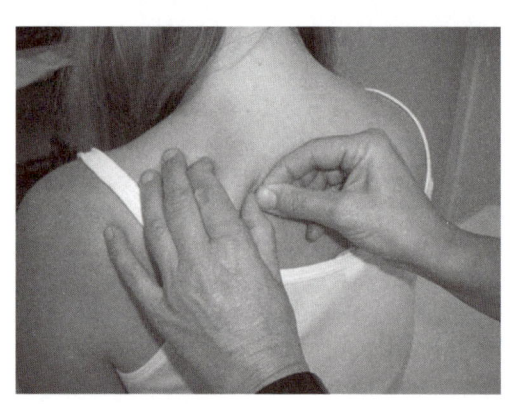

Abb. 7 M. trapezius pars descendens: Dry Needling eines Triggerpunktes bei Dü 14 (Nadel von caudal)

Dry Needling:
- M. trapezius beidseits (etwa Gb 21)
- M. levator scapulae beidseits (etwa Dü 14)
- M. temporalis rechts (etwa *Tai Yang*)
- M. infraspinatus rechts (cranial von Dü 11)

Zusätzlich:
- M. sternocleidomastoideus rechts, Pars clavicularis sowie Mitte der Pars sternalis

Wie bei der ersten Therapie traten Local-twitch-Reaktionen auf, die teilweise aber deutlich abgeschwächt waren. Heftige Zuckungsreaktionen traten bei Nadelung des M. sternocleidomastoideus auf.

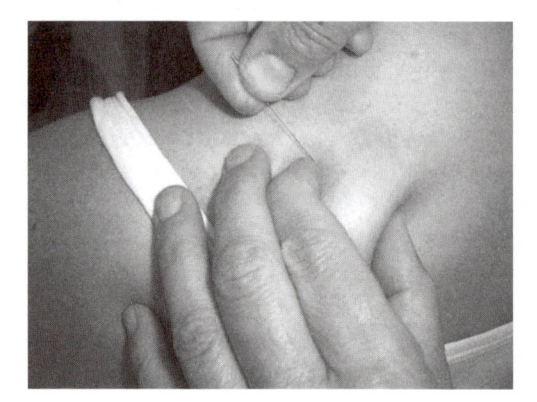

Abb. 8 M. levator scapulae: Dry Needling eines Triggerpunktes bei Dü 14

3. Sitzung nach einer Woche
„3–4 Tage hatte ich recht heftiges Ziehen der Nacken- und vorderen Halsregion, aber es war erträglich. Ich hatte zwei Tage ein Gefühl, als könnte mir gleich schwindlig werden, aber es trat kein Schwindel auf, nur ein leichtes Unsicherheitsgefühl."
Weiteres Vorgehen:
Körperakupunkturpunkte, Nadelstärke und Nadeltechnik wie bei 2. Therapie
Dry Needling:
- M. trapezius beidseits (etwa Gb 21): Nur rechts leichtes Local-twitch
- M. levator scapulae beidseits (etwa Dü 14): Nur rechts leichtes Local-twitch
- M. temporalis (etwa *Tai Yang*): Local-twitch deutlich
- M. infraspinatus (cranial von Dü 11): Kein Local-twitch
- M. sternocleidomastoideus: Leichtes Local-twitch

Local-twitch-Reaktionen traten deutlich weniger auf als bei den Therapien zuvor.

4. Sitzung: nach 10 Tagen
„2 Tage hatte ich ein Wackelpuddinggefühl im Kopfbereich, aber es trat kein Schwindel auf."
Schulter-Arm-Schmerzen deutlich besser, ebenso die Kopfschmerzen.
Weiteres Vorgehen:
Körperakupunkturpunkte wurden beibehalten, Triggertherapie wurde nur noch für diejenigen Muskeln durchgeführt, die auffälligen Lokalbefund zeigten (M. trapezius rechts, M. levator scapulae rechts, M. sternocleidomastoideus rechts, M. infraspinatus rechts und M. temporalis rechts). Dry-Needling-Reaktionen teilweise deutlich abgeschwächt, teilweise fehlend.

5.–10. Sitzung
Patient erschien in regelmäßigen Wochenabständen. Das Behandlungskonzept wurde beibehalten, die Dry-Needling-Therapie dem aktuellen Untersuchungsbefund angepasst.

Weiteres Vorgehen
PIR-Technik als Heimtherapie wurde in den Betriebsablauf integriert. *„Ich mache diese Übungen in Pausen zusammen mit meinen Mitarbeitern, für die ist das sicher auch gut."*
Ab der 6. Therapie meint Herr A., jetzt prinzipiell zwar wieder allein fahren zu können, er wolle aber doch die lange Fahrtzeit lieber für Büroarbeiten nutzen und komme deswegen nach wie vor mit Chauffeur.

Ergebnis

Deutliche Reduktion der Kopf-Nacken-Schmerzen (NAS: 2–3), kein Schwindel, deutlich reduzierte Schulter-Arm-Schmerzen (NAS: 1–2)
Zum 10. Therapietermin bringt Herr A. seine Ehefrau mit: *„Ich bin mit der Behandlung sehr zufrieden, meiner Frau können Sie sicherlich auch helfen, die wollte zwar nicht kommen …"*
Anmerkung: Es blieb bei dem einmaligem Arztkontakt der Ehefrau – sie sah sich nicht in der Lage, die lange Fahrtstrecke wöchentlich auf sich zu nehmen.
Trotz mehrmaligen Versuchs, Herrn A. nach 1½ Jahren telefonisch zu erreichen, war dies wegen der geschäftlichen Eingebundenheiten nicht möglich. Seine Ehefrau versicherte jedoch: *„Sie haben meinem Mann damals sehr geholfen. Die Kopfschmerzen bestehen zwar immer mal*

wieder – aber im Verhältnis zu früher ist das kein Vergleich. Der Drehschwindel trat nicht wieder auf, die ‚gymnastischen Übungen' macht mein Mann allerdings nur, wenn es ihm schlechter geht."

Diskussion

Bei Herrn A. bestanden seit etwa 15 Jahren Schmerzen der Kopf-Nacken-Region. Seit einem halben Jahr traten teilweise heftige Drehschwindelanfälle auf. Diese waren nach seinen Angaben durch Rotationsbewegungen des Kopfes auslösbar. Seit etwa 2 Jahren bestand überdies Haltungsschwindel mit Unsicherheitsgefühl beim Blicken nach vorne unten. Bisherige Therapieverfahren beinhalteten vor allem medikamentöse Ausschaltung des Schmerzgeschehens. Zuordnung zum Leber-Funktionskreis führte zu Therapieansätzen, die die Regulationsfähigkeit des Leber-Funktionskreises harmonisierten. Außerdem wurden durch Dry-Needling-Techniken konkrete lokale Muskelverspannungen gelöst. Insbesondere die Schwindelanamnese ließ an Triggerpunkte im M. sternocleidomastoideus denken, dies wurde durch die Untersuchungsbefunde bestätigt. Durch die lange Krankheitsanamnese lag ein komplexes Triggerpunktschmerzmuster vor; dies verlangte eine exakte Differenzialdiagnose der verspannten Muskeln.

Zur Aufrechterhaltung des Therapieerfolges wurden dem Patienten zur Heimtherapie PIR-Techniken gezeigt.

Nach 10 Behandlungen traten gute Therapieerfolge auf (NAS des Schmerzes: 2–3) Durch die gelernten PIR-Techniken bestanden für den Patienten zu Zeiten der Schmerzverschlechterung zufriedenstellende Eigenbehandlungsmöglichkeiten.

Bei der Gesamtbetrachtung des Patienten berücksichtigte ich sowohl die Funktionskreisstörung als auch die Leitbahnobstruktion (also sowohl das Innen-Muster als auch das Außen-Muster). Der entscheidende Therapiedurchbruch kam meiner Meinung nach durch die Lokalbehandlung der muskulären Funktionsstörung. Hierdurch zeigten sich Therapieerfolge bereits sehr schnell und motivierten den Patienten zur Fortführung der Behandlungen.

Bleibt die interessante Frage: Wie wäre die Behandlung ohne Le 3, Gb 34 und Du 20 verlaufen? Vielleicht genauso?

Schlussfolgerung

Bei plötzlich auftretendem Haltungsschwindel mit unangenehmen Bewegungen und Missempfindungen im Kopf sowie bei Vertigo nach Kopfdrehbewegungen ist eine Reizung von aktiven myofaszialen Triggerpunkten des M. sternocleidomastoideus in Betracht zu ziehen (Travell, Simons 1998). Die Pars descendens des M. trapezius wird ebenso für das Auftreten solcher Schwindelzustände verantwortlich gemacht (Travell, Simons 1998).

Der hier vorgelegte Fallbericht bestätigt diese Möglichkeit.

Literatur

Eder M, Tilscher H: Chirotherapie. 2. Auflage, Hippokrates, Stuttgart 1990
Hecker U, Steveling A, Peuker E, Kastner J: Lehrbuch und Repetitorium der Akupunktur mit TCM Modulen. 2. Aufl. Hippokrates Verlag, Stuttgart 2002
Travell J, Simons D: Handbuch der Muskel-Triggerpunkte, Obere Extremität, Kopf und Thorax. Urban & Fischer, München–Jena 1998

Schulterkontraktur

Nicolas Behrens

Zusammenfassung

Eine Patientin mit einer seit mehr als 3 Jahren (mit nur geringen bewegungsabhängigen Schmerzen) bestehenden Schulterkontraktur (Abduktion aktiv und passiv bis ca. 120°), nach konservativ behandelter subcapitaler Humerusfraktur wird mit reinem Dry Needling lokaler myofascialer Triggerpunkte behandelt. Nach der 1. Therapie zeigt sich bereits eine wesentliche und anhaltende Besserung; seit der 2. Behandlung kann die Patientin den Arm völlig frei bewegen; Nachbeobachtungszeit mehr als 3 Jahre.

Einleitung

Dieses Fallbeispiel soll anhand eines einfachen, aber eindrucksvollen Beispiels den Sinn und Wert der Diagnostik und Behandlung myofascialer Funktionsstörungen verdeutlichen.

Patient/Patientin

Frau S., 32 J., Arzthelferin; Erstkontakt 9. September 1998

Krankengeschichte/Untersuchung

Die ansonsten gesunde Arzthelferin wird von ihrer Chefin, einer Frauenärztin, die an einem Kurs zum Thema myofasciale Schmerzen und Funktionsstörungen teilgenommen hat, an mich überwiesen.
Die Patientin (Rechtshänderin) gibt an, sich im Oktober 1994 bei einem Sturz aus dem Bett eine subcapitale Humerusfraktur links zugezogen zu haben, die mit 10-tägiger Ruhigstellung mit einem Hanging-cast-Verband versorgt wurde. Nach Konsolidierung der Fraktur erfolgte eine intensive manualmedizinische Krankengymnastik (120 Sitzungen), durch die die durch Immobilisation verursachte Kontraktur, speziell die eingeschränkte Außenrotation und Abduktion, wesentlich gebessert werden konnte.
Radiologisch zeigte sich 1/95 eine komplette knöcherne Durchbauung der Fraktur (ohne Hinweis auf eine knöcherne Genese der Restkontraktur). In den letzten 2 Jahren erfolgte keine weitere Therapie; seither auch keine weitere Veränderung. Mit dem erreichten Zustand ist sie recht zufrieden. Die Abduktion ist weiterhin eingeschränkt, bei dieser Bewegung gibt es z.T. stechende Schmerzen im Bereich der Schulter; ansonsten keine Beschwerden. Besserung der geringen Beschwerden durch Schwimmen und Wärme.

Untersuchungsbefund

Schlanke, sportlich wirkende Patientin im altersentsprechenden Status; BWS etwas vermehrt kyphosiert und hypomobil; Schulterprotraktion beidseits bei seitengleich verkürztem und druckschmerzhaftem M. pectoralis major. Die Beweglichkeit der linken Schulter ist (schmerzfrei, aktiv wie passiv) bei der Außenrotation auf 60° (rechts 80°) und bei der Abduktion (mit Bewegung der Scapula) auf 120° (rechts 180°) eingeschränkt. Bei fixierter Scapula ist die Abduktion deutlich geringer (ca. 45°) möglich – dies zeigt, dass die Bewegungseinschränkung überwiegend das eigentliche Schulter-(Glenohumeral-)Gelenk betrifft. Das Endgefühl ist jeweils weich-elastisch. Bei der Palpation der Muskulatur finden sich erhebliche Myogelosen der Mm. latissimus dorsi/teres major, subscapularis und supraspinatus (soweit zugänglich) sowie der Mm. deltoideus, pectoralis major, trizeps brachii und geringer trapezius descendens, levator scapulae und rhomboidei. In den Abbildungen 1–10 sind auffällige Muskeln dargestellt, die generell bei Muskelbeschwerden beteiligt sind. In der vorliegenden Fallgeschichte handelte es sich mit Ausnahme des M. supraspinatus um latente Triggerpunkte, die eine Verkürzung des Muskels bedingten, von denen sich jedoch keine aktuelle Schmerzsymptomatik/referred pain auslösen ließ.

Allgemeine Anamnese

Bis auf eine Valgusdeformität nach Ellbogenfraktur, mit Gelenkbeteiligung rechts als Kind, die keinerlei Beschwerden macht, fühlt sich die Patientin gesund.

Familien- und Sozialanamnese

Die Patientin ist ledig und kinderlos. Nachdem kein chronischer Schmerz vorliegt und die Patientin sowohl verbal als auch von ihrer Motorik, Körpersprache und Emotionalität her einen gesunden Eindruck macht, verzichte ich auf eine genauere Anamnese.

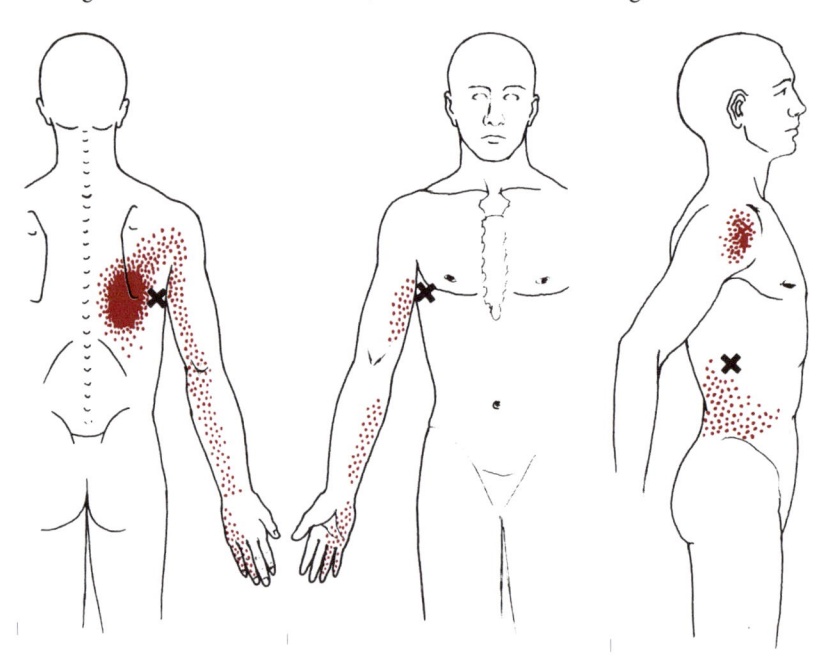

Abb. 1   Triggerpunkte und Schmerzausstrahlung im M. latissimus dorsi (aus Travell, Simons 2001)

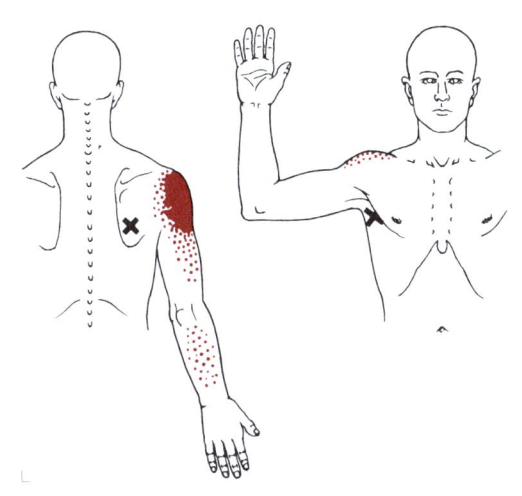

Abb. 2 Triggerpunkte und Schmerzausstrahlung im M. teres major (aus Travell, Simons 2001)

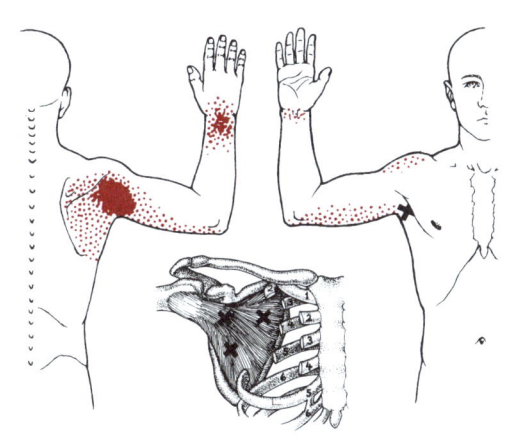

Abb. 3 Triggerpunkte und Schmerzausstrahlung im M. subscapularis (aus Travell, Simons 2001)

Diagnostische Überlegungen

Reine Außen-Erkrankung; es finden sich keine Hinweise auf einen Innen-*Li*-Zusammenhang

Diagnose westlich

Schulterkontraktur links nach konservativ behandelter subcapitaler Humerusfraktur vor 4 Jahren

Therapieprinzip

Dauerkontrahierte Muskulatur lösen

Methoden

Befundorientierte Körperakupunktur im Sinne eines Dry Needling lokoregionaler myofascialer Triggerpunkte mit anschließender dehnender Massage. Keine weitere Therapie an anderer Stelle.

Behandlungsverlauf

Ich behandelte Frau S. 2-mal mit reinem Dry Needling – nur betroffene linke Seite.
1. Behandlung am 9.9.1998 (Dauer incl. Anamnese, Untersuchung 50 min): Nachdem die Patientin bei gezielter Palpation der „Teres-Gruppe" (Mm. latissimus dorsi/ teres major und minor), die ja als Adduktoren für die passive Abduktion nachgeben müssen, den Arm nicht wegzog, sondern im Gegenteil sagte, dass diese Stelle auch von den Restbeschwerden her passen könnte, habe ich direkt (im Sitzen auf der Liege – um den Effekt sofort überprüfen zu können) mit lokalen Punkten begonnen.
Die „Teres-Gruppe" im Zangengriff haltend (auch um kein Pneumothoraxrisiko einzugehen) habe ich am **Dü 9** mit einer 5 cm langen Nadel eingestochen, um gezielt die Triggerpunkte (TP) in den zuvor palpierten Verhärtungssträngen (taut bands) zu erreichen und so die charakteristischen Zuckungen (local twitch responses, LTR) der betroffenen taut bands auszulösen, die ein wesentliches Qualitätskriterium für erfolgreiches Dry Needling sind. Dies war durch fächerförmiges Nadeln über gut 10 min (!) vielfach möglich, wobei die Patientin gut „dabei" blieb, also weder insgesamt noch vom Muskeltonus her anhaltende Rückzugstenden-

zen zeigte; durch achtsames Halten/Berühren konnte ich sie mit ihrer Aufmerksamkeit immer wieder in das behandelte Areal zurückholen.

Direkt nach Entfernen der Nadel war die Abduktion deutlich weiter (ca. 140°) möglich. Nach Dry Needling des M. subscapularis (in Rückenlage von der Achsel aus, Pneumothoraxrisiko, deshalb nur für in der Anatomie und Palpation sichere Akupunkteure) war auch die Außenrotation deutlich gebessert.

Auch den M. supraspinatus habe ich in der 1. Sitzung mit Dry Needling behandelt – zum einen unter der Vorstellung, das Agonist-Antagonist-Verhältnis auszugleichen, und zum anderen wegen der angegebenen Schmerzen bei (aktiver!) Abduktion, für die dieser Muskel als wesentlicher Abduktor zusammen mit dem M. deltoideus zuständig ist. Auch hier ließen sich, wie zu erwarten war, deutliche Local-twitch-Reaktionen auslösen.

Anschließend erfolgte noch eine Nachdehnung des M. subscapularis sowie eine dehnende Massage (im Sinne der Psychotonik nach Glaser®) der „Teres-Gruppe", wonach die Beweglichkeit in beide eingeschränkten Richtungen noch etwas besser möglich war.

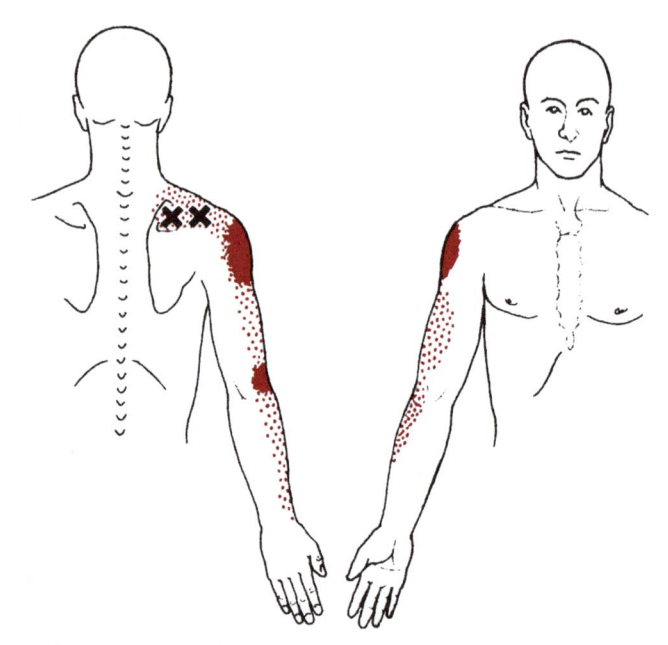

Abb. 4 Triggerpunkte und Schmerzausstrahlung im M. supraspinatus (aus Travell, Simons 2001)

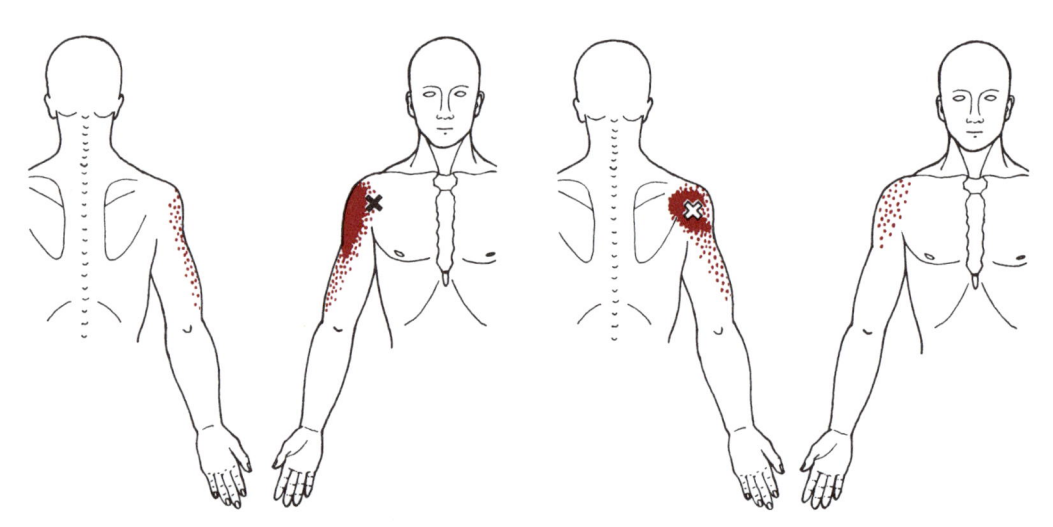

Abb. 5 Triggerpunkte und Schmerzausstrahlung im M. deltoideus (aus Travell, Simons 2001)

2. Behandlung am 14.10.98 (Dauer 45 min): Bei der Wiedervorstellung nach mehr als 1 Monat gab die Patientin an, der Effekt bezüglich Beweglichkeit habe zwar ein wenig nachgelassen, es sei aber weiter wesentlich besser als vor der 1. Behandlung. Die bewegungsabhängigen Schmerzen seien nicht mehr aufgetreten.

Bei der Untersuchung war die Abduktion bis 140° möglich; die Außenrotation im Seitenvergleich nicht mehr eingeschränkt. Bei der Nadelung (diesmal in Rückenlage) konnte ich erneut viele Local-twitch-Reaktionen von Triggerpunkten der Mm. latissimus dorsi und teres major auslösen. Anschließend war die Abduktion schon deutlich besser möglich. Dann ging ich an den M. pectoralis major (Zangengriff!), da auch dieser für die Abduktion nachgeben muss. Nach dem „Auslöschen" der Triggerpunkte in diesem Muskel war ein Absinken der protrahierten linken Schulter in Richtung Liege sichtbar. Es folgte die Behandlung der Triggerpunkte in den Mm. deltoideus und trizeps brachii (wird oft vergessen, kann auch endgradig die Ab-

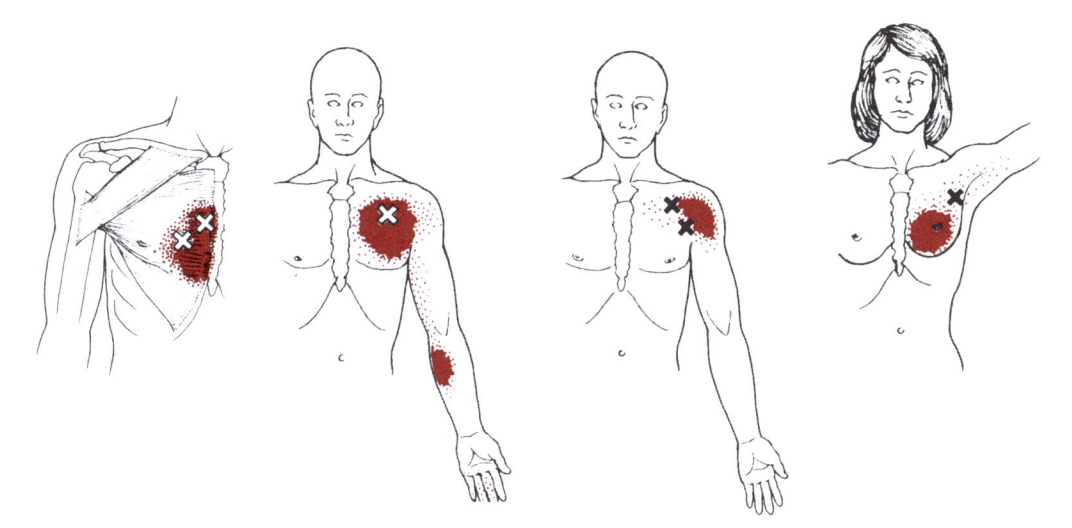

Abb. 6 Triggerpunkte und Schmerzausstrahlung im M. pectoralis major (aus Travell, Simons 2001)

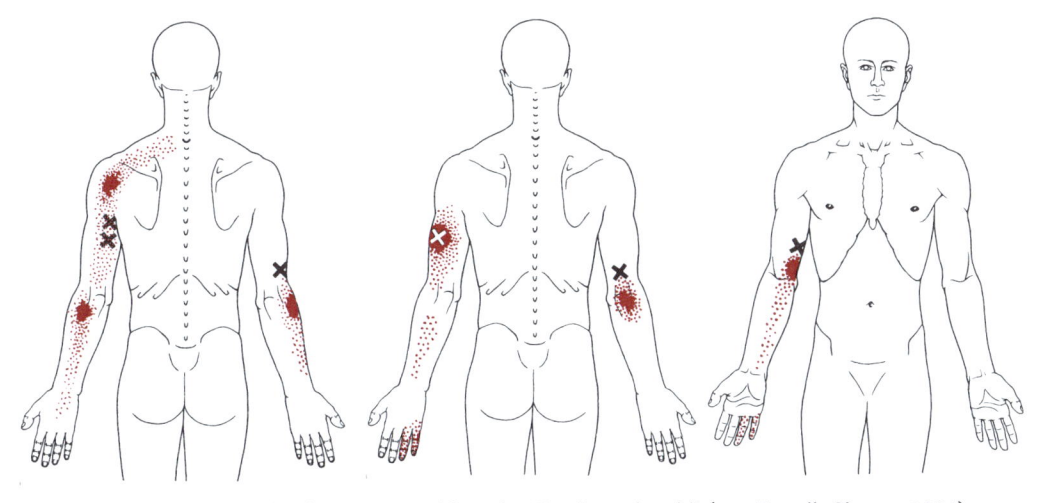

Abb. 7 Triggerpunkte und Schmerzausstrahlung im M. triceps brachii (aus Travell, Simons 2001)

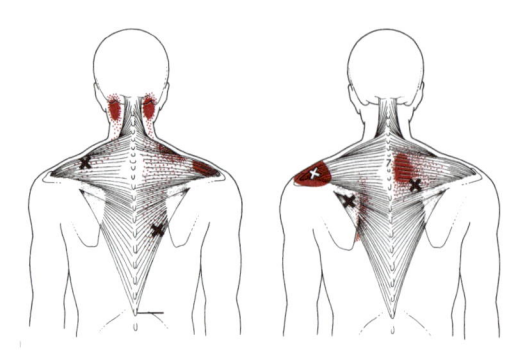

Abb. 8 Triggerpunkte und Schmerzausstrahlung im M. trapezius (aus Travell, Simons 2001)

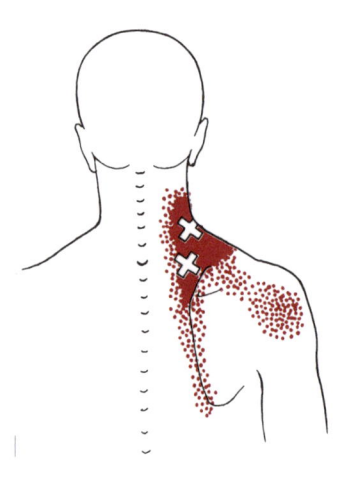

Abb. 9 Triggerpunkte und Schmerzausstrahlung im M. levator scapulae (aus Travell, Simons 2001)

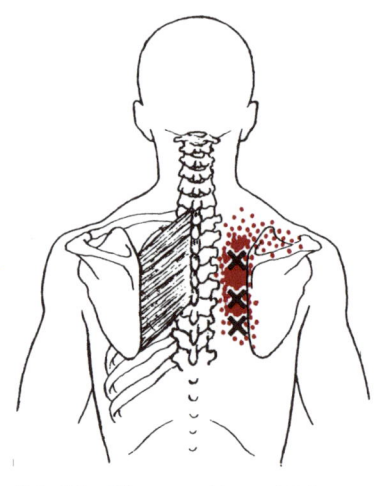

Abb. 10 Triggerpunkte und Schmerzausstrahlung im M. rhomboideus (aus Travell, Simons 2001)

duktion behindern!) mit ebenfalls deutlichen Local-twitch-Reaktionen. Der M. trapezius, pars descendens war zu schmerzhaft, so dass ich hier nicht weiter nadelte. Am Ende ging ich noch einmal an die restlichen Triggerpunkte der „Teres-Gruppe", mit nochmals vielen local twitch responses und weiterer Lockerung. Beim Test nach dieser sehr intensiven Behandlung war die linke Schulter frei beweglich!

Die Patientin wurde von mir angewiesen, in den nächsten Tagen die früher erlernten Dehnübungen auszuführen, um den Therapieerfolg zu sichern.

Ergebnis

Die Patientin ist seit diesen 2 Behandlungen beschwerdefrei und frei beweglich. Weitere Therapien erfolgten nicht. Ende 2001 hat sie sich noch einmal spontan mit einer Postkarte gemeldet und sich bedankt.

Diskussion

Bei dieser Patientin habe ich zuerst selber nicht daran geglaubt, dass eine Akupunkturbehandlung eine Besserung bringen könnte – ich war wegen der lang bestehenden Kontraktur zu sehr auf die Vorstellung eines Kapselmusters (nach Cyriax) aufgrund von Verklebungen/Schrumpfungen der Gelenkkapsel fixiert.

Nachdem die Patientin aber ganz gezielt auf Empfehlung ihrer Chefin kam (mein Gedanke: sehr optimistische Kollegin) und ca. 300 km gefahren war, habe ich ihr den etwas experimentellen Charakter der Behandlung erklärt – auch um selber keinen Erwartungsdruck zu haben. Sie gab ihre ganz realistische Zustimmung: *„Wenn es nicht schaden kann bis auf ein mögliches Hämatom und evtl. Nachschmerzen und das geringe Pneumothorax-Risiko, dann will ich es einmal ausprobieren."*

Nicht selten ist es unsere Vorstellung, „*dass es ja nicht gehen kann*", die eine erfolgreiche Therapie verhindert. Dies darf natürlich nicht missverstanden werden als Einladung, alles kritiklos zu nadeln. Die Patienten müssen entsprechend aufgeklärt werden – aber bei Einverständnis ist es doch spannend, mal etwas Neues zu probieren – und dann bitte auch zu publizieren! Inwieweit aus so einem Einzelfall dann eine sinnvolle Akupunkturindikation entstehen kann, ist durch Feldversuche und dann kontrollierte Studien (von denen es leider noch viel zu wenige gibt) herauszufinden.

Wesentliche Hinweise auf eine zugrunde liegende oder zumindest beteiligte myofasciale Funktionsstörung waren im vorliegenden Fallbeispiel das weiche „Endgefühl" beim Bewegungsende bei der passiv geführten Abduktion (ein hartes „Endgefühl" [fester, nicht nachgiebiger Anschlag am Bewegungsende durch Kontakt Knochen gegen Knochen] beim Gesunden kann man z.B. bei max. Ellbogenextension spüren) sowie die Besserung auf Wärme, die ganz charakteristisch für eine relevante Beteiligung der Muskulatur ist. Entscheidend war natürlich die sofortige Besserung nach dem ersten Nadeln. Dies hat die Patientin sehr motiviert, die schmerzhafte Behandlung mitzumachen, die sie auch komplett aus eigener Tasche bezahlen musste.

Prinzip der Auswahl der zu nadelnden Muskeln/Triggerpunkte:
- Bei Schmerz/Störung der aktiven Bewegung überlegen, welche Muskeln die Bewegung ausführen.
- Bei Bewegungseinschränkung/Schmerz bei passiver Bewegung bedenken, welche Muskeln nachgeben müssen, also die Antagonisten der Muskeln, welche die Bewegung ausführen.

Eine frühere Behandlung hätte die Kosten der Physiotherapie wahrscheinlich wesentlich gesenkt. Bei meiner langjährigen intensiven Zusammenarbeit mit Physiotherapeuten – u.a. als Oberarzt und Leiter der Universitätsambulanz einer Poliklinik für Physikalische Medizin und Rehabilitation – habe ich hier sehr positive Erfahrungen gemacht.

Fernpunkte wie Ma 38 oder 3E 5 sind nach meiner Erfahrung sinnvoll vor Dry Needling zu nadeln, wenn der Patient in der zu behandelnden Region sehr schmerzempfindlich ist. Zum Teil kann hierdurch auch die Zahl der zu behandelnden Triggerpunkte reduziert werden. Auch nach Dry Needling können Fernpunkte hilfreich sein – der häufig auftretende muskelkaterartige Nachschmerz kann so oft reduziert werden. Auch eine Meridianmassage (Psychotonik nach Glaser) ist äußerst wirkungsvoll – so kann zusätzlich das zum behandelten Meridian zugehörige Verhaltensmuster aktiviert und ggf. die Einstellung des Patienten beeinflusst werden (verhaltensbezogene Akupunktur).

Relative Kontraindikationen für Dry Needling sind eine erhöhte Blutungsneigung sowie eine zu geringe lokale Schmerzschwelle – am besten darauf achten, ob sich der Patient bereits bei der Palpation „wegzieht".

Schlussfolgerung

Auch länger bestehende Kontrakturen, gerade bei weichem „Endgefühl", sollten probeweise mit Akupunktur, speziell mit Dry Needling die Muskeln, die für die eingeschränkte Bewegung nachgeben müssen, behandelt werden. Nach meiner Erfahrung werden (insgesamt gut behandelbare) myofasciale Schmerzen und Funktionsstörungen leider noch häufig übersehen – viel unnötiges Leid ist hier zu verhindern! Bei chronifizierten myofascialen Schmerzen ist aber meist – anders als in diesem Beispiel – eine Beachtung psychosomatischer Zusammenhänge essentiell.

Literatur

Behrens N: Triggerpunkte bei myofaszialen Schmerzen. In: Pothmann R (Hrsg.): Systematik der Schmerzakupunktur. Hippokrates, Stuttgart 1996
Glaser V: Eutonie, Das Verhaltensmuster menschlichen Wohlbefindens. Haug, Heidelberg 1990
Gunn CC: Die Behandlung chronischer Schmerzen n. Gunn – Intramuskuläre Stimulation zur Behandlung myofaszialer Schmerzen radikulopathischer Genese. ML, Uelzen 1999
Nell W: Triggerpunkte in der Akupunktur. Haug, Heidelberg 1994
Pothmann R, Pöntinen, Gleditsch J: Triggerpunkte und Triggermechanismen. Hippokrates, Stuttgart 1997
Travell J, Simons D: Handbuch der Muskel-Triggerpunkte. Band 1 + 2. Urban & Fischer, München – Jena 1998/ 2001

Rezidivierender Schiefhals und ISG-Blockade

Thomas Ots

Zusammenfassung

Ein Patient mit mehreren akuten Schiefhälsen und 3 ISG-Blockaden konnte mit der Ein-Punkt-Nadelung von Dü 3 zumeist ausreichend gut therapiert werden. Bestanden die Beschwerden länger, wurden mehrere Nadeln und/oder mehrere Sitzungen notwendig.

Patient/Patientin

A. F., 47 Jahre, Fahrlehrer; Erstkontakt Mai 2000

Krankengeschichte/Untersuchung

In den letzten 4 Jahren behandelte ich Herrn F. 7-mal wegen eines akuten Schiefhalses, 3-mal wegen einer ISG-Blockade. Als er das erste Mal zu mir kam, war er 2 Tage zuvor wegen eines akuten Schiefhalses rechts von seinem Hausarzt mit Diclofenac und einem Muskelrelaxans relativ erfolglos behandelt worden. Es war Sommer, und er erzählte mir, dass er gern bei offenem Fenster, dabei den rechten Arm auf das Fensterbrett gelehnt, mit seinen Schülern unterwegs sei. „Da muss ich mich wohl rechts verkühlt haben."

Diagnostische Überlegungen

Akute Schiefhälse können „grundlos" auftreten: Der Patient kann kein pathologisches Agens ausmachen. Bekannte ätiologische Zuordnungen sind Zug/Wind oder falsche Lage nachts.

Diagnose westlich

Akuter Schiefhals

Diagnose chinesisch

Entfällt. Diese Störung könnte als Leitbahn-Blockade oder *Qi*-Stagnation beschrieben werden, doch bringt dies keinen höheren Erkenntniswert und wäre letztlich eine Chinoiserie.

Therapieprinzip

Blockade lösen

Behandlungsverlauf

Da es sich offensichtlich um eine Außen-Störung handelte, therapierte ich ihn ohne weitere Anamnese mit **Dü 3, Bl 62, Gb 20 und Gb 21 (alle Punkte stark ableitend)**. Nach 15 min waren die Beschwerden von Herrn F. größtenteils verschwunden. In früheren Jahren habe ich nicht mehr ganz akute Fälle von Schiefhals mit einer **Procain-Injektion in Gb 21** therapiert. Dieses Mal entschloss ich mich abzuwarten und bestellte Herrn F. für den nächsten Morgen wieder ein. Am nächsten Morgen rief er an: *„Der Schiefhals ist weg."* Ich riet ihm, mich beim nächsten Mal sofort zu konsultieren.

Das tat er denn auch. Bei der nächsten Attacke kam er einige Stunden, nachdem der Schiefhals aufgetreten war. Dieses Mal dachte ich daran, nur **die Achse Dü 3 – Bl 62** zu stechen. Doch nachdem ich Dü 3 stark ableitend genadelt hatte, sagte er, dass der Schiefhals schlagartig verschwunden sei. Die nächsten Male behielt ich dieses Regime bei, und meistens konnte Herr F. mit einer einmaligen Nadelung zufriedenstellend therapiert werden.

Eines Tages kam Herr F. mit einer frischen ISG-Blockade. Wie es sich gehörte, hatte er sich die Blockade beim Ausladen eines Kasten Wassers aus dem Auto zugezogen (ungünstiger Hebel – großes Gewicht – zusätzliche Drehung). Auch dieses Mal ging es ihm deutlich besser, bevor ich Bl 62 stechen konnte. Zur Sicherheit nadelte ich Bl 62 dennoch, dann noch einige lokale Punkte im Bereich des ISG. Doch die beiden letzten Male, die er mich wegen einer ISG-Blockade aufsuchte, nadelte ich zunächst Dü 3 und ließ Herrn F. dann im Wartezimmer umhergehen. Er war angehalten, sich alle paar Minuten selber zu stimulieren und dabei schwingende Bewegungen mit dem Becken zu vollführen – eine Art virtuelles Hula-Hopp. In beiden Fällen wurde keine weitere Nadelung notwendig.

Ergebnis

Mehrere Ereignisse akuten Schiefhalses sowie akute ISG-Blockaden konnten mit einer einzigen, stark ableitenden Nadelung von Dü 3 zufriedenstellend behoben werden. Bestanden die Beschwerden länger als einen Tag, wurde der Einsatz zusätzlicher Akupunkturpunkte notwendig.

Diskussion

Beschwerden des Bewegungsapparates können durch verschiedene Therapieregimes angegangen werden. Zusammenfassend handelt es sich um die Möglichkeiten gemäß:
- Locus dolendi
- Leitbahn
- Punkte mit spezifischer Wirkung (Fernpunkte)
- Segment
- Mikrosysteme

Für Beschwerden im Bereich der *Taiyang*-Leitbahn werden generell die Fernpunkte Dü 3 und Bl 62 als geeignete Kombination angegeben: Konfluenz-Punkte bzw. Schlüssel-Punkte (Lian et al.; Acadamy of TCM 1975) der 8 außerordentlichen Gefäße (*Yang Qiao Mai* und *Du Mai*), auch im Sinne einer „Oben-Unten-Kombination".

In meiner Erfahrung ist bei akuten Störungen diese Kombination nicht notwendig. Die stark ableitende Stimulation von Dü 3 ist ausreichend. Der Vorteil dieser Ein-Punkt-Nadelung (s. auch Bollig 2000) ist, dass der Patient umhergehen und unter Eigenstimulation Bewegungen der gestörten Region durchführen kann, was bei gleichzeitiger Nadelung von Bl 62 nur schwer möglich wäre. Meine Erfolge bei dieser Ein-Punkt-Nadelung erhöhten sich dann noch dadurch, als ich begann Dü 3 periostal zu stimulieren (s. „Meine besondere Methode").

Schlussfolgerung

Die Ein-Punkt-Nadelung von Dü 3 ist eine probate Methode bei akuten Störungen im Bereich der *Taiyang*-Leitbahn. Bei Störungen, die länger als einen Tag zurückliegen, werden meist mehr Sitzungen und mehr Nadeln notwendig: Dü 3, Bl 62, lokale Punkte.

Literatur

Bollig G, Pothmann R, Thoiss W, Vogtmann T: Behandlung akuter Kopfschmerzen durch Ein-Punkt-Akupunktur. Dt. Ztschr. f. Akup. 43 (2000) 3, 172-174

Lian Y-L, Chen C-Y, Hammes M, Kolster BC: Seirin Bildatlas der Akupunktur. Könemann, Köln 1999

The Academy of Traditional Chinese Medicine (ed.): An Outline of Chinese Acupuncture. Foreign Languages Press, Beijing 1975

Rezidivierende Epicondylitis

OSKAR MASTALIER

Zusammenfassung

Der Patient litt seit etwa 1 Jahr trotz mehrerer Vorbehandlungen an einer rezidivierenden Epicondylitis humeri radialis mit erheblichen Bewegungseinschränkungen und sehr heftiger Schmerzhaftigkeit. Die vorherige alio loco eingeleitete antiphlogistische/antiiflammatorische Medikation, Quaddelung, percutane Einreibungen auf Ibuprofen-Basis und Bestrahlung haben nur zu zeitweiliger Verbesserung geführt, aber nicht zur erhofften Eliminierung. Eine Ruhigstellung des schmerzhaften Ellenbogens konnte auch nicht endgültig die schmerzhafte Bewegungseinschränkung aufheben. Da der Patient kein Tennisspieler war, keine anderen Probleme mit der Wirbelsäule und dem Bewegungsapparat hatte und andere sportliche und berufsbedingte funktionelle Überlastungsursachen auszuschließen waren, blieb die Ursache unklar und die nur symptomatische Therapie unbefriedigend. Wegen der heftigen Schmerzen an den Innen- und Außenseiten des Ellenbogengelenkes, die in den Unterarm ausstrahlten und besonders bei Rotationen unangenehm waren, suchte der Patient Hilfe mit der Akupunktur, um mit dieser Alternativmethode seine Beschwerden loszuwerden.

Einleitung

Die lokale Druckschmerzhaftigkeit an den Epicondylen, an der gemeinsamen Ursprungszone des M. extensor digitorum communis und M. extensor carpi radialis brevis war durch gezeigte Grimassenzeichen beeindruckend. Der 21-jährige Patient wollte auf keinen Fall diese schmerzhafte Behinderung im Berufs- und Privatalltag länger hinnehmen. Er hat sich inzwischen für in Frage kommende Behandlungsmethoden, insbesondere die Akupunktur, eingehende Medieninformationen eingeholt.

Patient/Patientin

21 Jahre, Setzer bei einem Zeitungsverlag

Krankengeschichte/Untersuchung

Die Angaben des Patienten zur Familien- und Eigenanamnese ergaben keine Besonderheiten, keine Unfallfolgen und keine Vorgeschichte über Wirbelsäulen- oder Cranio-Sakralsystem (CSS)-Probleme. Ohne mitgebrachte Vorbefunde schilderte der Patient den vorherigen Krankheits- und Behandlungsverlauf emotionslos, aber mit einer gewissen Verbitterung über die Erfolglosigkeit. Von der Akupunktur erwarte er eine Wende zur Heilung und ein

Ende der schmerzhaften Behinderung. Corticoid-Injektionen werden so lange abgelehnt, bis alle anderen möglichen Methoden ausgeschöpft seien.

Aus seiner beruflichen Tätigkeit als Setzer bei einem Zeitungsverlag, die er Jahre vorher beschwerdefrei ausübte, ergab sich somit kein Anhalt für die beklagten Beschwerden.

Symptombefragung

Die Bewegungsfreiheit im Ellbogen ist eingeschränkt und häufig sogar heftig schmerzhaft. Es besteht eine Schmerzausstrahlung zum Kleinfinger. Der Schmerz manifestiert sich an der Innen- und Außenseite der Ellenbogenregion und verstärkt sich beim Greifen. Ein Punkt mit stärkster Druckempfindlichkeit liegt ca. 15 mm distal vom Epicondylus. Die Dorsal- und Volarflexion des Handgelenkes bei der Arbeit verstärkt den Schmerz. Witterungseinflüsse beeinflussen den Schmerz und die Bewegungsfähigkeit nicht.

Emotionelle Selbstbeschreibung

Mit sichtlichem Missmut, aber emotionsfrei zählt der Patient die abgelaufenen Behandlungen und Anwendungen auf: *„Bisher konnte mir keiner die Ursache erklären und ich kann mir nicht vorstellen, dass es keine Abhilfe geben kann."*

Selbsteinschätzung der Schmerzintensität

Der Bewegungsschmerz nimmt eher zu und ist bei längerer Arbeit gegenüber früher viel stärker.

Allgemeine Untersuchung und Befunderhebung

Patient in sehr gutem Allgemeinzustand, keine äußeren Auffälligkeiten. Kopf- und Körperhaltung zeigen keine Abweichungen, keine Skoliose oder Lordose. An Meridianverläufen des Armes keine Narben, keine früheren Sportverletzungen oder andere Läsionen.

Differentialdiagnostisch ist die Epicondylitis gegen andere cervicobrachiale Schmerzsyndrome abzugrenzen. Nur bei älteren Patienten muss auch an Podagra und rheumatoide Arthritis gedacht werden.

Zahnärztliche Untersuchung und Befunderhebung

Die Mundinspektion zeigt keine kariösen Zähne, keine Parodontitis, keine Parodontose, keine Sekundärkaries an Füllungen, keine Dislokalisationen, orthodoxe Verzahnungsverhältnisse, die Kiefergelenkfunktion bislang beschwerdefrei. Beim Zahnappell fehlen noch alle Weisheitszähne. Extraktionen der 8er wurden verneint. Kenntnisse der EAV nach Voll (1978) mit energetischen Wechselbeziehungen der Odontone zu den Körperorganen und Funktionskreisen und der Mundakupunktur nach Gleditsch (2004) lenken die Aufmerksamkeit auf den Retromolarraum (Abb. 1). Die vestibulären Weisheitszahnpunkte des Unterkiefers liegen auf der aufsteigenden Linea obliqua. Dem Retromolarraum sind außerdem noch weitere Punkte in der Wange und der distaleren Gingiva zugeordnet. Das Weisheitszahnareal und der Retromolarraum haben zahlreiche Beziehungen zu Organen und Funktionskreisen und somit können ihre neuralen Störzonen, neural-toxische Irritationen mit Störfeldcharakter, im Organismus zu schwerwiegenden regulatorischen und energetischen Störungen führen. Die digitale und Kugelsonden-Palpation ergab keine überzeugend auffällige Empfindlichkeit der buccalen und lingualen Punkte im Bereich des rechten unteren Weisheitszahn- und Retromolarberei-

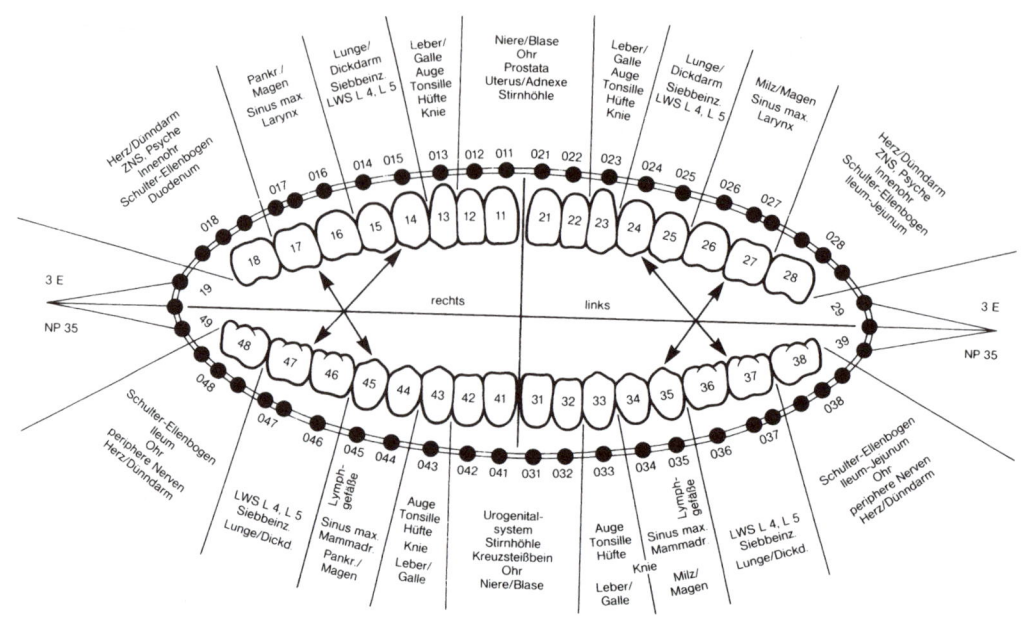

Abb. 1 Energetische Wechselbeziehungen zwischen Odontonen und Körperorganen/Arealen (aus Mastalier)

ches, was wahrscheinlich auf die langzeitig höhere Einnahmedosis von Analgetika zurückzuführen ist.

Wie in ähnlichen Untersuchungsfällen wurde gemäß meiner Forderung nach Mehrfachdiagnostik obligat die Untersuchung der Adler-Langer-Druckpunkten angeschlossen. Die Druckpunkt-Diagnostik bewertet die seitenkonkordanten Druckdolenzen definierter Druckpunkte im Occipital- und Nackenbereich. Diese diagnostischen Punkte werden speziell zur Diagnostik des Herd-/ und Störfeldverdachtes im Kopfbereich untersucht. Die Druckpunkte für die Stirn- und Nasennebenhöhlen und Kieferhöhle sind am Unterrand des Occiputs und am C 1, für den Oberkiefer am Querfortsatz des C 2, für den Unterkiefer am Querfortsatz des C 3 und für die Tonsillen im Bereich von C 4–C 7. Der Druckpunkt am oberen Trapeziusrand ist hinweisgebend für entweder hochakute oder chronische Tonsillenprozesse (Abb. 2).

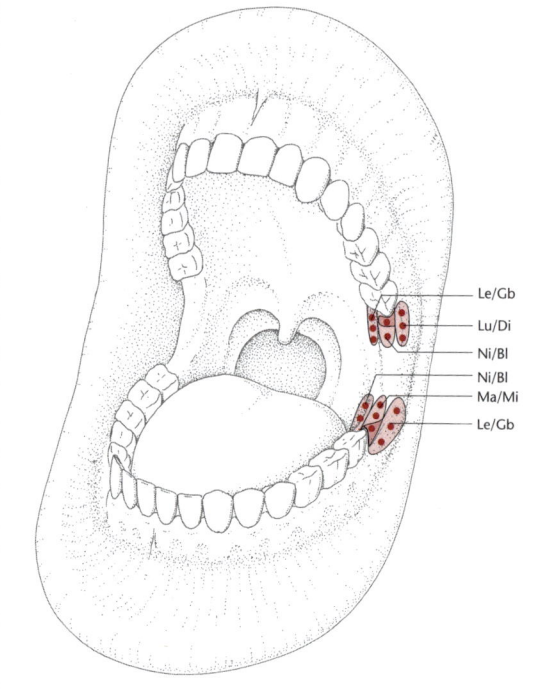

Abb. 2 Das Retromolargebiet als funktionelles Zentrum mit sehr effektiver reflextherapeutischer Wirkung (aus Gleditsch 2005)

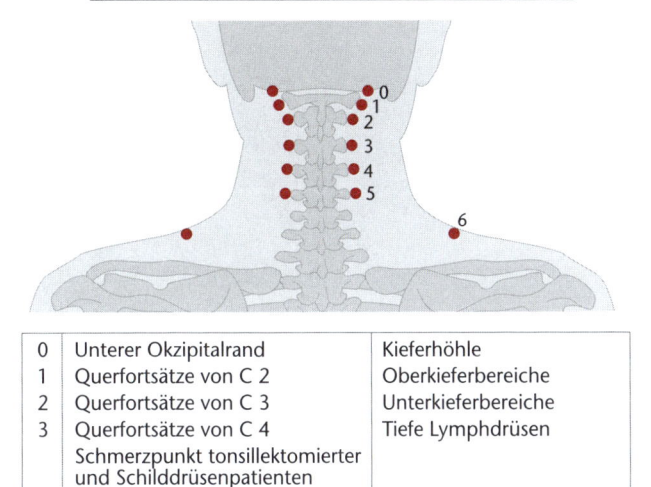

Druckpunktdiagnostik über Druckschmerzpunkte der HWS nach Adler/Langer

0	Unterer Okzipitalrand		Kieferhöhle
1	Querfortsätze von C 2		Oberkieferbereiche
2	Querfortsätze von C 3		Unterkieferbereiche
3	Querfortsätze von C 4		Tiefe Lymphdrüsen
	Schmerzpunkt tonsillektomierter und Schilddrüsenpatienten		
4	Querfortsätze von C 5		Verlagerter Unterkiefer-8er
5	Oberrand M. trapezius		Tonsillen
			Retromolarräume

Abb. 3   Druckpunktdiagnostik nach Adler/Langer

Bei der Palpation legt der Arzt eine Hand auf den leicht vorgebeugten Patientenkopf und dreht diesen leicht abwechselnd in seitlicher Richtung, während er mit Daumen und Mittelfinger der anderen Hand die auffällige Dolenz der Druckpunkte an den Querfortsätzen der HWS an der Vorderseite der paravertebralen Muskeln ermittelt (Abb. 3).

Die Palpation der Adler-Langer-Druckpunkte (Adler 1983, Mastalier 1992) an den Querfortsätzen C 3 ergibt am rechten Druckpunkt mit Korrelation zum Unterkiefer, also mit klarem Bezug zur belasteten Ellenbeugenseite, durch starke Druckdolenz einen Hinweis auf ein suspektes Störfeld im Unterkiefer.

Der entscheidende Hinweis ergab sich an einem weiteren Druckpunkt am Trapeziusrand, lokalisationsidentisch mit dem sog. „hygrometrischen" Akupunkturpunkt 3E 15. Nach jahrzehntelanger Erfahrung ist dieser Punkt mit der Korrelation zu Tonsillen bei der Modalität „Verschlechterung durch Nässe, Kälte, Wind" bilateral druckdolent. Eine nur unilaterale Druckdolenz ist dagegen als Störfeldhinweis im gleichseitigen Weisheitszahn- und Retromolarraum zu bewerten.

Bei der Untersuchung ergab sich eine solche nur unilaterale signifikante Druckdolenz rechts. Die folgende Untersuchung der schmerzseitigen Ohrmuschel mit der objektivierbaren und reproduzierbaren Detektion mittels eines elektronisch gesteuerten elektrischen Punktdetektors ließ sowohl den sensiblen und motorischen Ohrreflexpunkt des Ellenbogens als auch den Reflexpunkt des Unterkiefers auffinden. Diese Punkte konnten mit der Untersuchung mit dem +3-V-Pol eines Elektrodetektors über die ausgelöste Pulsreflexantwort VAS rückbestätigt werden (Abb. 4). Lokal ergab die Annäherung einer Histaminampulle und einer Hostacain-5%-hyperbar-Ampulle am rechten unteren enoralen Weisheitszahnbereich und extraoral am äußeren Kieferwinkel eine Reflexantwort.

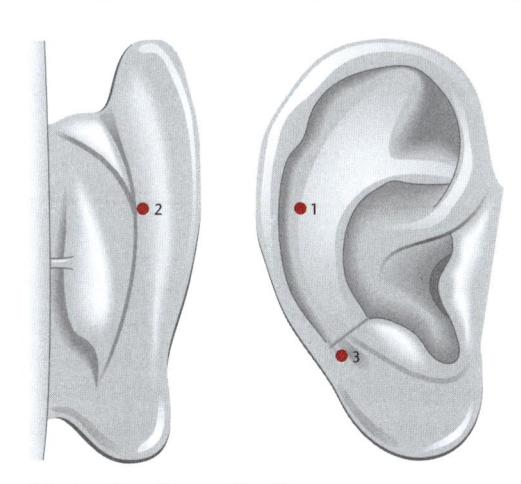

Abb. 4   Ohrreflexpunkte Ellbogen

Es folgte eine radiologische Kontrolle, die einen horizontal verlagerten, impaktierten Weisheitszahn zeigte. Als Konsequenz aus der Befunderhebung wurde die operative Weisheitszahnentfernung besprochen, wozu der Patienten aber absolut keine Lust hatte und sich auch mit der Annahme des Zusammenhanges noch nicht anfreunden wollte (Abb. 5).

Diagnostische Überlegungen

Die Erkrankung muss von jenen, die das radiohumerale Gelenk erfassen, und von einem Nervenkompressionssyndrom differenziert werden. Abgrenzung gegen chronisch-infektiöse Knochenerkrankungen und generalisierte Periostosen, Sporttrauma mit Sehneneinrissen.
Aurikulodiagnostik: Häufig neben dem Ellbogenpunkt auch Punkte C 7, TH 1 – 2 auffindbar.

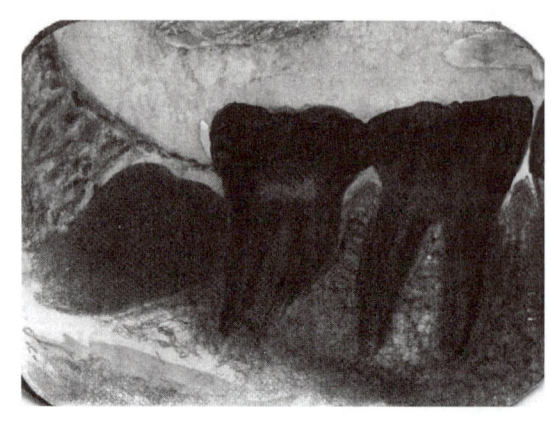

Abb. 5 Störfeld eines impaktierten Weisheitszahnes mit Fernstörungssymptom rezidivierende Epicondylitis durch Dauerirritation des Funktionskreises Herz-Dünndarm und erheblichen neuralen Irrititationsfaktor

Diagnose westlich

Impaktierter Zahn 48, Horizontalverlagerung, Kontaktdruck auf Distalwurzel des Zahnes 47

Diagnose chinesisch

(Ba Gang): Starker Schmerz, der sich beim Pressen auf die Schmerzstelle verschlimmert, entspricht einem *Shi-Zheng* (Fülle-Syndrom). Auszuschließen war ein *Bi*-Schmerz, da der Schmerz bei Patienten wetter- und temperaturunabhängig ist.

Therapie

Nach mehreren vorherigen, ineffizienten Therapieversuchen mussten andere, nachfolgend beschriebene Therapiestrategien umgesetzt werden.

Therapieprinzip

Therapieüberlegungen
Es blieb mir nur die Wahl eines überzeugenden Effektes. Ich wählte die diagnostische Lokalanästhesie mit Procain 0,5% im Sinne der Neuraltherapie. In die Umschlagfalte in Richtung des impaktierten Weisheitszahnes wurde buccal ca. 0,3 ml und lingual zur Linea obliqua nur ein ca. 0,1 ml Depot des Anästhetikums ohne Periostkontakt entleert. Diese Dosis reicht keinesfalls zur Anästhesie, wohl aber zur repolarisierenden Wirkung im Störfeldbereich, d.h. zur Aufladung des dort stark abgefallenen Zellmembranpotenzials mit Signaleffekt auf die Störfeld-Fernwirkung. Der Effekt dieser Maßnahme war für den Patienten überzeugend und der

Soforterfolg völlig überraschend. Die Bewegungseinschränkung und Schmerzen des Ellenbogens verschwanden im Sekundenphänomen (Dosch 1974, Huneke 1989). Für mich war durch eine Selbstkontrolle lehrreich, dass auch eine völlige Löschung der vorher starken Druckdolenz am Punkt 3E 15 und C 3 erfolgte. Natürlich war diese Maßnahme auch schon Therapie.

Therapieergänzung
Die Nadelmetallwahl der Schule nach Nogier richtet sich nach dem Ladungspotential der Ohrpunkte mit Reflexantwort bei der Untersuchung mit dem +3-V- oder −3-V-Pol, früher mit Gold- oder Silberpol-Tester. Die bei der vorherigen Ohruntersuchung markierten Ohrreflexpunkte Ellenbogen sensorisch und motorisch wurden mit semipermanenten Stahlnadeln, der Punkt Unterkiefer zuerst als extrem energiearmer Punkt erst mit einer Goldnadel, nach 20 min mit einer Dauernadel gestochen und anschließend mit der störfeldaffinen LL-Laserfrequenz A′ (292 Hz) mit Intensität 12 mW 60 sec bestrahlt. Die semipermanenten Nadeln mit prolongierender Wirkung wurden problemlos vertragen und bei der Kontrolle der andauernden Beschwerdefreiheit nach 4 Tagen entfernt. In diesem völlig schmerzlosen Intervall erübrigte sich die Analgetika-Einnahme.

Zu meiner Überraschung kündigte der Patient nach der Kontrollsitzung aber an, er habe jetzt keine Beschwerden mehr und dann könnte man ja auf die Weisheitszahnentfernung verzichten. Obwohl ich ihm erklärt habe, dass die Fernwirkung des weiterhin bestehenden Störfeldes bei Additivbelastungen wieder aktiviert werden kann, blieb er dabei, sich erst bei Beschwerden wieder zu melden.

Zur abgesicherten Schmerzunterdrückung bis zur eigentlich unerlässlichen chirurgischen Zahnentfernung wurden noch in die hier individuell auffindbaren Ohrreflexpunkte Unterkiefer und M. masseter sensorisch (Mastalier 1992) am rechten Ohr Dauernadeln appliziert. Die Nadeln wurden jeweils vom Patienten nach Anleitung mit einem Bipolmagnet 3–4-mal täglich etwa 30 sec stimuliert. Der Bipolmagnet als Stimulator ist das Gegenende des Dauernadelinjektors der ASP-Nadeln, die als Stahlnadel und vergoldete Nadel verfügbar sind.

Methoden

Diagnostische Lokalanästhesie, Aurikulomedizin, Low-Level-Laser

Behandlungsverlauf

Eindeutige Löschung der Patientenbeschwerden in einer einzigen Sitzung und 6-monatiges beschwerdefreies Intervall. Danach vorgeschlagene Extraktion des Weisheitszahnes vom Patienten vorerst abgelehnt. Nach erneuten Beschwerden durch Mesialdruck des verlagerten Weisheitszahnes mit Störfeldcharakter willigte der Patient zur chirurgischen Zahnentfernung ein. Seither völlig beschwerdefrei.

Ergebnis

Nach eingehender Diagnostik und causalgerichteter Therapie konnten in einer einzigen Sitzung mit eindeutigem Sekundenphänomen die monatelangen Patientenbeschwerden gelöscht werden. Die Wirkung hielt auch langfristig an.

Obwohl die Ellbogenbeschwerden weitgehend ausblieben, stellten sich jedoch nach etwa 6 Monaten durch den verstärkten Mesialdruck des impaktierten Weisheitszahnes lokale Kieferschmerzen, erhebliche Irritation und schubbedingte Elongation des 2. Molaren, Schluckbeschwerden und Schwellung mit Beteiligung der regionalen Unterkieferdrüsen ein. Die Ellbogenbeschwerden wurden wieder etwas spürbar. Dies zwang dann doch den Patienten zur erneuten Vorstellung und schließlich zur Einwilligung zur operativen Entfernung des Weisheitszahnes mit eindeutigem Störfeldcharakter.

Zur Vermeidung postoperativer Kieferschmerzen appliziere ich eine semipermanente Stahldauernadel in den Reflexpunkt des Kiefers für etwa 3–4 Tage und bestrahle enoral direkt das Areal der operativen Intervention mit der Mundbereichsfrequenz A' (292 Hz) mit Intensität 3–6 mW etwa 2–3 min. Die für Oralanwendung gebogene Laserdiode ist abnehmbar und sterilisierbar. Die Wundheilung ohne Nachblutung und der postoperative Verlauf verliefen mit der Laserwirkung – wie erwartet – störungsfrei. Diese praxisbewährte Methode hat den Patienten die befürchteten Nachbeschwerden erspart und wurde nach meiner seinerzeitigen Publikation sogar auch nach Hüft- und Knieoperationen in einer norddeutschen Klinik von einer Anästhesistin/Akupunkturärztin mit den Effekt der postoperativen Analgetikaeinsparung erfolgreich eingesetzt.

Die gesicherte Mehrfachdiagnostik hat das neurale Störfeld des verlagerten Weisheitszahnes eindeutig bestätigt. Die Eliminierung eines Störfeldes im Areal des 8. Odontons und des Retromolarraumes mit seinen mehrfachen energetischen Beziehungen zu Funktionskreisen und Organen hat die Fernstörung ausschalten und eine Chronifizierung gerade noch rechtzeitig abwehren können.

In neuesten klinischen Berichten wurden die odontogenen Störfeldfolgen auf den Bewegungsapparat und das Herz mit besonderen Hinweisen belegt.

Diskussion

Die eingehende Störfelddiagnostik gehört zum Repertoire der komplementären Diagnostik, da die alleinige klinische Diagnostik keine spezifischen Hinweiskriterien aufweist. Die gesicherte Mehrfachdiagnostik hat das neurale Störfeld des verlagerten Weisheitszahns eindeutig bestätigt. Die Eliminierung eines Störfeldes im Areal des 8. Odontons und des Retromolarraumes mit seinen mehrfachen Beziehungen zu Funktionskreisen und Organen hat die Fernstörung ausschalten und eine Chronifizierung gerade noch rechtzeitig abwehren können.

Bei einem sonst störfeldfreien Menschen ist die Krankheitsdauer eines geschwächten Organs meistens nur von verhältnismäßig limitierter Dauer. Nach Abklingen des Akutstadiums tritt die Heilung ein und es verbleiben meist keine Restbeschwerden. Beim störfeldbelasteten Menschen führt die permanente Irritation eines Störfeldes beim geschwächten Organ zur Chronifizierung mit Verschlimmerung der Beschwerden. Obwohl ein Störfeld eigentlich überall hin stören kann, wird meist ein phylogenetisch geschwächtes oder vorbelastetes Organ betroffen, wobei die gegenseitige energetische Wechselbeziehung nach R. Voll, Angermann, Sollmann eine wichtige Rolle spielt.

Schlussfolgerung

Bei therapieresistenten Epicondylitiden – wie auch bei weiteren Störungen des Bewegungsapparates – sollte immer an ein Störfeld gedacht werden. In neuen klinischen Berichten wurden die odontogenen Störfeldfolgen auf den Bewegungsapparat und das Herz mit besonderen Hinweisen belegt.

Literatur

Adler E: Allgemein-Erkrankungen durch Störfelder. Fischer, Heidelberg 1983
Dosch P: Einführung in die Neuraltherapie mit Lokalanästhetika. Haug, Heidelberg 1974
Gleditsch JM: Mundakupunktur. Urban & Fischer, München 2004
Huneke F: Das Sekundenphänomen. Haug, Heidelberg 1989
Mastalier O: Immunologische Aspekte in der Zahn-, Mund- und Kieferheilkunde. Quintessenz-Verlag, Berlin 1989
Mastalier O: Reflextherapien in der Zahn-, Mund- und Kieferheilkunde. Quintessenz-Verlag, Berlin 1992
Sollmann A: Die Osteolyse des Kiefergelenks und ihre kausal-pathologische Bedeutung für die wirbelsäulenbedingte Nasenwurzelerkrankung. Die Medizinische Welt, Jg. 20, Nr. 29/1969
Sollmann A: Kranio-kaudale Herdbeziehungen im Organismus. Erfahrungsheilkunde, Bd. 20, Heft 1/1971
Van Nghi N, Picou ME: Topographie Énergetique en Medicine Chinoise, 1071, Imprimerie École Technique Don Bosco, Marseille
Voll R: Tabellen über energetische Wechselbeziehungen von Odonten zu Organen und Gewebssystemen. MLV, Uelzen 1978

Lumboischialgie

Gustav Peters

Zusammenfassung

Bei einer Patientin mit einer Lumboischialgie erweisen sich konventionelle orthopädische Therapie wie auch die anschließende Akupunktur zunächst als erfolglos. Die Akupunkturtherapie führt erst nach Sanierung eines Zahnstörfeldes zu einer Remission der Beschwerden. Die Störherddiagnostik erfolgte mit RAC (s.u. – spezielle Methode).

Einleitung

Leitbahnerkrankungen sind oft sehr dankbare Akupunkturfälle. Gelegentlich machen sie jedoch Probleme, was zunächst eine Anamnese, ggf. eine Störfeldtestung veranlassen sollte.

Patient/Patientin

Frau B.W., 35 Jahre alt

Krankengeschichte/Untersuchung

Die Patientin stellte sich am 10.12.2001 mit Lumboischialgie seit 4 Wochen im Sinne eines S1-Wurzelreizes rechts vor (vom Kreuz zur Fußsohle rechts ausstrahlende Schmerzen mit Kribbeln an der Fußaußenseite). Nach Diagnostik und Therapie beim Orthopäden stellte sich die Patientin erst am 5.9.2002 nach erfolglosen konventionellen Behandlungen (Medikamente, Krankengymnastik usw.) erneut bei mir vor. Der Kollege konnte einen Discusprolaps aufgrund eines unauffälligen CT ausschließen. Der Entschluss zur Akupunkturbehandlung wurde gefasst, die Patientin zunächst im Bereich der betroffenen Leitbahnen behandelt.

Diagnostische Überlegungen

Das Segment S1 entspricht am Bein der *Tai-Yang*-Achse (Blasenmeridian), im Bereich des Fußes auch der Gb-Leitbahn. Im Sinne der longitudinalen *Yang-Yang*-Koppelung wird das Arm-*Tai-Yang* (Dü) mit einbezogen. Nach Therapieresistenz führt die Anamnese (Wangenschmerz) zur Testung von Zahnstörfeldern.

Diagnose westlich

Lumboischialgie, Trigeminusreizung, Störfeld-Testung mit RAC

Diagnose chinesisch

Leitbahnerkrankung des Fuß-*Tai-Yang*

Therapie

Akupunktur-Punkte-Kombination:
- **Bl 62/60, Dü 3**, lokale Punkte wie **Bl 54, Bl 25**; unter segmentalen Gesichtspunkten wurde **Gb 41** hinzugenommen (Fußaußenrand/S1-Segment)
- Am Ohr wurden Lokalpunkte (**Ischias (52), Darwin, Niere (95)** jeweils re., **Thalamus** li.) genadelt

Therapieprinzip

Stagnation der Leitbahn soll beseitigt werden.

Methoden

Suche und Nadeln der Punkte mit RAC-Kontrolle

Behandlungsverlauf

4 Sitzungen waren erfolglos (wöchentliche Abstände bei chronischem Leiden). Deshalb und wegen zusätzlicher Begleitbeschwerden in Form von Schmerzen im Bereich der rechten Wange, also des Trigeminusareals, wurde auf Störfelder mit RAC (Annähern einer Procain-Ampulle, d.h. eine Substanz, die sich zur Entstörung eignet) getestet. Eine deutliche Reaktion zeigte sich über dem Zahn 46 (rechter Unterkiefer).

Am **29.10.02** wurde das Zahnareal am Ohr nach Nogier mit Einmalnadel akupunktiert, was jedoch keine wesentliche Besserung brachte.

Nach Infiltration im Bereich der Umschlagsfalte an die Wurzel des Zahnes 46 am **4.11.02** folgten 2 Tage mit deutlicher Besserung aller Beschwerden (S1-Wurzelreiz und Trigeminusschmerz rechts).

Ich riet der Patientin, sich zwecks Diagnostik beim Zahnarzt vorzustellen. Dieser bestätigte einen toten Zahn 46 mit Wurzelentzündung, was die Patientin am **11.11.02** berichtete.

Daraufhin wurde die Patientin an diesem Tag nochmals akupunktiert:
- **Bl 60** re (nach RAC nur auf der Seite der Beschwerden zu finden),
- **NP 67** li (Neu-Punkt 67 am Unterarm nach König/Wancura [1995], die kontralaterale Nadelung empfehlen bei Lumboischialgie),
- **Di 4**, re
- **Ma 44** re (Trigeminusschmerz, per RAC auch nur ipsilateral zu finden)
- Eine Dauernadel im Bereich des **Zahnareals nach Nogier** (ca. 4 mm ventro-caudal vom P. Jérôme entfernt) an der rechten Ohrmuschel.

Am **27.11.02** berichtete die Patientin eine Besserung der Beschwerden, die eine Woche anhielt. Wegen des doch gravierenden zahnärztlichen Befundes riet ich der Patientin, sich zunächst weitere Akupunkturbehandlungen zu sparen und sich erst nach Sanierung des Zahnes wieder vorzustellen.

Nach Entfernung des Zahnes kam die Patientin am **20.1.03** erneut zur Therapie. Die Beschwerden waren zu dem Zeitpunkt noch vorhanden. Doch ab dann waren die Erfolge der nachfolgenden Akupunktursitzungen sehr viel deutlicher und anhaltender.

Nach der gleichen Therapie wie am 11.11.02 war die Patientin bis zum **13.2.03**, also über 3 Wochen beschwerdefrei.

Ich wiederholte die Behandlung mit dem Unterschied, dass die Dauernadel am Zahnpunkt des Ohres nun durch eine Procain-Infiltration an die Zahnumschlagsfalte von 46 ersetzt wurde. Es brachte denselben Effekt, der bis zur letzten Vorstellung am **17.3.03** anhielt.

Ergebnis

Am **17.3.03** wurde die Behandlung wiederholt und abgeschlossen. Seitdem besteht Beschwerdefreiheit. Letzte anamnestische Kontrolle im April 2004.

Diskussion

An diesem Fall ist die Reaktionskette interessant: Die Zahnwurzelentzündung führt zur Reizung des Trigeminus, der Afferenzen über die Wurzel C 2 leitet. In der manuellen Medizin sind Interaktionen zwischen Kopfgelenken und ISG bzw. unteren LWS-Segmenten bekannt. Dadurch lässt sich das klinisch im Vordergrund stehende Symptom eines S1-Wurzelreizes erklären.

Schlussfolgerung

Der zunächst erfolglose Akupunkturversuch bzw. die deutlich besseren Effekte nach Behandlung des Störfeldes zeigen, wie wichtig solche Therapiehindernisse sind. Es kann in der Regel nicht vorhergesagt werden, ob eine Reflextherapie wie die Akupunktur ein klinisch relevantes Störfeld überwinden kann. Im genannten Beispiel kam man um eine chirurgische Sanierung nicht herum.

Literatur

König G, Wancura-Kampik I: Praxis und Theorie der Neuen Chinesischen Akupunktur. Maudrich, Wien 1995
Mastalier O: Reflextherapie in der Zahn-, Mund- und Kieferheilkunde. Quintessenz, Berlin 1987
Nogier P: Lehrbuch der Aurikulotherapie. Maisonneuve, Sainte-Ruffine 1969
Nogier P: Praktische Einführung in die Aurikulotherapie. Maisonneuve, Sainte-Ruffine 1978
Strittmatter B: Das Störfeld in Diagnostik und Therapie. Eine Praxisanleitung für Ärzte und Zahnärzte. Hippokrates, Stuttgart 1998
Peters G, Zachen B: Skriptum der Aurikulomedizin. Eigenverlag DÄGfA 2002

Coxarthrose

Gustav Peters

Zusammenfassung

Ein Patient mit schwerer Coxarthrose kann durch Ohr- und Körperakupunktur nach 10 Sitzungen von der TEP verschont werden. Auch nach einem Jahr verhilft ihm eine erneute Therapieserie, seine Beschwerden ohne Analgetika zu tolerieren und das Bewegungsausmaß der Hüftgelenke zu steigern.

Einleitung

Grundsätzlich kann die Akupunktur gestörte Funktion regulieren, jedoch keine zerstörte Struktur reparieren. Die Arthrose nimmt eine Zwischenstellung ein – trotz zerstörten Knorpelgewebes zeigt sie gewisse Spielräume, was das Beschwerdeausmaß betrifft. Obwohl die Coxarthrose einen chronischen Krankheitszustand repräsentiert, zeigt auch die Ohrakupunktur Wirkung (sonst eher für akute Fälle empfohlen), die hier mit nur wenigen Leitbahnpunkten kombiniert wird.

Patient/Patientin

Herr E.T., 68 Jahre, Rentner

Krankengeschichte/Untersuchung

Herr T. stellt sich im April 2002 mit schwerster Coxarthrose seit ca. 10–15 Jahren und dem Auftrag einer Akupunkturbehandlung bei mir vor. Er kommt im Rollstuhl und kann sich nur einige Schritte mit 2 Unterarmgehstützen bewegen, dabei konsumiert er regelmäßig NSAR in Form von Diclofenac.
Bei klinischer Untersuchung findet sich erwartungsgemäß bei Coxarthrose die Innenrotation im Hüftgelenk vollständig aufgehoben, die Beugung nur bis 60° möglich, es fehlen 10 bis 15° an der Streckung (somit 60-15-0° Bewegung in der Transversalachse des Hüftgelenks).

Diagnostische Überlegungen

Leitbahnerkrankung, Schmerzakupunktur mit Ohr- und Körperpunkten

Diagnose westlich

Schwere Coxarthrose

Diagnose chinesisch

Entfällt bei vorwiegend aurikulotherapeutischem Vorgehen

Therapieprinzip

Aurikulotherapeutisches Vorgehen mit Kombination von lokalen Reflex- und Leitbahnpunkten der Körperakupunktur

Methoden

Auffinden der Ohr- und Körperpunkte mit RAC

Behandlungsverlauf

Der Patient wird insgesamt mit 10 Sitzungen akupunktiert, die ersten 4 Behandlungen 2-mal, dann 1-mal pro Woche.
Am Ohr werden folgende Punkte eingesetzt:
- Der sensible und der motorische Hüftpunkt beidseits (also Vorder- und Rückseite),
- Der Thalamuspunkt ebenfalls an beiden Seiten (da jeweils mit RAC nachweisbar – oft findet man ihn nur einseitig links)
- Der Prostaglandinpunkt rechts (meist findet man ihn dort deutlicher). Dieser Punkt kommt im Lehrgebäude der DÄGfA nur am Rande vor, ist bei degenerativen oder entzündlichen Erkrankungen des Bewegungsapparates als adjuvanter Punkt jedoch wertvoll. Zwischen den Lokalisationen des Omega-Haupt- und des Antiaggressionspunktes auf der Vorderseite liegt er auf der Ohrläppchenrückseite – also von außen versteckt (Angermaier 2001) – (alle genannten Punkte s. **Abb.** im Anhang).

Als zusätzliche Leitbahnpunkte werden eingesetzt:
Gb 34 (gemäß der Schmerzausstrahlung) und der sog. LP („lower hip point") an beiden Seiten genadelt. Der eben genannte LP befindet sich ca. eine Handbreite unterhalb des Trochanter major im Bereich des Tractus iliotibialis, also im Verlauf der Gallenblasen-Leitbahn. Meist tastet man dort besonders gut die auch vom Patienten als sensibel wahrgenommene „Akupunkturpunkt-Mulde". Ich kann die Erfahrung des Kollegen Liertzer bestätigen, dass dieser Punkt intensiver als andere Lokalpunkte wie Gb 30 o.Ä. bei Coxarthrose zu wirken scheint (Liertzer 1998).
Ab der 4. Sitzung berichtet der Patient über eine kontinuierliche Besserung seiner Beschwerden. Die Therapie wird mit denselben Punkten beibehalten, weil sie über die gesamte Behandlungsdauer mit RAC und Drucksensibilität („very point") nachweisbar waren. Nach der 7. Sitzung kann er zunehmend den Rollstuhl verlassen und immer längere Strecken in der Wohnung gehen.

Ergebnis

In diesem Fall wurde mit einer Kombination aus Ohr- und Körperakupunktur unter Punktsuche mit RAC behandelt (Darstellung der Methode s. Fall Lumboischialgie).
Am 17.6.02 wird die Behandlung nach 10 Sitzungen abgeschlossen. Der Patient ist sehr zufrieden. Er braucht zur Zeit keine NSAR mehr, berichtet über unbeschränktes Gehen innerhalb der Wohnung, allerdings noch unter Zuhilfenahme seiner Unterarmgehstützen. Spontan äußert er, die Streckung des Beines sei jetzt möglich. Objektiv erweitert sich das Bewegungsausmaß der Beugung auf 90°, die Streckung ist nur noch um 5° eingeschränkt (90-5-0° nach Neutral-Null-Methode).
Nach anhaltender Besserung meldet sich der Patient im April 2003 zur Wiederholungsbehandlung, die erneut über 10 Sitzungen bis Ende Juli 2003 durchgeführt wird. Der Verlauf ist ähnlich günstig, die Punkteauswahl dieselbe, weshalb auf eine erneute Beschreibung verzichtet wird.

Diskussion

Bei der Schwere des Falls ist dieser Verlauf sicher überraschend, dass überhaupt für den Patienten eine Hilfe erzielt werden konnte. Der Patient war allerdings auch so vernünftig, mit dem erzielbaren Erfolg sehr zufrieden zu sein und keine Wunder zu erwarten. Entsprechend müssen solche Patienten in gewissen Abständen erneut behandelt werden, auch eine regelmäßige Dauertherapie in Form von 4-wöchentlichen Sitzungen wäre zu erwägen.

Schlussfolgerung

Auch bei „aussichtslosen" Fällen kann sich bei realistischer Erfolgserwartung durchaus ein Therapieversuch mit Akupunktur lohnen. Leichtere Fälle lassen sich natürlich noch zuverlässiger mit dieser Behandlung bessern. Um die OP bzw. Totalendoprothese hinauszuschieben, eignet sich o.g. Punktkombination nach meiner Erfahrung recht gut.

Literatur

Angermaier M: Leitfaden Ohrakupunktur. Urban & Fischer, München–Jena 2004
Liertzer H: Persönliche Mitteilung, Bad Nauheim 1998

Chronische Lumbago, rezidivierende Gesäßschmerzen

Angelika Steveling

Zusammenfassung

Eine 38-jährige Sekretärin mit chronischer Lumbago und rezidivierenden Gesäßschmerzen hat bereits mehrere Arztbesuche mit subjektiv unbefriedigenden Therapieerfolgen hinter sich. Anamnese und Untersuchungsbefund lassen eine Zuordnung zum Leber-Funktionskreis erkennen, der die Milz in Mitleidenschaft gezogen hat. Spannungsregulationsstörungen betreffen insbesondere die Lenden- und Gesäßmuskulatur. Therapeutisch kommen Körperakupunktur zur Regulation der Funktionskreisstörungen sowie Dry-Needling-Technik zur Lösung der lokalen muskulären Verspannungen zur Anwendung. Die Patientin spürt bereits nach einer Sitzung eine Reduktion der oberflächlichen Schmerzsymptomatik. Insgesamt erfolgen 10 Akupunkturbehandlungen mit einem für die Patientin zufriedenstellenden Ergebnis.

Patient/Patientin

Frau W. M., 38 J., Sekretärin
Erstkontakt: 17. 03. 2002

Krankengeschichte/Untersuchung

Frau W. kommt auf Anraten einer Freundin zu mir. Sie leidet seit ca. 10 Jahren unter Lumbago und zusätzlich seit 6 Monaten unter rezidivierenden Gesäß- und Steißbeinschmerzen. Sie hat bereits viele Arztbesuche hinter sich.
„Irgendwie gab es aber nie den endgültigen durchschlagenden Therapieerfolg – ich habe keine Lust mehr, nur dauernd Medikamente zu schlucken."

Aktuelle Schmerzanamnese

Seit etwa 6 Monten kontinuierliche Zunahme der Lumbago. Seit dieser Zeit treten zusätzlich Schmerzen der Gesäß- und Steißbein-Region auf.

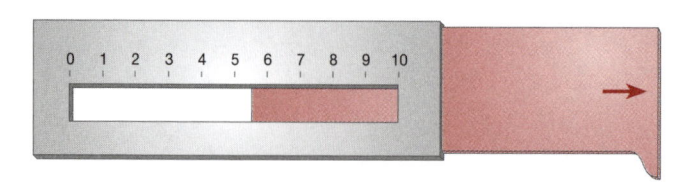

Abb. 1 Schmerzangabe auf der Numerischen Analogskala (NAS): 5

Schmerzintensität:
Lumbago: NAS (Numerische Analogskala) bis 5–6 (Abb. 1)
Gesäß- und Steißbein-Schmerzen: Sehr unterschiedlich teilweise NAS bis 7–8 (Abb. 2)

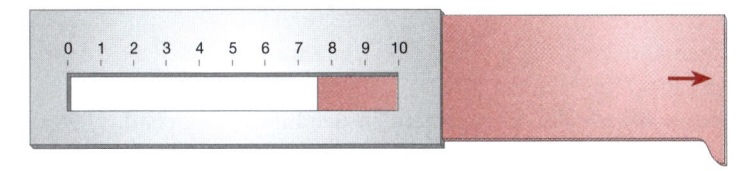

Abb. 2 Schmerzangabe auf der Numerischen Analogskala (NAS): 7–8

Hauptschmerzorte: Gesäß rechts, Steißbein, ISG-Regionen beidseits
Schmerzausstrahlung: Lateral zu beiden Beckenkämmen, seitlich rechts bis zur Hüfte, keine Ausstrahlung in die Beine
Schmerzqualität: Dauerschmerz: Dumpf, ziehend, Verstärkung durch einschießende, stechende Schmerzen
Schmerzverschlechterung: Langes Gehen, Stehen und Sitzen, langes Liegen im Bett, Drehen im Bett, Menstruation, keine Temperaturabhängigkeit, keine Abhängigkeit von psychischen Faktoren

Weitere Anamnese
- Gelegentliche Kopf- und Nackenschmerzen bei langem Sitzen am Schreibtisch
- Gelegentlich Blähungen und Spannungsgefühl im Abdomen (auch lateral) und Unterleib
- Stuhlgang: Wechselnd (teilweise sehr weich, aber auch verstopft)
- Keine Magenbeschwerden
- Keine eindeutige Bevorzugung bestimmter Speisen, Süßes wird kaum gegessen, eher Bevorzugung von Herzhaftem
- Kalte und warme Speisen werden gleichermaßen gemocht und vertragen
- Schlafstörungen durch Schmerzen (besonders Drehen tut weh)
- Menstruation: Prämenstruelles Syndrom mit teilweise starken Schmerzen, besonders zu Beginn der Regel; normale Intervalle (Pille), Blutung kommt nur langsam in Gang und hat am Anfang eine bräunliche, schmierige Farbe, später ist die Blutung dunkelrot und klumpig
- Seit 6 Monaten vermehrte Müdigkeit, jedoch keine eindeutige Leistungsschwäche
- Keine Neigung zu kalten Händen oder Füßen

Emotionale Selbstbeschreibung
„Ich kann auch mal richtig explodieren, manchmal fresse ich auch Dinge in mich rein, Stimmungsschwankungen besonders vor der Menstruation."
Frau W. gibt an, durch ihre 3 Kinder sehr belastet zu sein. Ihre Aufgabe ist es, die Kinder zu relativ vielen Veranstaltungen zu fahren. Sie arbeitet in der Elternpflegschaft mit, zu eigenen Hobbys bleibt ihr keine Zeit.

Vorgeschichte
Tonsillektomie mit 7 Jahren, sonst immer gesund gewesen.

Familien-/Sozialanamnese
Verheiratet seit 16 Jahren, Ehemann berufstätig (Elektriker), 3 Kinder (Mädchen: 8 Jahre, Junge: 12 Jahre, Mädchen: 16 Jahre)
Beruf: Seit 4 Jahren Sekretärin – volle Stelle, Engagement in der Elternpflegschaft.

Inspektion
Inspektion im Stehen von hinten:
- Taillenfalte rechts höher als links
- Taillenluftbild (Raum zwischen Taille und Arminnenseite) rechts kleiner als links
- Gesäßfalte rechts tiefer als links
- Arm rechts ventraler als links (Abb. 3)

Untersuchungsbefund im Stehen:
- Beckenkamm rechts + Spina iliaca posterior superior (SIPS) rechts höher als links (Abb. 4)
- Spina iliaca anterior superior (SIAS) rechts tiefer als links (Abb. 5)
- Vorlaufphänomen rechts: Positiv (Frisch 1993)
- Spine-Test rechts: Pathologisch – keine Caudal-Bewegung der SIPS beim leichten Beinanheben (Frisch 1993)

Untersuchungsbefund in Bauchlage:
- Kibler Falte lumbal beidseits sehr verquollen und schlecht verschieblich (Eder, Tilscher 1990)
- Druckschmerzhafte, verspannte lumbale Rückenstrecker beidseits

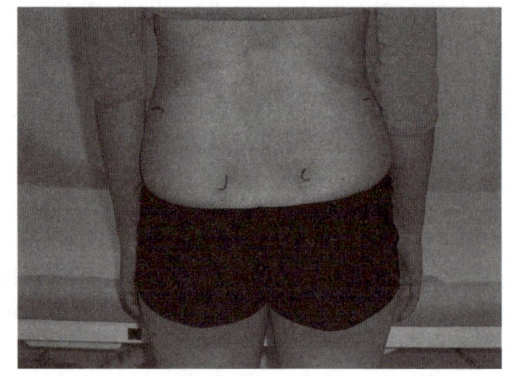

Abb. 4 SIPS rechts höher als links (Fremdfoto)

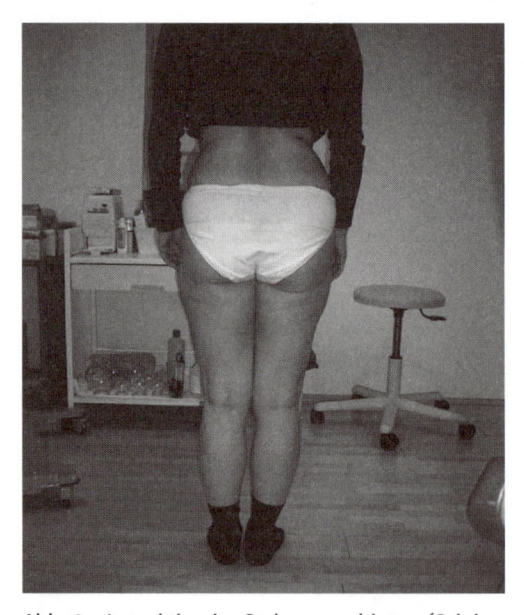

Abb. 3 Inspektion im Stehen von hinten (Originalfoto der Patientin)

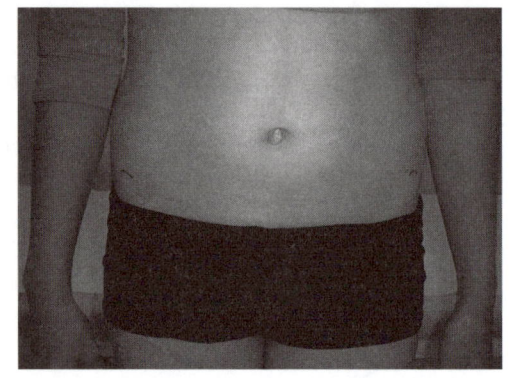

Abb. 5 SIAS rechts tiefer als links (Fremdfoto bei gleichem Untersuchungsbefund)

- Druckschmerzhaftigkeiten über beiden Iliosakralgelenken (ISG) (Abb. 6, 7)
- Druckschmerzhaftigkeit im Gesäß rechts, besonders über Gb 30 – Auslösung eines übertragenen Schmerzmusters in die Hüft- und ISG-Region
- Verminderte Innenrotation des Oberschenkels rechts
- Joint-Play-Testung (Gelenkspieluntersuchung), ISG rechts reduziert (Eder, Tilscher 1990)

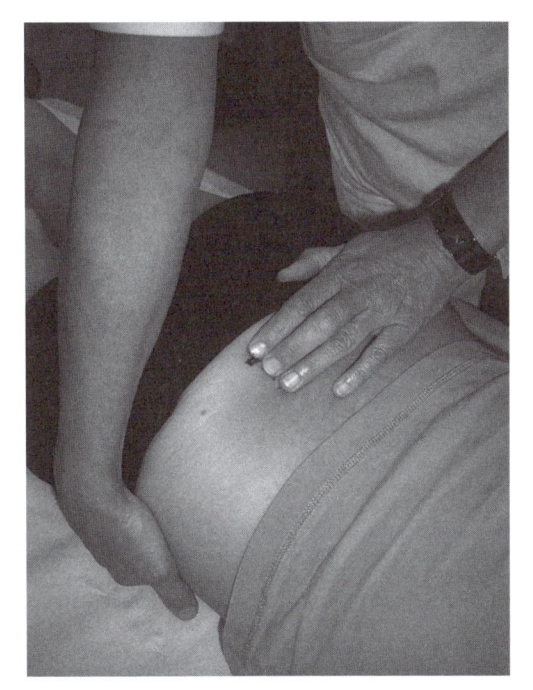

Abb. 6 Joint-Play-Testung rechtes Iliosakralgelenk in Bauchlage mit Rütteltest

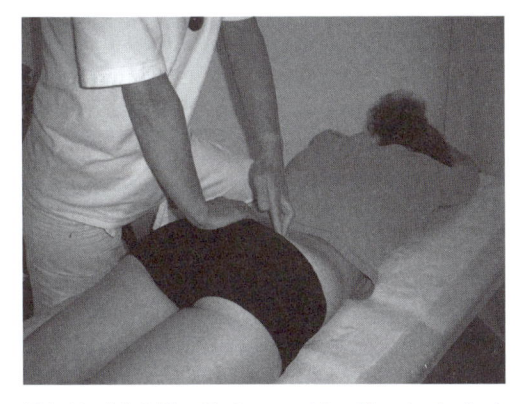

Abb. 7 Joint-Play-Testung rechtes Iliosakralgelenk in Bauchlage mit Federungstest

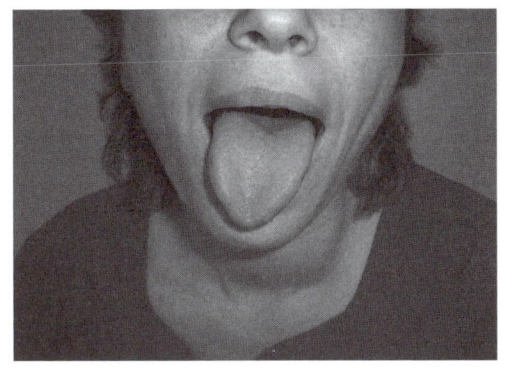

Abb. 8 Zungenbefund: Blasse Zunge, Seitabweichung, leichte Zahneindrücke, dünner, weißer Belag

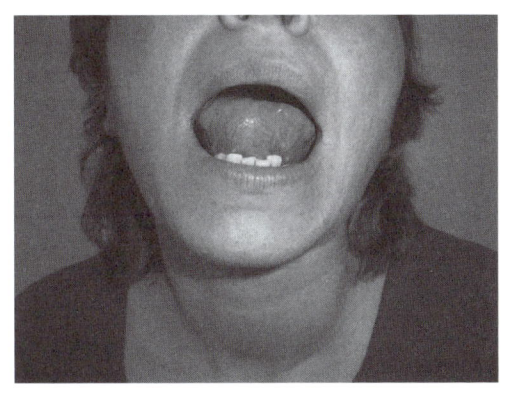

Abb. 9 Zungenbefund: Unterzungenvenen sind nicht gestaut

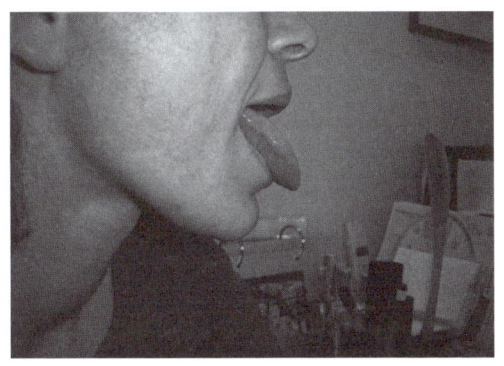

Abb. 10 Zungenbefund: Blasse Zunge, etwas verdickte Ränder

Zunge: Blass, leichte Zahneindrücke, etwas verdickte Ränder, keine gestauten Unterzungenvenen, Seitenabweichung; dünner, weißer Belag (Abb. 8–10)
Puls: Kräftig, gespannt

Diagnose gemäß Parameter der chinesischen Medizin (Hecker, Steveling 2002)
Bagang
Außen–Innen: Außen/Leitbahnobstruktion, Innen
Fülle–Leere: Fülle, Leere
Hitze–Kälte: –
Yang–Yin: –
Klimatische Faktoren: – Innere
Pathogene Faktoren: Zorn, Aggression (teilweise heruntergeschluckt)
Sonstige pathogene Faktoren: –
Qi/Blut-Disharmoniemuster: *Qi*-Stagnation
Funktionskreise: Leber, Milz
Leitbahnobstruktion: Blasen-Leitbahn, Gallenblasen-Leitbahn
Triggerpunkte: M. piriformis
Diagnose gemäß chinesischer Medizin: Leber-*Qi*-Stagnation, Milz-Disharmonie (Leber attackiert Milz), Leitbahnobstruktion

---

Diagnostische Überlegungen

Fülle – Leere

Die Patientin fühlt sich zwar insgesamt ihren Anforderungen noch gewachsen, in letzter Zeit tritt aber doch vermehrt Müdigkeitsgefühl auf. Bei den geschilderten vielfältigen Verpflichtungen der Patientin als Sekretärin und Mutter imponiert diese durchaus noch als leistungsstark, es beginnt sich aber eine Erschöpfung abzuzeichnen. Der Puls ist ein eindeutiger Füllepuls – hier liegt eine Diskrepanz zu dem vermehrten Müdigkeitsgefühl der letzten Zeit vor.

Funktionskreise

Frau W. imponiert als leistungsstark und spannungsgeladen. Sie neigt zu Stimmungsschwankungen zwischen Wutausbrüchen und heruntergeschlucktem Zorn. Spannungsregulationsstörungen zeigen sich im abdominellen Bereich als Blähungen und Spannungsgefühl, im gynäkologischen Raum als prämenstruelles Syndrom und im muskulären Bereich als lokale *Qi*-Stagnation mit der Entstehung von Triggerpunkten und ISG-Funktionsstörungen.
Durch die Blockierung des harmonischen *Qi*-Flusses der Verdauungsorgane ist die Milz in Mitleidenschaft gezogen. Dies führt zu gelegentlichen weichen Stühlen (Feuchtigkeitstransformationsstörung), die zusätzliche Leber-Funktionsstörung bedingt den charakteristischen Wechsel mit hartem Stuhl (Transportstörungen durch spastische Kontraktionen im Dickdarm).

Diskussion des orthopädischen Untersuchungsbefundes

Bereits die Inspektion lässt eine Funktionsstörung der Lenden-Becken-Hüft-Region (LBH) vermuten. Oft zu wenig beachtet wird die Aussagekraft der Taillenluftbilder (zwischen Taille und innerer Armbegrenzung), die Asymmetrien schnell und einfach erkennen lässt.

Bereits durch die Inspektion kann eine Beckenverwringung/-blockierung bzw. ein Beckenschiefstand durch Beinlängendifferenz (evtl. zusätzlich mit Verkleinerung einer Beckenhälfte) vermutet werden.

Durch die Untersuchung wird der Verdacht auf Beckenverwringung mit Funktionsstörung des ISG bestätigt. Die Markierungspunkte Beckenkammhöhe und SIPS stehen rechts höher als links, die SIAS hingegen liegt rechts tiefer als links. Läge eine anatomische Beinlängendifferenz vor, wären alle Orientierungsmarker einheitlich höher oder tiefer gelegen als auf der Gegenseite (Eder, Tischler 1990; Frisch 1993).

Die Funktionsstörung der ISG-Region rechts wird ebenso durch das positive Vorlaufphänomen rechts und durch den positiven Spine-Test rechts erhärtet (Eder, Tischler 1990; Frisch 1993).

Endgültig bestätigt wird der Verdacht auf die ISG-Funktionsstörung allerdings erst durch Untersuchung des Gelenkspiels (joint plays) des rechten ISG durch den Federungtest in Bauchlage (Eder, Tischler 1990; Frisch 1993).

Bei der beschriebenen Funktionsstörung befindet sich das Ileum gegenüber dem Sakrum in einer Ventralstellung – man spricht von einem Ileum anterior. Obgleich bei einem Ileum anterior häufig eine Tonuserhöhung des M. rectus femoris zu finden ist (die dann auch einer Therapie bedarf), ergab die Untersuchung bei Frau M. hierfür keine Hinweise. Ursache für ISG-Funktionsstörungen mit Beckenverwringung sind häufig muskuläre Disbalancen (M. piriformis, M. iliopsoas, M. rectus femoris; Travell, Simons 1998).

Bei Frau W. führen die Palpation von Gb 30 (lokale Schmerzhaftigkeit, Schmerzausstrahlung in Gesäßregion) sowie die verminderte Innenrotationsfähigkeit der rechten Hüfte zur Verifizierung einer Verspannung des M. piriformis im Sinne eines Triggerpunktes (Hecker et al. 2002).

Diagnose westlich

Chronische Lumbago, rezidivierende Gesäß- und Steißbeinschmerzen

Diagnose chinesisch

- Leber-*Qi*-Stagnation
- Milz-Disharmonie (Leber attackiert Milz)
- Leitbahnobstruktion

Therapieprinzip

Leber-*Qi*-Fluss harmonisieren, Milz stärken, Leitbahnobstruktion beseitigen

Methoden

Körperakupunktur, Dry Needling, Postisometrische Relaxation (PIR)

Behandlungsverlauf

1. Sitzung
Nadelung in Bauchlage

Körperakupunktur: LG 20, Di 4, Le 3, Dü 3, Bl 62, B 27/28, Gb 34 bis auf LG 20 wurden die Punkte beidseits genadelt, *Nadelstärke:* 0,25 mm; *Nadeltechnik:* neutrale Nadelung mit dem Ziel: Erreichen des *De-Qi*-Gefühls; *Verweildauer der Nadeln:* 20 Minuten; *Therapieintervall:* 1 Woche

Dry-Needling: M. piriformis (etwa Gb 30); *Nadelstärke:* 0,32 mm; *Nadellänge:* 10 cm; *Nadeltechnik:* ableitend, mehrmaliges (5–7-mal) deutliches local twitch, anschließende Nadelentfernung

PIR (postisometrische Relaxation) des M. piriformis als Heimtherapie gezeigt (Abb. 11, 12, 13)

Anmerkung: Die Technik des Dry Needling sowie die PIR-Technik für den M. piriformis werden am Ende des Fallbeispiels erläutert (s.u.).

Therapiebegründung
- LG 20: Regulation der Leber-*Qi*-Stagnation über den inneren Ast der Leberleitbahn
- Di 4 + Le 3: „Vier Tore" – Kombination zur Regulation psychosomatischer Spannungszustände
- Gb 34: Harmonisiert Le-*Qi*-Fluss, reguliert insbesondere auch muskuläre Verspannung (Meisterpunkt der Sehnen)
- Dü 3 – Bl 62: Regulieren als Fernpunkte Funktionsstörungen der Iliosakralgelenke. Hierbei ist gemäß dem in der Schmerztherapie häufig benutzten Achsenkonzept die *Tai-Yang*-Achse (hintere Achse) funktionsgestört. Dü 3 – Bl 62 stellen eine häufig verwendete Punktkombination für diese Achse dar.
- Bl 27/28: Regulieren als Nahpunkte Funktionsstörungen der Iliosakralgelenke

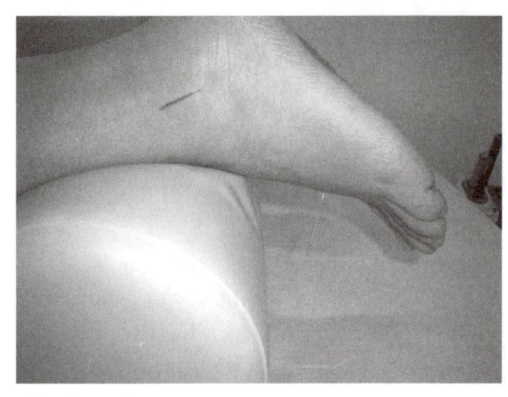

Abb. 11 Le 3 und Bl 62: Nadelung in Bauchlage. Nadelstärke: 0,25 mm

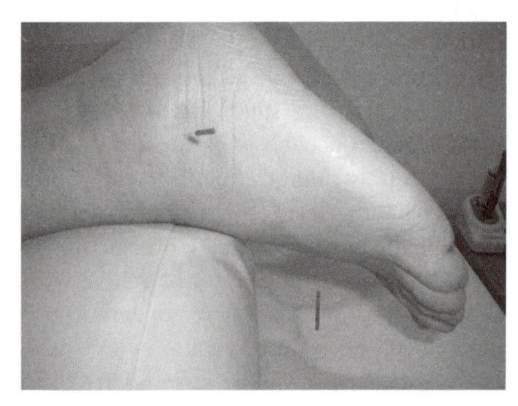

Abb. 12 Le 3 und Bl 62: Nadel gesetzt. Nadelstärke: 0,16 mm (zur besseren Demonstration)

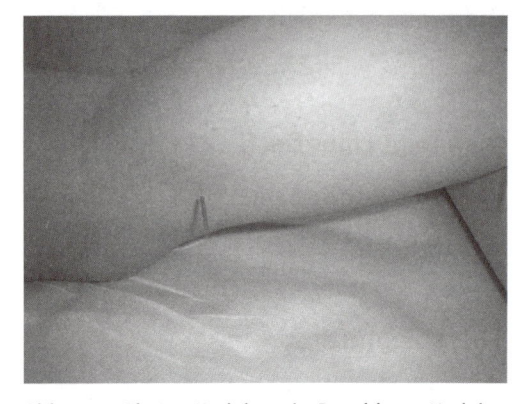

Abb. 13 Gb 34: Nadelung in Bauchlage. Nadelstärke: 0,16 mm (zur besseren Demonstration)

Dry Needling des M. piriformis: Zum Lösen der lokalen Triggerpunktverspannung des M. piriformis – Erfolgskontrolle: mehrmalige Local-twitch-Reaktionen = lokale Muskelzuckungsreaktionen

PIR des M. piriformis: Muskeldehntechnik (Heimübung) mit dem Ziel, die durch das Dry Needling erreichte Muskeltonusreduktion langfristig aufrechtzuerhalten.

Anmerkung: Bewusst habe ich Punkte von Milz und Magen nicht eingesetzt, obwohl eine Milz-Funktionsstörung (Blähungen, teilweise weiche Stühle, Zahneindruck) diagnostiziert wurde. Ich postulierte die Milz-Funktionsstörung als sekundär durch die Leber-*Qi*-Stagnation verursacht (Leber attackiert Milz/Magen) und regulierte sie über Wahl von Punkten der Leber-/Gallenblasen-Funktionskreise.

2. Sitzung

„Der oberflächliche Schmerz ist deutlich besser. Drehen im Bett war ohne Probleme möglich, dadurch habe ich auch sehr gut geschlafen. Der Tiefenschmerz aber ist immer noch da. Ich spüre ihn besonders rechts im Gesäß als seitlich ausstrahlenden Schmerz zu beiden Beckenkämmen und am Steißbein."

Untersuchung in Bauchlage – Palpation:
- Ausgeprägte Druckschmerzhaftigkeit bei Bl 54 rechts mit Schmerzausstrahlung in die ISG- und Sakral-Region sowie zum Tuber ischiadicum (Sitzbeinhöcker)
- Druckschmerzhafte Verspannungszonen rechts und links etwas caudal beider Beckenkämme. Hier wird vorwiegend lokale Druckschmerzhaftigkeit empfunden

Diskussion der Untersuchungsbefunde: Druckdolenzen mit Schmerzausstrahlung bei Bl 54 *(Zhi Bian)* ergeben Hinweise auf myofasciale Triggerpunkte des M. piriformis oder des M. glutaeus maximus. Differenzierung ist einerseits durch das Schmerzausstrahlungsmuster (M. piriformis nach lateral zum Trochanter major) sowie durch die Tiefe der auftretenden Nadelungsreaktion möglich. Tritt die lokale Zuckungsreaktion oberflächlich auf, handelt es sich um Triggerpunkte im M. glutaeus maximus *(Zhi Bian)* (Travell, Simons 1998; Hecker et al. 2002). Weiterhin zeigen sich Hinweise für myofasziale Triggerpunkte des M. glutaeus medius rechts und links. Bei Palpation wird zwar keine Schmerzausstrahlung in Übertragungszonen angegeben, diese liegt aber meiner Erfahrung nach auch bei aktiven Triggerpunkten nicht immer lehrbuchmäßig vor.

Therapie: Körperakupunkturpunkte, Nadelstärke und Nadeltechnik wie bei 1. Therapie

Dry Needling: M. piriformis rechts (Gb 30): diesmal nur eine leichte Local-twitch-Reaktion auslösbar. Bl 54 rechts – *Zhi Bian* – mehrere oberflächliche Local-twitch-Reaktionen – Diagnosesicherung: M. glutaeus maximus.

M. glutaeus medius rechts und links (Abb. 14): nur für die Patientin spürbare (nicht sichtbare), leichte Local-twitch-Reaktionen.

PIR des M. glutaeus maximus als Heimtherapie gezeigt.

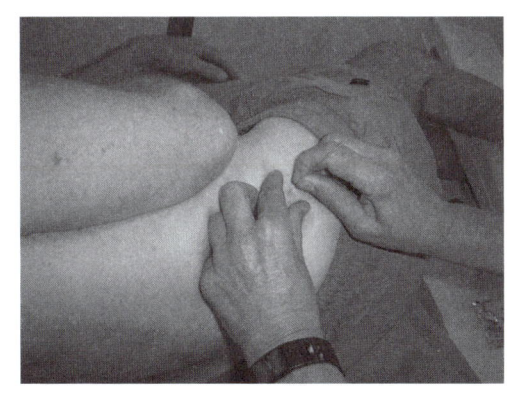

Abb. 14 Dry Needling des M. glutaeus medius rechts in Seitenlage

Die PIR-Technik für den M. glutaeus maximus wird am Ende des Fallbeispiels erläutert (s.u.).

3.–10. Sitzung

Weitere kontinuierliche Schmerzbesserungen.
Körperakupunkturpunkte werden in geringen Variationen beibehalten.
Bl 27/28 werden ab 6. Therapie nicht mehr genadelt, da palpatorisch keine Druckdolenzen der ISG-Regionen bestehen. Bl 62 entfällt ebenso ab 6. Therapie und wird durch Bl 60 ersetzt. Sowohl Bl 62 als auch Bl 60 regulieren in Kombination mit Dü 3 Funktionsstörungen der Lumbalregion: Meiner Erfahrung nach ist Bl 62 dann überlegen, wenn ISG-Funktionsstörungen vorliegen – sind diese nicht für die Lumbago verantwortlich, setze ich bevorzugt Bl 60 ein.
Dry Needling: M. piriformis ab 5. Therapie nicht mehr genadelt, da bei 4. Therapie keine Local-twitch-Reaktionen und keine Druckempfindlichkeit vorlag. M. glutaeus maximus und M. glutaeus medius rechts und links in Abhängigkeit vom Palpationsbefund unregelmäßig genadelt.
PIR-Techniken werden nach Angaben der Patientin nur unregelmäßig durchgeführt.

Ergebnis

Zufriedenstellender Therapieerfolg: *„Der oberflächliche Schmerz ist völlig verschwunden, der Tiefenschmerz am Steißbein und zu den Beckenkämmen ist noch sehr gering vorhanden (NAS 2–3), damit kann ich aber gut leben."*
Telefongespräch nach 1,5 Jahren: *„Es ging mir zeitweilig wieder schlechter. Ich hatte mir wohl wieder zu viel Arbeit aufgehalst. Jetzt arbeite ich nicht mehr in der Elternpflegschaft, und auch sonst fahre ich die Kinder nicht mehr zu jeder Veranstaltung. Wenn die Gesäßschmerzen zunehmen, mache ich meine Entspannungsübungen. Ich komme im Moment gut ohne Medikamente zurecht (Schmerz im Mittelwert: NAS 2–3)."*

Diskussion

Bei der Patientin bestanden seit etwa 10 Jahren Schmerzen der LWS-Region. Im letzten halben Jahr traten Schmerzen der ISG-, Steißbein- und Becken-Region hinzu. Bisherige Therapieverfahren beinhalteten vor allem medikamentöse Ausschaltung des Schmerzgeschehens.
Die diagnostische Zuordnung zum Leber-Funktionskreis führte zu Therapieansätzen, die einerseits konstitutionell wirkten, um die Regulationsfähigkeit des Leber-Funktionskreises zu harmonisieren, andererseits aber durch Dry-Needling-Techniken konkrete lokale Muskelverspannungen lösten.
Im Vordergrund der Beschwerden der Patientin standen die Schmerzen. Die assoziierten Funktionsstörungen (Blähungen, weiche Stühle, prämenstruelles Syndrom), die zur TCM-Diagnose führten, traten zunächst in den Hintergrund und wurden auch bei der Befindlichkeitsbefragung während jeder Sitzung zunächst vernachlässigt. Eine konkrete Befragung zu Therapieende ergab vage Formulierungen: *„Vielleicht sind diese Beschwerden etwas besser geworden, aber nicht wesentlich."* Der Zungenbefund hatte sich bis zur 10 Therapie ebenso nahezu nicht verändert.
So führte ich den Therapieerfolg im Wesentlichen auf die lokalen Dry-Needling-Techniken zur Beseitigung der lokalen *Qi*-Stagnation zurück.

Durch die lange Krankheitsanamnese lag ein komplexes Triggerpunkt-Schmerzmuster vor. Dies verlangte eine exakte Differenzialdiagnose der verspannten Muskeln. Zur Aufrechterhaltung des Therapieerfolges wurden der Patientin zur Heimtherapie PIR-Techniken gezeigt. Obwohl unmittelbar nach der Therapieserie von 10 Behandlungen zunächst gute Therapieerfolge auftraten (NAS des Schmerzes: 1–2), verschlechterte sich die Schmerzsituation nach einiger Zeit wieder, da das gewohnte Spannungsregulationsverhalten der Patienten fortdauerte. Reduktion der privaten „Stresskomponenten" sowie Einhaltung der krankengymnastischen Dehnübungen brachten hier wiederum Beschwerdebesserung.

Schlussfolgerung

Bei Patienten mit chronischer Lumbago-Anamnese ist man zunächst geneigt, eine Funktionsstörung der Nieren anzunehmen. Hierbei zählt die chronische Lumbago zu den Hauptsymptomen (Hecker et al. 2002).

Nieren-Funktionsstörungen kommen jedoch als Leere-Muster vor. Handelt es sich wie in diesem Fall um eine relativ leistungsstarke Patientin, ist immer auch an eine Spannungsregulationsstörung der Leber zu denken, die zu Triggerpunkt-Entwicklungen geführt hat.

Literatur

Eder M, Tilscher H: Chirotherapie. 2. Aufl. Hippokrates, Stuttgart 1990

Frisch H: Programmierte Untersuchung des Bewegungsapparates. 5. Aufl. Springer, Berlin–Heidelberg–New York 1993

Hecker U, Steveling A, Peuker E, Kastner J: Lehrbuch und Repetitorium der Akupunktur mit TCM Modulen. 2. Aufl. Hippokrates, Stuttgart 2002

Travell J, Simons D: Handbuch der Muskel-Triggerpunkte, Untere Extremität. Urban & Fischer, München–Jena 2000

Somatisiertes Schmerz-Syndrom und Mamma-Ca

Hans-Ulrich Hecker

Zusammenfassung

Wegen diverser Allergien und Nahrungsmittelunverträglichkeiten erfolgte eine naturheilkundliche regulatorische Therapie seit 2000 in unserer Praxis.
Dann, im Dezember 2001, Diagnose eines Mamma-Ca links und im Zuge der Grunderkrankung eine deutliche Verschlechterung der seit Jahren bestehenden rezidivierenden Schmerzsymptomatik (Muskel- und Gelenkschmerzen).
Eine Therapie mit Akupunktur und Aku-Taping, die intervallweise erfolgte, erbrachte eine deutliche Besserung der Schmerzsymptomatik. Eine naturheilkundlich regulatorische Mitbehandlung der Grunderkrankung erfolgte unterstützend mit einer Misteltherapie, orthomolekularen Substanzen (Vitamine, Spurenelemente, Enzyme) und einer Eigenbluttherapie. Die Patientin befindet sich ebenfalls in psychotherapeutischer Behandlung. Die Patientin ist rezidivfrei.

Patient/Patientin

Frau R., 48 J., adipös, 178 cm, 87 kg
Erstkontakt: Wir betreuen die Patientin hausärztlich seit 1996

Krankengeschichte/Untersuchung

Wegen diverser Allergien und Nahrungsmittelunverträglichkeiten war die Patientin in unserer Praxis seit dem Jahr 2000 mit einer naturheilkundlich regulatorischen Therapie behandelt worden. Eine persistierende, chronische Hepatitis B wurde im Zusammenhang mit einer Bluttransfusion im Rahmen einer Sectio gesehen. Aus der Vorgeschichte sind keine wesentlichen weiteren Vorerkrankungen bekannt.

Vorgeschichte

Im Dezember 2001 wurde ein Mamma-Ca li diagnostiziert.
12.1.: ED: Mamma-Ca li, Stad.1 (pT1c, pN0, M0, G3 und p Tis [m] G2), Rezeptorstatus ER: IRS 6, PR-IRS 4
12.1.: Segmentektomie li und Ablatio mit Axilladissektion
1.2.–3.2.: EC (4 Kurse) als adjuvante Therapie, TAM zusätzlich
Im Zuge der Therapie des Mamma-Ca trat eine deutliche Verschlechterung der seit Jahren bestehenden rezidivierenden Schmerzsymptomatik (Muskel- und Gelenkschmerzen) auf. Die Schmerzsymptomatik bestand seit vielen Jahren, wobei die Patientin eine Verschlechterung

unter der Chemotherapie angab. Eine rheumatologische Grunderkrankung konnte ausgeschlossen werden. Die Kriterien für das Vorliegen eines Fibromyalgie-Syndromes waren nicht erfüllt, wobei das Symptombild stark daran denken lässt. Alle so genannten Kontrollpunkte waren schmerzhaft. Dieses gilt als Hinweis auf psychologische Einflüsse.

Zur Erläuterung: Als Klassifikationsmerkmale der Fibromyalgie gelten insgesamt 18 (2 × 9) Tender Points. Diese wurden von dem Am. College of Rheumatology festgelegt. Tender Points sind:

- Suboccipitaler Muskelansatz (M. splenius capitis)
- C 5 – C 7-Querfortsätze, anteriolateral
- Mitte des Oberrandes des M. trapezius
- M. supraspinatus, mittig der Fossa supraspinata
- 2. Rippe im Bereich der Knorpel-Knochen-Grenze
- 2 cm distal des Epicondylus lat.
- Oberer lateraler Quadrant im M. glutaeus
- Trochanter major, dorsal der Prominentia
- Kniegelenk medial, proximal der Gelenklinie

Medikamentenanamnese

- Bei Bedarf nichtsteroidale Antirheumatika
- Misteltherapie
- Kombiniertes, hochdosiertes Vitamin- und Spurenelementpräparat

Symptombeschreibung

Patientin berichtet von ziehenden Gelenkschmerzen; überwiegend sind die Knie und die Lendenwirbelsäule betroffen. Keine Rötung oder Überwärmung. Die Beschwerden sind teilweise sehr stark, so dass das Gehen schwer fällt. Fahrradfahren ist gut möglich.

Seltener besteht eine Kopfschmerzsymptomatik, wobei diese Beschwerden sehr unterschiedlich sind. Sie gibt auch eine Stressabhängigkeit an.

Als sehr beeinträchtigend empfindet die Patientin eine Thorakodynie, deren Ursprung die Patientin im Bereich des rechten Acromioclaviculargelenkes angibt mit einer Schmerzausstrahlung in den gesamten oberen knöchernen Thorax rechts.

Nach körperlicher Anstrengung kommt es teilweise zum Auftreten von Beinödemen und einer Verschlechterung ihres Lymphödems im Rahmen der Grunderkrankung (linker Arm). Aufgrund der ganzen Situation ist die Patientin psychisch angespannt und fühlt sich schnell erschöpft.

Stuhlgang und Miktion: O.B.
Schlaf: O.B., kein Nachtschweiß
Zunge: Zungenkörper geschwollen mit leichten Zahneindrücken, wenig weißer Belag
Puls: Keine wesentlichen Auffälligkeiten

Familien- und Sozialanamnese

Die Patientin arbeitet als Lehrerin. Sie ist verheiratet und hat 2 Kinder.

Diagnostische Überlegungen

Aufgrund der Untersuchungsbefunde und anamnestischen Angaben lässt sich ein Mischmuster diagnostizieren.
Die allgemeine Erschöpfung und teilweise Kraftlosigkeit gibt Hinweise auf das Vorliegen einer Mangelerkrankung. Der Zungenbefund spricht ebenfalls dafür. Eine ausgesprochene Kälteempfindlichkeit gibt die Patientin nicht an. Eine „Hitze-Symptomatik", Nachtschweiß oder andere Hinweise für einen *Yin*-Mangel oder Essenz-*Jing*-Mangel liegen nicht vor.
Als die gestörten Funktionskreise lassen sich Niere und Milz bei bestehender Beschwerdesymptomatik leicht ausfindig machen. Die wechselnde Schmerzsymptomatik und die emotionale Angespanntheit lassen weiter an ein Leber-Disharmonie-Muster denken, da im Rahmen der emotionalen Anspannung die Gereiztheit und das Ärgerliche im Vordergrund stehen.

Diagnose westlich

- Somatisiertes Schmerz-Syndrom
- Mamma-Ca
- Nahrungsmittelunverträglichkeiten
- Chronisch persistierende Hepatitis (niedrige Viruslast)

Diagnose chinesisch

- Nieren-*Qi*-Leere (mangelnde Festigkeit des Nieren-*Qi*)
- Milz-*Qi*-Leere
- Leber-*Qi*-Stagnation

Therapieprinzip

Bei der Komplexität der Erkrankung führen wir bewusst eine eher symptombezogene Akupunktur durch und sehen diese eingebettet in das Behandlungs-Setting.
Eine „konstitutionelle" Akupunktur als alleiniges Therapieverfahren erachten wir in diesem Fall als wenig erfolgversprechend.
Das Ziel der Akupunkturbehandlung sehen wir in einer Besserung der Schmerzsymptomatik. Dieses ist auch mit der Patientin vor Beginn der Behandlung als Behandlungsziel definiert worden.

Methoden

Körper- und Ohrakupunktur, Aku-Taping

Behandlungsverlauf

1. Behandlungszyklus: 02.03.02 – 13.03.02

Die Patientin berichtet über eine Zunahme ihrer Gelenkbeschwerden und der Thorakodynie. Überwiegend sind die Kniegelenke betroffen. Sie berichtet über Schafstörungen und eine depressive Grundstimmung.

Insgesamt werden in dem Zeitraum 6 Akupunkturbehandlungen durchgeführt. Es erfolgte eine Kombination der Körperakupunktur mit der Ohrakupunktur.

Folgende Punkte kommen zur Anwendung.

Körperakupunktur: Ni 3, Mi 6, LG 20, lokale Kniepunkte
Ohrakupunktur: Ohrpunkte linksseitig (hier fällt eine deutlich höhere Reagibilität im Vergleich zum rechten Ohr auf); Antiaggression, Frustrationspunkt, *Shen men*.

Relativ schnelle Besserung der Beschwerdesymptomatik, Kniebeschwerden deutlich gebessert, Thorakodynie ohne wesentliche Besserung.

2. Behandlungszyklus: 21.01.03 – 20.02.03

Patientin berichtet, dass es ihr seit der letzten Akupunktur relativ gut gegangen sei, die Schmerzsymptomatik insgesamt gebessert sei und für sie die Schmerzen erträglich waren. Jetzt erneute Vorstellung zur Akupunktur wegen Verschlechterung der bekannten Symptomatik.
Insgesamt werden in dem Zeitraum wieder 6 Akupunkturbehandlungen durchgeführt. An dem bewährten Grundschema wird nichts verändert. Die Ohrpunkte werden je nach Drucksensibilität verändert, aber keine neuen Ohrpunkte gewählt.

Wiederum schnelle Besserung der Beschwerdesymptomatik.

3. Behandlungszyklus: 12.05.03 – 09.09.03

Wieder Vorstellung der Patientin wegen der bekannten Beschwerdesymptomatik. Im Vordergrund stehen diesmal die bisher relativ therapieresistente Thorakodynie und die Gonalgie links.

In dem Zeitraum werden erneut 6 Akupunkturbehandlungen durchgeführt. Zusätzlich wird zur Akupunktur ein neues Therapieverfahren – das Aku-Taping – angewendet.

Erstmals kommt es hier zur deutlichen Besserung der Beschwerdesymptomatik in Bezug auf die Thorakodynie. Auch die Kniegelenksbeschwerden bessern sich nochmals deutlich unter der Kombination von Akupunktur und Aku-Taping.

- Am 12.05.03: **Körperakupunktur:** Le 3, Ma 36, Gb 34, Knieaugen li, Di 4; **Ohrakupunktur:** Knie (Nogier), LWS; **Aku-Tapes:** LWS-Tape, Nieren-Tape, Knie-Tape links
- Vom 15.05.03 – 13.06.03: **Körperakupunktur:** Le 3, Ma 36, Gb 34, Knieaugen li, Di 4; **Ohrakupunktur:** Knie (Nogier), LWS
- Vom 18.08.03 und 09.09.03: **Aku-Tapes:** LWS-Tape, Nieren-Tape, Knie-Tape links

Ergebnis

Seither geht es der Patientin in Bezug auf die Schmerzsymptomatik deutlich besser. Das Kleben einfacher Tapes führt die Patientin mittlerweile selbst durch.

Diskussion

Hier erfolgte eine Kombination der Akupunktur mit einem neuen Therapieverfahren, dem Aku-Taping. Die bis dato therapieresistenten Thorakodynien konnten unter der Kombination beider Verfahren deutlich gebessert werden. Zum Schluss war die Patientin teilweise sogar beschwerdefrei.

Schlussfolgerung

Ähnliche Erfahrungen mit dem Aku-Taping bestätigen unsere Vermutung, dass eine Kombination beider Verfahren häufig gute Therapieerfolge zeigt. Vorteilhaft für den Patienten ist weiter, dass er durch das Tapen unabhängiger wird und einen weiteren Teil zu seiner Gesundung selbst beitragen kann.

Literatur

Am. College of Rheumatology Criteria of the Classification of Fibromyalgia, Arthritis and Rheumatism 33 (1990) 160–172

Kursskript der Deutschen Gesellschaft für Akutaping (DeGAT)

Herzrhythmusstörungen, KHK, Z.n. Herzinfarkt

Thomas Ots

Zusammenfassung

Ein Patient mit Herzrhythmusstörungen bei Z.n. Herzinfarkt wird mit Akupunktur, begleitender Gesprächstherapie und Traumarbeit behandelt. Über einen Zeitraum von 9 Monaten können die Herzrhythmusstörungen komplett gestoppt werden. Das Voranschreiten der KHK kann über einen Zeitraum von 5 Jahren durch insgesamt 41 integrative Therapiesitzungen verlangsamt werden. Am auffälligsten ist die emotionelle Umstimmung: Die Verminderung aggressiv-gehemmter Tendenzen sowie der Angst.

Patient/Patientin

Herr M. L., pensionierter Schulrektor, 70 Jahre; Erstkonsultation Mai 1998

Krankengeschichte/Untersuchung

Herr L. hatte von seinem behandelnden Cardiologen den Tipp erhalten, mich wegen einer Akupunktur aufzusuchen. Er war mir bereits im Wartezimmer aufgefallen. Er saß vornüber gebeugt, rieb seine Hände und wirkte nervös-ängstlich.
Auf meine Eingangsfrage nach seinen Beschwerden antwortete er, dass er 3 wesentliche Beschwerden habe:
- Er sei aufbrausend, fast schon ein Choleriker. Der Vater sei auch cholerisch gewesen, starb mit 59 Jahren am Herzinfarkt
- Ihm fehle es an Gelassenheit
- Jetzt leide er an Herzrhythmusstörungen. Beim Aussetzen des Herzschlages steige es ihm heiß in den Kopf hinauf. 1994 habe er einen Vorderwandinfarkt durchgemacht. Daraufhin sei eine Coronararterie 2-mal dilatiert worden

Weiter nannte er folgende Beschwerden:
- Er könne derzeit schlecht einschlafen, wache auch häufig auf. Die Schlafstörungen begannen nach dem HI. Auch träume er viel, meist von der Schule. Beim Aufwachen sei er oft erhitzt, habe Palpitationen, Herzrasen, Angstgefühle
- Bei Belastung (z.B. bei flottem Gehen) gerate er in Atemnot und erfahre dann Herzschmerzen. Ausruhen nach dem Essen sei ihm sehr wichtig. Seine Beschwerden seien auch stark vom Wetter abhängig

Das Überweisungsschreiben seines Internisten gab folgende Diagnosen an: KHK, Prostatahypertrophie, kombinierte Hyperlipidämie, Z.n. Anteroseptalinfarkt I/94, St. p. zweimaliger PTCA einer LAD-Stenose I/94, Enteropathie, Pankreaslipomatose.

Derzeitige Medikation
- Thrombo Ass 100 mg 0-1-0
- Beloc Tbl. 50 mg ½-0-½
- Permixon Kps. 1-0-1
- Renitec Tbl. ½-0-1
- Pankreoflat Drg. 1-1-1
- Arcaenzym M Drg. 1-1-1
- Magnosolv Gran. ½-0-1
- Marmomed Drg. ½-0-1

Vorgeschichte
Mit 24 Jahren einige Monate Therapie wegen Hyperthyreoidismus. Ansonsten sei er bis zu seinem HI mit 66 J. immer gesund gewesen.

Familienanmnese
Seit 38 Jahren glücklich verheiratet, eine Tochter

Sozialanamnese
Er wurde 1988 mit 60 Jahren pensioniert; war eigentlich froh, mit der Schule fertig zu sein, denn einige Jahre zuvor war er fast gegen seinen Willen zum Rektor ernannt worden. Er sei ein guter Rektor gewesen, vielleicht etwas streng, aber sehr gerecht. Aber er habe als Rektor viel Substanz verloren.

Symptom-Selbstbeschreibung
(Weitgehend Selbstbeschreibung des Patienten auf meine initiale Frage:
„Bitte beschreiben Sie alle Beschwerden, die Sie haben oder hatten, egal, wie wichtig oder unwichtig diese bislang von anderen Ärzten angesehen worden sind." s. „Meine besondere Methode")
- Gelegentlich Hinterhaupt-Kopfschmerzen, manchmal auch einseitig
- Leichtes Ohrensausen, das – wie auch die Kopfschmerzen – auf ein Cervikalsyndrom (C4/5) zurückgeführt wurde
- Leicht verstopfte Nase (bei trockenem Wetter)
- Hals oft belegt
- Kreuzschmerzen
- Völlegefühl, Blähungen
- Stuhl jetzt o.B., früher Obstipation
- Appetitverlust, schnell Ekelgefühl vor Essen
- Empfindlicher Magen; er isst nicht mehr nach 17 Uhr
- Empfindlich auf Hitze, zieht in letzter Zeit aber nachts Socken an
- Harndrang bei leichter Prostatahypertrophie
- Hämorrhoiden

Emotionelle Selbstbeschreibung
„Ich bin schon etwas jähzornig, fresse auch alles in mich hinein, behalte es für mich, grüble viel. Nach außen hin bin ich kontrolliert, zu Hause explodiere ich eher; hintennach tut es mir Leid; selten, dass ich mich dann besser fühle. Bin sehr penibel, sehr genau. Als Kind war ich eher ge-

hemmt und ein stiller Typ. Auf der Lehrerakademie war ich zunächst gar kein guter Student, hatte Schwierigkeiten, das Studium durchzuziehen."

Weitere Befunde
Zunge: Zentraler Riss, Ränder ziegelsteinrot, etwas Zahneindrücke, Belag gelb, feucht, schmierig
Puls: Kräftig, Tendenz saitenartig

Therapiewunsch
„Ich möchte meine Emotionen abbauen können: Groll vermindern, Lässigkeit gewinnen."

Diagnostische Überlegungen

Für die Erstellung der TCM-Diagnose war hilfreich und wegweisend, dass Herr L. zunächst Aussagen über seine Emotionalität machte, erst dann – und nur kurz – auf seine coronare Herzkrankheit und seinen durchgestandenen Herzinfarkt zu sprechen kam. Wie sich während der Therapie noch stärker herausstellen sollte, war er als Kind und Jugendlicher eher gehemmt gewesen, hatte seit der Kindheit bis in die Teens hinein gestottert, hatte große Schwierigkeiten im Umgang mit anderen Menschen – vor allem bei Kontroversen. Seine Gehemmtheit ging einher mit Aggressivität, er raufte sich gern. Später hat er seine Unsicherheiten durch Fleiß, Korrektheit und andere Tugenden harter Arbeit kompensiert. Er wies somit Anzeichen des von Friedman und Rosenman 1959 beschriebenen Typ-A-Verhaltens („coronary prone behavior pattern") (Schmidt 1996) auf. In Sachen Pünktlichkeit und entsprechenden Anforderungen an seine Mitmenschen zeigte er bereits etwas zwangsneurotische Züge.

Bei Herrn L. wiesen das Völlegefühl, die Blähungen, die Obstipation, vor allem aber die emotionelle Selbstbeschreibung als Ärgerschlucker auf eine Leber-*Qi*-Stagnation hin. Die Pulsdiagnostik (obwohl durch Betablocker-Einnahme verändert) unterstützte die Leber-Diagnose. Die Zunge wies zusätzlich auf feuchte Hitze hin, im Verein mit den Symptomen empfindlicher Magen, Völle- und Ekelgefühl vor dem Essen, hinweisend auf den Funktionskreis Milz/Magen.

Die Nervosität und Ängstlichkeit weisen auf eine Herz-Unruhe hin.

Die häufigste Beziehung der Leber zu einem anderen Funktionskreis ist die zur Milz, die zweithäufigste und meist später auftretende die zum Herzen. Diese Patienten sind nicht nur ärgerlich und latent depressiv, sondern in zunehmendem Maße unzufrieden mit ihrem Verhalten und geraten in Angst (Herz-Unruhe). Somit lag hier eine klassische Leber-Milz-Herz-Beziehung vor, wie sie bei langen Verläufen von Leber-*Qi*-Stagnation häufig zu finden ist. Hätten noch Zweifel bestanden, dann wären diese durch den Therapiewunsch – „Groll vermindern und Lässigkeit gewinnen" – ausgeräumt worden. In der Sprache der TCM heißt dieser Wunsch: Leber-Ärger entblocken, Milz-Grübeln vermeiden, Herz beruhigen, entängstigen. Hier zeigte sich wieder einmal, dass die Antworten der Patienten auf die Frage nach dem Therapiewunsch Gold wert sein können.

Diagnose westlich

- Herzrhythmusstörungen bei coronarer Herzkrankheit
- Typ-A-Verhalten
- Leichte Angststörung
- Enteropathie

Diagnose chinesisch

- Leber-*Qi*-Stagnation
- Feuchte Hitze in Milz/Magen
- Herz-Unruhe (als Folge der chronischen Leber-*Qi*-Stagnation)

Therapieprinzip

- Herz beruhigen, Angst lösen
- Leber entblocken; aggressiv-gehemmte Grundstörung ändern

Die Therapie von „Feuchte Hitze in Milz/Magen" wird zunächst ausgesetzt. Auf die schulmedizinische Medikamenten-Therapie wird kein Einfluss ausgeübt, Herr L. verbleibt während der gesamten Dauer der Akupunkturtherapie in schulmedizinisch-internistischer Behandlung.

Methoden

Körper- und Ohrakupunktur, Traumarbeit, Gesprächstherapie, Verhaltenstherapie

Behandlungsverlauf

Ich behandele Herrn L. in der 1. Sitzung mit einer „vorsichtigen Akupunktur": Ma 36+, Le 3−, He 7−. Diese 3 Akupunkturpunkte zielen auf eine allgemeine Stärkung, den mittleren Erwärmer, Entspannung (der Leber) und Beruhigung (des Herzens). Tatsächlich ist Herr L. bei der 2. Sitzung schon ruhiger. Ab dieser Sitzung verwende ich mit wenigen Ausnahmen die nachfolgend aufgeführten Punkte.

Akupunktur-Punktekombination

- **Körperakupunktur:** Ma 36+, Mi 6+, Le 3/Du 20− (ab und an: Corona = EX-KH 1−), He 7−, Pe 6−. Bei allen Punkten mit Ausnahme von Du 20 wird auf das Erreichen des *de qi* geachtet, durchschnittliche Stichtiefe 2 cm. Du 20 wird periostal genadelt; **Besonderheit:** Le 3 wird zunächst ca. 2 cm tief in loco typico gestochen, kurz vor Entfernung der Nadel erfolgt kurze, aber heftige periostale Reizung der 1. und 2. Metatarsale beidseits (s. „Meine besondere Methode").
- **Ohrakupunktur:** PT 1, Jérôme, 100, Veg I, II, Veg. Rinne Schulter (alle Ohrpunkte nach elektrischer Testung).

Nadelung Körperakupunktur beidseits, Ohrakupunktur einseitig links

Hintergrundüberlegung zu den verwendeten Punkten

Ma 36: Der große untere Tonisator mit spez. Wirkort Abdomen; bei mir in fast regelhafter Kombination mit **Mi 6** (Wirkort Becken/Abdomen).

Le 3 hat sich in meiner Erfahrung als der wirksamste Punkt für die Auflösung von Spannungen, Blockaden etc. erwiesen, vor allem in Kombination mit Du 20, wenn beide ableitend, also stark stimuliert werden. Eine Möglichkeit, diese ableitende Wirkung zu verstärken, besteht im Hinzufügen der 4 Nadeln der **Corona** = EX-KH 1.

He 7 und **Pe 6** sind zwei Punkte mit Wirkort Herz, Diaphragma, Thorax; Beruhigung durch antipalpitatorische Wirkung.

Bei den **Ohrpunkten** folge ich den bekannten psychovegetativen Indikationen (Rubach 2000). In diesem Kontext behandele ich häufig die Schulter mit, die ja als große „Sorgengarage" verstanden werden kann. Kaum ein Patient, bei dem die Schulter bei der elektrischen Testung nicht hoch anschlägt. Ich nadele am Ohr zumeist einseitig. Da ich keine Unterschiede in den Erfolgen beider Seiten feststellen konnte, nadele ich unabhängig von der Händigkeit oder anderen Theorien am linken Ohr, weil dies die günstigere Seite in meinem Praxisbetrieb ist.

Weiterer Behandlungsverlauf

In der **3. Sitzung** stellte sich heraus, dass Herr L. große Todesangst hatte. Die behandelnden Ärzte in der Klinik hatten ihm gesagt, der nächste HI werde in 5–7 Jahren eintreten, und er würde ihn wohl kaum überleben. Somit befand er sich 1–3 Jahre vor seinem „prophezeiten Tod".

Es zeigten sich noch viele Details, die seine kindliche Schüchternheit erklärten: Er war Linkshänder, aber umgezwungen worden, hatte gestottert, schlechte Leistungen in der Schule gehabt.

Er träumte sehr viel. Bei manchen Sitzungen besprachen wir bis zu 8 Träume. Er hatte 3 Arten von Träumen:

- Schulträume, in denen er immer der Prüfling war und Angst hatte, nicht zu bestehen
- Konfliktträume, in denen er sich unfähig zeigte, den Konflikt anders als durch Aufbrausen, Kampf und Krampf zu lösen
- Schamträume, in denen er sich für bestimmte Eigenschaften oder niedere Tätigkeiten schämte

Wir besprachen die Träume so, als ob diese real passiert seien, und suchten nach alternativen Verhaltensweisen, die er dann im alltäglichen Leben bei ähnlichen Konflikten anwenden sollte.

Nach 3. Therapie deutliche Besserung des Schlafes und Besserung des AZ.

Nach 5. Therapie „kaum mehr Herzrhythmusstörungen, auch kein Herzweh". Er gibt nun an, dass er sich oft dann ärgerte, wenn sein Gegenüber Recht hatte, er dieses aber nicht zugeben konnte.

Nach 6. Therapie *„Meine Frau hat auch meine Veränderung bemerkt. Ich habe jetzt einen neuen Leitspruch ‚Was du heute kannst besorgen, verschieb auf nächste Woche'."*

Nach 8. Therapie sind seine Träume weniger konflikt-, aber immer noch sehr leistungsbetont.

Zur 9. Therapie kam er einige Minuten zu spät, ohne sich darüber zu ärgern. Er hatte nun durchweg weniger Angst, war weniger nervös, war umgänglicher geworden.

Nach 12. Therapie völliges Sistieren der Herzrhythmusstörungen. Er kenne kaum mehr Hektik. „Ich weiß jetzt auch, dass der HI damals mit großer Verkrampfung zusammenhing."

Für die Folgezeit danach vereinbarten wir 3-monatliche Kontrolltermine zwecks einer Auffrischungs- bzw. Erhaltungs-Akupunktur. Zu Zeiten, wo es Herrn L. cardial wieder schlechter ging oder er wieder unruhiger und aggressiver wurde, führte ich eine Serie von jeweils 5–6 Akupunktur-Sitzungen, 1- oder 2-mal/Woche, mit denselben Punkten, durch.

1 Jahr nach Therapiebeginn:
- Abdominelle Probleme deutlich weniger
- Anfallsweise wieder leichte HRS

1³/₄ Jahre nach Therapiebeginn:
- Weiter anfallsweise leichte HRS („wetterabhängig")
- Herr L. erzählt mir freudestrahlend von einem Traum, in dem er sich innerhalb eines für ihn klassischen Konfliktes von spontaner Verärgerung über Freundlichkeit zu einer echten Hilfeleistung gegenüber seinen vermeintlichen Gegnern gewandelt hatte. Er sei verwundert und zugleich fröhlich aufgewacht. Auch lacht er jetzt darüber, dass er immer noch so viele Schulträume hat.

2¹/₂ Jahre nach Therapiebeginn: *„Ich lebe jetzt schon 7 Jahre nach meinem ‚Todesurteil'."*
14 Tage nach der letzten Erhaltungstherapie mit Akupunktur und ziemlich genau zum 7-Jahres-Termin seines HI hat er einen fürchterlichen Angsttraum mit „Herzanfall", braucht Nitrospray. Kurz darauf stirbt seine Mutter. Beim Gehen treten dann auch häufiger pektanginöse Beschwerden auf. Eine Angiographie zeigt, dass ein Hinterwandarterienabschnitt zu 90% verschlossen ist. Es wird ein Stent eingesetzt.

3 Jahre nach Therapiebeginn: Weiterhin wenig Angstträume, aber wieder Konfliktträume

3¹/₂ Jahre nach Therapiebeginn: Wieder zunehmende Herz-Unruhe. Er berichtet über ein neues Symptom: Blinzeln in Ruhe. „Schwache Nerven?" Er erhält von seinem Hausarzt eine antidepressive Therapie (Yarsin, Trittico).

3³/₄ Jahre nach Therapiebeginn: Gewichtsverlust bei Essunlust. 1 Nitrospray bei 1 Stunde Gehstrecke.

4 Jahre nach Therapiebeginn: *„Ganz gut, nur zwischendurch habe ich mit Angina pectoris zu tun, vor allem beim Wetterwechsel zur Kälte."*

4³/₄ Jahre nach Therapiebeginn, 1 Jahr nach letzter Konsultation; telefonische Befragung:
Herr L. antwortet zunächst auf die Frage, wie es ihm gehe, mit *„Nicht schlecht"* und spricht dann davon, dass er keine Alpträume mehr habe. Er träume zwar noch von der Schule, aber es gebe kaum Konflikt- oder Prüfungsträume. Auch im alltäglichen Leben gebe es deutlich weniger Konflikte, er sei gelassener als früher, und das merke er eben auch am Herzen. Dieses sei seit dem Stent stabil, er sei belastungsfähig, gebrauche manchmal prophylaktisch seinen Nitrospray. HRS treten nur noch bei starker Belastung auf, das Blinzeln bestehe aber weiter, vor allem dann, wenn er daran denke.

Herr L. wurde in den letzten 6 Jahren insgesamt 41-mal behandelt. Ergänzend zum 3-Monats-Rhythmus der Erhaltungsdosis erhielt er auf eigenen Wunsch einige Serien mit 4–5 Akupunkturen.

Ergebnis

Die Herzrhythmusstörungen verschwanden nach 4 Monaten (12. Therapie) komplett, wie mir vom behandelnden Cardiologen schriftlich bestätigt wurde. Nach 14 Therapien wurde die Behandlung abgeschlossen. Wir vereinbarten Kontrolltermine im 3-Monats-Rhythmus.

Die cardiale Besserung korrelierte mit der Verhaltensänderung. Herr L. gab an, jetzt besser mit seinen Mitmenschen auszukommen. Es war ihm gelungen, *„Groll abzubauen und Lässigkeit zu gewinnen"*. Diese Veränderungen spiegelten sich auch in seinen Träumen wider.

Nach 9 Monaten stellten sich die Herzrhythmusstörungen in unterschiedlicher Intensität wieder ein, die Angina pectoris nahm leicht zu. Es zeigten sich Phasen größerer Unruhe – so 1999, zum Zeitpunkt seines prognostizierten 2. Herzinfarkts und möglichen Todes. Wegen der weit gehenden Stenose einer Hinterwandarterie wurde ein Stent notwendig. Seither ist der Zustand des Patienten relativ stabil, die Angina pectoris wird – z.B. bei flottem Gehen – mit einem prophylaktischen Hub Nitrospray in Grenzen gehalten. Enteropathische Beschwerden bestehen nicht mehr.

Diskussion

Zunächst einmal soll dieser Fall als Warnung dafür gelten, den Patienten gegenüber Prognosen über die Verschlechterung ihrer Krankheit oder gar den möglichen Tod abzugeben. Die hieraus entstehenden Ängste können eine bestehende Störung entscheidend aggravieren.

Gemäß der deutschen Psychosomatik stellt Typ-A-Verhalten mit der „toxischen Komponente Feindseligkeit" (Schmidt 1996) einen wichtigen Risikofaktor für die KHK dar. Hier zeigt sich eine gute Übereinstimmung zwischen unserer Psychosomatik (Schmidt 1996; Schonecke, Herrmann 1996) und der Chinesischen Medizin: Die häufigste Beziehung der Leber zu einem anderen Funktionskreis ist die zur Milz, die zweithäufigste und meist später auftretende die zum Herzen. Diese Patienten sind nicht nur ärgerlich, sondern in zunehmendem Maße unzufrieden mit ihrem Verhalten und geraten dadurch in Angst (Herz-Unruhe). Diese Angst vermag pathologische Prozesse am Herzen zu forcieren.

Wegen der Bedeutung der Angst für die KHK des Patienten hatte ich zunächst von einer Therapie der Enteropathie (Leber-Milz-Beziehung) abgesehen. Die enteropathischen Beschwerden verloren sich im Verlaufe des ersten Therapiezyklus, und zwar in dem Maße, in dem der Patient seine Aggression sowie die Aggressionshemmung abbauen konnte (chinesisch: die Leber durchgängig gemacht, die Leber-*Qi*-Stagnation aufgehoben wurde).

Würde Herr L. mich heute erstmals konsultieren, würde ich ihn zusätzlich mit einer starken **periostalen Stimulation von Ren 17** behandeln (Ots et al. 2001). Diese Stimulationstechnik, die ich von dem Akupunkt-Schnittverfahren (Li 1994) abgeleitet habe, erweist sich gleichermaßen erfolgreich bei thorakaler Fülle (z.B. Asthma, Bronchitis, Ärgerstau) wie auch thorakaler Oppression (Angst). Zumeist liegt der empfindlichste Druckpunkt bei Ren 17, er kann aber auch bis Ren 20 hinauf liegen. So ist es ratsam, das ganze Sternum zu palpieren und je nach Nennung der Loci dolendi mehrere Nadeln zu stechen. Diejenigen Patienten, die bereits unter der Stimulation eine befreiende Weitung des Thorax verspüren, zeigen die beste Prognose für dieses Verfahren. Dieses Verfahren eignet sich auch zur Eigenstimulation. Ich leite die Patienten an, bei Bedarf ihr Sternum stark, ruhig und rhythmisch in der Sagittallinie mit den Fingerknöcheln zu massieren (s. „Meine besondere Methode").

Schlussfolgerung

Gemäß dem Grundsatz **„Akupunktur heilt, was gestört, nicht, was zerstört ist"**, gehören die coronare Herzkrankheit oder gar der Herzinfarkt nicht zum Zentrum der Indikationen für eine Therapie mit Akupunktur. Doch das Herz ist keine mechanische Pumpe. Es unterliegt vielfältigen psychischen Einflüssen. Unter gegebenen Umständen kann der Versuch, das Herz mittels Akupunktur zu beeinflussen, sinnvoll sein. Akupunktur sollte in diesen Fällen – im Kontext eines integrativen Ansatzes – mit einer psychotherapeutischen Methode kombiniert werden, die z.B. auf einen Abbau aggressiver und gleichzeitig gehemmter Impulse sowie auf einen Abbau der Angst abzielt.

Literatur

Li XW: Asthmatische Beschwerden. In: Hammes M, Ots T: 33 Fallberichte zur Akupunktur aus der VR China, S. 171–178. Hippokrates, Stuttgart 1994
Ots T et al: Integrative Psychiatrie. Dt. Ztschr. f. Akup. 44 (2001) 179–288
Rubach A: Propädeutik der Ohrakupunktur. Hippokrates, Stuttgart 2000
Schmidt TH et al: Arterielle Verschlusskrankheiten: koronare Herzkrankheit, Apoplexie und Claudicatio intermittens. In: Adler RH, Herrmann JM, Köhle K, Schonecke OW, Uexküll Th von, Wesiack W: Psychosomatische Medizin, S. 769–797. Urban & Schwarzenberg, München 1996
Schonecke OW, Herrmann JM: Funktionelle Herz-Kreislauf-Störungen. In: Adler RH, Herrmann JM, Köhle K, Schonecke OW, Uexküll Th von, Wesiack W: Psychosomatische Medizin, S. 670–685. Urban & Schwarzenberg, München 1996

Arterieller Hypertonus, Schwindel

Gabriela Huemer

Zusammenfassung

Eine Patientin mit seit 2 Jahren bestehendem, schwierig einzustellendem arteriellem Hypertonus, Schwindel und Ohrdruck, psychovegetativem Erschöpfungssyndrom wird mit Akupunktur, Schröpfen, Gesprächstherapie in Anlehnung an die Psychosomatik in der TCM und chin. Phytotherapie behandelt. Hierunter nach 2 Monaten deutliche Blutdrucknormalisierung, seelische Stabilisierung und Verschwinden der Schwindel- und Ohrdrucksymptomatik.

Patient/Patientin

Frau D. 67 Jahre, Ärztin im Ruhestand.

Krankengeschichte/Untersuchung

Spontane Anamnese

Eine etwas adipöse, lebhaft redende, 67-jährige Patientin kommt auf Empfehlung einer Bekannten in meine Praxis, um sich ihren schwer einstellbaren arteriellen Hypertonus, ihren Schwindel mit Ohrdruck und Erschöpfung mittels TCM behandeln zu lassen.
Die von ihrem Cardiologen verordneten Blutdruckmedikamente (ACE-Hemmer, Diuretikum, Betablocker) habe sie nach mehr als 1-jähriger Einnahme vor einigen Wochen abgesetzt, weil die Blutdruckwerte unter Therapie auch nicht gut eingestellt gewesen seien und weil sie mit den Medikamenten *„ein konstant elendes Lebensgefühl"* gehabt habe.
Auf Nachfrage berichtet die Patientin, dass sie seit 2 Jahren unter arteriellem Hypertonus leide: Trotz medikamentöser Therapie oft mit systolischen Werten um 190 mm/Hg. Diese Zustände spüre sie dann als Schwindel, Kopfdruck und Kopfsummen, sie fühle sich dann aufgeregt bis hin zu kopflos. Die Unsicherheit und Angst vor neuen Blutdruckkrisen würden ihr ganzes Lebensgefühl überschatten und bestimmen. Sie fahre deswegen nicht mehr selber Auto, vermeide vieles, was früher zum normalen Alltag gehört habe, bis hin zu Urlaubsreisen. Sie habe sich angewöhnt, mehrmals täglich Blutdruck zu messen. Bemerkenswert sei, dass nach Sport (Aquarobic und Tennis) die Werte immer normal seien. Insgesamt fühle sie sich außerdem meist sehr erschöpft und auch gleichzeitig innerlich sehr angespannt: *„Ich habe das Gefühl, ich halte mich an mir selber fest."*

Gelenkte Anamnese, vegetative Befunderhebung
- Schlaf sei gut, einmal Nykturie zwischen 4 und 5 Uhr früh; spontanes Erwachen gegen 1 Uhr, sei dann oft bis zu 45 min wach. Morgens Erwachen gegen 7 Uhr, ohne Wecker, relativ schnell munter und fit
- Stuhl breiig, bis zu 5-mal täglich
- Schweiße wenig, aber Neigung zu Hitzewallungen mit Hitzegefühl am Oberkörper und Kopf. Seit dem Absetzen der Hormontherapie vor 2 Jahren seien diese Hitzewallungen etwas häufiger aufgetreten, kein Nachtschweiß
- Temperaturempfinden normal; auffällig aber zwischen 17 und 18 Uhr oft eiskalte Hände und Füße mit Bedürfnis, sich dann dicke Socken anzuziehen
- Miktion unter Stress vermehrt, dann oft mehrmals in kurzen Abständen. Nykturie (1-mal). Ohne Stress ca. 5–6-mal täglich Miktion
- Mittagstiefpunkt zwischen 13 und 14 Uhr: *„Mittagsruhe ist für mich ein Ritual und ein Muss."*
- Herz: Gelegentlich Gefühl der Tachycardie
- Nägel: Sehr dünn und brüchig, Mouches volantes
- Haare: Trocken und spröde, Haarausfall, deutlich weniger dichtes Haar als vor 5 Jahren
- Starke Muskelverspannungen im HWS- und BWS-Bereich
- Gehäuft feines Muskelzucken im Gesicht und im Oberschenkelbereich
- Schwindel: Häufig, oft über mehrere Tage anhaltend

Körperliche Untersuchung
C 1/C 2-Blockierung, Trapeziushartspann beidseits mit Muskelverkürzung, Rundrücken, Verquellungen um Bl 18–Bl 20 paravertebral beidseits und um Du 14

Zunge: Eher kleiner, roter Zungenkörper, nicht verquollen, scharfkantige Eindrücke an der Zungenspitze, etwas auch an den geröteten Rändern. Ränder belaglos. Mittig auf der Zunge gelblicher Belag

Puls: Rechts dünn und mittig gespannt. Nierenposition schwach beidseits links in der Herzzone etwas überflutend, sonst links dünn und schwach

Familien- und Sozialanamnese
In 2. Ehe seit 1987 glücklich verheiratet. Bis 1996 immer als HNO-Ärztin in eigener Praxis *„fleißig gewesen"*. Aufgrund einer 1992 diagnostizierten schweren chronischen Erkrankung ihres Mannes habe sie sich seit 1992 sehr um die Gesundheit ihres Mannes gekümmert, sie habe sich sehr viele Sorgen gemacht und vor einigen Jahren deswegen ihre Praxis abgegeben. *„Doch auch jetzt im Ruhestand fühle ich mich permanent überfordert."*

Emotionale Selbstbeschreibung
Sehr verantwortungsbewusst, diszipliniert, Konfliktvermeiderin, schluckt eher. Schnell überfordert in den letzten Jahren, nervös und fahrig bei neuen und unbekannten Ereignissen. Stress könne sie im Vergleich zu früher nicht mehr gut abfedern, dann auch gehäuft Neigung zu Blutdruckanstieg.

Diagnostische Überlegungen

Durch die lang anhaltende berufliche und private Überlastungssituation zunehmende Milz-Qi-Leere. Die nachgeburtliche Regeneration der Niere leidet auf Dauer hierunter. Aufgrund der schwachen Milz leidet auch über die Jahre hinweg die Blutbildung, insbesondere das Leber-Blut wird nicht mehr regeneriert. Hierdurch resultiert eine Leber-Blut-Leere, die schon fast in eine Leber-Yin-Leere übergeht (spröde Haare, brüchige Nägel, Haarausfall, Sehstörungen, Muskelfibrillieren und rigide, verkürzte Muskeln, Neurasthenie). Das schwache Leber-Blut und -Yin können das Yang nicht halten, hieraus resultiert eine Neigung zu aufsteigendem Leber-Yang, insbesondere unter Stress und Belastung (Blutdruckanstieg und Hitzewallungen und Schwindel).

Diagnose westlich

Sehr schwer einstellbarer essentieller Hypertonus, psychovegetatives Erschöpfungssyndrom, M.-trapezius-Hartspann mit C 1/C 2-Blockierung

Diagnose chinesisch

- Leber-Blut- und *Yin*-Mangel
- Aufsteigendes Leber-*Yang*
- Tendenz zu stagnierendem Leber-*Qi*
- Beginnende Nieren-Leere (Maciocia 1994)

Therapieprinzip

Leber-Blut und -*Yin* auffüllen, aufsteigendes Leber-*Yang* absenken, Leber-*Qi* in Fluss halten, Niere auffüllen

Methoden

Akupunktur, Schröpfen, Ernährungsumstellung, Gesprächstherapie, Dorntherapie der Wirbelsäule, chinesische Phytotherapie

Behandlungsverlauf

Akupunktur
Aufgrund obiger Befunde behandle ich die Patientin von Beginn an mit einer Kombination aus reflextherapeutischem und psychovegetativ ausgleichendem Ansatz am Ohr:
- C 1 und C 2, HWS, Polster, Jérome
- Herz 100 als psychotroper Punkt

Um die TCM-Diagnose abzudecken, benütze ich die Körperakupunktur:
- Ma 36 und Mi 6, um die Mitte aufzufüllen
- Le 3 und Du 20 ableitend, um das *Qi* in Fluss zu halten und mit Du 20 das *Yang* abzusenken

- Bl 10 bis Bl 18 schröpfe ich, bis Petechien kommen; das mindert den hohen Muskeltonus in diesem Bereich
- Außerdem nadle ich Bl 10 und
- Gb 21 wird getriggert (dabei wird auf jeder Seite 3-mal ein Twitch-Phänomen ausgelöst), löst den Muskeltonus (Travell, Simons 2000)
- Die Patientin wird angehalten, daheim Übungen für den HWS- und Schulter-Bereich zu machen, damit die verkürzten Muskeln in dieser Region wieder aufgedehnt werden (Travell, Simons 2000)

Ernährungsberatung

Reichlich gekochtes und auch etwas rohes Gemüse und Obst. Sojaprodukte, Getreide und Eier sind erlaubt, sollen Blut und *Qi* der Mitte mehren. Fettes, Frittiertes, Gegrilltes und scharf Gebratenes, zu viel Fleisch sollen gemieden werden, um das *Yang* nicht noch mehr hochzutreiben. Um die Mitte nicht abzukühlen, muss die Patientin auf allzu viel Brot, Rohkost und Milchprodukte verzichten.

Phytotherapie

Die Patientin erhält eine Abwandlung der Rezeptur **Jia wei xiao yao san** (Erweitertes Umherstreifenpulver; Bensky 1990) mit
- Rx. Angelicae sinensis, Rx Paeoniae rubrae und albae, um das Blut zu mehren
- Rh. Atractylodis macrocephalae und Poria, um die Mitte zu tonisieren
- Rx. Bupleuri, um das Leber-*Qi* in Fluss zu halten
- Tb. Pinelliae, um den Schleim und die Feuchtigkeit aus der Mitte (Stuhl, Zungenbelag) auszuleiten und um der Aufwärtsbewegung des *Qi* durch Rx. Bupleuri entgegenzuwirken
- Pc. citri reticulatae, um die Mitte zu unterstützen
- Fr. Gardeniae, um Hitze zu kühlen, Feuchte-Hitze auszuleiten und um das Blut zu kühlen und um *Qi/Yang* energetisch abzusenken

Therapieverlauf

Die Patientin kommt 1-mal wöchentlich zur Behandlung. Bereits nach der **3. Sitzung** berichtet sie über eine Linderung der Schwindelanfälle, auch die Kälteattacken am späten Nachmittag hätten sich deutlich gebessert. Sie fühle sich ausgeglichener und seelisch stabiler und kräftiger. Der Blutdruck sei sehr stabil um die 145/80.
Diese rasche Besserung zeigt mir, dass die Kälteempfindung aus der eingeschnürten *Qi*-Ebene (Leber-*Qi*-Stagnation, *Qi*-Fluss-Störung durch *Qi*- und Blut-Leere) und dem etwas leeren *Qi* der Mitte gekommen war. Auch sehe ich schon Hinweise auf eine beginnende Verbesserung des Blutes (seelisch stabiler) und der Mitte (kräftiger) und der absenkenden Wirkung der Nadelung und der Dekokte (RR stabil, kein Kopfdruck, weniger Schwindel).
Zu Beginn der **6. Sitzung** berichtet sie über erneuten Schwindel, ausgelöst durch geschluckten Ärger und das Gefühl, sich gegen ihren Willen einem länger verweilenden Besuch anpassen zu müssen: *„Aus Höflichkeit und Gastfreundschaft."*
Ich arbeite mit ihr heraus, dass sich gerade dieses Anpassen und Schlucken von Ärger negativ auf ihre Seele, auf ihren Muskeltonus und ihren Blutdruck auswirkt, erkläre ihr die Zusammenhänge zwischen Leber-*Qi*-Stagnation durch unterdrückte Wut, aufsteigendem Leber-

Yang und Schwächung der Mitte durch Leber-*Qi*-Stagnation sowie Übergriffe der Leber auf die Milz.

Ich ermutige sie, ihre Wünsche zu leben, nicht länger nur das brave Mädchen zu sein. In dieser Sitzung erweitere ich die Akupunktur aufgrund der Halsmuskeltonuserhöhung auf 3E 5 und Gb 20. Zur Beruhigung nadle ich außerdem noch He 7 und Ni 6 auffüllend auf je einer Seite.

Die **7. Sitzung** bringt eine Überraschung. Stolz berichtet sie davon, wie sie meinen Rat in der letzten Zeit umgesetzt habe. Außerdem plant sie eine kurze Urlaubsreise. Nadelung wie in der 1. Sitzung.

8. Sitzung: Urlaub gut verlaufen, HWS etwas verspannt durch die lange Fahrt, RR stabil. Stuhl nur noch 2-mal täglich, überhaupt kein nachmittägliches Frieren mehr. Hitzewallungen nur noch sehr selten. Sie sei wieder viel selbstsicherer, habe sich im Sportverein angemeldet, habe etwas an Gewicht verloren, sie fühle sich gut und belastungsfähig.

Wir behandeln auf Wunsch der Patientin weiter: *„Ich brauche die Impulse und Gespräche."* Alle 3 Wochen kommt sie zu mir. Weiterhin seelische Stabilisierung. Abgrenzung, ihre Wünsche leben, nicht immer für andere da sein, Nein-sagen-Können sind jetzt die Themen. Auch Loslassen und nicht für alles die Verantwortung übernehmen wollen/müssen.

Beobachtungszeitraum 10 Monate: Noch einmal ein „Rückfall" mit Blutdruckanstieg und erneuten Durchschlafstörungen (1 und 3 Uhr) während eines Urlaubs ca. 9 Monate nach Therapiebeginn. Ärger, weil sie sich während des Urlaubs mit den Gastgebern zerworfen hat und ihr Mann nicht mit ihr abgereist ist. Auch Ärger gegen den Ehemann, der ihr nicht mit genügend Unterstützung zur Seite stand. Nadelung wie in der 1. Sitzung, wieder mit Schröpfen. Gesprächsthemen: Wut ausdrücken, andere aber auch nicht in ihre oft strengen Ansichten mit Gewalt reinpressen – Toleranz. Die abweichende Meinung des Ehemannes stellt weder sie noch seine Beziehung zu ihr in Frage.

Diskussion

Die rasche und anhaltende Stabilisierung auf oben beschriebene Maßnahmen zeigt, dass die Ausgangsdiagnose richtig war. Seelische Spannung, unterdrückte Wut und hohe Erwartungen an sich und ihren Ehemann führten zu wiederkehrender *Qi*-Stagnation, die durch den Blut-Mangel nicht gehalten werden konnte und sich in einem aufsteigenden Leber-*Yang* mit Bluthochdruck, Schwindel, Hitzewallungen, Ohrdruck äußern. Die Akupunktur konnte die *Qi*- und *Yang*-Ebene gut angehen, für die *Yin*- und Blut-Ebene und zur Unterstützung der *Yang*-Absenkung waren die chinesischen Kräuter aber sicherlich notwendig. Gemäß meiner Erfahrung wäre der Erfolg sonst nicht so schnell und mit so großen Sitzungsabständen gekommen. Auf ein Auffüllen der Nieren-Leere durch Punkte wie Ni 6, Ni 3, Ni 7 oder Bl 23 wurde verzichtet, weil eine Verbesserung der Blut- und Mitte-Funktion häufig auch eine Verbesserung der nachgeburtlichen Nieren-Regeneration bewirkt, insbesondere bei begleitender Mitte-*Qi* und Blut/*Yin* unterstützender Ernährung.

Schlussfolgerung

Auch medikamentös schlecht einstellbarer Hypertonus, selbst wenn er schon einige Jahre besteht, kann mit TCM oft gut behandelt werden.

Literatur

Bensky D, Barolet R: Chinesische Arzneimittelrezepte und Behandlungsstrategien. Wühr, Kötzting 1990
Travell J, Simons D: Handbuch der Muskel-Triggerpunkte. 1. Auflg. Urban & Fischer, München 2000
Maciocia G: Die Grundlagen der chinesischen Medizin. Wühr, Kötzting 1994

Funktionelle Oberbauchbeschwerden

Hedi Luxenburger

Zusammenfassung

Eine Pat. litt seit Jahren zunehmend an Völlegefühl, Meteorismus, Magenschmerzen und Sodbrennen. Bei der Anamnese fielen eine sehr eigenwillige Ernährung und ein belastender Arbeitsrhythmus auf. Vor Beginn der Akupunktur willigte die Pat. ein, Ernährung und Arbeitspensum zu verändern. Im Lauf der Behandlung kamen allmählich auch einige emotionale Probleme zur Sprache, die das Beschwerdebild etwas klärten und im weiteren Therapieverlauf berücksichtigt werden konnten. Unter diesen Bedingungen konnte mit 15 Akupunktursitzungen weitgehende Beschwerdefreiheit erzielt werden.

Patient/Patientin

35 J., Wissenschaftlerin, allein lebend, leichte Adipositas, zugewandtes Wesen
Erstvorstellung 5/02

Krankengeschichte/Untersuchung

Anamnese

Die Pat. klagte über Oberbauchbeschwerden seit ca. 1 Jahr. Sie leide ständig unter einem Völle- und Spannungsgefühl im Oberbauch, schlimmer nach den Mahlzeiten, außerdem unter ausgeprägtem Meteorismus und intermittierend auftretenden schneidenden Magenschmerzen und Aphten der Mundwinkel. Morgens wache sie quasi ständig mit Stirnkopfschmerzen auf, sei nicht ausgeruht und fühle sich insgesamt leistungsreduziert. Zur Frage der Ernährung gab sie an, phasenweise ausschließlich Joghurt zu essen, dann gebe es Phasen mit Dosenobst, Pizza o.Ä., was sie gerade palettenweise im Supermarkt einkaufe. Geregelte Mahlzeiten waren ihr völlig fremd, auch kochte sie nie warme Mahlzeiten. Gelegentlich aß sie überwiegend scharf gewürzte Gerichte im Chinarestaurant.

Die Ernährung sei schon immer problematisch gewesen. Als Kind war sie eher pummelig, mochte gerne Süßigkeiten. Mit 19 Jahren litt sie sehr unter dem frühen Tod der Mutter und hungerte sich als Reaktion 20 kg weg. Während der folgenden Jahre gab es immer wieder Wechsel zwischen Gewichtszunahme bis zu leichter Adipositas und Hungerdiäten.

Zur Zeit sei eine geregelte Ernährung wegen der hohen Arbeitsbelastung nicht möglich.

Die internistische Abklärung erbrachte keine gravierenden Befunde. Verschiedene symptomatisch wirkende Medikamente brachten keinen Erfolg.

Eigenanamnese
- Keine ernsthaften Erkrankungen bekannt
- Allergie: Meerschweinchen, Sonne
- Med: Keine
- OPs: Keine

Sozialanamnese
Beruf: Veterinärmedizinerin
Die Pat. arbeitet mit Begeisterung und viel Engagement in der Forschung. Phasenweise arbeitet sie bis tief in die Nacht und vergisst die Zeit. Von Zeit zu Zeit erleidet sie ausgeprägte Erschöpfungsphasen, die sie zwingen, zu Hause zu bleiben und sich einige Tage körperlich zu schonen, um dann anschließend mit unveränderter Intensität weiterzuarbeiten. Ihre derzeitige Stelle in einer neuen Stadt hat sie seit ca. 2 Jahren inne. Den Wechsel hat sie zusammen mit ihrem Chef vorgenommen. Ihre frühere Partnerschaft ging durch die räumliche Distanz in die Brüche. Ihre sozialen Kontakte beschränken sich auf ihre Arbeitskollegen. Als Hobby betreibt sie Sport, wenn die Zeit es zulässt, dann allerdings auch sehr exzessiv.

Psych. Anamnese
Zu Therapiebeginn wies die Pat. jegliche psychische Beeinträchtigung von sich. Sie sei insgesamt sehr zufrieden mit ihrer derzeitigen Lebenssituation. Sie arbeite viel und gerne, die beendete Partnerschaft sei sowieso zu Ende gewesen, die neue Stadt biete viel Interessantes und Neues.
Erst sehr allmählich räumte sie doch gewisse Probleme ein. Die Beziehung zu den Arbeitskollegen beschränkte sich allein auf Dienstliches und war wegen ihres hohen Arbeitseinsatzes zunehmend gespannt, sodass sie häufig genervt und frustriert nach Hause kam.
Die zwischenmenschlichen Spannungen arbeitete sie dann mit Ausdauersportarten ab. Zu Hause fühlte sie sich zunehmend vereinsamt, da ihr andere Kontakte fehlten.

Symptome
- Völlegefühl postprandial
- Meteorismus
- Phasenweise schneidende Magenschmerzen, vor allem bei emotionaler Belastung
- Breiige Stühle
- Sodbrennen
- Unverträglichkeit von fetten Speisen
- Morgendlicher Stirnkopfschmerz, Druckgefühl
- Konzentrationsstörungen
- Morgendliche Startschwierigkeiten, eher Nachtmensch
- Chron. Sinusitis
- Schwellungsgefühl am ganzen Körper
- Parästhesien der unteren Extremitäten
- Immer kalte Hände und Füße
- Hypotonieneigung
- Schwindel, Übelkeit
- Schlafstörungen, grübelt viel

- Hypoglykämieneigung
- In letzter Zeit Leistungsschwäche
- Appetit wechselnd, derzeit 75 kg bei einer Körpergröße von 173 cm
- LWS-Schmerzen, unbestimmt, dumpf, Schweregefühl der Beine
- HWS-Schulter-Verspannung
- Manchmal Verspannungen „in allen Muskeln"
- In letzter Zeit häufig Wutausbrüche
- Mens: Regelmäßig, 28T/5T, Blutung stark, PMS

Puls: Schlüpfrig
Zunge: Gedunsen, Zahneindrücke, Mittelriss, Belag o.B.

Diagnostische Überlegungen

Im Zentrum des Beschwerdebildes steht sicherlich eine ausgeprägte Milz-Leere. Die Milz nimmt die Verdauungsfunktionen nicht mehr ausreichend wahr, es kommt zu Völlegefühl, Meteorismus, breiigen Stühlen. Dem Körper steht nicht ausreichend Energie zur Verfügung. Die Pat. fühlt sich allgemein leistungsgemindert, sie klagt über Tagesmüdigkeit, Hypotonieneigung, kalte Extremitäten, Parästhesien.

Auch der Flüssigkeitshaushalt ist gestört, es gibt Zeichen der Schleimretention, chron. Sinusitis, chron. dumpfer Stirnkopfschmerz, Konzentrationsstörungen, Schwindel, Schwellungsgefühl am ganzen Körper. Die auffallend starke Mens-Blutung könnte dahingehend interpretiert werden, dass die Milz das Blut nicht in den Gefäßen hält.

Darüber hinaus klagte die Pat. auch noch über Phasen mit schneidenden Magenschmerzen, Sodbrennen, Übelkeit, Unverträglichkeit fetter Speisen. Zunächst ließen sich keine Auslöser eruieren, außer vielleicht der Genuss scharf gewürzter Nahrung. Allmählich wurde klar, dass diese Beschwerden häufiger im Zusammenhang mit persönlichen Stresssituationen auftraten, sodass ich sie dahingehend interpretierte, dass es infolge emotionaler Belastung zu einer Stagnation von Le-Qi kommt und in der Folge die Leber den Magen attackiert. Weitere Zeichen der Le-Qi-Stagnation sind Schulter-Nacken-Verspannungen, das allgemeine Spannungsgefühl, das PMS.

Ansonsten ließen sich keine weiteren Leber-Zeichen eruieren, evtl. zu erklären durch die Tatsache, dass die Pat. angab, bei Stress ausgiebig Ausdauersportarten zu betreiben, die sicherlich einen Teil der Stagnation lösen.

Zungen- und Pulsbefund untermauerten deutlich die Milz-Leere mit Schleimretention. Hitzezeichen wie ein gelblicher Zungenbelag oder Zeichen der Le-Qi-Stagnation wie z.B. ein gespannter Puls waren nur intermittierend zu diagnostizieren.

Diagnose westlich

Funktionelle Oberbauchbeschwerden

Diagnose chinesisch

- Milz-Qi-Mangel
- Schleimretention

- Magen-Hitze
- Le-*Qi*-Stagnation
- Le greift den Magen an

Therapieprinzip

- Milz kräftigen
- Schleim ausleiten
- Magen beruhigen, Hitze ableiten

Methoden

- Akupunktur
- Ernährungstherapie
- Lebensumstände verbessern

Akupunktur
- Milz stärken: Bl 20/21, Mi 6, Ma 36, Ren 6 tonisieren
- Schleim ausleiten: Mi 9, Ma 40
- Leber harmonisieren: Le 2/3 sedieren, Du 20
- Magen harmonisieren: Ren 12, Ma 21, Ma 36, Ma 44 sedieren, Pe 6
- Kopfschmerz beseitigen: Ma 8, Gb 20, Di 4

Die Punkte wurden in wechselnder Kombination je nach aktuellem Befund gestochen. Durchgeführt wurden 15 Sitzungen, ca. 2-mal pro Woche

Ernährung
- Verzicht auf Milchprodukte im Übermaß
- Morgendliches Hirsemüsli, warm
- Mindestens 1 warme Mahlzeit pro Tag
- Achten auf regelmäßige Nahrungsaufnahme

Lebensführung

Wir konnten uns auf eine Arbeitszeit von ca. 10 Stunden einigen. Darüber hinaus sollten frühzeitig Ruhepausen eingehalten werden, um die Phasen totaler Erschöpfung zu vermeiden. Die Pat. wollte auch in sich gehen und Möglichkeiten ausloten, um neue soziale Kontakte zu knüpfen.

Behandlungsverlauf

Als unabdingbare Voraussetzung für eine erfolgreiche Akupunkturtherapie diskutierte ich mit der Pat. eine dringende Änderung ihrer aktuellen Lebensumstände bzgl. Ernährung, Arbeit und Erholung. Die Pat. ließ sich bereitwillig auf die Veränderungen ein, da sie wegen der abnehmenden Leistungsfähigkeit ernsthaft beunruhigt war. Unter regelmäßiger Akupunktur 2-mal pro Woche kam es schnell zu einer Besserung der Bauchbeschwerden. Auch die Leistungsfähigkeit wurde deutlich verbessert. Da die Kopfschmerzen in den Vordergrund traten, wurde das Punktkonzept diesbezüglich ergänzt.

Bei einer Kontrolle nach 6 Monaten gab die Pat. weiter Wohlbefinden an. Da die Pat. sich seither nicht mehr meldete, fragte ich aktuell telefonisch nach. Sie gibt an, sich weiterhin wohl zu fühlen. Ein neuer Lebenspartner trägt wahrscheinlich mit dazu bei, dass sich die Lebensgewohnheiten weiter stabilisiert haben.

Diskussion

Die Milz-Leere entwickelte sich schon seit der Kindheit. Bereits damals litt die Pat. evtl. ernährungsbedingt an einer leichten Adipositas. Die radikale Diät mit 19 Jahren und die folgenden Wechsel zwischen Überernährung und Fasten wirkten sich negativ aus. Sowohl ein Übermaß an Nahrungsaufnahme als auch Fasten schwächen die Milz. Die aktuelle Situation der Patientin mit starker intellektueller Belastung, körperlicher Überforderung und ausgeprägter Fehlernährung aggravierten den Leere-Zustand.

Unter engmaschigen Arztkontakten gelang es der Pat. ihre Lebensgewohnheiten zu verbessern.

Da sich die Pat. im Lauf der Behandlung langsam öffnete, kamen allmählich doch auch einige emotionale Probleme zur Sprache, die das Beschwerdebild beeinflussten. Sie deutete auch einige Probleme der Vergangenheit an, die ich nicht ausgiebig bearbeiten konnte, bot ihr aber die Überweisung an einen Psychotherapeuten an.

Zur Zeit hat sie sich allerdings auch mit der neuen Partnerschaft deutlich stabilisiert.

Schlussfolgerung

In diesem Fall wäre eine ausschließliche Akupunkturbehandlung ohne die Bereitschaft zur Veränderung der Lebensgewohnheiten sicherlich nicht erfolgversprechend gewesen. Ich halte es für sehr wichtig, diese Situation sehr klar mit dem Pat. zu besprechen, um eine realistische Erwartung an die Akupunktur zu erzielen.

Im Lauf der Therapie stellten sich bezüglich der psychischen Belastung neue Aspekte dar, die allein mit Akupunktur natürlich nicht zu klären sind. Trotzdem ist es möglich, auch bei pragmatischem Vorgehen eine Besserung der Beschwerden zu erzielen.

Literatur

Beijing-Shanghai-Nanjing Colleges of Traditional Chinese Medicine: Essentials of Chinese Acupuncture. Foreign Language Press, Bejing 1980
Maciocia G: Die Grundlagen der Chinesischen Medizin. Wühr, Kötzting 1994
Maciocia G: Die Praxis der Chinesischen Medizin. Wühr, Kötzting 1997
Ross J: Zang-Fu, Die Organsysteme der traditionellen chinesischen Medizin. Medizinisch Literarische Verlagsges. 1999

Rezidivierende Gastroenteritiden unklarer Genese, V.a. Somatisierungsstörung

Hedi Luxenburger

Zusammenfassung

Eine Patientin klagte über Attacken gastroenteritischer Beschwerden, die seit 1 Jahr auftraten und kontinuierlich an Häufigkeit und Intensität zugenommen hatten. Zu Therapiebeginn traten die Beschwerden an ca. 3–4 Tagen pro Woche auf und hatten zu einer Gewichtsabnahme von 7 kg geführt. Es wurden Akupunktur, Ernährungstherapie und Entspannungsverfahren durchgeführt, welche die Beschwerden rasch linderten. Nach 12 Akupunktursitzungen war die Patientin weitgehend beschwerdefrei. Die Besserung hält nun seit 9 Monaten an.

Patient/Patientin

Patientin, geb. 1967, Apothekenhelferin; Erstkontakt 1996

Krankengeschichte/Untersuchung

1996 kam die Patientin erstmalig zur Behandlung wegen eines Kopfschmerzleidens. Schulmedizinisch handelte es sich um eine Mischung von Spannungskopfschmerz und Migräne. Nach einem Akupunkturzyklus von 15 Behandlungen war die Patientin seitens der Kopfschmerzen weitgehend beschwerdefrei.

Im September 2002 stellte sich die Patientin erneut vor und klagte über Bauchschmerzattacken, die seit ca. 1 Jahr aufträten, zunächst überwiegend prämenstruell, jetzt mit zunehmender Frequenz ca. 1-mal pro Woche. Zwischen den Attacken klagte sie über leichtere Dauerschmerzen im Hypochondrium.

Im Rahmen der Anfälle verstärkten sich die Schmerzen erheblich, so dass die Patientin in zusammengekrümmter Haltung das Bett hüten musste. Druck und Wärme wurden als unangenehm empfunden. Begleitend traten Übelkeit, Erbrechen und breiige Durchfälle auf. Es kam zu einer Gewichtsabnahme von 55 auf 48 kg.

Die internistische Abklärung – Endoskopie, Sonographie, Mikrobiologie, Labor – war bis auf eine leichte Reizung der Magenschleimhaut unauffällig. Verschiedene Magen-Darm-Therapeutika hatten keine Besserung gebracht. Antidepressiva mussten wegen Unverträglichkeit abgesetzt werden.

Eigenanamnese

Seit 1990 Migräne, Spannungskopfschmerz, Eisenmangelanämie, 1997 intestinale Mykose, rezidivierende Cystitiden, Senkniere rechts

Sozialanamnese

Die deutschstämmige Patientin ist in Sibirien geboren und aufgewachsen. 1989 ist sie mit Ehemann und Sohn nach Deutschland übergesiedelt, kurz darauf begannen die Kopfschmerzen.

Die Patientin spricht perfekt Deutsch. Sie ist gelernte Apothekenhelferin. Nach einigen Aushilfstätigkeiten findet sie eine halbe Stelle in einer Apotheke. Der Ehemann ist im Baugewerbe tätig, mit entsprechenden Unsicherheiten. Aktuell fühlt sich die Patientin sehr erschöpft und angespannt durch ihre momentane Situation. Sie hat kürzlich eine neue Stelle angenommen. Auf Drängen des Ehemannes haben sie ein kleines Haus gekauft, sie fürchtet die finanziellen Belastungen. Der Umgang mit dem 15-jährigen Sohn ist etwas problematisch, sie ist ständig in Sorge.

Familienanamnese

Sohn Enuresis bis zum 9. Lebensjahr, Bruder und Onkel Enuresis bis Anfang 20

Symptome

- Leichte ziehende Dauerschmerzen im Hypochondrium
- Anfallsweise starke Schmerzattacken mit Übelkeit, Erbrechen, Diarrhö, oft prämenstruell
- Appetitlosigkeit, Gewichtsabnahme, postprandiales Völlegefühl
- Typische Migräneattacken nur noch sehr selten, häufiger dumpfer Druck in Scheitelhöhe, verschwommenes Sehen während der Kopfschmerzen
- Hypotonie
- Konzentrationsstörungen
- Tinnitus
- Globusgefühl
- HWS-Nackenverspannung
- Leichte Knöchelödeme
- Innere Unruhe, viel Grübeln, Depressionsneigung, Zukunftsängste, Schlafstörungen
- Rezidivierende Harnwegsinfekte, Stressinkontinenz
- Friert immer, auch im Sommer (trotz Herkunft Sibirien!), kalte Hände und Füße
- Menses alle 28 Tage, Blutung spärlich, prämenstruelles Syndrom, Kinderwunsch nach 2. Kind nicht erfüllt.

Die Patientin ist 1,64 m groß, 48 kg schwer, hat einen auffallend blassen Teint und eine leicht gebeugte Haltung. Sie wirkt zurückhaltend und scheu.

Weitere Befunde

Pulse: Fein, gespannt
Zunge: Schmal, Spitze gerötet

Diagnostische Überlegungen

In Anbetracht fehlender pathologischer Befunde bei der internistischen Untersuchung wurde der Verdacht auf eine Somatisierungsstörung geäußert. Die Patientin bestätigte eine deutliche Verstärkung der Beschwerden unter emotionaler Belastung. Der Verdacht, dass es sich um Restbeschwerden der Migräne handelt, konnte nicht bestätigt werden.

Diagnose westlich

Rezidivierende gastroenteritische Beschwerden unklarer Genese, V.a. Somatisierungsstörung

Diagnose chinesisch

- Leber-*Qi*-Stagnation
- Leber attackiert Milz und Magen
- Blut-Leere
- Unruhe des Geistes
- Nieren-*Yang*-Mangel
- Evtl. konstitutionelle Nieren-Schwäche

Therapieprinzip

- Geist beruhigen
- Leber harmonisieren
- Milz- und Magen-Funktion stärken

Methoden

Ohr- und Körperakupunktur, Ernährungstherapie zur Blutstärkung, Entspannungsverfahren, Phytotherapie mit Johanniskraut, Einleitung einer Gesprächstherapie

Behandlungsverlauf

Körperakupunktur:
- Geist beruhigen: Du 20, Pe 6
- Leber harmonisieren: Du 20, Pe 6, Le 3
- Rebellierendes Magen-*Qi* beruhigen: Pe 6
- Milz und Magen kräftigen: Bl 20, Bl 21, Ren 12, Mi 6, Ma 36

An allen Punkten wurde ein deutliches *De-Qi* ausgelöst.
Liegedauer der Nadeln 30 min, Behandlungsfrequenz anfangs 2-mal/Woche, dann 1-mal/Woche
Ohrakupunktur: *shenmen*, Jérôme
Insgesamt wurden 12 Sitzungen durchgeführt.

Ergebnis

Die Attacken wurden seltener und milder. Ab der 10. Sitzung traten nur noch minimale Oberbauchbeschwerden auf. Die psychische Situation entspannte sich zunehmend. Bei der letzten Kontrolle im Oktober 2003 war die Patientin sehr zufrieden. Der Umzug ins neue Haus lag gerade hinter ihr.

Diskussion

Die Patientin reagierte auf psychische Belastungssituationen mit einer Leber-*Qi*-Stagnation. Nach der Umsiedlung nach Deutschland war Migräne das Entlastungsventil, in der jetzigen Situation folgten die Beschwerden dem Muster: „Leber attackiert Milz und Magen."

Durch die Akupunktur konnte eine sehr schnelle Besserung der Beschwerden erzielt werden. Darin war die Akupunktur deutlich den wirkungslosen medikamentösen Verfahren überlegen. Die psychotherapeutische Behandlung allein hätte sicherlich die somatischen Beschwerden in vergleichsweise kurzer Zeit nicht lösen können. Im Rahmen des Gesamtkonzeptes ist der Akupunktur ein hoher Stellenwert zuzuordnen.

Die Zeichen der Nierenschwäche wurden nicht schwerpunktmäßig behandelt, da sie nicht im Zentrum des akuten Beschwerdebildes standen. Bei Bedarf könnte hier durch einen weiteren Akupunkturzyklus sicherlich eine Besserung erzielt werden.

Interessant ist in diesem Zusammenhang die Enuresis des Sohnes, den die Patientin mit 9 Jahren zur Behandlung vorstellte. Bis dahin nässte er jede Nacht ein. Anlässlich eines geplanten Klassenausflugs wurde das Problem akut und er wünschte eine Therapie. Die urologische Abklärung war unauffällig. In Anbetracht der Familienanamnese ging ich von einer konstitutionellen Nieren-Schwäche aus und versprach mir eher wenig von der Behandlung. Zur Entspannung nadelte ich Du 20 und Le 3, Bl 28 und Ren 3 wurden gemoxt. Nach 3-maliger Behandlung in der Praxis führte die Mutter das Moxen über mehrere Wochen abends rituell vor dem Schlafengehen durch. Ab der 2. Sitzung war das Einnässen dauerhaft beseitigt! Das zunächst energetisch schwierig erscheinende Problem wurde durch ein einfaches Konzept gelöst.

Schlussfolgerung

Bei psychosomatisch beeinflussten Beschwerdebildern des Verdauungstraktes ist Akupunktur eine effektive Methode und sollte evtl. im Rahmen eines Gesamtkonzeptes eingesetzt werden.

Literatur

Hecker HU, Steveling A, Peuker E, Kastner J: Lehrbuch und Repetitorium der Akupunktur. Hippokrates, Stuttgart 2002
Kaster J: Chinesische Ernährungslehre. Thieme, Stuttgart 2004
König, Wancura: Neue Chinesische Akupunktur. Essentials of Chinese Acupuncture. Beijing 1985
Maciocia G: Die Grundlagen der Chinesischen Medizin. Wühr, Kötzting 1994
Maciocia G: Die Praxis der chinesischen Medizin. Wühr, Kötzting 1997

Rezidivierende Abszesse

Klaus-Dieter Platsch

Zusammenfassung

Eine 36-jährige Frau leidet unter rezidivierenden Hautabszessen im *Tai-Yang*-Bereich aufgrund einer Kälte-Störung der Niere und des *Tai Yang*. Die Abszesse treten durch die Kompensationsversuche des Abwehr-*Qi* auf, die die Kälte neutralisieren sollen.
Die Behandlung im Sinne der chinesischen Medizin verläuft polar zwischen einerseits Erwärmung und andererseits Ausleitung von feuchter Hitze. Die Erkrankung umfasst die äußeren wie die inneren Ebenen und reicht damit von äußerer Kälte-Exposition bis zu frühkindlichen Themen wie Angst, Lebensverunsicherung und Verlassenheitserfahrung, wodurch sich Disharmonien der *Zang*-Organe Niere und Lunge ergeben haben.
Im Behandlungsverlauf tauchen die inneren Themen auf und fließen in den Behandlungsprozess mit ein. Der Schlüsselpunkt, der zum eigentlichen Durchbruch im Gesundungsprozess führt, ist, die Identifikation mit der Krankheit aufzulösen und den Blick auf das eigene, unverletzte und unverbrüchliche Heilungspotenzial zu richten.

Patient/Patientin

Frau N. L. ist 36 Jahre alt und seit 4 Jahren Hausfrau und Mutter. Von Beruf ist sie Sozialpädagogin mit einer Ausbildung zur Kinderpsychotherapeutin und Gestalttherapeutin. Sie hat eine 4-jährige Tochter und einen 2-jährigen Sohn und ist mit einem Architekten verheiratet. Die erste Konsultation in meiner Praxis erfolgte im März 2000.

Krankengeschichte/Untersuchung

Beschwerdebild und Anamnese

Die ersten Worte beim Erstgespräch lauteten: „*Immer wenn mir kalt wird, bekomme ich Hautabszesse.*"
Seit der Schwangerschaft mit ihrem 2. Kind, einem Sohn, vor etwa 2½ Jahren leidet die Patientin unter rezidivierenden Abszessen der Haut. Den ersten Abszess bekam sie in der rechten Kniekehle. Danach breiteten sich die Abszesse weiter nach oben zum Gesäß und auch auf das linke Bein aus. Im Laufe der Zeit entwickelten sich ebenfalls Eiterungen an der Augenbraue bei Bl 2, am Haut-Schleimhaut-Übergang der Nasenöffnung und am Kinn. Die Abszesse konnten die Größe eines Tennisballs erreichen. Sie gingen entweder von allein auf oder mussten teilweise chirurgisch geöffnet werden. Anfangs wurden auch systemisch Antibiotika verabreicht, später nur noch homöopathische Mittel.

In der weiteren Anamnese ist bemerkenswert, dass die Patientin seit dem 16. Lebensjahr unter einer Pollinosis und seit dem Abschluss ihres Studiums (vor 12 Jahren) unter einer verstärkten Anfälligkeit für Erkältungskrankheiten leidet. Oft hat sie eine verstopfte Nase und seit etwa 7 Jahren kommt immer wieder ein nächtlicher Krampfhusten vor. Schon seit ihrer Kindheit friert sie leicht, mit 24 Jahren bekam sie graue Haare. Vor 4 Jahren gebar sie ihr 1. Kind, ein gesundes Mädchen, und vor 2 Jahren einen gesunden Jungen. Beide Kinder stillte sie ein volles Jahr lang. Während beider Schwangerschaften litt sie unter ausgeprägter Hyperemesis gravidarum. Beide Geburten schildert sie als lang (18 Stunden) und schwer. Während der 1. Schwangerschaft begann sie im Rahmen ihrer Ausbildung zur Kinderpsychotherapeutin eine Lehranalyse. Gleichzeitig während der 2. Schwangerschaft baute sie mit ihrem Mann, einem Architekten, das eigene Haus. In dieser Zeit war sie sehr angestrengt und erschöpft und bekam den ersten Abszess in der Kniekehle.

Körperlicher Befund
Bei der Erstuntersuchung zeigt sich ein daumenbreiter, offener Abszess im Bereich der linken Gesäßhälfte, der sich in Abheilung befindet. Sonst ist die Haut eher trocken und zeigt wenig Körperbehaarung. Die Gesichtshaut ist unrein.
Die Patientin fühlt sich kraftlos und berichtet, öfter kaltschweißig zu sein. Sie fröstelt leicht und hat kalte Füße und Hände mit Betonung der Kälte im unteren Bereich. Die Kreuzregion ist kühl und steif und neigt zu Lumbalgien. Die Zähne sind seit der Kindheit anfällig und haben fast alle Füllungen. Subjektiv erlebt sie, schlecht zu hören, was sie schon vor den Schwangerschaften zu haben meint. Das Kopfhaar ist gänzlich grau. Der Urin klar, reichlich und sehr hell.
Der Menstruationszyklus dauert regelmäßig 28 Tage mit einer Periodenblutung von 3 Tagen. Die Blutung ist schwach (maximal 3-maliger Tamponwechsel) und dunkel. Vor den Geburten hatte sie Periodenschmerzen ab Mitte der Blutung, seit den Geburten besteht keine Dysmenorrhö mehr.
Die Patientin fühlt sich oft schwer und klagt über bleierne Müdigkeit, verstärkt nach dem Essen. Sie hat Hunger, das Essen gibt ihr Kraft. Oft spürt sie einen Heißhunger auf Süßes. Instinktiv zieht sie warme Speisen und Getränke vor. Sie ist Vegetarierin mit Ausnahme von Eiern und Milchprodukten. Einmal am Tag hat sie einen weichen, teils breiigen Stuhlgang. Es besteht eine Neigung zu blauen Flecken.
Seit einiger Zeit klagt sie über ein Einklemmungsgefühl sowie Atemnot in der Brust. Sie fühlt sich oft angespannt und verkrampft, sie sagt dazu: „Ich kann mich nicht fallen lassen." Sie schläft gut ein und durch und hat insgesamt ein großes Schlafbedürfnis. Das Gedächtnis hat sehr nachgelassen, währenddessen die Konzentrationsfähigkeit normal ist.
Zunge: Blassrosa, Zahneindrücke, an der Zungenspitze einige „red spots"; dünner und weißer Belag.
Pulse: Beide Nieren-Positionen sind leer, insgesamt sind die Pulse saitenförmig und dünn.

Psychischer Befund
Die Patientin wirkt offen und zugewandt, aber auch erschöpft und in gewisser Weise von ihren Abszessbeschwerden zermürbt. Sie setzt große Hoffnungen auf die Behandlung mit chinesischer Medizin.

In ihrer Selbsteinschätzung schildert sie sich in erster Linie als ängstlich und zurückgenommen. Es braucht eine Weile, bevor sie Wut äußert. Wütend wird sie, wenn sie das Gefühl hat, *„zu wenig Raum für sich zu haben".*

Als Kind fühlte sie sich von ihrem Vater nicht gesehen und konnte sich nicht wehren. Er war sehr dominant, was in ihr eine noch heute erlebte Angst vor Autoritäten verursacht. Heute erlebt sie das gelegentlich mit ihrem Mann, der Architekt ist, viel arbeitet und in ihrem Erleben nicht genug Zeit für sie hat.

Die Mutter war in den ersten Jahren präsent und liebevoll, später aus ihr nicht zugänglichen Gründen gleichgültig.

Diagnose westlich

- Rezidivierende, multilokuläre Hautabszesse
- Somatoforme Störung bei frühkindlicher Angst- und Verlassenheitserfahrung

Diagnose chinesisch

- Zweigstörung *(biao):* Kältestörung in den *Tai-Yang*-Leitbahnen mit reaktiver Nässe-Hitze-Bildung
- Wurzelstörung *(ben):* Nieren- und Milz-*Yang*-Leere und Störung der Leber-Lungen-Balance

Pathogenese nach TCM: Zugrunde liegt bei der Patientin eine konstitutionelle Nieren-*Yang*-Leere auf dem Boden eines schwachen Erb-*Qi (yuan qi)*. Dadurch erklären sich die Kälteempfindlichkeit schon als Kind, die Neigung zu Infekten sowie die Pollinosis, deren familiäres Auftreten mit dem mangelhaften Erb-*Qi* korreliert (Maciocia 1997). Das schwache *Mingmen*-Feuer im Rahmen der Nieren-*Yang*-Leere führt zu einer kalten Mitte mit Verdauungsstörungen und Nässe-Bildung im Sinne der Milz-*Yang*-Leere (Maciocia 1997). Die dicht aufeinander folgenden Schwangerschaften – die erste begleitet von einer kräftezehrenden beruflichen Weiterbildung und die zweite vom aufreibenden Bau des Einfamilienhauses – verursachten eine weitere Schwächung des Nieren-*Yang* mit Verstärkung der inneren Kälte. V.a. die Schwangerschaft mit einem Jungen *(Yang)* zehrt nach der chinesischen Medizin besonders am Nieren-*Yang* (Thambirajah).

In dieser Situation ist die Kälte-Störung nicht mehr zu kompensieren. Sowohl Kälte als auch Nässe sind *Yin* und sinken nach unten ab. Die Kälte stört die Säftetransformation und -bewegung, was zu weiterer Nässe führt. Das Nieren-*Yang* hat über die Blasen-Leitbahn einen direkten Bezug zum *Tai Yang*. Kommt es nun zusätzlich zu Kälte- oder Nässe-Exposition, führt das im *Tai Yang* zu einer Blockade des *Qi*- und Blutflusses. Das *Wei Qi* versucht die blockierende und bedrohliche Kälte zu eliminieren, indem es die Kälte-Nässe kompartimentiert und mit einem Hitzewall umgibt, was zu lokaler Nässe-Hitze im Sinne der Abszessbildung führt (Friedl).

Die erste Prädilektionsstelle war die Kniekehle, die Region des Punktes Bl 40, des *He*-Punktes der Blase. In der weiteren Entwicklung kam es immer wieder zu solchen lokalen Kompensationsversuchen der Körperabwehr im Bereich des *Tai Yang*, d.h. der Blasen-Leitbahn – betroffen waren Gesäß, Rückseite des Oberschenkels und innere Augenbraue –, und des *Du Mai*, der als Haupt-*Yang*-Leitbahn ebenfalls zum *Yang*-Aspekt der Niere gehört.

Der Leitbahnbezug korreliert mit dem Nieren-*Yang*. (Kälte-Störungen und deren Kompensationsversuche können auch an anderen Strukturen des Funktionskreises Niere-Blase auftreten, z.B. wird Nieren-Kälte gern in den Zahnwurzeln oder im Enddarm abgekapselt und so unschädlich gemacht. Der Neutralisierungsversuch durch Abwehr-Hitze führt dann zu den Bildern von Zahnwurzeleiterungen oder Hämorrhoidalentzündungen; Friedl.)

Dass sich das Krankheitsbild hier in der Haut abspielt, hat mit der Schwächung des Funktionskreises Lunge-Dickdarm zu tun, die v.a. bereits schon in der Kindheit emotional entstanden ist (Trauer und Verlassenheitserfahrung sowie trockene Haut). Die Lungen-Leere verursacht eine stete Unterkontrolle der Leber mit den Zeichen der Leber-*Qi*-Stagnation (Selbstzurücknahme, Unzufriedenheit, Beklemmungen, Anspannung).

Therapieprinzip

- TCM: Ausleitung von Nässe-Hitze, die *Tai-Yang*-Leitbahnen wärmen und durchgängig machen, Stärken und Wärmen von Nieren- und Milz-*Yang*, das Gleichgewicht von Leber und Lunge sowie der psychischen Konstellation wiederherstellen
- Integraler Dialog (das Krankheitsgeschehen und den Gesundungsprozess in Bezug zu den betroffenen Daseinsebenen setzen und in die Behandlung mit einbeziehen)

Methoden

Akupunktur und Moxibustion

In allen Sitzungen wurde auf eine behutsame, möglichst atraumatische Nadelung Wert gelegt. Ebenso wurden die Punkte mit Wirkung auf das Nieren- und Milz-*Yang* sowie auf das *Wei Qi* mit **Moxa** behandelt.

- Bl 23 tonisiert die Niere und stärkt das Nieren-*Yang*, reguliert die Wasserwege und fördert die Miktion, fördert und wärmt den Uterus, stärkt die Lumbalregion
- Du 4 wärmt das *Mingmen*-Feuer, tonisiert das Nieren-*Yang*. Ni 1 (nur Moxa), *yongquan*, sprudelnde Quelle, rettet das *Yang*, beruhigt den Geist *shen*
- Ni 3 nährt Nieren-*Yin* und tonisiert Nieren-*Yang*, stärkt die Lumbalregion
- Ren 4 (Nadel und Moxa) stärkt den unteren Erwärmer und das Ursprungs-*Qi*, bei Moxibustion auch das Nieren-*Yang*
- Bl 67 aktiviert die Leitbahn
- Bl 2, lokaler Punkt der Leitbahn
- Bl 40 fördert die Lumbalregion und die Knie, aktiviert die Leitbahn, lokaler Punkt
- Mi 6 tonisiert Milz/Magen, löst Nässe, harmonisiert die Leber und tonisiert die Niere, harmonisiert den unteren Erwärmer
- Ma 36 tonisiert Milz/Magen und nährt *Qi*, Blut und *Yin*, stärkt das *Yang* der Erde
- Bl 20 tonisiert das Milz-*Qi* und das *Yang*, hält das Blut in den Gefäßen, reguliert und harmonisiert das *Qi* des mittleren Erwärmers
- Mi 9 klärt Nässe und reguliert die Milz, öffnet und bewegt die Wasser-Passagen
- Gb 34 verteilt Leber-*Qi*, klärt Nässe-Hitze
- Le 3 (vorsichtig ableitend genadelt) verteilt das Leber-*Qi*, reguliert die Menstruation und den unteren Erwärmer
- Bl 18 nährt die Leber und reguliert das Leber-Blut

Zur Stärkung des *Wei Qi* und des *Tai Yang*:
- Ma 36
- Di 11 klärt Hitze, kühlt Blut, leitet Nässe ab, lindert Juckreiz, reguliert *Qi* und Blut
- Di 4 reguliert das Abwehr-*Qi* und Schwitzen, entlastet die Oberfläche, stellt das *Yang* wieder her
- Die Außerordentliche Leitbahn *Du Mai* mit dem Einschaltpunkt Dü 3, angekoppelt auf Bl 62, einschließlich passender Punkt auf dieser Leitbahn wie Du 4 (Nieren-*Yang*), Du 6 (Milz-*Yang*) und Du 14 *(Wei Qi)*

Zur psychischen Unterstützung (Platsch 2000):
- He 7 nährt das Herzblut und beruhigt den Geist *shen*
- Du 20 bändigt das *Yang*, fördert Kopf und Sinnesorgane und beruhigt den Geist

Zusätzlich die Punkte auf dem 2. Blasenast, die die 5 Aspekte des Geistes *shen* stabilisieren:
- Bl 42 mit den psychischen und emotionalen Eigenschaften des Funktionskreises Lunge verknüpft, Störungen der Leibeswahrnehmung, Überempfindlichkeit, Schmerzen, Verlust des Lebensrhythmus
- Bl 44 verbindet mit dem spirituellen Herzen, bei spiritueller Sehnsucht, innerer Leere, Gefühl von Getrenntsein mit Trauer, Depression, Frustration, Antriebsarmut, Wut und Angst
- Bl 47 reguliert Aspekte des individuellen Bewusstseins und koordiniert die innere mit der äußeren Welt, Störungen des Ich und des Selbstwertes, Koordinationsstörungen, mangelnde Entschlusskraft, Schlafstörungen und Alpträume
- Bl 49 verbindet mit den psychischen Aspekten der Milz, Störungen des Denkens, Gedankenkreisen, fixe Gedanken, Kopflastigkeit, Grübeln, Sorgen
- Bl 52 stärkt und bewahrt Essenz und Willen. Mangel an Durchhaltevermögen, Zielstrebigkeit und Zentrierung. Schwache Willenskraft

In jeder Sitzung wurde auch die Moxa-Behandlung durchgeführt, v.a. der Punkte Bl 23, Bl 20, Du 4, Ren 4, Ni 1, Ma 36 und Mi 6.

Durchführung der Akupunktur

Es wurden pro Sitzung zwischen 10 und 15 Nadeln gesetzt.

Es wurden in den Sitzungen Punkte kombiniert, die sowohl die Zweig- als auch die Wurzel-Störung behandelten. Dabei wurde die Auswahl der infrage kommenden Punkte so vorgenommen, dass möglichst ein umfassender Teil der Therapieprinzipien abgedeckt war. Für die Behandlung eines speziellen Disharmonie-Musters, z.B. der Nieren-*Yang*-Leere oder der Milz-*Yang*-Leere, wurden in den Sitzungen teils unterschiedliche Punkte, die aber in dieselbe Wirkrichtung gehen, gewählt, um das Behandlungsziel von verschiedenen Seiten und aus unterschiedlichen Ressourcen zu erreichen. Meist wurde in jeder Sitzung auch mindestens ein Punkt aus dem psychischen Indikationsbereich angewandt.

Die Nadeln wurden etwa 20 min belassen. Die Einstichtiefe lag je nach Lokalisation des Punktes zwischen 0,5 und 2,5 cm. Nach Möglichkeit wurde auf eine atraumatische Stichtechnik geachtet. Die Nadeln wurden nach dem Durchstich durch die Haut behutsam tiefer bis zum Wirkpunkt geführt. Ein für den Patienten oder die Patientin subjektiv zu empfindendes *Deqi*-Gefühl wurde so gering wie möglich gehalten, um weitgehend schmerzarm zu arbeiten. Stattdessen wurden die „objektiven" *Deqi*-Kriterien wie das Festsitzen der Nadel im Gewebe oder die Einziehung der Haut im Einstichbereich als Orientierung für die wirksamste Lage der Nadel benutzt. War eine ableitende Nadeltechnik notwendig, so wurde sie so sanft wie mög-

lich, mehr im Sinne einer mentalen Intention als durch einen starken Bewegungsimpuls, durchgeführt.
Die Behandlungsserie umfasste 15 Sitzungen.

Chinesische Arzneitherapie

Die Dekokte wurde immer polar in ihrer Wirkung rezeptiert, d.h., sie kühlen und leiten die feuchte Hitze aus und wärmen gleichzeitig die Nieren und die Mitte. Die 1. Rezeptur über 7 Tage zur Ausleitung von feuchter Hitze war:
- Rx. Sophorae 3 g
- Hb. Siegesbeckiae 3 g
- Cx. Dictamni 2 g
- Hb. Artemisiae scopariae 6 g
- Sm. Coicis 4 g
- Rz. Rhei 1 g

Rz. Rhei wird 3 min extra gekocht. Das Dekokt wurde dann modifiziert, um Nässe zusätzlich zu trocknen und die Milz zu stärken, indem
- Rz. Rhei durch Cx. Phellodendri 3 g ersetzt wurde,
- Fr. Amomi 3 g und P. citri ret. 3 g ergänzt wurden.

Die Rezeptur wurde über 34 Tage gegeben.
Nach einer erneuten Abszessbildung durch Kälteexposition wurde das Rezept für weitere 24 Tage erweitert, um das Nieren-Feuer zu unterstützen und die Leitbahnen zu wärmen:
- Rx. sophorae 3 g
- Hb. Siegesbeckiae 3 g
- Cx. Dictamni 2 g
- Sm. Coicis 4 g
- Fr. Amomi 3 g
- Rx. Aconiti präp. 1 g
- Cx. Phellodendri 3 g
- Ra. Cinnamomi 2 g
- Rx. Saposhnikoviae 3 g

Die Rezeptur wurde dann noch einmal modifiziert:
- Fr. Amomi, Rx. Saposhnikoviae wurden weggelassen und stattdessen P. citri ret. 3 g gegeben
- Rx. Glycyrrhizae tostae 2 g und Rz. Rhei 1,5 g wurden hinzugegeben.

Am Ende der Behandlung, nachdem es zu keinen weiteren Abszessen mehr gekommen war, wurde noch über eine kurze Zeit eine Milz-stärkende Rezeptur verordnet:
- Rz. Atractylodes macro 3 g
- Rx. Codonopsitis 6 g
- P. Citri ret. 3 g
- Sm. Coicis 3 g
- Rx. Glycyrrhizae tostae 2 g

Behandlungsverlauf

Die Patientin war durch die vielen Abszesse zermürbt und erschöpft. Sie selbst brachte die Anstrengung der beiden Schwangerschaften und die zusätzlichen Belastungen durch die berufliche Weiterbildung und den Hausbau neben den Pflichten als Mutter und Ehefrau sowie der Haushaltsführung in Verbindung mit der Krankheitsentstehung. Durch die Lehranalyse seit der 2. Schwangerschaft kam es obendrein noch zu starker innerer Bewegung, indem sie sich ihre Kindheitsgeschichte und damit die verschiedenen Traumata angeschaut und noch einmal durchlebt hatte.

Die Behandlung verfolgte gleichzeitig zwei Ziele:
- Die zugrunde liegende Kälte-Störung erforderte eine Wärmezufuhr.
- Die feuchte Hitze der Abszesse verlangte nach Kühlung und Ausleitung. Sowohl die Akupunktur als auch die Arzneitherapie folgten diesem Ansatz.

Im Verlauf der Behandlung wurden verschiedene krankheitsbestimmende und unterhaltende Zusammenhänge und Themen sichtbar: Das schwache Nieren-*Yang* der Patientin war nicht nur durch die erbliche Komponente über eine schwaches Erb-*Qi* begründet, sondern wurde noch durch die frühkindlichen Erfahrungen der Patientin verschärft. Durch ihre vorangegangene Therapie, aber auch im Rahmen der jetzt durchgeführten Behandlung wurden ihr verschiedene Themen deutlich, die immer noch ihr Leben bestimmten. Sie hatte Angst vor ihrem Vater, der sehr dominant war und dessen Liebe sie sich nie sicher sein konnte, weil sein Erziehungsprinzip auf Liebesentzug beruhte. Sie fühlte sich nicht gesehen, sich tief in ihrer Lebensberechtigung verunsichert und ohnmächtig. Durch ein ihr nicht bekanntes Ereignis verlor sie auch in den früheren Jahren ihrer Kindheit die liebevolle Zuwendung der Mutter, die ihr gegenüber gleichgültig wurde. So wurden ihre Lebenswurzeln (Niere) unterminiert. Die Lebensverunsicherung führte zu einer weiteren Schwächung ihres Lebensfeuers, des *Mingmen*-Feuers, so dass die Kälte zu ihrem ständigen Begleiter wurde (Platsch 2005, Kap. Wasser). Nach einigen Sitzungen kam die Patientin sehr aufgewühlt zur Behandlung: Auf einer Autofahrt war ihr auf ihrer Fahrbahnseite ein Pkw entgegengekommen, in dem eine Frau mit ihren zwei kleinen Kindern saß. Durch das Ausweichmanöver landete die andere Frau samt der Kinder im Straßengraben. Meine Patientin erlitt einen Schock: *„Die Frau hätte tot sein können!"* Noch 6 Tage danach war sie am Boden zerstört und weinte viel. Sie erzählte in diesem Zusammenhang von mehreren Todeserfahrungen, in denen nahe Menschen verunglückt waren oder sie selbst knapp dem Tode entronnen war. Der Tod machte ihr viel Angst. Ihre Ängste bezogen sich aber auch auf jede Veränderung ihres Lebens. Am liebsten hätte sie, dass immer alles so bliebe, wie es ist. Oft fühlte sie sich auch als Spielball des Lebens und völlig ausgeliefert. Sie ist dann wie ein Baum im Wind ohne Wurzeln. All dies sind Zeichen der grundlegenden Schwäche des *Zang*-Organs Niere.

Das starke Bedürfnis nach Kontrolle machte sie in gewisser Weise auch unflexibel und unspontan. Obwohl sie ein starkes Bedürfnis danach hat, von den Menschen, die ihr nahe sind, gesehen zu werden, nimmt sie sich stets zurück aus Angst, nicht gewollt und nicht geliebt zu werden. Hier führt die Angst der Niere zu einer Fehlfunktion des *Zang*-Organs Leber im Sinne von Leber-*Qi*-Stagnation.

Im weiteren Therapieverlauf wurde eine andere Facette der Patientin deutlich: Sie hat eine sehr ausgeprägte Sensibilität, durch die sie alles, was ihr begegnet, ungefiltert aufnimmt und dann darunter leidet. Alles geht ihr sofort unter die Haut. Sie kann sich z.B. keine Filme ansehen, in denen Gewalt o.Ä. vorkommt. Das alles dringt ein und macht ihr Angst. Eine besondere Rolle spielt das, wenn es um ihre eigenen Kinder geht. Die Übersensibilität ist Ausdruck einer mangelnden Abwehr gegenüber äußeren Einflüssen und spiegelt die poröse Grenzfläche der Haut und damit die Schwäche des *Zang*-Organs Lunge (Platsch 2000, S. 77). Oft fühlte sie sich auch traurig. So hatte sie viele Freunde durch unterschiedliche Umstände verloren. V.a. aber auch die Liebe ihres Vaters nie wirklich besessen zu haben wirkte in ihr als eine beständige Traurigkeit. Einmal spürte sie diese, als ihr Vater wegen einer Knie-Operation ins Krankhaus musste – eine Situation, die in Anbetracht des Alters des Vaters auch endgültiger Abschied hätte bedeuten können.

Im Rahmen der Behandlung und der dabei geführten Gespräche kamen diese inneren Themen nach und nach an die Oberfläche. Die Patientin begann von sich selbst aus darüber zu sprechen.

Sie hatte bereits viel von ihren psychologischen Problemen gesehen und bearbeitet, aber dennoch keine wirkliche Lösung erfahren. Als eine spirituelle Frau versuchte sie, auch über die Meditation einen Weg für ihr Leben zu finden. Allerdings meditierte sie nur unregelmäßig und litt auch darunter, keinen spirituellen Lehrer zu haben (Kaiser 2002, S. 92).

Im Zuge der Behandlung wurden die Abszesse weniger, waren aber nicht verschwunden. Bereits zu Anfang verflog die bleierne Müdigkeit und sie fühlte sich wacher mit einem neuen Antrieb und Elan. Sie hatte wieder normalen Durst, manchmal sogar eher einen trockenen Mund. Ihre Kraft nahm zu und die spontanen Schweißausbrüche verschwanden sehr schnell. Nach und nach fühlte sie sich wärmer und bekam wärmere Hände und Füße. Einmal hatte die Patientin einen fieberhaften Magen-Darm-Infekt mit stinkenden, breiigen Stühlen. Durch diesen drastischen Abgang von feuchter Hitze hatte sie über 10 Tage keinen einzigen Abszess. Einmal hatte sie im Kühlen gesessen und durch die Kälteexposition einen Abszess bekommen. Trotz dieser Verbesserungen ihres Gesamtzustandes kam die Patientin nicht ganz von den Abszessen los. Sie war darüber sehr verzweifelt, litt darunter und hatte eine tief sitzende Angst, dass sich dieses Thema trotz all ihrer Bemühungen nie würde lösen lassen. Sie entwickelte geradezu eine Fixierung auf das, was bei ihr nicht funktionierte und sie als schlecht erachtete – ein altes psychologisches Muster. Es wurde bald deutlich, dass gerade diese innere Haltung auch zum Boykotteur dessen wurde, was sie eigentlich erreichen wollte. Wir sprachen über ihre Verzweiflung und die damit verknüpfte Überzeugung, dass sich da nichts mehr verändern würde. Diese Gedanken kreisten unaufhörlich in ihr und wurden bald zur fixen Idee. Es vergingen nur wenige Augenblicke, in denen sie nicht an ihre Abszesse dachte.

Die Patientin hatte sich mit ihrer Krankheit ganz und gar identifiziert (Tolle 2000). Sie sah ihr Leben nur noch im Kontext von Kranksein, alles drehte sich darum. Es schien daneben kein lebenswertes Leben mehr zu existieren. Wir sprachen darüber. Ich forderte sie auf, ihren Blickwinkel zu ändern. Sie, die ja auch einen spirituellen Zugang hatte, könnte sich doch nicht nur auf die Krankheit reduzieren. Ihr Selbst sei doch größer als nur ihr leidender Körper und ihre leidende Psyche. Jenseits davon gebe es doch auch eine Seite in ihr, die immer gesund, ganz und heil sei. Den Fokus auf diesen gesunden Wesenskern zu richten und das Leben auch mit den Abszessen in der Fülle zu leben, wäre doch eine Möglichkeit weiter zu gehen. Sie könnte der Krankheit den Platz zuweisen, der ihr gebührt, für sie Verantwortung tragen, aber ihr nicht mehr Raum zubilligen, als ihr zusteht (Platsch 2002).

Sie war in diesem Gespräch sehr bewegt, und ich spürte, dass etwas angekommen war. Wir sahen uns zur vorletzten Akupunktur nach 4 Wochen wieder. Sie wirkte wie ausgewechselt. Sie

hatte kurz nach unserem Gespräch noch einen Abszess im Gesicht und seitdem keinen mehr. Sie meditierte jetzt auch regelmäßig und begann Fuß in ihrem Leben zu fassen. 14 Tage später zur letzten Sitzung ging es ihr weiterhin ohne Eiterungen gut.
Ein Jahr lang hörte ich nichts mehr von ihr. Dann kam folgender Brief:
„Jetzt ist schon eine ganze Zeit vergangen, seit ich das letzte Mal bei Ihnen war. Ich fühle mich wieder gesund und möchte gerne meine Freude darüber mit Ihnen teilen. Ich hatte noch einen letzten Abszess am Schienbein. Das war wie nichts und ich fühle mich seither um so viel stärker. Erinnern Sie sich an unsere vorletzte Stunde, in der ich so verzweifelt war? Ich hatte das Gefühl, ganz von der Krankheit besetzt zu sein, fühlte mich ohnmächtig und starr. Am liebsten hätte ich alle Verantwortung für mich abgegeben und mich in die Hände eines großen Übervaters begeben, der alles richten sollte. Ich war nicht sicher, wie weit ich einfach loslassen durfte, ohne das, was da krank machend war, zu verdrängen. Sie haben mir damals sehr geholfen, mein Verwirrtsein zu ordnen. Haben mich ermutigt, mich auf das zu besinnen, was ich sonst noch bin. Und die Krankheit nur als das zu nehmen, was sie ist. Daran musste ich immer wieder denken. Ich möchte Ihnen dafür danken, dass Sie mich in meiner Not so ernst genommen haben, dass Sie so zugewandt, sorgsam und redlich zu mir waren. Ich habe durch unsere Begegnung einen neuen Zugang bekommen, was mir in meinem Leben Halt und Zuversicht gibt, und ich sehe meine nächsten kleinen Schritte ein wenig deutlicher vor mir. Ich gehe noch unsicher, aber ich spüre die Sehnsucht wieder mehr, die mir die Richtung weist. Und natürlich fühle ich mich noch nicht davor bewahrt, wieder krank zu werden, aber ich habe einmal erfahren, dass ich weiter gehen kann."

Diskussion

Der Erfolg einer Akupunktur- und Arzneitherapie ist nicht selten begrenzt durch die Erschöpfung der psychischen Kraft. In dem hier geschilderten Fall war die Patientin durch die ständige Konfrontation mit immer neuen Abszessen zermürbt und demoralisiert. Die Erkrankung wurde zum Mittelpunkt ihrer Aufmerksamkeit. Sie begann sich in ihrer Gänze als krank zu definieren und sich mit ihrem Leiden zu identifizieren. Die Fixierung auf ein Krankheitsgeschehen kann zum stärksten Hindernis eines potenziell möglichen Heilungsprozesses werden. Dieser Vorgang lässt sich sehr oft beobachten. Die Fixierung auf die Unlösbarkeit, die Chronizität oder den letalen Ausgang einer Krankheit wirkt nicht selten selbsterfüllend und ist nicht nur ein Problem der betroffenen Patienten. Alle Menschen im Heilberuf können in dieses Fahrwasser geraten. Der stete Blick auf die Bewältigung der Krankheit in Verbindung mit einer empfundenen Hoffnungslosigkeit bindet einen Großteil der Energie, die eigentlich für den Gesundungsprozess notwendig wäre.
Im hier geschilderten Fall kam es zur entscheidenden Wende im Krankheitsgeschehen, als die Patientin ihre Identifikation mit der Krankheit aufgeben konnte und begann, ihr Leben auch mit der Krankheit wieder als lebenswert zu erleben. Sie erkannte – nicht nur intellektuell, denn es wurde ihr zur Erfahrung –, dass sie jenseits von Krankheit und Gesundheit in der Tiefe ihres Seins immer ganz und heil ist. Aus dieser Kraft heraus konnte sich letztlich das Krankheitsgeschehen völlig lösen. Inzwischen sind über 4 Jahre ohne ein Rezidiv vergangen.

Schlussfolgerung

- Chronisch rezidivierende Abszesse können mit den Mitteln der chinesischen Medizin erfolgreich behandelt werden. (In meiner eigenen Praxis überblicke ich etwa fünf chronisch-abszedierende Erkrankungen, die mit Erfolg behandelbar waren. Es wäre angebracht, Studien über diese Indikation durchzuführen.)
- Bei der Komplexität des Krankheitsbildes bietet sich die Kombination von Akupunktur, Moxibustion und chinesischer Arzneitherapie an.
- Starke Identifikation mit einer Erkrankung kann zum Heilungshindernis werden.
- Die Lösung der Identifikation mit dem Krankheitsgeschehen setzt in der Krankheit gebundene Energie frei, die dann für den Heilungsprozess zur Verfügung steht.

Literatur

Bensky D, Barolet R: Chinesische Arzneimittelrezepte und Behandlungsstrategien, Verlag für Ganzheitliche Medizin Dr. E. Wühr, Kötzting/Bayerischer Wald 1996
Bensky D, Gamble A: Chinese Herbal Medicine – Materia Medica, Eastland Press, Seattle–Washington 1993
Cheng Xinnong: Chinese Acupuncture and Moxibustion, Foreign Languages Press, Beijing 1987
Deadman P, Al-Khafaji M, Baker K: Großes Handbuch der Akupunktur. Wühr, Kötzting 2000
Friedl F: Kursmitteilungen und persönliche Beobachtungen (So kann es unter der Behandlung mit die Nieren wärmenden Arzneimitteln [z. B. R. Saposhnikoviae 3 g, C. Phellodendri 1 g und R. Aconiti präp. 1 g] dazu kommen, dass abgekapselte Herde, wie Zahngranulome, akut werden. Man kann diesen Sachverhalt unter Umständen auch zur Fokussuche einsetzen.)
Kaiser A: Der Weg hat keinen Namen – Leben und Vision einer Sufi-Lehrerin, Hrsg. Anna Platsch, Theseus, Berlin 2002
Maciocia G: Die Praxis der Chinesischen Medizin, Verlag für Ganzheitliche Medizin Dr. E. Wühr, Kötzting/Bayerischer Wald 1997
Platsch K-D: Psychosomatik in der chinesischen Medizin, Urban & Fischer, München 2000
Platsch K-D (Hrsg.): Medizin und Spiritualität – ein Geschmack vom Heilen, Book on Demand, Norderstedt 2002
Platsch K-D: Die fünf Wandlungsphasen – das Tor zur Chinesischen Medizin, Urban & Fischer, München 2005
Thambirajah R: Academy of Chinese Acupuncture. Mündliche Information
Tolle E: Jetzt! Die Kraft der Gegenwart, Kamphausen, Bielefeld 2000

Adipositas, sekundäre Amenorrhö, rezidivierende Kopfschmerzen

Uwe Siedentopp

Zusammenfassung

Bei einer Patientin mit ständig zunehmender Adipositas und chronischen Kopf- und Rückenschmerzen können trotz einer Vielzahl ungünstiger Rahmenbedingungen durch den gezielten Einsatz eines ernährungstherapeutischen Maßnahmenkataloges auf der Basis einer integrativen westlichen und chinesischen Diätetik in Kombination mit Moxibustion eine deutliche Gewichtsreduktion und eine teilweise Schmerzlinderung erzielt werden.

Patient/Patientin

Frau G.H., 48 Jahre; Therapeutin im paramedizinischen Bereich; Erstkontakt: 20.11.2000

Krankengeschichte/Untersuchung

Die Patientin leidet seit ca. 8 Jahren unter zunehmendem Körpergewicht, Kopfschmerzen und Migräneattacken, Rückenschmerzen und einer sekundären Amenorrhö. Hin und wieder treten juckende, trocken-schuppige Ekzeme in den Ellenbeugen, an den Handgelenken, im Bereich der Axillen und submamillär auf. Die Patientin arbeitet als Heilpraktikerin in eigener Praxis und fühlt sich durch die chronischen Schmerzzustände und das erhebliche Übergewicht in ihrer Arbeitskraft massiv beeinträchtigt. Homöopathische Selbstbehandlungen haben bislang keinerlei Verbesserung bewirkt. Ihr Hauptwunsch besteht in einer gezielten Ernährungstherapie sowie Schmerzlinderung auf der Basis der chinesischen Medizin.

Bisherige Medikation
Ausschließlich homöopathische Einzelmittel in Selbstmedikation, gelegentlich Jodid-Tabletten.

Untersuchungsbefund
Körpergröße 167 cm, Körpergewicht 90 kg, Body Mass Index (BMI) 32. Deutlich adipöser Gesamthabitus; muskuläre Verspannungen im gesamten Schulter-Nacken-Bereich sowie paravertebral, starke Druckschmerzhaftigkeit an den Akupunkturpunkten Gb 20 und Gb 21 beidseits, leichte Skoliose und Lendenlordose; die Haut im Ellenbeugen- und Handgelenksbereich erscheint trocken-schuppig, keine Rötung.
Zunge: Zungenkörper leicht geschwollen, Farbe blass, Oberfläche feucht, Zahneindrücke beidseits deutlich, Zungenvenen leicht gestaut
Belag: Dünn und weiß, am Zungengrund dick und weiß

Eigenanamnese

Als Kind durchgemachte Hepatitis, rezidivierende Baseninfekte seit dem 17. Lebensjahr, neurodermitische Ekzeme seit der Kindheit bei allergischer Diathese (erhöhtes Gesamt-IgE), allergische Rhinokonjunktivitis seit ca. 20 Jahren bei bekannter Hausstaubmilbenallergie (symptomatisch nur in belasteten Räumen), Z.n. Splenektomie 1973 wegen Sphärozytose, Bandscheibenvorfall 1993 in der LWS, Eileiterschwangerschaft 1995, „eingeschränkte Nierenfunktion" laut Nephrologischem Zentrum des Landes Niedersachsen in Hannover-Münden, Hypothyreose seit 1996 (kalter Knoten im Szintigramm).

Weitere Symptome auf Befragung:

- Häufig Schmerzen hinter den Augen (links > rechts)
- Oft postprandiale Übelkeit und Erbrechen ohne bestimmte Lebensmittelauslöser
- Wechselnde Stuhlkonsistenz mit Tendenz zu dünnen/breiigen Stühle
- Miktio o.B.
- Ein- und Durchschlafstörungen (besonders gegen 2.00 Uhr in der Nacht)
- Gehör, Geruch, Geschmack o.B.
- Zunehmender Haarausfall (in einer Haarmineralienanalyse waren erhöhte Aluminiumwerte aufgefallen)
- Zahnstatus: Seit der Kindheit schlechte Zähne und sehr oft in zahnärztlicher Behandlung, zahlreiche Goldfüllungen und andere dentale Ersatzstoff
- Mens: seit ca. mehreren Jahren sekundäre Amenorrhö, der Hormonstatus ist o.B.; früher verlängerter Zyklus mit prämenstruellem Syndrom und mehrfach Schmerzen während des Zyklus
- Bioklimatische Faktoren: Äußere Kälte und der Winter verschlechtern die Schmerzprobleme, Wärme und Aufenthalt in der Sonne (Sommerakademiekurse auf Kreta) verbessern das Allgemeinbefinden und die Schmerzen, „halten aber auch das Gewicht in Grenzen"; nicht selten spürt die Patientin auch innere Kälte. Wind verhält sich indifferent auf die Symptomatik.

Emotionale Selbstbeschreibung

„Durch mein extremes berufliches Engagement bin ich sehr gestresst und fühle mich oft der Verantwortung nicht gewachsen." „Ich grüble oft und habe Probleme mit der Abgrenzung gegenüber meiner Umwelt".

Familienanamnese

Schlaganfall, Aneurysma, Arthritis, Krebserkrankung und Alkoholismusprobleme kommen in der Familie vor.

Sozialanamnese

Die Patientin ist verheiratet und hat eine 15-jährige Tochter (Gestose während der Schwangerschaft), seit 8 Jahren besteht eine Beziehungskrise mit dem Ehemann, seitdem hat auch ihr Gewicht ständig zugenommen. Sie leitet hauptverantwortlich eine paramedizinische Fortbildungseinrichtung, gibt zahlreiche Fort- und Weiterbildungskurse auch an vielen Wochenenden. Durch extremes berufliches Engagement hat sie kaum Ruhe- und Erholungspausen und steht permanent unter Stress. Neben ihrem Beruf gibt es so gut wie kein Privatleben.

Ernährungsmedizinische Anamnese

Die Patientin ernährt sich überwiegend nach einer streng vegetarischen Vollwertkost, meidet Fleisch, Wurst und Fisch. Hin und wieder richtet sie sich nach der Trennkost, die sie auch beim Erstkontakt seit 3 Wochen erneut praktiziert. In den früheren Jahren hat sie auch öfter Fastenkuren gemacht, um Gewicht zu verlieren. Sie liebt insbesondere indisches Essen wegen des scharfen Geschmacks. Ingwer bekommt ihr sehr gut; kalte Speisen mag sie nicht, weil dadurch erhebliche Magen-Darm-Probleme aufträten. Als Hauptgetränk nimmt sie ca. 1 l schwarzen Tee zu sich, ihr Durstgefühl ist eher gering. Alkoholische Getränke werden nur hin und wieder konsumiert. Die Patientin isst sehr unregelmäßig, frühstückt nie und hat auch zu den anderen Mahlzeiten *„eigentlich nie Zeit zum Essen"*. Eine weitergehende spezielle Ernährungsanamnese mittels 7-Tage-Ernährungsprotokoll lässt sich aus *„Zeitmangel und stressbedingt"* nicht erheben.

Labordiagnostik

Auf biochemische Analysen und Tests wird auf Wunsch der Patientin verzichtet, obwohl eine aktuelle Überprüfung des Schilddrüsenhormonstatus wegen der Gewichtszunahme sehr wünschenswert erscheint. Die Frage nach dem tatsächlichen Ausmaß der Hypothyreose muss somit offen bleiben. Auch die Überprüfung des Eisen- und Vitamin-B12-Versorgungszustandes bei Verdacht auf nutritive Mangelversorgung findet ebenso wenig statt.

Diagnostische Überlegungen

Im Rahmen der früher durchgeführten schulmedizinischen Diagnostik wird bei allergischer Diathese eine Hausstaubmilben-Allergie festgestellt, die sich jedoch nur bei exogener Belastung in Form einer Rhinoconjunctivitis klinisch manifestiert. Ob weitere inhalative und/oder nutritive Allergenauslöser für das Auftreten der endogenen Ekzeme an den oberen Extremitäten und am Stamm verantwortlich sind, ist aus mangelndem Eigeninteresse der Patientin bisher nicht untersucht worden.

- Für die LWS-Schmerzen macht die Patientin den bekannten Bandscheibenprolaps zusammen mit ihrem Übergewicht verantwortlich. Die Schulter-Nacken-Schmerzen führe ich auf die starken Muskelverspannungen und übermäßige berufliche Belastungssituation zurück. Für die Kopfschmerzen und Migräne lassen sich keine organischen/neurologischen Ursachen feststellen. Ich halte die Anspannung, Überforderung und den permanenten Stress für die entscheidenden Trigger.
- Für die jahrelange **sekundäre Amenorrhö** gibt es aus Sicht des behandelnden Gynäkologen keinerlei Erklärung (Hormonstatus o.B.). Für mich sind der permanente Stress mit Überforderungssituation sowie der Partnerkonflikt durchaus wichtige Gründe hierfür.
- Die permanente **Zunahme des Körpergewichtes** lässt sich ernährungswissenschaftlich nicht erklären, zumal die Patientin sich ihrem Alter entsprechend deutlich unterkalorisch ernährt. Offen bleibt die Frage, inwieweit die bekannte Hypothyreose mit der „gelegentlichen" Einnahme von Jodid-Tabletten wirklich ausreichend eingestellt und behandelt ist.
- Auftreten, Erscheinungsform und vor allem Lokalisation der endogen **Ekzeme** sprechen für eine Störung in den Funktionskreisen Lunge-Dickdarm (Ellenbeugen, Handgelenk) sowie Magen-Milz (submamillär, axillär).

- Die unterschiedlich auftretenden **Kopf- und Rückenschmerzen** sowie die Migräne interpretiere ich entsprechend ihrer Lokalisation als Störungsmuster der drei *Yang*-Achsen *Tai Yang* (Dünndarm-Blase), *Shao Yang* (3E-Gb) und *Yang Ming* (Dickdarm-Magen).
- Das **chronische LWS-Syndrom mit Bandscheibenprolaps**, die „eingeschränkte Nieren-Funktion", der **schlechte Zahnstatus**, der vermehrte **Haarausfall** und die **Amenorrhö** weisen auf eine Nieren-*Qi*-Leere hin.
- Der **seitliche Migränekopfschmerz** unter Anspannung und Stress (physisch und psychisch) entspricht topographisch dem Verlauf des Gallenblasen-Meridians.
- Das **nächtliche Erwachen** gegen 2.00 Uhr spricht für eine Störung im Funktionskreis Leber.
- Das Abwehr-*Qi* zeigt einen gewissen Mangel (Hausstaubmilben-Allergie), das Blut-*Xue* ist in einem Leere-Zustand (blasse Zunge, trockene Haut), besonders das Leber-Blut (Amenorrhö), und vor allem manifestieren sich klinisch die pathogenen Faktoren Feuchtigkeit/Schleim (Adipositas, Zahneindrücke, Schilddrüsenknoten, Sphärozyten) sowie Kälte (kalte Jahreszeit verschlechtert, inneres Kältegefühl).
- Die Störungen des Funktionskreises Magen (Übelkeit, Erbrechen, unregelmäßiger Mahlzeitenrhythmus) und Milz (wechselnde Stuhlkonsistenz mit Neigung zu dünnen, breiigen Stühlen, feuchte Zungenoberfläche mit Zahneindrücken, Gewichtszunahme, Grübeln und Verarbeitungsprobleme im Alltag) ergänzen die chinesischen Syndrom-Muster.

Diagnose westlich

Adipositas I, rezidivierende Kopfschmerzen, chronische Lumbalgie, sekundäre Amenorrhö, endogenes Ekzem

Diagnose chinesisch

- Nieren-*Qi*-Leere
- Milz-*Qi*-Leere
- (Leber-)Blut-Leere
- pathogene Faktoren Feuchtigkeit/Schleim und Kälte.

Therapieprinzip

Niere und Milz stärken, (Leber-)Blut nähren, Feuchtigkeit/Schleim transformieren und ebenso wie Kälte ausleiten.

Methoden

Ernährungsmedizin, Laserakupunktur, Moxibustion, chinesische Diätetik

Behandlungsverlauf

Die Patientin behandele ich mit einer **Kombination aus Moxibustion** (insgesamt 9-mal) **und Diätetik**. Sie erhält einen individuellen Kost- und Ernährungsplan, der sowohl westliche ernährungsmedizinische als auch chinesische Diätetikaspekte (Siedentopp 2002, 2004) sowie ausführliche Handlungs- und Zubereitungshinweise incl. Rezeptvorschläge (Siedentopp 2002) beinhaltet. Der Speiseplan wird schriftlich erstellt und mündlich mehrfach eingehend besprochen. Die Moxa-Behandlung wird in den ersten 5 Wochen 1-mal pro Woche durchgeführt. Mehr Zeit kann die Patientin für ihre Behandlung nicht einräumen.

Nach einer 2-monatigen Pause erscheint die Patientin zu 4 weiteren Moxa-Behandlungen 1-mal pro Woche. Über die Möglichkeit und Wirkung einer Nadelakupunktur wird die Patientin zusätzlich informiert. Da sie in ihrer Heilpraktikerschule selbst Kurse für Ohrakupunktur gibt, kennt sie die Hintergründe gut. Es besteht aber eine ausgeprägte Nadelphobie, so dass eine Behandlung mit Akupunkturnadeln für sie selbst völlig ausgeschlossen bleibt.

Während der 1. Moxa-Serie kommt sie einmal zum vereinbarten Termin mit einem akuten Torticollis in die Praxis. Der Leidensdruck ist so groß, dass sie einer Behandlung mit **Laserakupunktur** zustimmt. Sofort danach bessert sich subjektiv das Beschwerdebild um ca. $2/3$. In der folgenden Woche sind keine Restbeschwerden mehr vorhanden. Die Gewichtsentwicklung zeigt eine Abnahme um 7 kg in 6 Wochen. In den folgenden 2 Monaten (in dieser Zeit erfolgt keine Moxa-Behandlung) wird eine weitere Gewichtsreduktion von 2 kg registriert. Die Kopf- und Rückenschmerzen haben sich in der Häufigkeit und Intensität „erheblich" verringert, treten aber immer noch auf. Ein Schmerztagebuch zur Objektivierung kann sie wegen der stressigen Alltagbelastung nicht führen.

Nach Abschluss der 2. Moxa-Behandlungsserie nimmt die Patientin nochmals um 1,5 kg ab. Insgesamt reduziert sich das Körpergewicht im Behandlungszeitraum (Dezember 2000 bis Mai 2001) um 10,5 kg auf 79,5 kg.

Laserakupunkturpunkte (einmalige Behandlung): Dü 3, 3E 5, 3E 3, Gb 20, Gb 34 rechts; verwendet wird ein Softlaser (Seirin LaserPen) mit 10 mW für jeweils 20 sec pro Punkt.

Moxibustionspunkte: Ni 1, Ni 3, Ni 7, Mi 6, Mi 9, Ma 36, Bl 17, Bl 20/21, Bl 23, Bl 60 jeweils beidseits, sowie Ren 6 und Du 4; zur Anwendung kommt eine Moxa-Zigarre, die mit der Vogel-Pick-Technik zur Wärmebehandlung eingesetzt wird, bis an den jeweiligen Punkten ein deutliches subjektives Wärmegefühl einsetzt und eine lokale Rötung erkennbar wird. Die verwendeten Punkte eignen sich besonders, um Niere und Milz zu stärken sowie *Yin* und Blut zu nähren. Feuchtigkeit und Schleim werden direkt über Mi 9 und Ren 6, indirekt über Mi 6, Ma 36, Bl 20/21 besser transformiert und ausgeleitet. Die Moxabehandlung an allen Punkten wird von Frau G.H. jedes Mal als sehr angenehm und wohltuend empfunden.

Individueller Ernährungsplan für Frau G.H.
Folgende Lebensmittel sollen möglichst gemieden bzw. reduziert werden:
- Alle (eis)gekühlten Lebensmittel und Getränke (Kühlschrank, Eiswürfel), Obst- und Fruchtsäfte, Früchtetee, Pfefferminztee, grüner und schwarzer Tee verstärken den pathogenen Faktor Kälte
- Lebensmittel mit einem hohen Fettanteil und einem Übermaß an Süßem schwächen das Milz-*Qi* und vermehren Feuchtigkeit und Schleim.
- Rohkost, Salate und Südfrüchte möglichst nur in kleineren Portionen und mit warmen bzw. neutralen Speisen und Getränken gemeinsam verzehren.
- Kuhmilch und Milchprodukte (Quark, Joghurt, Buttermilch, Frisch- und Schnittkäse) gilt es in Menge und Häufigkeit zu reduzieren, fettarme und magere Sorten zu bevorzugen.

Folgende Lebensmittel und Getränke sind besonders empfehlenswert und sollen bevorzugt werden.
Die Auswahl erfolgt nach den Lebensmittelkriterien Temperaturverhalten, Geschmacksrichtung, Funktionskreisbezug und Wirktendenz:

- **Getreide:** Reis, Mais, Hirse, Hafer, Weizen, Roggen, Quinoa, Gerste, Buchweizen, Dinkel, Grünkern. Die Getreidesorten sollten in wärmender Form (gekocht, gebacken, gemahlen) verzehrt werden. Beim Brotverzehr bieten sich Sorten mit hoch ausgemahlenen Mehltypen an (dunkles Mehl), möglichst keine reinen „Körnerbrote". Das Brot sollte nicht zu frisch (= feucht) sein, evtl. toasten. Knäckebrot ist geeignet
- **Gemüse:** Lauch, Fenchel, Kürbis, Kohlrabi, Zwiebeln, Rüben, Möhren, Frühlingszwiebeln, Rettich, Knoblauch, Kartoffeln, Rote Bete, Staudensellerie. Die Gemüsesorten werden blanchiert, gedünstet oder gekocht. Besonders geeignet sind Gemüse-Eintopfgerichte, Gemüseaufläufe oder Kraftsuppen auf der Basis von Getreide und Gemüse. Rezeptempfehlung zur Harmonisierung des Leber-*Qi*-Flusses und Absenken des Leber-*Yang*: 250 g Staudensellerie in kleine Stücke schneiden, kurz aufkochen und dann den Saft auspressen; davon 2-mal täglich eine Tassen trinken
- **Hülsenfrüchte:** Schwarze und gelbe Sojabohnen, Mungbohnen, dicke Bohnen, Erbsen, Linsen, Stangenbohnen. Hülsenfrüchte eignen sich besonders gut zur Transformierung und Ausleitung von Feuchtigkeit und Schleim
- **Nüsse/Samen:** Walnüsse, Kürbiskerne, Erdnüsse, Mandeln, Sesam, Sonnenblumenkerne, Pistazien, Esskastanien (Maronen), Pinienkerne. Durch kurzfristiges Anrösten in einer Pfanne ohne Fett kann die stärkende und wärmende Wirkung der Nüsse und Samen noch verstärkt werden
- **Früchte/Obst:** Datteln, Korinthen/Rosinen, Feigen, Weintrauben, Pfirsich, Pflaumen, Himbeeren, Kirschen, Ananas. Getrocknete Früchte sind besser geeignet als frische Früchte. Kalte Sorten wie Banane oder kühles Obst wie Apfel und Birne werden durch eine geeignete Zubereitungsart (gerieben, geschnitten, Kompott, Mus) besser verträglich. Auch die Zugabe von wärmenden Gewürzen wie Zimt ist geeignet
- **Gewürze/Kräuter:** Ingwer, Anis, Sternanis, Zimt, Koriander, Nelken, Muskat, Kardamom, Thymian, Petersilie, Schnittlauch, Dill, Basilikum, Kümmel, Curcuma, Safran, Essig
- **Fette/Öle:** Butter, Sojaöl, Erdnussöl, Walnussöl, Olivenöl, süße Sahne; auch wenn der Fettverzehr deutlich einzuschränken ist, müssen für die Aufnahme essentieller Fettsäuren und fettlöslicher Vitamine bestimmte Sorten aufgenommen werden. Tierische und pflanzliche Fette sollten in einer Relation von $2/3$ zu $1/3$ vertreten sein. Zahlreiche Fertigprodukte der Lebensmittelindustrie enthalten Fette in versteckter Form in hohen Mengen! Dies gilt auch für Süßwaren
- **Käse:** Weich- und Handkäsesorten (Harzer, Mainzer, Münsterländer, Schimmelkäse) sowie Ziegen- und Schafskäse mit einer Fettgehaltsstufe unter 30 % i.Tr. haben ein günstiges Wirkungsprofil

- **Fleisch/Fisch:** Das Fleisch von Säugetieren und Geflügel zeigt ein warmes, ausgewogenes Temperaturverhalten und einen süßen Geschmack. Es wärmt das *Yang Qi* nachhaltig. Fische stärken das Milz- und Nieren-*Qi*, sie sollten bevorzugt gekocht oder gedünstet verzehrt werden. Zu empfehlen sind: Schaf- und Ziegenfleisch, Huhn, Pute, Hirsch, Wildschwein, Rindfleisch, Barsch, Hering, Makrele, Sardinen, Languste, Kabeljau, Muscheln und Shrimps. Die bisher praktizierte fleisch- und fischlose Kostform muss als ein wesentlicher ursächlicher Faktor für das gesamte Beschwerdebild eingestuft werden. Eine Integration der genannten Sorten in den Essenplan (2-mal pro Woche) wird zur Verbesserung enorm beitragen!
- **Genussmittel/Getränke:** Als Grundgetränk empfiehlt sich der regelmäßige Genuss von heißem, abgekochtem Wasser, dem hin und wieder frischer Ingwer zugegeben werden sollte. Orangenblüten- und Jasminblütentee, Kümmel-, Anis-, Fencheltee, Trauben- und Kirschsaft (Zimmertemperatur!), Kokosmilch, Cappuccino und Espresso

Allgemeine Ernährungsempfehlungen: Essen Sie regelmäßig 3–4 Mahlzeiten am Tag, insbesondere ein gutes und ausreichendes Frühstück stärkt Sie für den Tag. Nehmen Sie sich ausreichend Zeit und Ruhe, gestalten Sie Ihre Portionen nicht zu groß und nehmen Sie die letzte Mahlzeit am Abend möglichst nicht nach 19.00 Uhr ein.

Ergebnis

Durch die kombinierte Behandlung mit Moxibustion, Ernährungsmedizin und chinesischer Diätetik konnte der permanente Gewichtsanstieg gestoppt und eine deutliche Reduktion des Körpergewichtes erreicht werden. Die chronischen Schmerzen im Lumbalbereich haben sich ebenfalls verbessert, bestehen aber weiterhin. Die rezidivierenden Kopfschmerzen und Migräneattacken haben sich durch die Behandlung nur wenig beeinflussen lassen.

Diskussion

Die Wärmetherapie mit Moxa hat insbesondere auf den pathogenen Faktor Kälte positiv gewirkt. Die gezielte individuelle Ernährungstherapie konnte in relativ kurzer Zeit eine wesentliche Gewichtsreduktion durch Stärkung von Magen und Milz sowie Transformation von Feuchtigkeit und Schleim herbeiführen. Stabilität und Langzeiterfolg hängen aber entscheidend von einer Vielzahl anderer äußerer Einflussfaktoren ab: berufliches Engagement, familiäre und private Gegebenheiten, ideologische Einstellungen (strenge Vegetarierin). Die Blut-Leere ist eine gute Indikation für eine zusätzliche phytotherapeutische Behandlung. Das hiermit verbundene zeitliche und technische Handling ist jedoch für Frau G.H. keine Diskussion wert. Während der gesamten Behandlungszeit habe ich die Patientin auch immer wieder auf notwendige Maßnahmen (insbesondere Abklärung der Hypothyreose) und Veränderungen hingewiesen, die für ihren Gesundungsprozess dringend erforderlich sind. Leider konnte sie sich nicht darauf einlassen. Insgesamt handelt es sich hier um die Behandlung einer Patientin, die sich meinen Ratschlägen nur teilweise öffnete. Weitere Therapieerfolge wurden dadurch erheblich eingeschränkt bzw. gar nicht möglich.

Schlussfolgerung

Ernährungs- und Essstörungen mit konsekutiven Gewichtsproblemen wie Adipositas lassen sich durch eine individuelle Ernährungstherapie auf der Basis der westlichen und chinesischen Diätetik wirksam behandeln. Diese ernährungsmedizinische Kombination aus modernen wissenschaftlichen Erkenntnissen und traditionellen Erfahrungswerten hat sich durch eigene Arbeit in vielen Jahren sehr bewährt. Der Erfolg hängt aber nicht nur von den gezielten Interventionsmaßnahmen und Empfehlungen des Therapeuten, sondern auch wesentlich vom Willen, von der Einsatzbereitschaft und den Möglichkeiten der Umsetzung im Alltag des Patienten ab. Ergänzende Therapieformen aus der chinesischen Medizin wie Moxibustion können die Wirksamkeit gegebenenfalls nachhaltig unterstützen.

Literatur

Deutsche Gesellschaft für Ernährung: Referenzwerte für die Nährstoffzufuhr, Frankfurt/Main, Umschau/Braus 2000

Engelhardt U, Hempen C-H: Chinesische Diätetik. Urban & Fischer, München 2002

Fahrnow I, Fahrnow J: Fünf Elemente Ernährung. Gräfe & Unzer, München 1999

Flaws B, Wolfe L: Das Yin und Yang der Ernährung. O.W. Barth, München 1997

Kastner J: Propädeutik der chinesischen Diätetik. Hippokrates, Stuttgart 2003

Kirchhoff S: Chinesische Diätetik. In: Focks C, Hillenbrand N (Hrsg.): Leitfaden Traditionelle Chinesische Medizin. Urban & Fischer, München 2003

Leggett D: Helping Ourselves – A Guide to Traditional Chinese Food Energetics, Totnes Devon England. Meridian Press 1997

Pitchford P: Healing with Whole Foods – Oriental Traditions and Modern Nutrition. North Atlantic Books, Berkeley, California 1993

Schmiedel V, Leitzmann K, Lützner H: Ernährungsmedizin in der Naturheilkunde. Urban & Fischer, München 2003

Schneider K: Kraftsuppen nach der Chinesischen Heilkunde. Joy, Sulzberg 2001

Siedentopp U, Hecker HU: Chinesische Diätetik – Lebensmittel, ihre Indikationen und Zuordnungen zu den Wandlungsphasen, Temperaturverhalten und Geschmacksrichtungen, Drehscheibe. Siedentopp & Hecker, GbR Kassel 2002

Siedentopp U, Hecker HU: Praxishandbuch Chinesische Diätetik. Siedentopp & Hecker, GbR Kassel 2004

Siedentopp U: Kulinarische Reise durch den Jahreskreis – Wandlungsphasen Erde und Metall, DZA 3 (2002) 211–218

Siedentopp U: Kulinarische Reise durch den Jahreskreis – Wandlungsphase Wasser, DZA 4 (2002) 285–292

Temelie B, Trebuth B: Das Fünf Elemente Kochbuch. Joy, Sulzberg 1998

Akupunktur und Hypnose in der Behandlung von Pollinosis und Asthma

Christoph Kornacker

Zusammenfassung

Eine Patientin mit mehr als 10 Jahre dauernder Krankengeschichte (Pollinosis, allergisches Asthma) wird im beschwerdefreien Intervall zunächst mit Körperakupunktur und später mit Ohrakupunktur in Kombination mit therapeutischem Visualisieren (ihrer aus der Erinnerung heraus bekannten Asthma- und Pollinosisbeschwerden) behandelt. Circa 36 Stunden nach o.g. Kombinationstherapie kommt es zu einer heftigen urticariellen Hautreaktion, die mittels Akupunktur wieder zur Rückbildung gebracht wird. Diese Falldarstellung liefert Diskussionsbeiträge zu den offenen Fragen:
- Ist die Behandlung von Pollinosis- und Asthma-Beschwerden im beschwerdefreien Intervall oder bei akuter Beschwerdesymptomatik effektiver?
- Kann durch die Kombination verschiedener Behandlungsmethoden ein besserer therapeutischer Effekt erzielt werden?

Patient/Patientin

Frau S., 34 J., in der Erwachsenenbildung tätig; Erstkontakt 18.1.2001

Krankengeschichte/Untersuchung

Die Patientin stellte sich gezielt mit der Frage nach einer Akupunkturbehandlung in der Praxis vor. Nachdem ihr in ihrer mehr als 10-jährigen Krankheitsgeschichte bisher keine Therapie durchgreifend und längerfristig geholfen hatte, wollte sie es nun mit Akupunktur versuchen, zumal sie gelesen hatte, dass von ihrer Krankenkasse eine Modellerprobung angeboten wird. In einem längeren Erstgespräch erkundigte sie sich sehr genau nach dem „Wie" der Akupunktur, möglichen Nebenwirkungen, bisherigen wissenschaftlichen Erkenntnissen sowie nach meiner Qualifikation.

Eigenanamnese

Die Eigenanamnese war seitens internistischer und gynäkologischer Vorerkrankungen leer; Zyklusstörungen bestanden nicht, die Monatsblutung wurde als „kurz und heftig" beschrieben.
Sie teilte mir mit, dass sie ihren Beruf mit Engagement und Freude betreibe. Darüber hinaus hatte ich das Gefühl, dass die Preisgabe weiterer biografischer Details nicht erwünscht war. Entgegen meines sonstigen Vorgehens verzichtete ich somit auf eine emotionale Selbstbeschreibung der Patientin. Entsprechend ihrer Schilderung ging ich nicht von einer ernsthaften

inneren Erkrankung aus. Die Patientin machte einen gesunden, lebensbejahenden Eindruck auf mich.

Symptombefragung

Frau S. schilderte, dass sie seit mehr als 10 Jahren unter ab Februar auftretenden heftigen Pollinosisbeschwerden leide; ausgelöst durch Pollen der Frühblüher Birke, Erle, Haselnuss. Ferner führe der Verzehr von Weizenprodukten, Eiern, Äpfeln und Birnen zu asthmatischen Beschwerden. Es bestehe außerdem eine Nickelallergie.

Gängige schulmedizinische Maßnahmen wie Desensibilisierungen und medikamentöse Therapien seien ohne Erfolg geblieben. Lediglich nach Entfernung sämtlicher Amalgamfüllungen und Bioresonanztherapie sei sie etwa 1 Jahr beschwerdefrei gewesen. Danach hätten die Symptome in bekannter Heftigkeit wieder eingesetzt.

Ich bat die Patientin wie mit einem Sieb durch ihren Körper zu gehen – beginnend an den Haaren und an den Fußsohlen endend –, dabei dann ohne irgendeine Wertung alle ihr bis dahin aufgefallenen Symptome zu beschreiben:

- Während der Allergenexposition heftige, dumpfe, teils stechende diffuse Kopfschmerzen
- Verstopfte Nase besonders nachts, dadurch Schlafstörungen
- Ca. 1 Jahr lang vermehrter Haarausfall ohne erkennbare Ursache
- Sonnenallergie im Bereich des Halses sowie an beiden Armen
- Brenngefühl im Mund nach chinesischem Essen
- Globusgefühl
- Verquollene Augen und Akne (Stirn und Rücken) nach Genuss von Weizenprodukten
- Im Alter von ca. 18 Jahren über 2–3 Wochen und dreimalig aufgetreten wohl Iritis
- Als Kleinkind Fieberschübe bis 41 °C unklarer Ursache
- Trockener Reizhusten, schleimiger Husten, erschwertes Atmen, Völlegefühl
- Häufig Verspannungen im Nacken
- Im Kindes- und Jugendlichenalter 2–3-mal jährlich Mandelentzündungen
- Im Alter von ca. 17 Jahren einige Male Blasenentzündungen
- Einmalig allergische Reaktion auf einen Wespenstich
- Teils stechende diffuse Kopfschmerzen, „kann keinen klaren Gedanken fassen, fühle mich wie benommen".
- Müdigkeit, allgemeines Schwächegefühl, Appetitverlust

Weitere Befunde

Puls: Beidseits in allen Positionen unauffällig
Zungenbefund: Normal

Diagnostische Überlegungen

Die differenzialdiagnostische Einschätzung des vorliegenden Disharmoniemusters gelingt auch dem in der TCM weniger erfahrenen Therapeuten ohne große Mühe.
Im Vordergrund steht der Funktionskreis Lunge-Dickdarm.
An dieser Stelle sei erwähnt, dass in meinen Akupunkturbehandlungen Du 20 und Le 3 zum „Standardrepertoire" gehören. Sie wirken meiner Erfahrung nach psychovegetativ ausgleichend.

Diese Wirkung ist Grundvoraussetzung zur Gesundung. Unter dieser Vorstellung beginnt jede meiner Akupunktursitzungen mit einer kurzen hypnotherapeutischen Induktion. Angeleitet wird das Aufsuchen eines Fantasierefugiums („der sichere Ort") und das Verbleiben dort in „milder Trance" für die Dauer der Akupunkturbehandlung. Im vorliegenden Fall geht es mir jedoch nicht primär um Vertiefung von Entspannung.

Mit Hilfe einer anderen hypnotherapeutischen Technik, dem Visualisieren, soll die Reaktionslage von Ohrakupunkturpunkten verändert werden. In ihrer Reagibilität empfindlichere Punkte (hier Allergie-Punkt, Plexus bronchopulmonalis, Schlund-Punkt) sollen ein besseres Therapieergebnis in der Behandlung von Pollinosis und allergischem Asthma erzielen.

Diagnose westlich

Pollinosis, allergisches Asthma, Nahrungsmittelunverträglichkeit, Kopfschmerzen

Diagnose chinesisch

- Hitze/Wind dringt in die Lunge
- Feuchtigkeit in der Lunge
- Lungen-Qi-Verteilungsstörung
- Ansammlung feuchter Hitze in der Milz
- Trüber Schleim beeinträchtigt den Kopf

Therapieprinzip

Entsprechend der klinischen Symptomatik (Pollinosisbeschwerden) galt es, Hitze und Wind aus der Lunge zu vertreiben. Auch die Feuchtigkeitssymptome (schleimiger Husten, dadurch erschwertes Atmen, thorakales Völlegefühl) sollten eliminiert werden, um einer weiteren Lungen-Qi-Verteilungsstörung entgegenzuwirken. Schwere- und Spannungsgefühl (abdominell), Appetitverlust und allgemeine Schwäche (mit späterer Müdigkeit) sind Symptome einer Feuchtigkeitsansammlung und behinderter Qi-Zirkulation. Nicht jedoch im mit der Lunge gekoppelten Dickdarm (hier wären dann übel riechende Durchfälle, evtl. mit Blutbeimengung, zu erwarten, die von der Patientin jedoch nicht geschildert werden), sondern im Milz-Pankreas.

Allen Symptomen gemein sind deren Akuität sowie Hitze- und Fülle-Charakter. Da sich die Patientin im beschwerdefreien Intervall vorstellte, zeigten Puls und Zunge eben keine für diese Disharmoniemuster typischen Befunde (sondern – da auch keine Chronizität vorlag – Normalbefunde). Die „dumpfen Kopfschmerzen" mit der Beschreibung „keinen klaren Gedanken fassen zu können, sich wie benommen fühlen" deutete ich als „Weiterentwicklung" des Musters von „Feuchtigkeit in der Milz". Eben als „trüber Schleim beeinträchtigt den Kopf" (Ross 1992).

Methoden

Körper- und Ohrakupunktur, hypnotherapeutische Technik des Visualisierens

Behandlungsverlauf

Akupunkturbehandlung
Insgesamt 6 Sitzungen von jeweils 1/2-stündiger Dauer:

1.–3. Akupunktursitzung: Ausschließlich Körperakupunkturpunkte aus den Funktionskreisen Lunge-Dickdarm (**Di 4, Di 20, Lu 7**). Magen-Milz (**Ma 36, Ma 40, Mi 6, Mi 9**), ferner **Ren 12** und **Ren 17**; abhängig von der „psychischen Tagesbefindlichkeit" **Du 20, Le 3**. Verwendet wurden Seirin-Nadeln 0,30 × 50 mm.

Ab der **4. Sitzung** ließ ich die Patientin die ihr bekannten heftigsten und am meisten quälenden Pollinosis- und Asthmabeschwerden visualisieren. Unter den imaginierten „akuten Beschwerden" nadelte ich hoch irritable Ohrakupunkturpunkte: **Allergie (78)** links, **Plexus-bronchopulmonalis-Areal** links, **Schlund (84)** links (das linke Ohr wurde gewählt, da hier gegenüber rechts die Irritationslage höher war).

Verwendet wurden blaue Seirin-Nadeln. Keine Körperakupunkturpunkte. Dem guten Ergebnis dieser Sitzung soll nicht vorgegriffen werden. Nur so viel, dass ca. 36 Stunden nach der Nadelung und dem therapeutischen Visualisieren eine derart heftige urtikarielle Reaktion auftrat (s. **Schilderung aus Sicht der Patientin**), dass für die weiteren Akupunkturen (1 Woche später) ein anderes Therapieregime überlegt wurde.

5. und 6. Akupunktur: Am Ohr **Urticaria-Zone (71)** beidseits, **Polster (29)** beidseits, Hitze ableitende Körperakupunkturpunkte (**Du 14** und **Di 11** beidseits, ableitend).

Erläuterung der Punktauswahl
- Di 4 vertreibt Wind-Hitze;
- Lu 7 stärkt als *Luo*-Punkt des Lungenmeridians die Funktion des Herabführens und Verteilens (wirkt also der Lungen-*Qi*-Verteilungsstörung entgegen), vertreibt ebenfalls Wind, „bahnt" (als Öffner des Konzeptionsgefäßes) die Wirkung der genadelten *Ren Mai*-Punkte
- Ren 12 (Alarmpunkt des Magens) und Ren 17 (Meisterpunkt für die Atmung und den gesamten Thoraxraum)
- Ma 40 wandelt Schleim um
- Mi 9 beseitigt Feuchtigkeit und Blockaden (im Meridianverlauf)
- Mi 6 stärkt die Milz
- Als lokaler Punkt bei „verstopfter Nase, besonders nachts" wurde Di 20 eingesetzt.

Es hätten sicherlich auch andere gut wirksame Punkte (wie z.B. Du 14, Di 11, Gb 20, Lu 11) in das therapeutische Konzept gepasst. Aber gerade in der Akupunkturtherapie kann weniger oftmals mehr sein (wie man im weiteren Verlauf lesen wird).

Schilderung der Akupunkturerlebnisse aus Sicht der Patientin
1. Akupunktur: Die Nadeln pieksen extrem. Schöne Träume bei toller Musik. Die Nadeln neben der Nase machen die Nase frei – komisches Gefühl, als werde die Nase leer gesaugt. Ansonsten: Keine Wirkung.
4 Tage später **2. Akupunktur:** Nichts Besonderes.
3 Tage später **3. Akupunktur:** Abends gute Stimmung, Wärme (wo ich ansonsten immer friere)

14 Tage später **4. Akupunktur:** Ohrakupunktur erstmalig. Nach der Akupunktur habe ich das Gefühl, viel besser zu hören. Die Töne sind klarer und deutlicher. Der Test mit verschiedenen Punkten am Ohr hat mich begeistert (Anmerkung des Autors: Gemeint ist die Very-point-Methode nach Gleditsch). Mit einer Nadel und kurzer Zeit warten merke ich auf einmal, wie ich besser Luft bekomme; dieselbe Nadel in die andere Richtung gepiekt – und ich kriege leichte Atemnot.
Absolute Hochstimmung am Abend, das Gefühl, Bäume ausreißen zu können. Angenehme Hitze am Abend. Am nächsten Abend Quaddeln an den Beininnenseiten, besonders an den Waden. Juckreiz über dem Fußknöchel. Abends und nachts Schwitzen.
Am nächsten Tag Verstärkung des Juckreizes über den Knöcheln. Nach dem Kratzen bildet sich ein Ring um das Bein, ähnlich wie bei einer Gürtelrose. Beide Beine zeigen die gleiche Reaktion. Das Schwitzen abends hält an. Je mehr man juckt und kratzt, desto mehr brennt das Bein, der Ring wird rot und heiß und schwillt an. Am 3. Tag nach der Akupunktur ist es kaum noch auszuhalten. Was tun? Antihistaminika, Calcium oder Durchhalten bis zur nächsten Akupunktur? Ich entschließe mich für Durchhalten. Die Symptome klingen auch in den folgenden Tagen nicht ab. Hohe Schuhe kann ich nicht tragen. Besonders abends, wenn ich zur Ruhe komme, juckt und brennt das Bein wie verrückt – mittlerweile ist es auch schon aufgekratzt.
1 Woche später 5. Akupunktur: Die Hitze-ableitenden Punkte bewirken sehr schnell eine Besserung. Schon am nächsten Tag ist das Brennen fast vollständig verschwunden. Noch einen Tag später sind auch das Jucken und die Schwellung weitestgehend abgeklungen. Ansonsten keine besonderen Ereignisse.
6. Akupunktur: Noch einmal Hitze-ableitende Punkte: am Wochenende sind keine Beschwerden mehr da (Hitze und Schwellung sind weg).

Ergebnis

Nach der 1.–3. Akupunktur, bei der ausschließlich Körperakupunkturpunkte zur Anwendung kamen (die Patientin hörte über Kopfhörer entspannende Musik), zeigten sich eine Stimmungsaufhellung und ein wohliges Wärmegefühl – am ehesten wohl bewegtes *Qi*.
Nach der 4. Akupunktursitzung (ausschließlich Ohrakupunktur, therapeutisches Visualisieren) akut einsetzendes Gefühl einer „freien Nase", „freier Ohren", laut Patientin „wie Jahre nicht mehr", deutlicher Rückgang des Globusgefühls.
Ca. 36 Stunden nach der Ohrakupunktur trat eine heftige urticarielle Reaktion mit hochroten, juckenden, papulösen Effloreszenzen an den Innenseiten beider Beine auf (s. hierzu: Schilderung aus Sicht der Patientin).

Diskussion

Während der Therapieeffekt einer Akupunkturbehandlung bei akuten Beschwerden (Pollinosis, allergisches Asthma) unmittelbar beobachtet werden kann, ist ein Behandlungserfolg bei prophylaktischer Nadelung erst nach Allergenexposition, häufig also erst Monate später, sichtbar.

Die in den ersten 3 Sitzungen ausgewählten Körperakupunkturpunkte haben *Qi* bewegt – ausreichend, um Monate später auftretende, seit 10 Jahren bekannte und hartnäckige Pollinosisbeschwerden zu beeinflussen?

In meiner Vorstellung recht unwahrscheinlich. Auch die mangelnde Kontrollmöglichkeit dessen, was ich tat, frustrierte mich.

An die Ohrakupunktur hatte ich zunächst nicht gedacht, da akute Beschwerden zum jetzigen Zeitpunkt fehlten.

Die zunehmende Beschäftigung mit Hypnose ließ folgende zunächst gänzlich theoretische Idee aufkommen: *Ändert sich durch bloße Erinnerung und Vorstellung bekannter Beschwerden die „energetische Reaktionslage" von (diese Beschwerden beeinflussenden) Ohrakupunkturpunkten.* – Auf den 1. Blick vielleicht ein unärztliches Vorgehen, da Krankheitssymptome bewusst gemacht werden. In der Tat: Therapeutisches Visualisieren scheint eine Behandlungstechnik zu sein, die in der Lage ist – abhängig von den visualisierten Inhalten –, energetische Reaktionsänderungen, wie sie z.B. über die Irritierbarkeit von Ohrakupunkturpunkten diagnostisch und therapeutisch nutzbar gemacht werden können, herbeizuführen.

Erstaunlich ist die Vehemenz, mit der imaginierte Pollinosis- und Asthmabeschwerden über hoch reagible Ohrakupunkturpunkte körperliche Reaktionen – wie in diesem Fall eine Urticaria – auslösen.

Selbstkritisch ist anzuführen, dass die Kombination beider Methoden in diesem Fall eine Überstimulierung hervorgerufen hat.

Erstaunt und erfreut hat mich, dass wieder mit Akupunktur behandelt (Ohrakupunktur) die nach TCM-Vorstellung akut aufgetretene Hitze- und Fülle-Symptomatik rückgängig gemacht werden konnte. Ein Phänomen, das Mut macht. So sollten wir Akupunkteure uns nicht davon abhalten lassen, „iatrogen" induzierte Nebenwirkungen (hier Urticaria) wieder mit Akupunktur zu behandeln. Mit großem Eindruck auch beim Patienten (s. Schilderung der Patientin).

Wie aber kann so etwas funktionieren? Wir kennen die enge Verknüpfung von krankem Organ und assoziiertem Punkt im betreffenden Somatotop aus der Therapie über Mikrosysteme (Gleditsch 2002). Durch die Störung im Organ wird der Punkt reagibel, durch die Therapie am Punkt gesundet das Organ. Eine vergleichbare Wirkung der – wie er es nennt – „Informationstherapie" postuliert Heesch (2002) für die von ihm beschriebene Mikropressur. In meiner Vorstellung nehmen Akupunktur und hypnotherapeutische Interventionen u.a. unmittelbaren und raschen Einfluss auf quantenphysikalische Wirkungen (Warnke 1999) sowie psychoneuroimmunologische Wechselwirkungen (Rossi 1991, Schedlowski und Tewes 1996). Bei Akupunktur (und Laser) geschieht dieses über die Reizung definierter Akupunkturpunkte. Die Wirkung hypnotherapeutischer Verfahren (wie hier das therapeutische Visualisieren) ist an kortikale Strukturen gebunden. Auf hirnphysiologischer Ebene lassen sich diese Effekte mittlerweile mittels Positronenemissionstomografie (PET) objektivieren. Durch eine hypnotisch induzierte Dissoziation sensorischer und affektiver Wahrnehmungsinhalte zeigt sich eine signifikante Aktivitätsabnahme im vorderen cingulären Kortex. Dieser Bereich ist integrativ an der Generierung des emotionalen (Schmerz-)Erlebens beteiligt. Auch lässt sich bei tiefer Entspannung in Hypnose eine Zunahme der synaptischen Hintergrundaktivität im visuellen Cortex nachweisen, die mit der Auslösung spontaner visueller Prozesse einhergeht (Rainville 1999).

Schlussfolgerung

Die Nachbeobachtungszeit in diesem Fall beträgt mehr als 2 Jahre. Für diesen Zeitraum gibt die Patientin ihre Befindlichkeit, bezogen auf oben genannte Symptome, mit „fast komplett beschwerdefrei" an. Auf einer visuellen Analogskala (0 = keine Beschwerden; 10 = maximale Beschwerden) vor Akupunktur mit Visualisierung liege sie aktuell bei 2.

Kritiker werden zu Recht sagen, es handele sich lediglich um eine Einzelbeobachtung. In der Zwischenzeit bin ich bei 4 weiteren Patienten mit vergleichbarer Beschwerdesymptomatik ebenso vorgegangen. In allen Fällen bisher jedoch ohne Nebenwirkungen wie die hier beschriebene Urticaria.

Mein Vorgehen habe ich weiter standardisiert: Testung der betreffenden Ohrakupunkturpunkte mittels Very-point-Technik vor und nach therapeutischem Visualisieren, tendenziell ist die Empfindlichkeit nach kurzem hypnotherapeutischem Eingriff höher.

Aufgrund der einfachen Handhabung dieses methodischen Vorgehens möchte ich interessierte Akupunkteure ermutigen, es anzuwenden. Ich halte eine Therapieoptimierung der im Pollinosis- und Asthmafreien Intervall durchgeführten Akupunktur durch Kombination mit therapeutischem Visualisieren für sehr wahrscheinlich.

Literatur

Gleditsch JM: MAPS – Grundlagen und Praxis der somatotopischen Therapie. Hippokrates, Stuttgart 2002

Heesch D: Mikropressur. Die Einführung der „Zärtlichkeit" in die Akupunktur oder Die Kunst zu warten. Dt. Ztschr. f. Akup. 3 (2002) 197–202; Workshop „Mikropressur" anläßlich der Wissenschaftlichen Jahrestagung der DÄGfA 2003, Bad Nauheim

Kaiser Rekkas A: Die Fee, das Tier und der Freund – Hypnotherapie in der Psychosomatik. Carl-Auer-Systeme, Heidelberg 2001

Rainville P et al: Cerebral mechanisms of hypnotic induction and suggestion. J Cogn Neurosci 11 (1999) 110–125

Ross J: Zang Fu- Die Organsysteme der traditionellen chinesischen Medizin. Medizinische Literarische Verlagsgesellschaft, Uelzen 1992

Rossi EL: Die Psychobiologie der Seele-Körper-Heilung. Neue Ansätze der therapeutischen Hypnose. Synthesis, Essen 1991

Schedlowski M, Tewes U: Psychoneuroimmunologie. Spektrum, Heidelberg – Berlin – Oxford 1996

Warnke U: Die geheime Macht der Psyche, Quantenphilosophie. Popular Academic, Saarbrücken 1999

Morbus Crohn

Thomas Ots

Zusammenfassung

Ein Patient mit einem seit 27 Jahren bestehenden M. Crohn und Z. n. 2 Darmoperationen sowie progredientem Befund wird mit Körper- und Ohr-Akupunktur behandelt. Einsetzen der Besserung bereits nach der 1. Behandlung. Nach 14 Behandlungen Einstellung auf eine monatliche Erhaltungs-Akupunktur. Anhalten des subjektiv höchst befriedigenden Ergebnisses und damit Vermeidung eines Ileostomas über 22 Monate.

Patient/Patientin

Herr R. H., 52 J., frühpensionierter Angestellter; Erstkontakt Dezember 2002

Krankengeschichte/Untersuchung

Herr H. kam auf Empfehlung seiner Tochter zu mir, die ich einige Monate zuvor erfolgreich wegen einer schweren Cystitis behandelt hatte. Er wirkte etwas ausgemergelt, sehnig, auch etwas geknickt, obwohl später im Gespräch aufgeschlossen.
1975 haben seine Beschwerden „recht akut" begonnen. Damals wurde zunächst die Diagnose Colitis ulcerosa gestellt. 2–3 Jahre später sei alles viel schlimmer geworden. Nun waren sich die behandelnden Ärzte der Grazer Univ.-Klinik sicher, dass es sich um einen M. Crohn handele.
1991 kam es zu einer Darmperforation. Es wurde eine Ileocoecalresektion mit Appendektomie durchgeführt. Nach der OP war er nach hohem Fieber noch lange Zeit bettlägerig.
1996 folgte die 2. OP: Eine Hemikolektomie (Ileotransversostomie) wegen eines Konglomerattumors. Danach waren die Schübe nicht mehr so schlimm, allerdings traten nun rezidivierende Analfisteln auf, die sich 2–3-mal/Jahr spontan entleerten. Im Anastomosenbereich sind über die letzten Jahre konstant 2 Konglomerate nachweisbar. Sein Allgemeinzustand hat sich in den letzten Monaten stark verschlechtert. Das im November 2002 durchgeführte CT (s. Kasten) zeigte eine eindeutige Zunahme des entzündlichen und Konglomeratprozesses gegenüber dem Befund vor 2 Jahren. *„Das war sehr ernüchternd. Man hat mir die Anlage eines Ileostomas nahe gelegt."*

Bisherige Medikation
Medikamentös hatte er 1999 Imurek erhalten. Wegen Unverträglichkeit (Übelkeit, Inappetenz, Brechreiz, neuro-vegetative Symptome) wurde es jedoch nach 2 Monaten abgesetzt. Da-

raufhin eine 1-jährige Cellcept-Therapie. Eine Inflixim-Gabe im Jahre 2000 brachte nur mäßigen Erfolg.

Seit Mai 2001 bis kurz vor dem 1. Besuch bei mir wurde eine Methotrexat-Therapie (25 mg 1-mal/Woche i.m.) durchgeführt (s. Arztbrief im Kasten Befunde); zusätzliche tägliche Medikation: 30 Tr. Tinctura opii, 3 Kps. Kreon, 2 × 40 mg Pantoloc, ½ Tbl. Folsan, 10 mg Seropram sowie 1-mal/Monat Eisen-Infusionen.

Weitere wichtige Erkrankungen
1975 OP eines Herzaneurysmas. Das Aneurysma wurde entdeckt, als Herr H. kurz nach Beginn der Darmerkrankung wegen eines akuten Schubes in der Klinik war und Palpitationen zeigte: Einlage eines Patch bei perforiertem Sinus-Valsalvae-Aneurysma bei Ventrikel-Septum-Defekt mit funktioneller Aortenklappeninsuffizienz.

Familienanamnese
Er ist glücklich verheiratet, hat eine Tochter, auf die er sehr stolz ist.

Sozialanamnese
Er war Angestellter in einer Einzelhandelsfirma. Seit 1995 – also mit 45 Jahren – wegen M. Crohn frühpensioniert.

Symptom-Selbstbeschreibung (s. „Meine besondere Methode")
- Nasenseptumdeviation mit Atembehinderung
- Chronische Bauchkrämpfe
- Zunehmende Blähungen seit ½ Jahr
- Ohne Medikation steigt die Stuhlfrequenz enorm an
- 2 rezidivierende Analfisteln
- Hüftbeschwerden beidseits („Abnützung, Verschlimmerung wetterbedingt")
- Schulter-Nacken-Beschwerden bei schlechter Haltung. Die Muskeln des Schulter-Nacken-Bereiches sind hart und sehnig verändert
- Kälteempfindlichkeit
- Grenzwertige Anämie

Emotionelle Selbstbeschreibung
„Wechselbad der Gefühle: Wenn mein Körper in Ordnung ist, geht es mir psychisch auch gut." Dennoch: die Tatsache, dass er jeden Tag an seine Krankheit erinnert wird, macht ihn niedergeschlagen. Aus diesem Grund erhält er eine antidepressive Therapie (Seropram).

Weitere Befunde
Puls: Unauffällig
Zunge: Rot, rissig, etwas gelber Belag (er raucht 1–2 Zig./Tag)

Aus dem Arztbrief
September 2002
Dem Pat. geht es unter der derzeitigen Therapie (Methotrexat) relativ gut. Er ist mit seinem Zustandsbild sehr zufrieden. Das Hauptproblem nach wie vor sind die auftretenden Durchfälle nachmittags und abends. Die Bauchschmerzen haben sich in der letzten Zeit nicht verändert, lediglich nach Einnahme der Imodiumtropfen mit interm. stark aufgetriebenem Abdomen.

Befund:
- 29.11.2002 – Mehrschicht Spiral-Mucofalk des Abdomens und des Beckens
  Im Vergleich zur Voruntersuchung vom 08.11.2001 Befundänderung: Neu aufgetretene bzw. progrediente hochgradig pathologische Wandverdickung mit einem max. Durchmesser von 1,5 cm des neoterminalen Ileums mit hochgradiger streifig entzündlicher Begleitreaktion der umgebenden mesenteriellen Fettschichten (mesenteric creeping) und multiplen path. vergr. bis 1,7 cm großen mesenteriellen LKs. Unmittelbar daran angrenzende 3 cm große Abszessformation im Mesenterialstiel mit mehreren umgebenden Fistelstrukturen.
  Des Weiteren (Zusammenfassung): mehrere Wandverdickungen im Colon desc. Colon sigmoidalen Übergang, grenzwertige Wanddicke im Bereich des Rectums
- 01.12.2003 – Mehrschicht Spiral-Mucofalk des Abdomens und des Beckens
  Im Vergleich zur Voruntersuchung vom 29.11.2002 keine signifikante Befundänderung

Diagnostische Überlegungen

Das Symptomenmuster, die emotionelle Selbstbeschreibung von Herrn H. sowie die eben genannten Fragen ergeben kein Bild im Sinne der Funktionskreis-Orientierung. Dies entspricht meiner Erfahrung und meiner Erwartung. Fast alle vorangegangenen Patienten mit M. Crohn ließen dieses Bild vermissen. Natürlich könnte man auf Grund der vermehrten Stühle und der Topographie der Störung von einer Milz/Magen-Störung oder Störung des mittleren Erwärmers sprechen, aber dieses Bild verharrt auf der symptomatischen Ebene. Interessant ist, dass auch die deutschsprachige Psychosomatik große Schwierigkeiten hat, M. Crohn bestimmten Persönlichkeitsmerkmalen zuzuordnen. Die Beschreibungen sind hier sehr variabel (Feiereis, Jantschek 1996; Jantschek 2003).
Ich sagte Herrn H., dass ich aus Sicht der chinesischen Medizin seine Krankheit nicht verstünde und dass ich keine besonderen Erfolge in der Therapie aufweisen könne. Allerdings habe ich bislang überwiegend jugendliche Patienten mit M. Crohn behandelt. Er war davon nicht erschüttert, sondern antwortete: *„Ich habe nichts zu verlieren. Wenn sich nichts ändert, habe ich in einigen Wochen ein Ileostoma. Das ist nicht lustig mit den aggressiven Dünndarmsäften. Bitte versuchen Sie es. Sie haben auch meiner Tochter geholfen. Und da hatte über Monate die ganze Schulmedizin keinen Erfolg gehabt, trotz Antibiotika."* Solcherart „gezwungen" willigte ich voller Zweifel ein, ihn zu therapieren.

Diagnose westlich
M. Crohn

Diagnose chinesisch
Rein symptomatisch: Schwäche des Mittleren Erwärmers mit Blockade

Therapieprinzip
- Stärkung des Mittleren Erwärmers
- Lösen von Blockaden

Methoden
Körper- und Ohr-Akupunktur
Da ich weder gemäß der deutschsprachigen Psychosomatik noch gemäß der chinesischen Medizin ein psychosomatisches Bild erheben konnte, verzichtete ich bis auf die normalen aufmunternden Worte auf eine begleitende Gesprächstherapie. Gelegentliche Diskussionen über eine hilfreiche Diät: Ausschluss raffinierten Zuckers, weitgehendes Weglassen von Getreide- und Milchprodukten, Ersatz von Vit. A, D, E, K, B 12 und Folsäure.

Erste Therapie
Ma 36+, Mi 6+, Du 20−, Le 3−, 3E 5+

Standardtherapie des weiteren Verlaufs
Körperakupunktur: Ma 36+, Ma 25−, Mi 13− (li.), Mi 16− (re.), Du 20−, Le 3−; manchmal zusätzlich Mi 3 und Mi 4
Ohrakupunktur: Colon, Rectum, Behandlungsstrahl Veget. Rinne Magen, PT1, Jérôme (im Wechsel Nadeln links und Druckpflaster (Semen Vaccaria) beidseits; manchmal zusätzlich 100 (Rubach 2000)
Therapie für die Schulter-Nacken-Verspannungen (ab 15. Behandlung): Gb 20, 3E 5, 3E 15 (local twitch). In der Regel 30-minütige Sitzungen.

Hintergrund-Überlegung zu den verwandten Punkten
Ma 36 = der große untere Tonisator mit spez. Wirkort Abdomen
Ma 25 = Alarmpunkt Colon; gleichzeitig mit **Mi 13** (rechts unten) im Bereich des Konglomerattumors; und mit **Mi 16** (links oben) Punkte im Bereich der Blähungen, Schmerzen
Mi 3, Mi 4 = häufig verwandte Punkte bei Diarrhö
Du 20, Le 3 = Schmerzstillung, Lösung von Blockaden
3E 5 = vermeintliche Stärkung der Immun-Modulation; gleichzeitig Fernpunkt für die Schulter-Nacken-Verspannungen des Patienten.

Behandlungsverlauf

Ich sah Herrn H. 5 Tage später wieder: Es ging ihm gut. Er war am selben Abend nach der Akupunktur zwar sehr abgeschlagen gewesen, aber er hatte – so weit er im Rahmen seiner Krankheit zurückdenken kann – erstmalig keine Bauchkrämpfe mehr!

3. Therapie
„Guuut! Ich spüre meinen Darm nicht mehr! Ich kann mich an keine Zeit erinnern, in der ich mich so wohl gefühlt habe. Ich war sonst tagtäglich mit meiner Krankheit konfrontiert." Inzwischen Verringerung der Opiumtropfen von 30 auf 5.

7. Therapie (1 Monat nach Beginn der Therapie)
Wieder viele Blähungen, mehr Durchfälle. Seine Frau wurde mit V.a. Herzinfarkt in die Klinik eingeliefert. Er war sehr besorgt und hatte wieder viel geraucht.

8. Therapie
Nach Entlassung seiner Frau aus der Klinik – sie hatte keinen Infarkt – wieder Normalisierung auf den Status vor der 7. Therapie. Bis auf Blähungen hier und da fühlt sich Herr H. bis zur 14. Therapie (4 Monate nach Therapiebeginn) sehr wohl.

Bei der 14. Therapie
„Ein Traum! Ich spüre meinen Darm nicht mehr. Ich habe geregelten Stuhl, keine Blähungen mehr. Der Tag hat eine neue Leichtigkeit. Jeder Tag ist ein Geschenk! Meine Eisenwerte sind zwar grenzwertig, ich bin auch morgens etwas antriebslos, aber auch bei früheren Voll-Remissionen ging es mir nicht so gut wie jetzt."

12 Monate nach Therapiebeginn
Nach der 8. Therapie waren wir auf ein 14-tägiges Therapieintervall umgestiegen, nach der 14. Therapie auf ein monatliches. Seitdem habe ich Herrn H. noch 16-mal behandelt (Stand Oktober 2004).
Es ging ihm nach wie vor ausgezeichnet, das erneut durchgeführte CT (s. Kasten) zeigt „keine signifikante Befundänderung" innerhalb des letzten Jahres. Sein Internist und ein hinzugezogener Operateur drängen ihn zur Anlage eines Ileostomas, Ein Aufschub sei unverantwortlich. Ich bekomme etwas „kalte Füße", hole mir Rat von verschiedenen Fachleuten. Meine Angst: Vielleicht schiebe ich zwar die Anlage des Stomas auf, vielleicht verhelfe ich ihm zu einigen guten Monaten Lebenszeit, aber durch dieses Aufschieben verschlechtert sich möglicherweise die zukünftige Operabilität. Die eingeholten Ratschläge sind in gewohnter Weise kontrovers, so dass Herr H. und ich uns zur Fortsetzung der Akupunktur-Therapie entschließen.
Bis auf eine Verschlechterung von 14 Tagen – im Mai 2004 – bleibt der Erfolg bislang bestehen. Er hatte inzwischen das Opium ganz abgesetzt, pendelt sich jetzt wieder auf 3 Tr./Tag ein. Die anderen Medikamente (s. oben) nahm Herr H. während der Zeit der Akupunkturtherapie weiter ein. Das Seropram setzte er Ende 2003 ab.

Im Juni 2004 kommt Herr H. mit geschwollener Nase. Er hat sich die Nasenscheidewand richten lassen. Ich sehe es als ein Zeichen einer neuen Lebensfreude: Herr H. schaut nach vorne in die Zukunft (Abb. 1, Visuelle Analogskala).

```
VAS                    Pat.: R. H.
Allgemeinbefinden
12. 12. 2002 (Beginn Therapie)
☹                              ☺
---X-------------------------------
0                                10
```

```
VAS                    Pat.: R. H.
Allgemeinbefinden
28. 01. 2003 (9. Sitzung)
☹                              ☺
--------------------------X--------
0                                10
```

```
VAS                    Pat.: R. H.
Allgemeinbefinden
09. 09. 2004 (30. Sitzung)
☹                              ☺
-------------------------------X---
0                                10
```

Abb. 1 Visuelle Analogskala (VAS)

Ergebnis

Herr H zeigte bereits nach der 1. Nadelung eine Linderung seiner Beschwerden. Nach nur wenigen weiteren Behandlungen ist sein Befinden – mit 2 kurzen Episoden – zufriedenstellend. Ab der 14. Therapie wird Herr H. 1-mal/Monat behandelt. Dieser Erfolg hält jetzt 22 Monate an Er erhielt insgesamt 30 Behandlungen.

Diskussion

Die westliche Medizin hatte lange Zeit Schwierigkeiten, Colitis ulcerosa und M. Crohn auseinander zu halten. Immer noch dauert es heute oft Jahre, bis eine eindeutige Diagnose gestellt werden kann. Auch in der deutschsprachigen Psychosomatik werden beide Krankheiten manchmal gemeinsam (Jantschek 2003), manchmal als getrennte Entitäten abgehandelt (Feiereis, Jantschek 1996).

Gemäß der chinesischen Medizin gibt es einen deutlichen Unterschied zwischen Colitis ulcerosa und M. Crohn. Bei der Colitis ergibt sich fast immer ein Bild im Sinne eines chinesischen Syndroms: Obwohl der Patient mit schleimig-blutigen Stühlen, d.h. im Zustand einer Milz/Magen-Leere, Milz/Magen-Hitze bzw. Milz/Magen-Schleim-Hitze, zu uns kommt, liegt die Grundlage dieses Leidens meist viele Jahre zurück. Es beginnt als Leber-Qi-Stagnation. Der typische Colitiker zeigt in der emotionellen Selbstbeschreibung eine ausgeprägte Aggressionshemmung. Die vorliegenden Symptome zeigen neben den bekannten abdominellen Symptomen oft das thorakale Völlegefühl (Ots 2001) und eine spezielle Emotionalität. Die Frage: „Welche Farbe mögen Sie nicht?" bzw. „Welchen Geschmack mögen Sie nicht?" wirft den Colitiker spontan in einen großen Konflikt. Etwas leichter hält er die Frage aus: „Welche Farbe/welchen Geschmack mögen Sie am liebsten?" Nahezu erleichtert antwortet er auf die Fragen „Welche Farben/welche Geschmäcker mögen Sie am liebsten?" Denn hier kann er sich für mehr als nur eine Seite positiv entscheiden. So heißt denn auch oft die Antwort: „Rot, ... und auch grün." „Süß, ... aber auch sauer." Komplementäres halt – die Einheit der Gegensätze. Typisch für die Erstdiagnose Leber-Qi-Stagnation ist weiterhin, dass die Patienten angeben, früher jahrelang unter Obstipation gelitten zu haben.

Bei Morbus Crohn ergibt sich kein eindeutiges Bild im Sinne der chinesischen Funktionskreisdiagnostik. Bild vs. kein-Bild ist so eindeutig, dass es als Differentialdiagnose zwischen Colitis und M. Crohn gewertet werden kann.

Der Erfolg dieser Behandlung war von mir nicht erwartet worden und kann auch nicht erklärt werden. Wir werden Herrn H. wohl als „good responder" einstufen müssen, ebenso wie seine Tochter.

Die von mir gewählten Akupunkturpunkte und ihre Kombination sind allgemein bekannt, es ist kein „Wunderpunkt" darunter. Käme Herr H. heute zu mir, würde ich noch die Nadelung des Segmentes einbeziehen: Bl 23 bis Bl 25. Nach Head liegt die hyperalgetische Zone des Colon transversus, descendens, des Sigmas und Rektums bei LWK 4/5 mit einer Streuung von LWK 1 bis S 1 (Hansen, Schliack 1962). Da ich aber ausreichend Erfolg hatte, veränderte ich mein Regime nicht: „Never change a winning team!"

Schlussfolgerung

Der sehr gute Erfolg bei der Behandlung dieses Patienten mit M. Crohn und einiger weniger anderer Patienten rechtfertigt weiterhin den Versuch, Patienten mit M. Crohn mittels Akupunktur zu therapieren, auch wenn dem viele Fehlschläge entgegenstehen und die Statistik dagegen spricht. Dem einzelnen Patienten mit erfolgreicher Therapie ist die Statistik allerdings egal. Der Patient sollte jedoch vorab über die eingeschränkte Hoffnung aufgeklärt und es sollte vorab eine maximale Anzahl von probatorischen Behandlungen festgelegt werden.

Literatur

Feiereis H, Jantschek G: Colitis ulcerosa. In: Adler R et al.: Psychosomatische Medizin, S. 839–852. Urban & Schwarzenberg, München 1996

Feiereis H, Jantschek G. Morbus Crohn. In: Adler R et al.: Psychosomatische Medizin, S. 853–866. Urban & Schwarzenberg, München 1996

Hansen K, Schliack H: Segmentale Innervation – ihre Bedeutung für Klinik und Praxis. Thieme, Stuttgart 1962

Jantschek G: Colitis ulcerosa – Morbus Crohn. In: Adler et al.: Psychosomatische Medizin, S. 923–940. Urban & Fischer, München 2003

Ots T: Klinische diagnostisch-therapeutische Mitteilung: Sternales Druck- und Engegefühl xiong men. Dt. Ztschr. f. Akup. 44,4 (2001) 286-288

Rubach A: Propädeutik der Ohrakupunktur. Hippokrates, Stuttgart 2000

Zentral-vestibulärer Schwindel mit cervicogener Komponente (benigner paroxysmaler Lagenystagmus)

Jochen Gleditsch

Patient/Patientin

Herr M., 57 Jahre; Erstkontakt: 19. Februar 2002

Krankengeschichte/Untersuchung

Die Schwindelbeschwerden traten erstmals vor 2 Jahren auf, seien ohne Therapie wieder weggegangen. Diesmal seit 6 Wochen zunehmend Schwindel, vor allem morgens bei ersten Bewegungen; überhaupt bei plötzlichen Bewegungen, bei Stress und Eile „drehe sich alles". Dabei keine Übelkeit. Bei Bedarf Einnahme eines schwachen Tranquilizers.
Der Patient bekam vom Hausarzt – auf Empfehlung des HNO-Arztes – ein Antivertigonosum; danach zeitweise Besserung; doch in den letzten 14 Tagen wieder vermehrt Schwindelbeschwerden, leichte Cephalgie. Patient kam auf Rat von Freunden zur Akupunktur.
Der Patient ist sehr redselig, betont seine Sportlichkeit und seine gesunde Ernährung, wundert sich, dass er trotzdem krank ist. Allerdings habe es in der letzten Zeit in der Bank oft Ärger gegeben, auch Überstunden seien angefallen. Der Stress habe in den letzten Wochen deutlich zugenommen.

Untersuchungsbefund

Altersgemäßer Allgemeinzustand. Gepflegtes Gebiss, Z.n. Tonsillektomie. Eingeschränkte Beweglichkeit der HWS bei Seitneigung und Rotation sowie Retroflexion.
Palpation Nacken/Hals: Viele Triggerpunkte im Bereich des M. trapezius, Adler-Punkte (paracervicale Druckpunkte) C 5 – C 7 druckschmerzhaft beidseits (Abb. 1).
Puls: Leber-Puls gespannt, sonst unauffällig
Zunge: Leichte, girlandengeformte Ränder, wenig Belag grau-weiß, Zunge feucht
Palpation ergibt auffälligen Druckschmerz an:
- Kopf: Gb 20 re li ++ / 3 E 17 bds + / Gb 21 bds + / 3 E 15 bds ++
- Sternum: Ren 17 ++ / Ren 21 + / Ni 27 + (Lymph-belt!)
- Fuß: Le 3 bds ++ / Mi 6 + bds / Ni 3 + bds
- Enoral: Druckschmerz bds. retromolar Oberkiefer u. Unterkiefer, re > li.

Druckschmerz über rechtem Kiefergelenk; Mundöffnung mit Abweichung nach li.
HNO-ärztliche Untersuchung mit Vestibularis-Prüfung, Audiometrie, Röntgen Schüller/Stenvers, CT: keine auffälligen Befunde; kein Verdacht auf Tumor, kein Verdacht auf peripher bedingten Schwindel
Röntgen HWS: Beginnende degenerative Veränderungen, altersgemäß

Oberhalb C 1

Stirnhöhle
oberer Nasenraum

Kieferhöhle
unterer Nasenraum

Zähne im Oberkiefer

Zähne im Unterkiefer

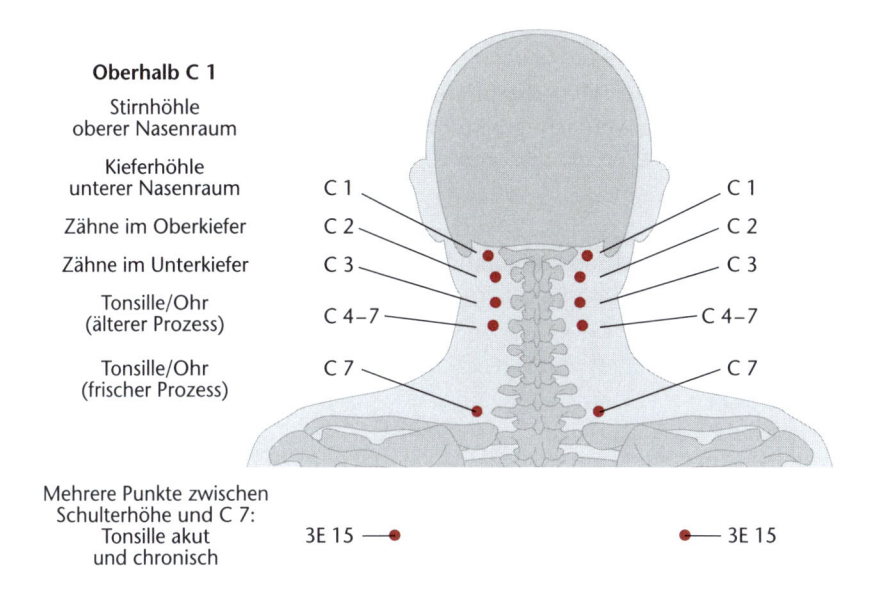

Tonsille/Ohr
(älterer Prozess)

Tonsille/Ohr
(frischer Prozess)

Mehrere Punkte zwischen
Schulterhöhe und C 7:
Tonsille akut
und chronisch

Abb. 1 Adler-Langer-Druckpunkte

Ergänzende Untersuchung: Bei Kontrolle mit Frenzel-Brille zum Untersuchungszeitpunkt kein Nystagmus
Unterberger-Tretversuch: Abweichung nach rechts
Narbenanamnese: Zustand nach Tonsillektomie, Appendektomie, Cholecystektomie

Familien- und Sozialanamnese
Verheiratet, 2 Kinder, Bankkaufmann, viel Stress im Beruf; häusliche Verhältnisse seien o.k., selten Nikotin, abends Rotwein

Diagnostische Überlegungen

Erst westliche Diagnose; falls Akupunktur indiziert, danach chinesische Diagnostik!

Diagnose westlich

Zentral-vestibulärer Schwindel mit cervicogener Komponente (benigner paroxysmaler Lagenystagmus). Neuraltherapeutisch: Verdacht auf Störfelder durch Zustand nach Tonsillektomie und Cholecystektomie!

Diagnose chinesisch

- Leber-*Qi*-Stau (Neigung zu Ärger, Aufregung im Beruf, Vielzahl von Triggerpunkten, Neigung zu Muskelverspannung überhaupt)
- evtl. auch Milz-*Qi*-Schwäche (Verdacht aufgrund der Zungenränder)

Therapieprinzip

Öffnung des Leber-*Qi*-Staus, Abbau der Muskelspannungen speziell im Halsbereich, neuraltherapeutische Testinjektionen an die verdächtigen Störfelder

Methoden

Körperakupunktur, Ohrakupunktur, Mundakupunktur, Neuraltherapie

Behandlungsverlauf

19. Feb. 02:
Körperakupunktur: Nadelung Le 3 beidseits
Ohr: Steinburg-Linie (linkes Ohr; dieses ist deutlich reagibler!); Punkte: Oberkante, Antitragus und postantitragale Furche (Abb. 2).
Hand: Dü 2 und Dü 3 rechts (hier viel reagibler als an der linken Hand)
25. Feb. 02: Kontrolle: Patient hat noch bei plötzlichen Bewegungen – aber viel seltener und geringer – Schwindel gehabt. Palpative Kontrolle der Punkte: Le 3 beidseits: + (rechts ++); Dü 2 und Dü 3 nicht mehr reagibel bei Nadeldetektion; Beweglichkeit der HWS deutlich gebessert.
4. März 02: Der Patient ist beschwerdefrei. Kontrolle mit Unterberger-Tretversuch: Keine Abweichung mehr; HWS deutlich freier beweglich. Noch Triggerpunkte am M. trapezius (3E 15 und Gb 21); Adler-Punkte beidseits noch ++. Injektion von wenigen Tropfen 0,25%igem Procain an drucksensiblen Punkten im Bereich des Unterkiefers retromolar sowie an die Tonsillennarben beidseits. Danach völlig freie Beweglichkeit der HWS. Triggerpunkte an Gb 20/21 und 3E 15 fast nicht mehr reagibel.
18. März 02: Kontolle: Der Patient fühlt sich gut; doch spürte er am Tag nach der letzten Behandlung ein Jucken im Gebiet der Cholecystektomie-Narbe. Bei Nadelberührung hochsensibles Areal am caudalen Narbenrand und an der Drain-Stelle. Dort wenige Tropfen 0,25%iges Lokalanästhetikum. Kontrolle der Ohrpunkte: Jérome links noch reagibel: Nadelung.

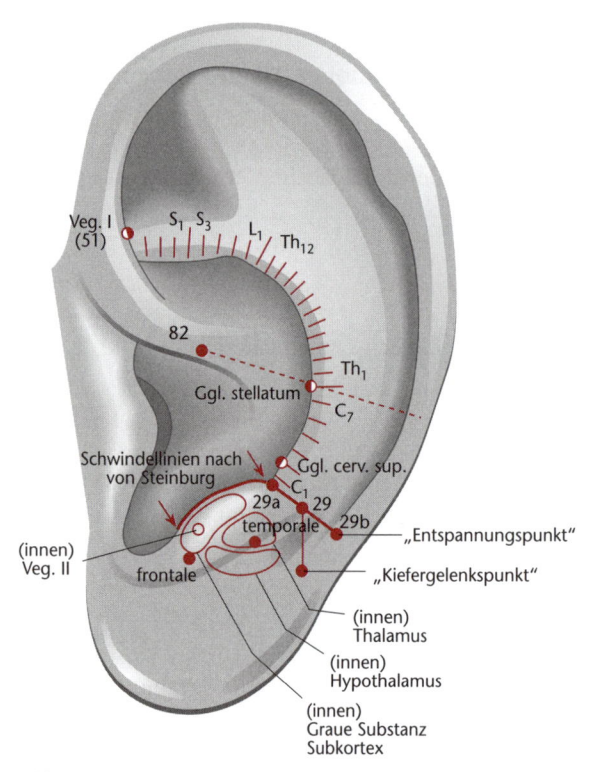

Abb. 2 Schwindellinie am Ohr

Nach 6 Wochen: Der Patient klagt, dass er nach einer größeren Aufregung wieder leichten Schwindel verspürt habe. Die HWS ist in ihrer Beweglichkeit wieder endgradig eingeschränkt, Druckschmerz an Gb 20 und Le 3! Therapie: Nadelung Gb 20, LG 20 und Le 3; am Ohr: Jérome.
Gespräch: Der Patient solle Aufregungen vermeiden, „lockerer" reagieren bei Stress. Der Patient gibt an, dass er – aufgrund eines schon früher gegebenen Rats – jetzt einmal wöchentlich einen Qigong-Kursus besuche; das tue ihm gut!
Nach 3 Monaten: Der Patient ist völlig beschwerdefrei, kein Schwindel mehr; HWS frei beweglich. Die Punkte Le 3 und Gb 20 sind ohne Druckschmerz.

Ergebnis

Der Patient wurde beschwerdefrei schon nach der 3. Behandlungssitzung, hatte allerdings zwischendurch ein Rezidiv nach einer größeren Aufregung (kurzfristig leichter Schwindel).

Diskussion

Ohne die Fernpunkte der Mikrosysteme (Ohr, Mund) und ohne neuraltherapeutische Narbeninjektionen wäre wahrscheinlich kein bleibender Erfolg möglich gewesen. Nach diesen Maßnahmen waren spontan die Triggerpunkte und Adler-Punkte locker und druckschmerzfrei, was allein durch lokale Akupunkturpunkte nicht erzielt werden konnte.

Schlussfolgerung

Hier sind – wie ich es oft bei Patienten mit Schwindelbeschwerden erlebt habe – die Untersuchung der HWS und die Frage nach evtl. Störfeldern im Kopfbereich wichtig.
Allein mit einer Syndromdiagnose und entsprechender Therapie nach TCM treten nach meiner Erfahrung die Erfolge nicht so überzeugend rasch und anhaltend ein!
Optimal ist die Kombination von Ohrpunkten, Handpunkten (Dü 3, oft auch Dü 2 für das Kiefergelenk) und Mundpunkten (speziell Unterkiefer-Retromolargebiet) mit einigen „großen" TCM-Punkten wie Le 3, Gb 20, Gb 8, Du 16 u.a.
Fazit: Akupunktur bei Schwindelbeschwerden grundsätzlich nur nach abgeschlossener Abklärung! Die HWS ist meist involviert und durch Akupunktur meist gut und rasch beeinflussbar.

Literatur

Gleditsch J: Akupunktur in der HNO-Heilkunde. Hippokrates, Stuttgart 1999
Gleditsch J, Pildner von Steinburg D: HNO-heute 3. Springer, Heidelberg 1983
Sauer H: Halsbedingte myoneuralgische Irritationsbeschwerden. Ear-Rhin-Otol. Zeitschr. f. HNO 3 (1988)

Paukenerguss

Jochen Gleditsch

Patient/Patientin

Kind K., 8 Jahre; Erstkontakt 16. September 2002

Krankengeschichte/Untersuchung

Das Kind war vor 3 Jahren schon einmal wegen rezidivierender Infekte bei mir in Behandlung, ging dann aber zum Kinderarzt, der wegen Tonsillitis, Otitis und Sinusitis wiederholt Antibiotika verordnete.

Das Kind war bereits bei einem anderen HNO-Arzt, der zur Adenektomie riet und zum Einlegen eines Paukenröhrchens. Dieser Eingriff ist vor 1½ Jahren erfolgt. Doch auch danach traten weitere Infekte auf, v.a. eine Hörstörung bei Tubenmittelohrkatarrh. Deshalb wurde erneut zu einem Paukenröhrchen geraten.

In ihrer Verzweiflung kamen nun Mutter und Kind zu mir. Sie wollte keine weitere Operation des Kindes, denn es war auch eine Tonsillektomie in Aussicht gestellt.

Zur Zeit bestehen keine akuten Beschwerden, doch der Allgemeinzustand – körperlich wie seelisch – erscheint reduziert.

Untersuchungsbefund

Der Junge hatte mittelgroße – aber keineswegs hypertrophe – Tonsillen. Im Nasenbereich sind wieder Adenoide nachgewuchert und Polster zu erkennen. Trommelfelle beidseits deutlich retrahiert. Im Audiogramm mittelgradige Schallleitungsschwerhörigkeit. Ohrtuben erschwert luftdurchgängig. Graugelbes Sekret in den Nasengängen. Leichter Druckschmerz über den Nebenhöhlen.

Der Junge wirkt im Gesicht aufgequollen, Druckschmerz und tastbare Verquellungszonen an beiden Kieferwinkeln. Die Punkte des Lymph-Belts beidseits sind druckempfindlich, Sternum frei. Er ist mäßig adipös.

Gesicht: Blass mit leichtem gelbem Unterton
Puls: Angedeutet schlüpfrig *(hua)*
Zunge: Geschwollen, aber keine Randgirlanden
Stuhl: Eher weich, regelmäßig
Kein Frieren, kein Schwitzen, Schlaf gut.

Bericht der Mutter

Die Mutter berichtet, dass der Junge in der Schule seit 2 Jahren mit seinen Leistungen sehr nachgelassen habe. Er „hänge viel herum", möchte am liebsten nur fernsehen, spielen, aber tollt nicht mehr so übermütig herum wie früher; macht wenig Sport.

Diagnose westlich

Rezidivierende Infekte im Bereich von Nase, Nasennebenhöhlen und Ohren, Serotympanon, rezidivierende Tuben-Mittelohr-Katarrhe

Diagnose chinesisch

- Milz-*Qi*-Schwäche
- Milz-Nässe
- Feuchte Hitze in Lunge

Die Diagnose wird auch bestätigt durch die Trägheit und Laschheit des Jungen. Er hat keine Lust zum Lernen, widmet sich am liebsten passiven Beschäftigungen. Für „Hitze" spricht das zäh-klebrige Sekret in den Ohrtrompeten, weshalb erneut Paukenröhrchen und Absaugen vorgeschlagen wurden.

Therapieprinzip

Eliminieren von Nässe (auch Hitze); wegen Auswirkung auf den Respirationstrakt Lungen-*Qi* tonisieren. HNO-ärztliche Abklärung, auch mit Audiogramm, ist Voraussetzung!

Methoden

Die Therapie kann nicht allein mit Akupunktur erfolgen, sondern bedarf zusätzlich der Phytotherapie. Hier ist jedoch eine Ernährungsumstellung zu bevorzugen, da dies die Mitarbeit nicht nur des Jungen, sondern der ganzen Familie erfordert. Milz-Probleme treffen oft relativ intelligente Menschen (Denker!), die man zur Kooperation hinführen muss, um ihnen zu helfen.

Auch können westliche Phytotherapeutika zum Einsatz kommen, die sich bewährt haben, wie z.B. Sinupret®; weiterhin Lymph-Mittel wie Lymphdiaral®, das als Tropfen oder Salbe verordnet wird. Die Mutter soll die Salbe abends am Lymph-Belt, am Mastoid (Kieferwinkel) und am seitlichen Hals (M. sternocleidomastoideus, Gegend 3E 16!) einstreichen.

Als weitere Therapiemaßnahmen kommen Nasenduschen und Politzern zum Öffnen der Ohrtuben sowie Trommelfellmassage in Betracht.

Behandlungsverlauf

Vor der Therapie wird die Mutter gefragt, ob sie – am besten die ganze Familie – bereit sei, die Ernährung ganz umzustellen auf Vollwertnahrung und weitgehend auf Zucker (auch Honig!) und Weißmehlprodukte zu verzichten. Eine Allergie auf Milchprodukte besteht offensichtlich nicht. Akupunkturbehandlung in den ersten beiden Sitzungen mit Laser.

16.9.2002: Di 4, Di 10, Mastoid (3E 17), Mi 9 (sehr drucksensibel).
23.9.2002: Lymph-Belt ventral (Ren 21 und drucksensible Punkte neben Ni 27, Lu 7 sowie Lymphstrecke am Daumen (zwischen Lu 9 und Lu 11).
30.9.2002: Nadelung an Di 11 und 3 Punkten am Lymph-Belt; Beschwerden gebessert; Ohrtuben frei durchgängig.
24.10.2002: Die Mutter bestätigt, dass die Ernährungsumstellung eingehalten wird; dafür werden mehr Obst, Nüsse, frisches Gemüse verzehrt.
In 14-tägigen Abständen noch weitere Akupunkturbehandlungen mit Laser im Gesicht und an den Händen, Nadelung am Lymph-Belt und an Mi 9 beidseits.
7.1.2003: Während des Winterurlaubs trat ein neuer Infekt auf. Der am Urlaubsort aufgesuchte Arzt riet wegen der akuten Tonsillitis dringend zu einem Antibiotikum und Nasentropfen. Jetzt ist der Junge wieder beschwerdefrei, doch sehr drucksensible Punkte im Bereich des Dickdarm-Meridians (Di 11, Di 4, Lymph-Belt). Verordnung von Prosymbioflor® und Symbioflor® I für längere Zeit; Sinupret®. Unbedingt Nasentropfen absetzen!
28.1.2003: Kontrolle alle 14 Tage. Beschwerdefrei. Jeweils Laser-Therapie an den Händen (Lu 9 bis Lu 11, Lymphstrecke) und am Lymph-Belt ventral, Di 4 und Mi 9.
Die Mutter berichtet, dass der Junge in der Schule wesentlich besser, auch wieder viel aktiver in der Freizeit geworden sei; er habe angefangen zu reiten. Seit Monaten keine Infekte mehr.
24.2.2003: Bei der Audiogramm-Kontrolle normales Hörvermögen; Trommelfelle beidseits reizlos, spiegelnd, Rachen und Tonsillen frei.

Ergebnis

Die erfolgreiche Therapie erforderte neben Akupunktur auch Darmtherapie mittels Symbioselenkung und Ernährungsumstellung. Ohne Kooperation der ganzen Familie ist das nicht zu erreichen!

Diskussion

Zäh-klebriger Schleim im Mittelohr kommt heute sehr häufig vor („Serotympanon"). Im Gegensatz zu früher wird nur noch selten Eiter gebildet. Die purulente Otitis media wurde durch Parazentese (Trommelfellschnitt) entlastet. Das Trommelfell heilte dann meist reizlos zu. Heute ist die rezidivierende Schleimbildung ein eher chronischer Zustand, der mit dem TCM-Begriff *Tan* (Schleim) sehr treffend charakterisiert ist. Von daher ist der Therapieansatz der TCM hier besonders sinnvoll und erfolgreich.

Schlussfolgerung

Bei diesen Krankheitsbildern ist die Akupunktur zum Verständnis der Symptomatik und zur Überwindung der Rezidivneigung ganz wesentlich!

Literatur

Gleditsch J: Akupunktur in der HNO-Heilkunde. Hippokrates, Stuttgart 1999
Gleditsch J: MAPS MikrosystemAkuPunktSysteme. Hippokrates, Stuttgart 2002

Steroidinduziertes Glaukom

Hans-Ulrich Hecker

Zusammenfassung

Patient mit einer umfangreichen und komplexen Krankheitsgeschichte. Die Mitbehandlung erfolgte bisher beim Hausarzt und bei Fachärzten unterschiedlichster Fachrichtungen. Mehrere stationäre Krankenhausaufenthalte, u.a. in anthroposophischer Klinik und mehrere Vorstellungen an Universitätskliniken.
Patient kommt nun zu uns mit der Fragestellung einer naturheilkundlichen, regulatorischen Therapie.

Patient/Patientin

Herr W., 58 Jahre, Rentner; Erstkontakt 17.06.02

Krankengeschichte/Untersuchung

Akute Beschwerdesymptomatik, die zur Vorstellung führt: Der Patient berichtet über sein umfangreiches Krankheitsbild unter der Fragestellung, ob wir in unserer Praxis wegen des bisher therapieresistenten Glaukoms eine Therapiemöglichkeit sähen. Der Augeninnendruck liegt rechts bei 25 mmHg, links bei 30 mmHg. Trotz verschiedener Behandlungsversuche mit unterschiedlichen Medikamenten konnte keine wesentliche Besserung des Augeninnendrucks erreicht werden. Die Ärzte hätten ihm zu einer operativen Therapie geraten. Diese wurde vom Patienten abgelehnt.
Der Patient berichtet über folgende Beschwerden: Es besteht eine „juckende Augenrötung mit teilweise brennender Schmerzsymptomatik, zeitweise begleitet von Sehstörungen und Kopfschmerzen". Nervlich sei er sehr stark angespannt. Sein Leben sei insgesamt sehr hektisch verlaufen. Durch den langen Krankheitsverlauf habe seine Psyche gelitten.

Vorgeschichte

Im 5. Lebensjahr Schädelbruch nach Unfall; keine dem Patienten ersichtlichen Folgeerscheinungen
1970 Feststellung einer „vegetativen Dystonie"
1990 erstmaliges Auftreten einer Urticaria gigantae bei multiplen Nahrungsmittelallergien und Kontaktallergien
1992 Auftreten eines Asthma bronchiale
1994 Sigma-Karzinom. Kurative Operation. End-zu-End-Anastomose; seither rezidivfrei
1994 Beginn einer zunehmend regressiv-depressiven Verstimmung

1994 Diagnose eines Pleuralipoms
1997–2001 Behandlung beim Augenarzt wegen eines Sicca-Syndroms beidseits mit Tränenersatzmitteln und gelegentlich mit Cortison-Augentropfen bei V.a. Episkleritis
Oktober 2001 Diagnose eines iatrogen steroidinduzierten Glaukoms beidseits bei Z.n. langjähriger rezidivierender Cortison-Therapie bei allergischer (IgE-vermittelter) Urticaria
Persistierende konjunktivale Hyperämie unklarer Genese
Weiter sind aus der Vorgeschichte Wurzelbehandlungen diverser Zähne bekannt.

Familien- und Sozialanamnese
Patient ist verheiratet, hat keine Kinder und lebt mit seiner Frau in einem Eigenheim. Beruf Schifffahrtskaufmann. Von 1995 bis 2000 arbeitslos. Zeitarbeit von 2000 bis 12/2001. Dann erneute Arbeitslosigkeit. Seit 2003 vorzeitige Berentung.

Medikamentenanamnese
Cortison b. Bed. Diamox® 250 mg $1/2$-0-$1/2$ Travaton® AT Zyrtec® bei Bedarf

Untersuchungsstatus
Letzter Augendruck: rechts 36 mmHg, links 30 mmHg
Augen: starke konjunktivale Hyperämie beidseits, Hornhaut soweit beurteilbar klar.
Der übrige körperliche Untersuchungsbefund ergab keinen wesentlichen pathologischen Befund. Haut unauffällig
Zunge: Wenig Belag, weißlich; Zungenkörper unauffällig
Puls: Unauffällig (die Pulsdiagnostik wird bis auf die Erfassung der Grundmuster voll, leer, schnell, langsam, oberflächlich, tief von mir nicht angewandt und berücksichtigt)
Der Patient wirkt im Gespräch aufgeschlossen, differenziert. Teils agitiert, unruhig, antriebsgesteigert.

Diagnostische Überlegungen

Aufgrund der erhobenen Befunde und der anamnestischen Angaben ist die Diagnose eines emporlodernden Leber-Feuers nahe liegend. Übergangsstadien sind in Betracht zu ziehen. Sowohl die Augensymptomatik als auch die Schmerzen in Verbindung mit dem emotional eingefärbten Krankheitsbild und das Fehlen typischer Mangel-Symptome sind wegweisend zur Findung des Disharmoniemusters.
Die Differenzierung des Grundmusters unter Berücksichtigung der gesamten Krankheitsgeschichte ist sicher nicht monocausal zu sehen.
Wir haben bewusst die Therapie des Glaukoms – was ja auch dem Wunsch des Patienten entspricht – in den Mittelpunkt der Therapie gestellt.
Ein Weiterbehandlungsversuch unter Einschluss weiterer naturheilkundlicher, regulatorischer Therapieverfahren dauert zur Zeit noch an.

Diagnose westlich

- Steroidinduziertes Glaukom beidseits
- Conjunctivale Hyperämie unklarer Genese

Diagnose chinesisch

Emporloderndes Leber-Feuer

Therapieprinzip

Die Leber beruhigen, Leber-Feuer beseitigen

Methoden

Die Behandlung erfolgte mittels einer Kombination von Körper- und Ohrakupunktur

Behandlungsverlauf

Behandlungsbeginn: 17.6.02, **Behandlungsende:** 18.11.02
Akupunktur-Punktkombination: Le 3, Gb 20, *Yintang*, Bl 2, Ma 3, Du 20; **Ohrpunkte:** nach Druckdolenz, Auge, ACTH (craniale Lokalisation)
Insgesamt erfolgten 24 Behandlungen, in der Regel 2-mal wöchentlich verteilt über 2 Therapieintervalle. Teils wurden die Lokalpunkte verändert. Je nach Druckdolenz erfolgte ein Wechsel der Ohrpunkte.
Weitere verwendete Ohrpunkte: Lateralitätssteuerungspunkt, Antiaggressionspunkt, *shen men*, HWS.
Hintergrundüberlegungen zur Punktauswahl
Ich finde den Punkt Le 3 häufig wirksamer als Le 2, auch wenn in der Literatur der Punkt Le 2 als der Feuer-ableitende Punkt der Leber-Leitbahn gilt.
Das Beruhigen der Leber und das Beseitigen des Leber-Feuers stehen im Vordergrund der Therapie. Die Nadelung erfolgt in einer neutralen Technik. Aufgrund der Gesamtkonstitution des Patienten wurde hier eine neutrale Nadeltechnik gewählt (obwohl bei einem aufsteigenden Leber-Feuer auch eine ableitende Therapie denkbar wäre).
Neben den „gefundenen" Ohrpunkten kommen Lokalpunkte zur Anwendung, die sich pragmatisch bewährt haben. Ernährungsgrundlagen entsprechend dem bestehenden Syndrombild wurden mit dem Patienten erörtert.
Nach der 4. Akupunkturbehandlung ist der Augendruck auf 21/24 gesunken (die Messung des Augendrucks erfolgt beim Augenarzt). Einmalig kommt es nach einer Gesichtsschmerzattacke nach der 9. Behandlung zu einem erneuten Anstieg des Augeninnendrucks auf 30/30. Danach pendelt sich der Druck auf Werte um 22/22 ein. Ende des 1. Therapieintervalls am 08.08.02
Der Patient stellt sich am 7.10.02 erneut in unserer Praxis vor. Die Augeninnendruckwerte sind stabil um 22/22. Die Augenrötung scheint eher unverändert.
Erneute Akupunkturtherapie nach dem bewährten Schema der Kombination der Körperakupunktur mit der Ohrakupunktur. Es kommen die gleichen Körperpunkte zur Anwendung. Die Ohrpunkte ändern sich nach Druckdolenz (s.o.).
Die Behandlung erfolgt wieder 2-mal wöchentlich. Der Augeninnendruck sinkt erneut unter der Akupunkturbehandlung ab. Nach der 18. Behandlung liegt der Druck konstant um 16–18 mmHg beidseits. Ende der Akupunkturbehandlung am 18.11.02!

Ergebnis

Telefonat am 07.10.03 mit der behandelnden Augenärztin. Der Augeninnendruck ist weiter stabil mit Werten von 16–18 mmHg. Der Patient nimmt keine Medikamente mehr ein und hat zwischenzeitlich auch keine andere Therapie in Bezug auf den Augeninnendruck durchgeführt. Die Augenärztin sieht einen direkten Bezug zwischen der Akupunkturbehandlung und der Senkung des Augeninnendrucks bei dem Patienten.

Diskussion

Augenerkrankungen gehören sicher nicht zu den Akupunkturindikationen, die für die meisten Akupunkteure an 1. Stelle stehen. Dieser Fall soll Mut machen, auch mal einen Blick auf fachfremde Indikationen zu werfen. Mut machen soll er auch, weil sich zeigt, dass hier mit einer Mischung aus Grundlagenwissen in der TCM (mehr ist hier sicher nicht notwendig) und pragmatischem Erfahrungswissen gute Therapieerfolge zu erzielen sind.
Auch die Einbeziehung unterschiedlicher „Ohr-Schulen" hat sich in der Praxis bewährt (Chinesische Schule, Nogier/Bahr-Schule).
Weiter zeigt sich, dass solch eine Therapie durchaus in einer Kassenarztpraxis ohne eine zeitraubende Erhebung der Anamnese nach traditionellen chinesischen Kriterien möglich ist. Durch gezieltes Befragen und geschicktes Einbinden des Patienten (z.B. mit einem Fragebogen) lässt sich viel Zeit sparen, ohne dass die Qualität der Akupunktur leidet.
Puls- und Zungendiagnose können wichtige Hinweise liefern, aber niemals (oder selten) die alleinige Therapie bestimmen. Für mich sind Puls- und Zungendiagnose weiche Kriterien, die mosaiksteinchenhaft bei der Erstellung der Diagnose hilfreich sind. Nicht weniger, aber auch nicht mehr.
Aufgrund des zeitlichen Zusammenhanges mit der Akupunkturbehandlung und der Besserung der Beschwerdesymptomatik scheint mir ein kausaler Zusammenhang wahrscheinlich (in einem ähnlichen Fall bei einem jugendlichen Patienten zeigte sich nach der Akupunkturbehandlung ebenfalls eine nachhaltige Besserung).
Die Datenlage zur Akupunkturbehandlung beim Glaukom geht über einzelne Erfahrungsberichte nicht hinaus. Meines Wissens existiert keine Studie, die die Wirksamkeit der Akupunktur bei der Therapie des Glaukoms untersucht hat.

Schlussfolgerung

Das realistische Therapieziel mit dem Patienten vor Behandlungsbeginn zu diskutieren und festzulegen erspart den Beteiligten, dem Patienten wie dem Arzt, viel Zeit und viele Frustrationserlebnisse. Häufig ist weniger mehr!

Literatur

Fox C, Hillenbrand N: Leitfaden Chinesische Medizin. Urban & Fischer, München 2003
Grehn F: Augenheilkunde, Springer-Lehrbuch, 28., völlig neu bearbeitete Auflage, Springer, Heidelberg 2003
Hecker HU, Steveling A, Peuker ET: Lehrbuch und Repetitorium Ohr-, Schädel-, Mund-, Hand-Akupunktur. 3., erweiterte Aufl. Hippokrates, Stuttgart 2002
Siedentopp U, Hecker HU: Praxishandbuch Chinesische Diätetik. Siedentopp-Hecker GbR, Kassel 2004

Rhinitis allergica

Gustav Peters

Zusammenfassung

Der Patient leidet seit über 10 Jahren an Pollinosis (Getreide, Gräser). Ende April 2000 wird eine Akupunkturtherapie begonnen, worauf der Patient in der darauf folgenden Saison (Juni bis August) nur an einem Tag leichte Beschwerden verspürte. Im Sommer 2001 wird mit 5 Sitzungen ebenfalls nahezu vollständige Beschwerdefreiheit erzielt.

Einleitung

Die allergische Rhinitis bzw. Pollinosis nimmt in den westlichen Ländern immer mehr zu. Obwohl die Ursachen vielfältig diskutiert werden, drängt sich dem Therapeuten, der sich mit chinesischer Medizin beschäftigt, eine Hypothese rein phänomenologisch auf: Unser Zeitalter ist von Betonung auf *Yang* geprägt, Streben nach Erfolg, Leistung, „Strahlen" nach außen, Betonung des Sichtbaren („schwarz auf weiß"), des Auges – auf der anderen Seite Vernachlässigen von Sammlung, Ruhe, „Essenz", Misstrauen gegenüber Worten und Abstumpfung unserer Ohren, in der Musik Überbetonung von Rhythmus *(Yang)* gegenüber Melodie *(Yin)*. Folglich kann *Yin* seinen Gegenpol *Yang* nicht mehr ausgleichen bzw. halten – es entsteht relative *Yang*-Fülle, Hitze, Röte, Unruhe-Symptome, die wir bei allergischen Krankheiten wiederfinden (rote Augen, trockener Husten, Jucken, gelbe Sekrete – auch der Begriff „Heufieber" ist so zu erklären). Entsprechend stehen in der Therapie Hitze-ableitende und *Yin*-auffüllende Punkte im Vordergrund.

Patient/Patientin

Herr D. K., 36 Jahre, von Beruf Tischler

Krankengeschichte/Untersuchung

Der Patient leidet seit der Pubertät an Pollinosis mit Schwerpunkt an Nase und Augen. Desensibilisierung über 3 Jahre (1989–1992) besserte einige Jahre die Beschwerden, dann nahmen sie wieder zu. Als sich in der Saison 1995 zusätzlich asthmatische Beschwerden einstellten, entschloss sich der Patient zur Akupunkturbehandlung.
Weil in meiner stark frequentierten Allgemeinpraxis die Zeit zur gründlichen TCM-Anamnese leider fehlt, wird diese per Blick auf die Konstitution des Patienten und kurze Stichfragen (halbwegs) ersetzt.

Der Patient ist gemäß seinem Beruf von praktisch-zupackendem, lebendigem Wesen, seine Sprache ist klar, direkt und nicht verhalten. Sein Gesicht ist rot, strahlt Vitalität und Freundlichkeit aus, sein Habitus schlank, die Haut schwitzt leicht. Auf gezielte Befragung berichtet er, es sei ihm eher zu warm als zu kalt, Kopfschmerzen oder Wutanfälle seien ihm aber fremd, andere körperliche Beschwerden werden verneint mit Ausnahme von gelegentlichem Sodbrennen. Die **Zunge** zeigt sich rot und trocken, der **Puls** ist kräftig und leicht beschleunigt. Der Husten während der asthmatischen Beschwerden war eher trocken, von Unruhe begleitet. Die verstopfte Nase mit wässrigem, teils trüb-gelblichem Sekret und gerötete, geschwollene Augen werden als typische Symptome der Pollinosis im Vordergrund stehend beschrieben.

Diagnostische Überlegungen

Die Krankheit betrifft vordergründig-symptomatisch den Funktionskreis Lunge/Dickdarm. Er steht im 1. Meridian-Umlauf mit Milz/Magen in Verbindung, weshalb auch dessen Pathologien im chinesischen Sinne von großer Bedeutung sind. Je nach Konstitution kann der Ursprung der Krankheit auch im Funktionskreis Leber entstehen, der auf Magen/Milz übergreift und symptomatisch Lunge/Dickdarm mit beeinträchtigt (Gleditsch 1997).
Plötzliches Auftreten der Beschwerden durch das „Anwehen" der Pollen spricht für Wind als Krankheitsfaktor, der sich in der Lunge (Nase, Asthma) manifestiert. Hitze-Zeichen sind rotes Gesicht, Wärmeempfinden, rote und trockene Zunge, rote Augen sowie trüb-gelbliches Sekret. Wind-Hitze ist in die Lunge eingedrungen. Daneben bestehen Magen-Hitze-Zeichen (Sodbrennen). Der Gesamteindruck der Persönlichkeit (s.o.) spricht für ein Überwiegen des *Yang* durch *Yin*-Leere.

Diagnose westlich

Pollinosis, allergische Rhinitis und allergisches Asthma bronchiale

Diagnose chinesisch

- Wind-Hitze der Lunge
- Lungen-*Yin*-Mangel
- Magen-*Yin*-Mangel (Hitze)

Therapieprinzip

Wind-Hitze der Lunge ausleiten, *Yin* allgemein und in Magen/Milz im Besonderen auffüllen. Zusätzlich Therapie mit bewährten Ohrpunkten unter RAC-Kontrolle.

Methoden

Die für das o.g. Prinzip in Frage kommenden Punkte werden mit RAC kontrolliert genadelt und 20 Minuten belassen, die Wind-Hitze-Punkte ableitend, die *Yin* auffüllenden tonisierend.

Behandlungsverlauf

Die Therapie wird ca. 4–5 Wochen vor der Beschwerdesaison (Gräser-Getreide-Allergie) im April 2000 begonnen. Wöchentliche Sitzungen werden vereinbart (Kompromiss zwischen langfristiger Wirkung und Zeit bzw. finanziellen Möglichkeiten des Patienten – d.h., 2 Sitzungen pro Woche wären natürlich auch nicht verkehrt).

Konzept der Akupunkturpunkte: Neben den lokalen Reflexpunkten Di 20 und *Yin Tang* (Ex-KH 3) werden im Bereich Lunge bei der *Yang*-betonten Konstitution des Patienten Lu 7 (*Yin* auffüllend) und Di 11 (Hitze-klärend) bevorzugt. Letztgenannter Punkt ist in dieser Funktion gegenüber Di 4 spezifischer.

Wegen Hitze-Zeichen allgemein (Konstitution und Ausdruck des Pattienten – s.o.) und speziell des Magens (Sodbrennen) wird Mi 6 als wichtiger Punkt zur Auffüllung des *Yin* dem Punkt Ma 36 vorgezogen, der mehr das *Yang* stärkt. Jener wäre bei konstitutioneller *Yang*-Leere des Patienten vorzuziehen (nach Garten, 1999).

Le 3 wird wegen fehlender deutlicher Symptome im Sinne des aufsteigenden Leber-*Yang* nicht genadelt. In jenem Fall wäre er in Verbindung mit dem Symptom „rote Augen" in Betracht zu ziehen.

Der ebenfalls als Hitze-ableitender Punkt bekannte Bl 40 (in der Bischko-Schule Allergiepunkt des Körpers) bleibt wegen seiner unpraktischen Lokalisation (Kniekehle) unberücksichtigt, weil der Patient in Rückenlage genadelt wird.

Der Hitze-ableitende Effekt spielt auch beim Ohrpunkt 78, beidseits genadelt, eine Rolle. Diesen Aspekt findet der Leser bereits in der traditionellen Darstellung als „Körperpunkt am Ohr" mit dem Namen *Er Jian* (Ex KH 6), er klärt Hitze und lässt Ödeme abschwellen (Ogal, Stör 1999).

Damit wären wir bei den Ohrpunkten, von denen zusätzlich die Areale Thymus und ACTH jeweils links (hier bei einem Rechtshänder) genadelt werden.

Diese 3 Punkte haben sich nach meiner Erfahrung bei der Ohrakupunktur der Pollinosis als meist deutlichste Areale erwiesen, in der Diagnostik per RAC oder alternativ mit Very-Point-Technik (Gleditsch 1997).

Ergebnis

Die wöchentlichen Sitzungen wurden mit unveränderter Punkteauswahl bis zum Juli 2000 fortgeführt. Inzwischen hatte die Pollensaison begonnen, die Beschwerden blieben bis auf einen Tag (besonders starker Pollenflug) aus, an dem der Patient leichten Schnupfen und Niesen verspürte. Wäre er an diesem Tag zur Behandlung erschienen, hätte man Gb 20 als Wind-Punkt in die Behandlung einfügen können.

Aufgrund des überzeugenden Erfolges meldete sich der Patient auch im Jahr 2001 präsaisonal zur Behandlung. Diese wird nach demselben Konzept Anfang Mai 2001 mit 3 Sitzungen in einwöchigen Abständen bis Mitte Mai durchgeführt, danach werden die Behandlungsabstände aus Kostengründen auf 14 Tage ausgedehnt, also erst Ende Mai und Mitte Juni erneut akupunktiert. Erfreulicherweise reichte diese Auffrischungsbehandlung in verkürzter Form aus, um abermals weitgehend beschwerdefrei ohne Gebrauch von Medikamenten die Pollensaison zu überstehen. Der Patient hat seitdem nur noch leichte, erträgliche Beschwerden in den Folgejahren an Tagen besonders starken Pollenflugs.

Diskussion

Trotz des sicher erfreulichen Erfolges bei diesem Patienten muss die Pollinosis als zwar oft erfolgreiche, aber keineswegs sichere Indikation gelten, zumindest wenn man den Betroffenen auch in den nachfolgenden Jahren wiedersieht – kennen wir doch alle bei diesem Krankheitsbild die erheblichen Beschwerdeschwankungen je nach Wetterlage. Gerade Krankheiten, die das Prinzip *Yin*-Auffüllen erfordern, haben oft ihre Grenzen in reiner Nadeltherapie. Trotzdem können sich bei guter energetischer Ausgangslage des Patienten schöne Erfolge einstellen.

Schlussfolgerung

Die besten Erfahrungen habe ich bei rechtzeitigem präsaisonalem Therapiebeginn (ca. 4 Wochen vor den zu erwartenden Beschwerden) mit kombinierter Körper- und Ohrakupunktur gemacht. Der Patient muss über die mögliche, aber nicht garantierte Erfolgsaussicht einer Akupunktur bei Pollinosis aufgeklärt, konstitutionelle Aspekte im Sinne der TCM sollten bezüglich der Körperpunkte neben den symptomatischen Ohrarealen mit berücksichtigt werden.

Literatur

Gleditsch J: Akupunktur in der Hals-Nasen-Ohrenheilkunde. Hippokrates Verlag, Stuttgart 1997
Ogal HP, Stör W: Seirin-Bildatlas der Akupunkturpunkte. KVM-Verlag, Marburg 1999
Garten H: Akupunktur bei Inneren Erkrankungen. Hippokrates Verlag, Stuttgart 1999

Asthma bronchiale, allergische Rhinoconjunctivitis, Adipositas, WS-Syndrom, intestinale Candida-Mykose

Uwe Siedentopp

Zusammenfassung

Bei einer Patientin mit Asthma, Heuschnupfen, chronischen Hautausschlägen, Nahrungsmittelallergien und Adipositas entwickeln sich unter schulmedizinischer Behandlung zunehmend massive Ernährungs-, Gewichts- und Verdauungsprobleme. Erst nach einer umfangreichen Ernährungsanamnese kann eine regelmäßige, individuelle Ernährungsberatung und -therapie, die spezielle westliche und chinesische Diätetik integrativ einsetzt, Beschwerden und den Leidensdruck bessern. Entscheidend trägt dazu bei, dass eine festgestellte intestinale Candidamykose als Ausdruck eines geschädigten MALT-Systems erkannt und konsequent auf naturheilkundlicher Basis mit behandelt wird.

Patient/Patientin

Frau T.H., 31 Jahre; Steuerfachgehilfin
Erstkontakt: 2. April 2002

Krankengeschichte/Untersuchung

Seit mehr als 15 Jahren leidet die Patientin unter Heuschnupfen und Asthma. In den vergangenen 6 Jahren hat sich ihr Gewicht zu einer Adipositas III° entwickelt. Parallel dazu haben sich seit 1999 zahlreiche Nahrungsmittelallergien und Hautausschläge mit starkem Juckreiz im Gesicht, Hals sowie an den Händen entwickelt. Zunehmende Verdauungsstörungen (Blähungen, Völlegefühl) und Stuhlunregelmäßigkeiten (häufig wechselnde Konsistenz mit Tendenz zu weichen, dünnen Stühlen) belasten zusätzlich die allgemeine Lebensqualität. 3 heilklimatische Kuren (1990, 1996, 2000) sowie eine spezifische Immuntherapie (SIT) bei einem Allergologen über 3 Jahre zur Desensibilisierung gegen Hausstaub (Deutsche Gesellschaft für Allergologie und Klinische Immunologie 2000) haben eine klinische Verbesserung lediglich für jeweils begrenzte Zeiträume bewirkt. Trotz kontinuierlicher dermatologischer Behandlung bessern sich die Hautausschläge nicht wesentlich. Die Patientin steht zudem in regelmäßiger hausärztlicher Behandlung bei einem Allgemeinmediziner. Die massiven Ernährungs-, Gewichts- und Verdauungsprobleme belasten Frau H. mittlerweile derart stark, dass sie nunmehr eine gezielte und individuelle Ernährungsberatung und -therapie auf ernährungsmedizinischer und naturheilkundlicher Basis zusätzlich beginnen möchte. Besonderes Interesse besteht an der chinesischen Diätetik, zumal ihre Freundin mit ähnlichen Problemen damit bereits gute Erfahrungen und Erfolge bei mir erlebt hat.

Bisherige Medikation
Pulmicort® TH, Bronchospray® DA, Beclorhinol aquosum® Pumpspray, Cetirizin beta® Tabl., Advantan® Salbe, Tannosynt® Creme

Untersuchungsbefund
Körpergröße: 161 cm, Körpergewicht: 112 kg, Body Mass Index BMI 43. Kyphoskoliose der Wirbelsäule.
Zunge: Zungenkörper groß, geschwollen, feucht, blasse Farbe, Zahneindrücke beidseits
Belag: Dünn und weiß, am Zungengrund dick weiß, Zungenvenen o.B.
Haut: Im Gesicht trocken-schuppige Areale auf den Augenlidern, an den Wangen und perioral; am seitlichen Hals multiple gerötete, trocken-schuppige Ekzeme von unterschiedlichem Durchmesser; an beiden Händen und Handgelenken mehrere sehr trockene, lichenifizierte Areale mit vereinzelten Kratzspuren.
Die Patientin spricht sehr leise und erscheint mehrfach kurzatmig. Sie wirkt auf mich extrem träge, schwerfällig, verlangsamt, mit einem sehr großen inneren Leidensdruck, der sich auch im traurigen Gesichtsausdruck widerspiegelt.

Eigenanamnese
Wegen habitueller Patellaluxation 3-malige Knieoperation (Roux-Bandi-OP) rechts (1985, 1997, 1998), häufige Kopfschmerzen frontal und occipital im Zusammenhang mit der allergischen Rhinokonjunktivitis, der Nahrungsaufnahme und prämenstruell, rezidivierende Wirbelsäulenbeschwerden im HWS- und LWS-Bereich, Hypertonie, Hyperlipidämie, hyperreagibles Bronchialsystem (pulmonologisches Gutachten 6/00).

Allergologische Anamnese
Als Säugling Milchschorf und Windelekzeme, Prick-Test 1995 Erle und Birke ++++, Hasel und Buche +++, Eiche ++, Hausstaubmilben D. farinae und pter. ++++, Pferde- und Katzenepithelien +++. RAST Test D. pter. Klasse 3, D. farinae Klasse 2, Prick-Test 1999 Apfelsine, Kartoffel, Paprika, Haselnuss, Sellerie, Anis und Zitronensäure +++, subjektive Reaktionen (orales Allergiesyndrom) auf rohe Karotten, Äpfel, Apfelsinen und Haselnüsse; keine Medikamentenallergie; abgeschlossene SIT (Hyposensibilisierung) von 2000–2002 für Hausstaubmilben D. farinae und pter.
„+" gibt die Stärke der Hautreaktion im Prick-Test an:
+ = gering positiv; ++ = leicht positiv; +++ = mittel positiv; ++++ = stark positiv; +++++ = sehr stark positiv

Weitere Symptome auf Befragung
Übermäßige Müdigkeit, Sehstörungen bei täglicher Bildschirmarbeit, nächtliche Krämpfe in den Beinen, Durchschlafstörungen ohne bestimmte Wachzeiten, Haarausfall, brüchige Fingernägel, Infektanfälligkeit der oberen Atemwege, Miktio o.B., Nierenschmerzen ausschließlich nach Analgetika-Einnahme auf nüchternen Magen, Mens: unregelmäßige Zyklusdauer (28–34 Tage), schwache Blutungen, bioklimatische Faktoren: Wind und Kälte verschlechtern die Kopf- und Rückenschmerzen, Feuchtigkeit, Nässe und saisonaler Pollenflug beeinträchtigen die Atemfunktion bzw. den Verdauungstrakt.

Aktuelle emotionale Selbstbeschreibung
„Ich bin zur Zeit wegen meines Gewichts ziemlich frustriert, und mir fehlt die richtige Motivation, alleine etwas dagegen zu unternehmen."

Familienanamnese
Vater 44-jährig an Myokardinfarkt verstorben, Mutter Struma, Schwester Handekzeme, Großeltern KHK und Hypertonie, Onkel Diabetes mellitus.

Sozialanamnese
Die Patientin ist ledig und hat keine Kinder. Sie ist Steuerfachgehilfin und zur Zeit als Buchhalterin ganztags tätig. Der Grad der Behinderung (GdB) ist 0, Arbeitsunfähigkeitszeit lediglich 2 Tage im Jahr 1999.

Ernährungsmedizinische Anamnese
Die Patientin ernährt sich nach eigenen Angaben mit normaler Mischkost, vielen Halbfertig- und Fertigprodukten (Konserven, Tiefkühlkost) und häufig Süßigkeiten (bevorzugte Geschmacksrichtung süß). Ihre bevorzugten Getränke seien Apfelsaft, Cola light und Volvic, eine Tasse Bohnenkaffee pro Tag, selten Tee und nur hin und wieder alkoholische Getränke. Für die Mittagspause nimmt sie sich meistens etwas zum Warmmachen mit zur Arbeit (Mikrowelle). Eine 1. Phase des Übergewichtes 1990 mit einem BMI von 33 (85 kg) hatte sie während des ersten stationären Heilverfahrens durch eine 1000-kcal-Reduktionskost, bei gleichzeitigem körperlichem Training, um 7 kg abbauen können. Bis 1996 hat Frau H. ihr Gewicht auf 58 kg (BMI 22,5) reduziert, seitdem nimmt es kontinuierlich wieder zu. Vor 2 Jahren hat sie über 6 Monate eine Formula-Diät ohne Erfolg (minus 200 g!) zu sich genommen (Body Cell Mass Diät- und Ernährungsprogramm der Fa. Precon GmbH & Co KG, Darmstadt). Aufgrund der seit 3 Jahren bestehenden Nahrungsmittelallergien (Kreuzreaktionen bei bekannter Pollenallergie) hat sie zwar die Lebensmittelauswahl deutlich eingeschränkt, eine konsequente Berücksichtigung bei Auswahl und Zubereitung erfolgt jedoch nicht. Die juckenden Hautausschläge sind zeitgleich mit den Nahrungsmittelallergien aufgetreten und ebenso wie die gastrointestinalen Störungen als immunologische Reaktion einzustufen (Kluthe 2003).

Im Rahmen der speziellen Ernährungsanamnese führt die Patientin ein **7-Tage-Ernährungsprotokoll.** Damit werden ihre Ernährungsgewohnheiten wie Mahlzeitenrhythmus, Art, Menge und Häufigkeit der verzehrten Speisen und Getränke sowie Auswahl und Zubereitungsart genau erfasst (Siedentopp 1994; 1996) Diese Informationen bilden die Basis für den späteren individuellen Kost- und Ernährungsplan. Wie aus dem Ernährungsprotokoll ersichtlich, besteht das Frühstück fast immer aus Brot oder Brötchen, Butter bzw. Margarine, Marmelade und Geflügel- oder Kalbsleberwurst. Als Hauptgetränk dient Apfelsaftschorle (ein bis mehrere Gläser). Als Zwischenmahlzeit gibt es mehrmals pro Woche Brot mit magerem Wurstaufschnitt und regelmäßig Apfelsaftschorle. Die Mittagsmahlzeit besteht aus Brot, Obst, Salaten oder Schnellgerichten zum Aufwärmen. Am Nachmittag isst die Patientin fast täglich Kuchen oder etwas Süßes, dazu gibt es Fruchtsäfte. Die eigentliche Hauptmahlzeit (z.B. Reis, Nudeln, Rindergehacktes, Fisch, Gemüse, Soße) wird erst am Abend, zumeist gegen 20.00 Uhr, eingenommen. Manchmal gibt es aber auch nur belegte Brote wie am Morgen, einige Süßigkeiten und Apfelsaftschorle (Tab. 1).

Tab. 1   Ernährungsprotokoll: „Was ich täglich esse"

Donnerstag, den 4. April 2002

	Lebensmittel/Getränke	Menge (Tasse, Glas, Teller, Scheibe, Löffel etc.)
Frühstück: 7.00 Uhr	2 Brote mit Butter, Geflügelwurst, Kaffee mit Milch, Süßstoff	Kleine Scheiben 1 Tasse 4 Süßstofftabletten
Zwischenmahlzeit: 11.00 Uhr	1 Brot, Geflügelwurst, grüne Weintrauben, Apfelsaft mit Wasser	1 kleine Scheibe 1 kleines Schälchen 2 Gläser
Mittagessen: 13.15 Uhr	Brot mit Butter und Kalbsleberwurst, Honigmelone, Salat mit saurer Sahne und Salatkrönung	6 kleine Scheiben 3 schmale Stücke Melone 1 kleine Schüssel Salat
Nachmittag: 17.00 Uhr	Kohlrabi, Apfelsaft mit Wasser	5 kleine Stückchen 2 Gläser
Abendessen: 19.45 Uhr	Nudeln, Schlagsahne und Käse (40 % i.Tr.) mit Paprikagewürz, Semmelbrösel in Butter als Soße	1½ Teller
Zum Tagesausklang: 21.30 Uhr	Apfelsaft mit Wasser	1 Glas

Samstag, den 6. April 2002

	Lebensmittel/Getränke	Menge (Tasse, Glas, Teller, Scheibe, Löffel etc.)
Frühstück: 10.00 Uhr	Normale Brötchen, Butter, Becel, Putenbrust, Kalbsleberwurst, schwarze Oliven, Weinblätter mit Reis	2 Brötchen 2 Scheiben 5 Stück 3 Weinblätter
Zwischenmahlzeit: 12.00 Uhr	Apfelsaft mit Wasser	2 Gläser
Mittagessen: 13.15 Uhr	Gehacktes, Tomaten, Schalotten, Reis	1 großer Teller
Nachmittag: 15.30 Uhr	Kuchenzopf Schokorührkuchen Kaffee Apfelsaft mit Wasser	2 kleine Stücke 1 kleines Stück 1 Tasse 2 Gläser
Abendessen: 20.15 Uhr	Brot, Becel, Putenlachsschinken, Kalbsleberwurst, schwarze Oliven, gefüllte Paprika mit Käse (60 % i,Tr.)	2 Scheiben 3 Scheiben 1 Teelöffel, 6 Stück ½ Paprika
Zum Tagesausklang: 22.30 Uhr	Schokoladeneier	6 kleine

Labordiagnostik

Zahlreiche Vorbefunde insbesondere zur Allergiediagnostik bringt die Patientin mit. Neu werden durchgeführt: Zungenabstrich und mykologische Stuhlkultur. Sie zeigen eine massive Candida-Mykose des Orogastrointestinalbereiches mit Candida albicans 10^{7-9} Keime/g Stuhl sowie Candida glabrata 10^{3-4} Keime/g Stuhl (Norm jeweils bis 10^2 Keime/g Stuhl) jeweils mit nachweisbaren Pathogenitätsfaktoren (sekretorische Aspartatprotease). Die physiologische Bakterienflora des Stuhles (Enterobacterarten) liegt unterhalb der Nachweisgrenze. Weitergehende Analysen vor allem zum Versorgungszustand mit Mikronährstoffen (Vitamine, Mineralstoffe und Spurenelemente) werden aus Kostengründen (Selbstzahlerleistungen) nicht durchgeführt. Von Interesse wäre hier insbesondere der Zink-, Vitamin-B6-, Calcium-, Magnesium- und Vitamin-C-Status gewesen. Bei diesen Nährstoffen finden sich bei polyvalenten Allergikern häufig Mangelzustände (Siedentopp 1995; 1996).

Diagnostische Überlegungen

Im Rahmen der durchgeführten schulmedizinischen Diagnostik werden eine allergische Rhinokonjunktivitis sowie ein gemischtes Asthma bronchiale festgestellt. Als Allergieauslöser stehen Hausstaubmilben und Baumpollen im Vordergrund. Sanierungsmaßnahmen im häuslichen Umfeld (verminderte Allergenexposition), spezifische Immuntherapie und heilklimatische Kuren haben zusammen mit der klassischen medikamentösen Behandlung das Beschwerdebild im Bereich der Atemwege relativ stabil gehalten (Deutsche Gesellschaft für Allergologie und Klinische Immunologie 2000).

Die massive Störung der Intestinalflora (mykologisch und bakteriologisch) deutet auf eine starke Beeinträchtigung des darmassoziierten lymphatischen Systems (GALT = gut-associated lymphatic tissue) hin. Zusammen mit den chronischen Schleimhautaffektionen der oberen und unteren Atemwege liegt hier eine ausgeprägte Schädigung des mukosaassoziierten lymphatischen Systems (MALT = mucosa-associated lymphatic tissue) und damit des gesamten Immunsystems vor (Beckmann, Rüffer 2000; Heizmann, Nolting 1999).

Die massive Gewichtszunahme in den vergangenen Jahren hat auch zur Zunahme der Rückenschmerzen und Knieprobleme geführt. Aus orthopädischer Sicht ist das rechte Knie jedoch austherapiert und am Rücken zeigen sich keine pathologischen Befunde. Die dermatologische Behandlung der Ekzeme beschränkt sich auf die Anwendung von corticoidhaltiger Salbe und synthetischem Gerbstoff. Die positive Austestung der Nahrungsmittelallergene und Zusatzstoffe (Zitronensäure) hat lediglich die Ausstellung eines Allergieausweises zur Konsequenz! Weitergehende Tipps und Empfehlungen werden nicht gegeben. Die abdominellen Beschwerden werden haus- und fachärztlicherseits als funktionell und psychosomatisch eingestuft. Ein Zusammenhang mit Nahrungsmittelreaktionen oder einer Störung des GALT-Systems wird nicht hergestellt (Raithel, Hahn, Baenkler 2002; Thiel 2003).

Gezielte Maßnahmen zur Gewichtsreduktion finden immer nur während der Kuraufenthalte in Form einer Reduktionskost und mit allgemeinen Ernährungsvorträgen statt. In der ambulanten Betreuung heißt es lediglich immer von allen Seiten: *„Sie müssen abnehmen."* Das sei lediglich ein kalorisches bzw. energetisches Problem bei einer unausgeglichenen Energiebilanz. Die Patientin sieht im inhalativen Cortison einen Grund für die *„Wasseranschwemmung"* (laut Kur-Entlassungsbericht 10/2000). Falsches Essverhalten und mangelnde Bewegung werden von ihr als weniger bedeutsam eingeschätzt.

Die multiple Allergie gegenüber inhalativen und nutritiven Faktoren spricht für ein sehr schwaches *Wei-Qi*. Auftreten, Erscheinungsform und Lokalisation der Hautausschläge sowie die Atembeschwerden lassen eine Störung im Funktionskreis Lunge-Dickdarm (Hautreaktionen, Niesanfälle, Atemnot, Infektanfälligkeit der Atemwege, Ekzemlokalisation im Verlauf des Lu- und Di-Meridians, leise Stimme, Kurzatmigkeit) erkennen. Die frontalen Kopfschmerzen werden als Störungsmuster der *Yang-Ming*-Achse (Di – Ma) interpretiert. Für eine Schwäche im Funktionskreis Magen-Milz sprechen die Ekzeme an den Augenlidern und im Wangenbereich, die Verdauungsstörungen (Blähungen), Stuhlunregelmäßigkeiten (weiche, dünne Konsistenz), die kontinuierliche Gewichtszunahme, die ausgeprägte Müdigkeit, die Hyperlipidämie sowie die Candidamykose des Orogastrointestinaltraktes. Als pathogene Faktoren zeigen sich Feuchtigkeit und Schleim (geschwollene, feuchte Zunge, Zahneindrücke, massive Adipositas, Darmmykose), Wind-Hitze (akut einsetzende allergische Konjunktivitis) und Wind-Kälte (verstärkt Kopf- und Rückenschmerzen). Die chronischen LWS-Schmerzen, die habituelle Patelluxation mit operativer Intervention, der Haarausfall und die Analgetika-assoziierten „Nierenschmerzen" weisen auf eine Nieren-*Qi*-Leere hin. Die muskulär bedingten Nackenschmerzen und prämenstruellen Kopfschmerzen, die Hypertonie, die brüchigen Fingernägel, die allergische Konjunktivitis, die Sehstörungen, das Völlegefühl, die perioralen Hautveränderungen (innerer Ast des Lebermeridians), die Dysmenorrhö sowie die emotionale Situation mit Frustration und Leidensdruck weisen auf eine Disharmonie im Funktionskreis Leber-Gallenblase hin.

Diagnose westlich

Asthma bronchiale, allergische Rhinokonjunktivitis, Adipositas III°, chronisches Wirbelsäulen-Syndrom, Intestinalmykose, Schädigung des MALT

Diagnose chinesisch

- Schleim
- *Qi*-Leere (Milz, Lunge, Niere)

Therapieprinzip

Funktionskreise Lunge – Dickdarm und Magen – Milz stärken, Lungen-, Milz- und Nieren-*Qi* stärken, Leber-Blut nähren, Schleim transformieren, Wind und Kälte eliminieren, Darmsanierung (mikrobiologische Therapie), Allergene meiden oder reduzieren

Methoden

Chinesische Diätetik, Ernährungsmedizin, Naturheilkunde

Behandlungsverlauf

Ergänzung der bestehenden schulmedizinischen Medikation durch eine mikrobiologische Therapie in Form einer Darmsanierung: Nystatin (Suspension und Tabletten) zur Behandlung

der Candidapilze über 4 Wochen, anschließend über 3 Wochen Präparate zum Aufbau der Darmflora (Lactobacillen, Bifidusstämme, Enterokokken und E. coli)
Einweisung in eine entsprechende Ernährungstherapie: Verzicht auf Zucker, gesüßte Speisen und Weißmehlprodukte (Siedentopp 1995; 1999).

Unter dieser Maßnahme bessern sich die Verdauungsbeschwerden und das Stuhlverhalten bereits wesentlich. Die Blähungen lassen nach, die Stuhlkonsistenz ist nicht mehr breiig und wird zunehmend fester. Bereits nach 8 Wochen nimmt Frau H. 3 kg ab.

Auch die Hautausschläge im Gesicht und am Hals treten weniger oft und intensiv auf. Lediglich während einer zehntägigen Stressphase bei der Arbeit, in der sie häufiger Cola light trinkt, manifestiert sich erneut ein starker perioraler Ausschlag. Als Auslöser/Trigger wird der Zusatzstoff Zitronensäure in diesem Getränk vermutet.

Ein individueller schriftlicher Kost- und Ernährungsplan wird sukzessive in den Alltag der Patientin integriert. Er enthält die notwendigen ernährungsmedizinischen Aspekte zur Elimination der Nahrungsmittelallergene (Deutsche Gesellschaft für Ernährung 2000; Kluthe 2003; Schmiedel, Leitzmann, Lützner 2003; Thiel 2003) und wichtige Hinweise zur Zubereitung der Speisen, um vor allem die thermolabilen Allergene zu zerstören. Aspekte der chinesischen Diätetik bilden die Grundlage für die längerfristige Wirkung der Ernährungsumstellung. Überwiegend neutrale oder warme Lebensmittel, bevorzugt süßer und bitterer Geschmack, möglichst regelmäßige Nahrungsaufnahme, gut frühstücken, 1–2 warme Mahlzeiten täglich, keine späte Abendmahlzeiten, meiden von Fast Food, zuckerhaltigen Speisen, nicht zu viel Rohkost und Zitrusfrüchte, wenig Kuhmilchprodukte (Engelhardt, Hempen 2002; Flaws, Wolfe 1997; Kastner 2003; Kirchhoff 2003; Leggett 1997; Pitchford 1993; Siedentopp, Hecker 2002; Siedentopp 2003; 2004).

Mittlerweile hat der behandelnde Allergologe eine weitere SIT (Desensibilisierung mit Birkenpollen) begonnen. Die inhalative Corticoidbehandlung kann unter der von mir eingeleiteten Therapie bereits nach 3 Monaten abgesetzt werden. Nach 6 Monaten unterschreitet das Gewicht erstmals die 100-kg-Grenze; mit 98,8 kg liegt der BMI nun bei 38.

Die Patientin ist zufrieden, möchte aber weiter abnehmen. In der Folgezeit stagniert jedoch die Gewichtsentwicklung. Schwerwiegende Probleme im privaten Umfeld mit einer sehr hilfsbedürftigen Freundin belasten Frau H. so sehr, dass sie über viele Monate nur noch sehr wenig Zeit hat, sich um sich selbst zu kümmern. Während der gesamten Behandlungszeit weise ich sie auch immer wieder auf die Notwendigkeit einer regelmäßigen sportlichen Aktivität hin. Sie findet fast immer irgendwelche Gründe, die sie an der Umsetzung hindern. Dennoch kommt sie fast alle 6 Wochen in die Sprechstunde, um sich „neue Motivation zu holen" und diätetisch beraten zu lassen. Eine erneut auftretende starke Müdigkeit gibt Anlass, den Schilddrüsenhormonstatus zu überprüfen. Es zeigt sich eine euthyreote Stoffwechsellage. Eine Kontrolle der mikrobiologischen Stuhlanalyse zeigt aber eine erneute leichte Darmmykose und Dysbakterie, die nach dem anfänglichen Schema erneut behandelt wird. Beim letzten Kontakt am 18.12.2003 berichtet die Patientin, dass sie nunmehr wöchentlich einmal Aquafitness und Bauchtanz mache, ein Fahrradergometer zu Hause fast täglich benutze und nach der „Trennung" von der Freundin und ihren Problemen guten Mutes und voller Hoffnung in das neue Jahr blicke. Die vom Hausarzt kontrollierten Blutfettwerte haben sich fast normalisiert. Das Gewicht beträgt weiterhin 99 kg.

Ergebnis

Die kombinierte Behandlung aus westlicher Ernährungsmedizin, chinesischer Diätetik und Naturheilkunde hat den jahrelangen Gewichtsanstieg gestoppt, eine Reduktion des Körpergewichtes um 13 kg bewirkt und den regelmäßigen Kortisonverbrauch überflüssig gemacht. Durch die langfristige und individuelle Ernährungsberatung und -therapie hat die Patientin auch in einer schwierigen Lebensphase den Mut nicht verloren und ihr Gewicht konstant gehalten.

Diskussion

Unter der naturheilkundlichen Darmsanierung zur Stärkung des Immunsystems hat die Patientin einen wichtigen Anfangserfolg mit Gewichtsreduktion und Verbesserung der gastrointestinalen Symptome erlebt. Dies hat sie für die Folgezeit in ihrem Wunsch und Bestreben nach weiterer Gewichtsabnahme bestärkt. Störfaktoren aus dem privaten Umfeld haben sie dann in ihre Weiterentwicklung lange Zeit gebremst. Hier liegen die Grenzen in der Effektivität von alleiniger Ernährungsberatung bei Adipositas (Kluthe 2003). Interdisziplinäre Therapiegruppen (Hausarzt, Ernährungsberater, Psychologe und Sport-/Bewegungstherapeut) decken aus eigener Erfahrung in vielen Fällen das notwendige Spektrum besser ab. In dem vorliegendem Fall hat mich die Patientin auch regelmäßig in hausärztlicher und psychologischer Funktion in Anspruch genommen. Ein ausreichender Zeitrahmen und die gezielte Berücksichtigung der individuellen Gegebenheiten sind hierbei wirksame Therapieinstrumente.

Schlussfolgerung

Multiple Ess- und Ernährungsstörungen wie Adipositas, allergisches Asthma, pollenassoziierte Nahrungsmittelallergien und gastrointestinale Störungen lassen sich wirkungsvoll mit einer Kombination aus Naturheilkunde, Ernährungsmedizin und individueller chinesischer Diätetik behandeln. Diese Maßnahmen lassen sich aus jahrelanger eigener Erfahrung gut in bestehende schulmedizinische Therapiekonzepte integrieren. Von vielfältigen äußeren Rahmenbedingungen, die nicht immer im Einflussbereich des Therapeuten liegen, hängen jedoch die subjektiven und objektiven Erfolge sowie der Langzeiteffekt entscheidend mit ab.

Literatur

Beckmann G, Rüffer A: Mikroökologie des Darmes – Grundlagen, Diagnostik, Therapie. Schlütersche GmbH & Co KG, Hannover 2000

Deutsche Gesellschaft für Allergologie und Klinische Immunologie: Weißbuch Allergie in Deutschland 2000. Medizin & Wissen, München 2000

Deutsche Gesellschaft für Ernährung: Referenzwerte für die Nährstoffzufuhr. Umschau/Braus, Frankfurt/Main 2000

Engelhardt U, Hempen C-H: Chinesische Diätetik. Urban & Fischer, München 2002

Flaws B, Wolfe L: Das Yin und Yang der Ernährung. O.W. Barth, München 1997

Heizmann W, Nolting S: Candida, Intestinaltrakt, Immunsystem, Allergie. Promedico, Hamburg 1999

Kastner J: Propädeutik der chinesischen Diätetik. Hippokrates, Stuttgart 2003

Kluthe R (Hrsg.): Ernährungsmedizin in der Praxis – Aktuelles Handbuch zu Prophylaxe und Therapie ernährungsabhängiger Erkrankungen. Spitta Verlag, Balingen 2003

Kirchhoff S: Chinesische Diätetik. In: Focks C, Hillenbrand N (Hrsg.): Leitfaden Traditionelle Chinesische Medizin. Urban & Fischer, München 2003

Leggett D: Helping Ourselves – A Guide to Traditional Chinese Food Energetics. Meridian Press, Totnes Devon England 1997

Pitchford P: Healing with Whole Food – Oriental Traditions and Modern Nutrition. North Atlantic Books, Berkeley, California 1993

Raithel M, Hahn EG, Baenkler HW: Klinik und Diagnostik von Nahrungsmittelallergien. Dtsch Ärztebl 99 (2002) 780–786

Schmiedel V, Leitzmann K, Lützner H: Ernährungsmedizin in der Naturheilkunde. Urban & Fischer, München 2003

Siedentopp U: Die Ernährungsanamnese, Journal für Umweltmedizin. Supplement der Zeitung für Umweltmedizin, S 18–21. medi-Verlag, Hamburg 1994

Siedentopp U: Ernährung bei Intestinalmykosen, Zeitung für Umweltmedizin, Sonderausgabe: Mikroökologie und Mykologie, S. 20–21. medi-Verlag, Hamburg 1995

Siedentopp U: Ernährungsmedizinische Anamnese bei Nahrungsmittelallergien und Pilzinfektionen des Verdauungstraktes, In: 4. Eckernförder Therapietage, S. 11–15. medi-Verlag, Hamburg 1996

Siedentopp U: Ernährungstherapie, In: Heizmann W, Nolting S: Candida, Intestinaltrakt, Immunsystem, Allergie, S. 114–120. Promedico, Hamburg 1999

Siedentopp U, Hecker HU: Chinesische Diätetik – Lebensmittel, ihre Indikationen und Zuordnungen zu den Wandlungsphasen, Temperaturverhalten und Geschmacksrichtungen, Drehscheibe. Siedentopp & Hecker GbR, Kassel 2002

Siedentopp U: Chinesische Diätetik bei Lebensmittelunverträglichkeiten. Umwelt & Gesundheit 3 (2003) 108

Siedentopp U, Hecker HU: Praxishandbuch Chinesische Diätetik. Siedentopp & Hecker GbR, Kassel 2004

Thiel C: Nahrungsmittelallergien, In: Kluthe R (Hrsg.): Ernährungsmedizin in der Praxis, Kap. 3/12.1, S. 1, Kap. 3/12.1.8, S. 2. Spitta, Balingen 2003

Orales Allergie-Syndrom (OAS)

Raymund Pothmann

Zusammenfassung

Ein Patient mit akuter Reaktion auf den Genuss von Apfelsaft in Form von Lippen- und Zungenbrennen, Schwellung im Kehlkopfbereich mit Atemnot und konsekutivem Zerebralanfall wird akut mit Cortison und langfristig mit einem Antikonvulsivum eingestellt. Die wiederholte orale Reaktion nach Essen eines Apfels bleibt ohne nachfolgenden Anfall. Die einmalige Infrarotstimulation an den Anfangs- und Endpunkten von Magen-, Milz-, Lungen- und Dickdarm-Leitbahn ermöglicht das sofortige und auch nachhaltige erscheinungsfreie Essen von Äpfeln und das langsame Ausschleichen des Antikonvulsivums.

Patient/Patientin

8-jähriger deutsch-griechischer Junge

Krankengeschichte/Untersuchung

Der Junge war bis zur Erstmanifestation im Sommer 2001 unauffällig gewesen. Keine Allergieanamnese, auch nicht in der Familie. Plötzliche Entwicklung der Symptomatik innerhalb von wenigen Minuten nach Trinken eines Glases Apfelsaft: Lippen- und Zungenschwellung, Zungenbrennen, Atemnot. Aufgrund eines pathologischen EEG-Befundes Einstellung auf Tegretal®

Untersuchung

Kein Hyper-IgE-Befund im Labortest. RAST-Klasse 3 für Apfel und Prick-Test positiv für Birke und Hasel im Sinn einer Kreuzallergenität ohne bisher manifeste Pollinose. Körperliche Untersuchung ohne Befund. Leichte Neigung zu vermehrtem Bauchfettansatz. EEG unter Carbamazepin ohne hypersynchrone Aktivität, auch nach Absetzen des Antikonvulsivums. Freundlich angepasstes Wesen.

Eigenanamnese

Normale Entwicklungsvorgeschichte: intrauterin, perinatal und in den ersten Lebensjahren.

Familien-/Sozialanamnese

Ausgeglichener Kontakt zu Freunden seiner Altersklasse. Durchschnittliche Schulleistungen in der Orientierungsstufe des Gymnasiums. Der Junge zeigt wenig Ehrgeiz in der Schule, es besteht eine Tendenz zu geringem Einsatz bei den Hausaufgaben, zum Teil erst mit Nachdruck der Mutter.

Symptombefragung
Selbstbeschreibung des Patienten, ergänzt durch die Mutter:
- Juckend-brennendes Gefühl an den Lippen, rasch zunehmend
- Erstickungsgefühl, Atemnot, hierdurch: Todesangst
- Allgemein: Neigung zu Süßigkeiten, Limonaden, Milchschokolade
- Schlaf: eher spätes Einschlafen, am Wochenende langes Schlafen
- Keine Kopfschmerzen
- Stuhl: ohne Befund

Puls: Unauffällig
Zunge: Leicht voluminös, keine Furchen, rosiger Körper, dünner weißlicher Belag

Emotionelle Selbstbeschreibung
Der Junge beschreibt sich als ausgeglichen, unsportlich, bequem.

Diagnostische Überlegungen

Das Erscheinungsbild des Kindes mit Neigung zu Süßigkeiten, leichtem Fettansatz und angepasst bequemem Verhaltensrepertoire ergibt nur tendenzielle Hinweise für eine Milz-*Qi*-Schwäche. Die akute Reaktion wäre aufgrund der Vorbefunde nicht vorhersagbar gewesen. Eine konventionelle Diagnostik würde zu dem Hinweis führen, das Allergen (Typ-I-Reaktion) zu meiden, weil keine Hyposensibilisierung oder ausreichend sichere Akuttherapie möglich ist. Die Gefahr besteht jedoch, dass versehentlicher Konsum zu lebensbedrohlichen Zuständen führt. Insofern ist ein zusätzlicher therapeutischer Schutz wünschenswert.

Diagnose westlich

Orales Allergiesyndrom (OAS) mit einmalig nachfolgendem Cerebralanfall.

Diagnose chinesisch

Der Störung liegt wahrscheinlich eine Milz-*Qi*-Leere zugrunde. Dafür spricht die Konstitution des Jungen mit Neigung zu Bequemlichkeit und leichter Adipositas. Weitere Hinweise in Richtung Verdauungsstörung oder Zungeneindrücke fanden sich nicht, sind aber auch bei jungen Kindern selten zu finden.
Auf der Basis der zugrunde liegenden Schwäche der Milz kam es dann bei Kontakt mit dem Allergen zu einer akuten perioralen Schwellung im Sinne einer Milz-Störung mit aufsteigender *Yang*-/Hitze-Symptomatik. Periorales Brennen spricht für ein aufsteigendes Magen-Feuer, der (ansonsten nicht zwangsläufige) tonisch-klonische Zerebralanfall weist auf ein aufsteigendes Leber-*Yang* hin.

Therapieprinzip

Anhebung des *Qi*-Niveaus im ersten Leitbahn-Umlauf (unter Kontakt mit dem auslösenden Agens)

Methoden

Infrarot-(Pseudo-)Moxibustion

Behandlungsverlauf

Akupunktur-Punktekombination

Einmalige 1-sekündige Stimulation der Punkte: Ma 2, Ma 45; Mi 1, Mi 21; Lu 1, Lu 11; Di 1, Di 20. Es handelt sich um die Anfangs- und Endpunkte der Leitbahnen des 1. Umlaufs, die die (Schleim-)Häute des Körpers versorgen.
Dabei lag ein angeschnittenes Stück rotbackiger und grüner Apfel sowohl mit der Schnittfläche als auch mit der Schale auf der Bauchhaut (Pothmann 1997, 2000).

Hintergrundüberlegungen zu den verwendeten Punkten

Die verwendeten Punkte liegen einem energetischen Therapiekonstrukt zugrunde, wie er auch von den so genannten antiken Punkten her bekannt ist. Das Prinzip wurde von Scott 1993 in die Kinesiologie übernommen, dort jedoch in komplizierterer Weise gehandhabt. Ab 1994 wurde die zugrunde liegende Akupunktursystematik von mir zunächst mit Nadeln, später dann nur noch mit Laser oder Infrarot-Stimulation umgesetzt. Das Verdienst der Kinesiologie ist es, das/die auslösende/n Allergen/e in den Behandlungsgang integriert zu haben.

Ergebnis

Direkt nach der Behandlung aß der Junge ein Stück Apfel. Nach einigen Sekunden stellte sich für ca. 1 Minute ein leichtes Kribbeln an den Lippen ein, das auf nochmalige 1-sekündige Infrarot-Stimulation von Punkten der Dickdarm- und Magen-Leitbahn wieder verschwand. Ein Rezidiv trat in den folgenden Jahren bei erneutem Apfelkonsum nicht mehr auf. Tegretal® konnte in 3 Schritten innerhalb eines halben Jahres ausgeschlichen werden.

Diskussion

Die Infrarot-Akupunktur zeigte sich in diesem Fall den konventionellen Therapieansätzen insofern schon überlegen, weil keine vergleichbar wirksamen Empfehlungen oder Alternativen vorliegen. Eine Erklärung der Wirkung ist bislang weder nach westlichen noch nach traditionell chinesischen Kriterien möglich gewesen. Wahrscheinlich gelingt es, den Körper durch eine energiereiche Strahlung anzuregen (das *Qi/Yang* anzuheben) und ihn durch gleichzeitige Applikation des Allergens in die Lage zu versetzen, sein Reaktionsmuster zu modifizieren. Dabei wird offensichtlich die Toleranzschwelle verbessert. Je nach Typ der allergischen Reaktion scheint die Wirkung von (Laser-/Infrarot-)Akupunktur schneller oder langsamer auszufallen. Allergien vom Sofort-Typ sprechen deshalb z.B. am schnellsten an. Der Vorteil der Infrarot-Pseudomoxibustion liegt jedenfalls in der Kürze der Anwendung.

Schlussfolgerung

Die nicht-invasiven Methoden der Akupunktur wie Infrarot-Stimulation oder Softlaser sind gegenüber der Nadelanwendung nicht weniger wirksam und deshalb aufgrund der schmerzfreien Applikation zu bevorzugen. Die Methode ist gegenüber der konventionellen Akupunktur bei Allergien spezifischer und bei geringem zeitlichem Aufwand wesentlich nachhaltiger. Ein Nachlassen der Wirkung ist bei der Behandlung des OAS anders als bei volatilen Allergenen die Ausnahme. Fehlende Alternativen im Bereich der konventionellen Medizin lassen die Methode als Bereicherung für die Lebensqualität der Patienten erscheinen.

Die Methode wurde in den letzten 10 Jahren – von vielen Therapeuten bestätigt – bei vielen hundert Patienten überwiegend erfolgreich durchgeführt. Sie bietet oft einen anhaltenden Ausweg bei Nahrungsmittelallergie, für die es keine medizinischen Therapieoptionen gibt. Auch mehrere Nahrungsmittelunverträglichkeiten können gleichzeitig behandelt werden. Misserfolge sind allerdings bei Überladung des Körpers mit Quecksilber oder starkem psychischem Stress und sehr einseitiger Ernährung zu beachten (Pothmann u. Meng 2003).

Literatur

Pothmann R, Meng AC: Akupunktur in der Kinderheilkunde. S. 87–88. Hippokrates, Stuttgart 2003

Pothmann R: Akupunkturgestützte Hyposensibilisierung bei allergischen Erkrankungen. In: Maric-Oehler W, Hünten K (Hrsg.): Erkrankungen von Schleimhaut und Allergien. Akupunktur und Universität, S. 62–66. Hippokrates, Stuttgart 1997

Pothmann R: Infrarot-Moxibustion in der Hyposensibilisierung bei Allergien. Dtsch. Zeitschr Akup (2000) 113–115

Scott J: Allergien und der Weg, sich in wenigen Minuten davon zu befreien. VAK Verlags GmbH, Kirchzarten 1993

Rezidivierende periorbitale Ödeme

Uwe Siedentopp

Zusammenfassung

Einer Patientin mit chronisch rezidivierenden periorbitalen Ödemen kann schulmedizinisch nicht geholfen werden. Mit Verfahren der westlichen Naturheilkunde bessern sich die Beschwerden erstmals. Eine entscheidende Linderung und schließlich Heilung tritt erst nach ernährungsmedizinischer Intervention mit TCM-Diätetik und Akupunktur-gestützter Hyposensibilisierung ein.

Patient/Patientin

Frau J.K., 36 Jahre; Bankkauffrau Erstkontakt: 7. Januar 1997

Krankengeschichte/Untersuchung

Seit Oktober 1996 leidet die Patientin unter starken Schwellungen der Augenlider und des gesamten periorbitalen Bereiches beidseits, verbunden mit einer starken Rötung, erheblichem Juckreiz und Brennen der Gesichtshaut. Parallel zu den Schwellungen, die alle 3–4 Tage in Schüben erscheinen, treten Niesanfälle und Hustenattacken auf; die Beschwerden zeigen sich insgesamt unabhängig von Stress- oder Ruhephasen.

Der Hausarzt schickt sie zunächst zu einem Augenarzt. Dieser vermutet eine Allergie und schickt Frau J.K. weiter zu einer Hautärztin und Allergologin.

Im Intracutantest zeigen sich positive Reaktionen auf diverse Schimmelpilze bei normaler Hautreagibilität. Weitere Inhalations-, Kontakt- oder Lebensmittelallergene werden nicht getestet. Eine Überprüfung der Schimmelpilzreaktionen durch RAST-Test verläuft negativ, ebenso ist ein Provokationstest mit Pilzen unauffällig. Augenarzt und Hautärztin verordnen verschiedene corticoidhaltige Salben und Mixturen, die nicht nur alle ohne Erfolg bleiben, sondern die Hautreaktionen noch verschlimmern.

Da die Patientin täglich im Publikumsbereich einer Bank tätig ist und das äußere Erscheinungsbild dabei eine wichtige Rolle spielt, kommt sie ziemlich verzweifelt in meine Sprechstunde. Sie hat den Wunsch nach weitergehenden diagnostischen und therapeutischen Maßnahmen im Bereich der Naturheilverfahren, chinesischen Medizin und gegebenenfalls Ernährung.

Bisherige Medikation

Ficortril® Augensalbe 0,5%, hydrocortisonhaltige Salbenmixturen, Bufederm® Salbe; in Selbstmedikation Multivitamin- und Mineralstoffpräparate, Metavirulent® und Zinkorotat.

Untersuchungsbefund

Ausgeprägte periorbitale und Lidödeme mit Rötung beidseits, Konjunktiven leicht gerötet, die Gesichtshaut erscheint glänzend, keinerlei Schuppung.

Oralinspektion: Zungenkörper normal groß, Farbe rosig, Zahneindrücke deutlich beidseits, Zungenvenen nicht gestaut; Belag mitteldick und weiß im mittleren und hinteren Drittel. Das Gebiss zeigt sich mit Amalgam und Goldkronen saniert. Mund- und Rachenschleimhaut erscheinen unauffällig.

Die übrige Körperhaut ist zum Zeitpunkt der Erstuntersuchung unauffällig. Erst Anfang Februar und Mitte März 1997 zeigen sich auf beiden Oberarmen neue, juckende papulöse Ekzeme, die primär im Übergang von der Innen- zur Außenseite lokalisiert sind. Körpergewicht: 66 kg, Größe: 165 cm, Body Mass Index (BMI): 24,2.

Vorgeschichte

Sonnenallergie seit 20 Jahren, Tonsillektomie und NNH-OP 1978, Entfernung der Weisheitszähne, subtotale Strumektomie links und Keilexcision rechts bei Struma nodosa Grad I–II links und kaltem Knoten rechts 1984, Excision zweier dysplastischer Naevuszellnaevi an Rücken und Schulter 1988, 2-malige Operation am rechten Handgelenk wegen eines Überbeins 1991 und 1993, Neigung zu Hypoglycämie.

Weitere Symptome auf Befragung: Häufige Kopfschmerzen im Stirnbereich, z.T. zyklusabhängig, mit dumpfem Schmerzcharakter, Infektanfälligkeit der oberen Atemwege, eingeschlafene Arme, Zahnfleischbluten spontan und beim Zähneputzen, hin und wieder leichte Übelkeit, morgens oft Mundgeruch, Schlaf, Stuhl und Miktio o.B., Temperatur- und Witterungsfaktoren sind ohne Einfluss auf die Beschwerden.

Emotionale Selbstbeschreibung: *„Ich bin sehr zielstrebig und ehrgeizig"*; *„Durch den bisherigen Krankheitsverlauf bin ich sehr frustriert"*.

Familienanamnese

Hypertonie (beide Eltern), Diabetes (Großmütter), Hypercholesterinämie (Vater), Arthrose (Mutter, Großmutter), Penicillinallergie (Vater), Morbus Crohn (Schwester).

Sozialanamnese

Die Patientin ist verheiratet, hat keine Kinder. Sie arbeitet ganztags als Bankkauffrau im Publikumsverkehr einer großen Sparkasse.

Umweltmedizinische Anamnese

Im privaten und beruflichen Wohn- und Lebensumfeld gibt es weder Hinweise auf eine intra- oder extramurale noch inhalative Raumluftbelastung durch Pilzsporen. Veränderungen im Lebens-, Arbeits- oder Ernährungsverhalten in den vergangenen Wochen oder Monaten werden verneint. Kontaktreaktionen durch Körperpflegemittel oder Hygieneartikel kommen ebenfalls nicht in Betracht. Zahnärztliche Behandlungen wurden in jüngster Vergangenheit nicht durchgeführt. Die Patientin trägt seit vielen Jahren 4 Amalgamfüllungen, 8 Goldkronen und mehrere Kunststoff-Inlays im Zahnbereich.

Ernährungsmedizinische Anamnese

Die Patientin ernährt sich mit normaler „Mischkost", isst regelmäßig 3 Hauptmahlzeiten pro Tag, meidet „holländische" Produkte aus geschmacklichen Gründen und hat Angst vor unbekannten Inhaltsstoffen sowie Fleisch und Wurst aus Supermärkten. Sie mag gerne alles, was süß schmeckt. Kaffee trinkt sie 1–2 Tassen pro Tag, ansonsten nennt sie Mineralwasser, schwarzen Tee und Milch als ihre bevorzugten Getränke. Unter einer Formula-Diät in Pulverform hat sie vor Jahren ca. 6 kg in 9 Monaten abgenommen. Ein zeitlicher Zusammenhang zwischen der Aufnahme bestimmter Lebensmittel und dem phasenweisen Auftreten der Schwellungen im Augenbereich lässt sich zunächst aus der allgemeinen Ernährungsanamnese nicht ableiten.

Labordiagnostik

Differenzialblutbild o.B., keine Eosinophilie, Gesamt-Immunglobulin E normal, Zungenabstrich und mykologische Stuhlkultur zeigen eine Candida-albicans-Infektion mit 10^{4-6} Keime/g Stuhl und nachweisbaren Pathogenitätsfaktoren (sekretorische Aspartat-Protease). Eine bakteriologische Stuhlanalyse belegt eine ausgeprägte Dysbakterie mit starker Verminderung der aeroben und anaeroben Indikatorflora.

Diagnostische Überlegungen

Im Rahmen der schulmedizinischen Diagnostik wird lediglich eine Sensibilisierung gegenüber Schimmelpilzen nachgewiesen. Diese hat aber keinen direkten zeitlichen oder inhaltlichen Bezug zum klinischen Erscheinungsbild. Die ausgeprägte Störung der Intestinalflora (bakteriologisch und mykologisch) deutet auf eine starke Beeinträchtigung des mukosaassoziierten lymphatischen Systems (MALT = mucosa-associated lymphatic tissue) und damit des Immunsystems hin. Direkte und zeitlich assoziierte äußere Veränderungen im Lebens- und Arbeitsbereich lassen sich nicht eruieren. Mögliche nutritive Auslöser oder Triggerfaktoren werden zwar vermutet, bleiben zunächst aber ohne konkreten Beweis.

In der naturheilkundlich ausgerichteten westlichen Ernährungswissenschaft sind Ödeme im Augen- und Lidbereich oft mit einer Weizenallergie assoziiert. Auftreten, Erscheinungsform, Befundkonstellation und Lokalisation lassen eine Schwäche in den Funktionskreisen Lunge-Dickdarm (Hautreaktionen, Niesanfälle, Hustenattacken, Ekzemlokalisation an beiden Oberarmen, Infektanfälligkeit der oberen Atemwege), Magen-Milz (Schwellungen und Ödeme, Zahneindrücke beidseits, Zahnfleischbluten, bevorzugter Geschmack süß) sowie eine Störung in der Leber (Rötung, Brennen und Juckreiz der Konjunktiven sowie periorbital, emotionale Selbstbeschreibung) vermuten. Ein Mangel an Abwehr-*Qi* (Sonnenallergie, Infektanfälligkeit, Sensibilisierung gegenüber Schimmelpilzen) sowie die pathogenen Faktoren Feuchtigkeit/Schleim (Schwellungen und Ödeme, Zahneindrücke, Schilddrüsenknoten) und Wind-Hitze (schubweises, plötzliches Auftreten mit Rötung, Juckreiz und Brennen) ergänzen die chinesische Diagnose.

Diagnose westlich

Rezidivierende periorbitale Ödeme, Sensibilisierung gegen Schimmelpilze, Intestinalmykose bei Schwäche des MALT. Erst im weiteren Verlauf: V. a. Weizenallergie.

Diagnose chinesisch

- Milz- und Lungen-*Qi*-Schwäche
- Leber-*Qi*-Stagnation
- *Wei-Qi*-Schwäche
- als pathogene Faktoren Feuchtigkeit/Schleim und Wind-Hitze.

Therapieprinzip

Funktionskreise Lunge/Dickdarm und Milz/Magen stärken, *Wei Qi* stützen, Feuchtigkeit/Schleim transformieren und ebenso wie Wind ausleiten, Hitze kühlen. Juckreiz, Schwellungen und Ödeme behandeln, Darmsanierung, Weizen meiden.

Methoden

Naturheilkundliche Therapieverfahren, konventionelle Therapieverfahren, Ernährungsmedizin, Akupunktur und chinesische Diätetik.

Behandlungsverlauf

Zunächst behandele ich die Patientin mit einer Kombination aus Naturheilkunde und Schulmedizin. Frau J.K. erhält eine Eigenblutbehandlung als Reiz- und Umstimmungstherapie zusammen mit einem homöopathischen Komplexmittel (Allergie-Injektopas®) als i.m. Injektionen (12×) in ansteigender Dosierung sowie eine Darmsanierung mit Nystatin und mikrobiologischen Präparaten (Lactobacillen, Bifidus-Stämme, Enterokokken, E. coli). Als Lokalbehandlung werden Pfefferminztee-Auflagen und Euphrasia Augentropfen D 3 mehrmals täglich verordnet. Als schulmedizinische Ergänzung werden Calcium 10% und ein Antiallergikum (Fenistil®) anfangs 2-mal intravenös gegeben. Unter dieser Behandlung bilden sich Juckreiz und Ödeme deutlich zurück.

Erst im weiteren Verlauf treten die Hautreaktionen erneut – jetzt auch an den Armen – und stark auf. Als Auslöser vermute ich weizenhaltige Brot- und Backwaren, die Frau K. in größeren Mengen zuvor gegessen hat.

Als weiterführende ernährungsmedizinische Diagnostik führt die Patientin ein symptombezogenes 1-wöchiges Ernährungsprotokoll. Hieraus ergibt sich ein zeitlicher Zusammenhang zwischen Weizenmehlaufnahme und den juckenden Ödemen.

Die Behandlung stelle ich nunmehr auf Akupunktur und Diätetik um. Sämtliche Lebensmittel mit Weizenmehl werden eliminiert, ersatzweise verwendet die Patientin Roggen-, Hafer- und vor allem Dinkelmehl.

Akupunkturpunktkombinationen

Lu 1 (0,5 **cun**), Lu 11 (1 **mm**), Di 1 (1 mm), Di 20 (6 mm), Ma 2 (0,5 cun), Ma 45 (2 mm), Mi 1 (2 mm), Mi 21 (5 mm), zusätzlich Applikation von Weizenmehl auf Ma 25 beidseits. Alle Punkte werden neutral für 30 min genadelt. Im Gegensatz zu den Empfehlungen von Pothmann (1996), der für die Stimulation eine Infrarotmoxibustion bzw. einen Softlaser (Infrarot- oder HeNe-Laser) empfiehlt, wird wegen fehlender Geräteausstattung eine klassische Nadelakupunktur durchgeführt.

Hintergrundüberlegungen zu den verwandten Punkten

Zur Anwendung kommen die Anfangs- und Endpunkte des 1. Leitbahn-Umlaufes beidseits. Dieses Behandlungsschema richtet sich nach den Empfehlungen von Pothmann (1996), der eine Akupunktur-gestützte Toleranzsteigerung vor allem für belastende, nicht oder nur schwer vermeidbare Allergene oder Nahrungsmittel vorsieht. Da Weizenmehl im Alltag nahezu überall in Speisen Verwendung findet und besonders bei Mahlzeiten unterwegs fast nicht vermeidbar ist, kommt dieses Schema bei Frau K. zur Anwendung. Diese Behandlung erfolgt zunächst nur einmal. Eine 2. Behandlung wird erst 9 Monate später erforderlich, 3 weitere im Abstand von jeweils 6–9 Monaten folgen bis Juni 2001.

Bereits nach der 1. Behandlung zeigt sich gemeinsam mit der Weizenelimination ein anhaltender Erfolg. Nach 8 Wochen wird die Weizen-Karenz nach einem gelungenen Expositionsversuch gelockert und auf Rotationskostform (2× pro Woche Weizenprodukte) umgestellt. Erst bei erneut auftretenden kleineren, leicht juckenden Ödemen wird nach 9 Monaten ein 2. Mal akupunktiert.

Die 3 weiteren Behandlungen zu späteren Zeitpunkten erfolgen aus einer gewissen vorbeugenden Sicht jeweils nach dem gleichen Schema. Zusätzlich habe ich für die Patientin einen ausführlichen individuellen Kost- und Ernährungsplan nach den Kriterien der TCM-Diätetik erstellt, der die Lebensmittelauswahl und Zubereitungsform berücksichtigt. Darin enthalten sind empfehlenswerte und zu bevorzugende Nahrungsmittel und Getränke sowie praktische Tipps für ein akutes Wind-Hitze-Stadium.

> **Individueller Ernährungsplan für Frau J.K.: Empfehlenswerte und zu bevorzugende Lebensmittel**
> - **Getreide:** Reis, Hirse, Mais, Dinkel, Hafer, Buchweizen, Quinoa; Zubereitung möglichst gekocht oder gebacken
> - **Gemüse:** Kartoffeln, Möhren, Kürbis, Fenchel, Lauch, Zwiebeln, Weißkohl, Stangenbohnen, Shiitake-Pilze; Zubereitung überwiegend gedünstet, blanchiert oder gekocht
> - **Hülsenfrüchte:** Linsen, Erbsen, dicke Bohnen, Sojabohnen, Tofu; gekochte Hülsenfrüchte wandeln Feuchtigkeit und Schleim um und fördern die Ausscheidung
> - **Nüsse/Samen:** Walnuss, Esskastanie, Erdnuss, Sesam, Mandel, Haselnuss, Kokosnuss, Pistazie, Sonnenblumenkerne, Pinienkerne; Verwendung ungesalzen/ungewürzt; kurzes Anrösten ohne Fett in der Pfanne empfehlenswert
> - **Früchte/Obst:** Kirsche, Feige, Datteln, Himbeeren, Rosinen, Pflaumen, Aprikosen, Weintrauben, Trockenobst
> - **Fleisch/Fisch:** Hühner-, Rind-, Schweine- und Ziegenfleisch, Hering, Barsch, Aal, Kabeljau, Karpfen, Makrele, Muscheln. Fleisch (fettarm) möglichst klein geschnitten und gekocht verzehren, Fische kochen, dünsten oder leicht anbraten
> - **Kräuter/Gewürze:** Anis, Zimt, Nelken, Muskat, Pfeffer, Dill, Fenchelsamen, Rosmarin, Schnittlauch, Bohnenkraut, Koriander, Lorbeerblätter, Thymian, Kurkuma, Oliven
> - **Fette/Öle:** Butter, Sojaöl, Walnussöl, Erdnussöl
> - **Genussmittel/Getränke:** Traubensaft, Kirschsaft, Kümmeltee, Maisbarttee, Anistee, Jasmintee, Ingwertee, Kamillentee, Fencheltee, Reismilch. Alkoholische Getränke nur in Maßen.

> Im akuten Stadium der „Wind-Hitze" (Rötung, Juckreiz, Brennen der Haut) eignen sich besonders: Rettich, Löwenzahn, Tomate, Wassermelone, Sternfrucht (Karambole), Spargel, Chicorée, Joghurt und Kefir (Verzehr roh oder als Saft), Pfefferminz- und grüner Tee
> **Allgemeine Empfehlungen:** sparsamer Umgang mit gesüßten Speisen und Getränken sowie mit kalten oder gekühlten Lebensmitteln.

Ergebnis

Unter der kombinierten Behandlung mit westlicher Ernährungsmedizin, Akupunktur und chinesischer Diätetik sind alle Beschwerden komplett abgeklungen. Frau K. kann sogar bis heute (August 2004) wieder ohne Probleme alle Weizenmehlprodukte essen.

Diskussion

Der anfängliche Behandlungserfolg unter naturheilkundlicher und schulmedizinischer Kombinationstherapie war wohl deshalb nur von begrenzter Dauer, weil primär eine Weizenallergie zugrunde lag und zunächst nicht erkannt wurde. Erst durch die gezielte ernährungsmedizinische Exploration und diätetische Einstellung zusammen mit der Akupunktur-gestützten Hyposensibilisierung konnte ein anhaltender und endgültiger Heilungserfolg erzielt werden.

Schlussfolgerung

Chronische Hauterkrankungen mit unklaren oder fehlenden schulmedizinischen Diagnosen und unzureichenden oder erfolglosen Behandlungen lassen sich bei Verdacht auf allergische Ursachen mit Naturheilkunde, Ernährungsmedizin, individueller chinesischer Diätetik und Akupunktur in Form eines therapeutischen Gesamtkonzeptes gut behandeln. Das von Pothmann (1998) angegebene Behandlungsschema eignet sich hierzu aufgrund eigener Erfahrungen besonders bei Nahrungsmittelunverträglichkeiten, die sich als Haut- und Schleimhautaffektionen im Atemwegs- und Magen-Darm-Bereich manifestieren.

Literatur

Pothmann R: TCM-gestützte Ernährungstherapie und Hyposensibilisierung bei Nahrungsmittelintoleranz. AKU – Theorie und Praxis 24,1 (1996) 6–9 1996

Pothmann R: Akupunkturgestützte Hyposensibilisierung bei allergischen Erkrankungen. In: Maric-Oehler W, Hünten K (Hrsg.): Allergische Erkrankungen von Haut und Schleimhäuten – Akupunktur im Dialog. S. 62–66. Hippokrates, Stuttgart 1998

Raithel M, Hahn EG, Baenkler HW: Klinik und Diagnostik von Nahrungsmittelallergien. Dtsch Ärzteblatt 2002, 99: A 780–786

Thiel C: Nahrungsmittelallergien. In: Kluthe R (Hrsg.): Ernährungsmedizin in der Praxis. Spitta, Balingen 2003, Kap. 3/12.1–Kap. 3/12.1.8 S. 2

Siedentopp U, Hecker HU: Praxishandbuch Chinesische Diätetik. Siedentopp & Hecker GbR, Kassel 2004

Siedentopp U: Ernährungsmedizinische Anamnese bei Nahrungsmittelallergien – Pilzinfektionen des Verdauungstraktes. Kongressband 4. Eckernförder Therapietage, Hamburg, medi Verlag 1996: 11–15

Siedentopp U, Hecker HU: Chinesische Diätetik-Lebensmittel, ihre Indikationen und Zuordnungen zu den Wandlungsphasen, Temperaturverhalten und Geschmacksrichtungen. Drehscheibe, Siedentopp & Hecker GbR, Kassel 2002

Rezidivierende Harnwegsinfekte bei „angeborener Urethrastenose"

Thomas Ots

Zusammenfassung

Eine Patientin mit 7 Cystitiden über einen Zeitraum von 8 Monaten, davon 3 innerhalb der letzten 6 Wochen vor Therapiebeginn, wird mit Akupunktur und Moxibustion behandelt. Nach 2 Monaten wird nach einer weiteren, kurzen Cystitis-Episode Beschwerdefreiheit erreicht, die jetzt seit knapp 3 Jahren anhält. Eine vom behandelnden Urologen vorgesehene operative Erweiterung der Urethrastenose konnte vermieden werden.

Patient/Patientin

Frau H., 24 J., Studentin der Volkswirtschaft; Erstkontakt 14. Januar 2002

Krankengeschichte/Untersuchung

Die auffallend schmale, spontan fröstelnd wirkende Studentin wird von einer befreundeten Frauenärztin an mich überwiesen, nachdem erneut die Verordnung von Antibiotika keinen Einfluss auf eine Cystitis gezeitigt hatte. Die Patientin gibt an, in den letzten 8 Monaten 7 Harnwegsinfekte mit Brennen und teilweise Blut im Harn durchgemacht zu haben, allein in den letzten 6 Wochen seien 3 Infektionen aufgetreten. Beginn der jeweiligen Infektionen: 28.05.2001, 02.07.2001, 30.08.2001, 14.10.2001, 02.12.2001, 17.12.2001, 03.01.2002.

In einigen Fällen waren mittels Kultur Bakterien nachgewiesen worden. Antibiotika blieben oft ohne Effekt, hätten häufig umgestellt und/oder über einen längeren Zeitraum eingenommen werden müssen. Der vorliegende Befund eines Urologen vom August 2001 nennt die cystoskopisch erhobene Diagnose „hämorrhagische Cystitis" sowie „angeborene Urethrastenose". Er empfiehlt eine operative Erweiterung der Urethra. Die Patientin wünscht sich von der Akupunktur, diesen Eingriff überflüssig zu machen.

Vorgeschichte
1996: TBC („wohl wegen Matura-Stress"); 4 Wo. Klinikaufenthalt; ansonsten immer gesund gewesen, auch selten Verkühlungen.

Bisherige Medikation: Verschiedene Antibiotika; Immun-Therapie mit Uro-Vaxom®; Acimethin® (harnansäuerndes Mittel)

Sozialanamnese
Sie hat seit April 2001 einen Freund in einer entfernten Stadt; viele Wochenend-Besuche. Die Infekte stehen jedoch in keiner unmittelbaren Beziehung zu den Besuchen bzw. zu sexuellen Kontakten, wie ich aus psychosomatischer Sicht zunächst erwartet hatte (Günthert und Diederichs 1996).

Sie kommt mit dem Studium gut zurecht, es macht ihr aber keinen Spaß; sie überlegt, ob sie nicht wechseln soll. Berufsziel: Physiotherapie.

Symptom-Selbstbeschreibung (weitgehend Selbstbeschreibung der Patientin auf meine initiale Frage: „*Bitte beschreiben Sie alle Beschwerden, die Sie haben oder hatten, egal, wie wichtig oder unwichtig diese bislang von anderen Ärzten angesehen worden sind.*" s. „Meine besondere Methode")

- Hin und wieder Kopfschmerzen; frontal und occipital, auch quer rüber; ab und an benötigt sie ASS
- Trockene Augen, Lichtempfindlichkeit
- Leicht Ohrenweh, vor allem bei Kälte
- Empfindliche Nase auf Gerüche
- Verkühlung selten; wenn, dann stark und mit Beteiligung der NNH und Stirnhöhlen
- BWS-Schmerzen („schlechte Haltung") (sie ist sehr dünn und geht etwas krumm)
- Meniskus-Probleme („durch Sport"), Knieschmerzen bei längerem Sitzen
- Mens: sehr starke Dysmenorrhöen; nach Einnahme von hormonellen Antikonzeptiva besser, aber seitdem etwas Magenschmerzen
- Keine Lumbago
- Schlaf: gut, schläft gern im kühlen Raum, da sie bei Wärme „keine Luft" bekommt
- Träume: selten, dann aber einige Tage hintereinander
- Immer kalte Hände und Füße, geht gern dick angezogen und ist gerne tagsüber im Warmen;
- Stuhl: o.B.
- Imperativer morgendlicher Harndrang, seitdem sie viel trinkt; manchmal muss sie auch des Nachts Wasser lassen
- Keine sexuellen Probleme mit Freund

Emotionelle Selbstbeschreibung

„*Ich komme mit dem Studium gut zurecht, privat auch. Ich bin ein starker Mensch, willensstark, eigenwillig, stur, habe ziemliche vorgefasste Meinungen. Ich lass mir nicht gerne etwas einreden. Ich bin auch nicht furchtsam.*"

Wie gehen Sie mit Meinungsverschiedenheiten um? – „*Zeige anderen meine Meinung auf.*"
Können Sie explodieren? – „*Selten.*"
Wie geht es Ihnen danach? – „*Gut.*"
Meine Frage nach Affinität zu einer der Emotionsgruppen der 5 Wandlungsphasen (Ärger, Zorn; Freude, Heiterkeit; Grübeln, Depressivität; Trauer, Kummer; Angst, Existenzangst) beantwortet sie indifferent.

Puls: Rechts kaum tastbar; links o.B., schnell
Zunge: Schlank (wie sie selber auch), etwas geschwollen, dennoch keine Zahneindrücke; wenig Belag
Selbsteinschätzung des augenblicklichen Allgemeinzustandes (von 0 = schlecht bis 10 = maximal gut): „6"; Ich schätze sie zuvor auf 7.

Diagnostische Überlegungen

Die Emotionelle Selbstbeschreibung der Patientin gibt keinen Anhalt für eine psychosomatische Deutung der vorliegenden Störung des Funktionskreises Niere. Ein sexueller Hintergrund bzw. eine Problemlage in ihrer Beziehung zu dem neuen Freund, die mir zunächst wegen des zeitlichen Bezuges wahrscheinlich erschien (Günthert und Diederichs 1996), wird von ihr verneint. Möglicherweise ist die Patientin nicht durch die Freundschaft, sondern durch den Wunsch nach Studien- bzw. Berufswechsel verunsichert. Sie widerspricht jedoch auch dieser von mir geäußerten Möglichkeit. So weisen die vorliegenden Symptome Cystitis, Kälteempfindlichkeit, Ohrenschmerzen bei Kälte, eingeschränkt auch die Knieschmerzen sowie ihre dünne Gestalt auf eine mögliche konstitutionelle Nieren-Leere hin. Diese – mehr somatisch orientierte – Diagnose erklärt jedoch nicht, warum sie erst vor 8 Monaten erstmals eine Pathologie dieses Funktionskreises entwickelte und mit Ausnahme der TBC über 22 Jahre recht gesund war.

Diagnose westlich

Rezidivierende Harnwegsinfekte ohne erkennbaren psychosomatischen Kontext

Diagnose chinesisch

Nieren-*Yang*-Leere

Therapieprinzip

Funktionskreis Niere/Blase stärken und wärmen; keine begleitende schulmedizinische Therapie

Methoden

Körper- und Ohrakupunktur, Moxibustion

Behandlungsverlauf

Ich behandele Frau H von Beginn an mit einer Kombination von Körper- und Ohrakupunktur.
Beginn: Ma 36+, Mi 6+; Ni 3/6/7+ (jeweils einseitig), Bl 23+*, Du 4+*; Ohr: Nadeln links im Wechsel mit Druckpflastermethode bds.: Ni, Ni-Vegetative Rinne, PT1 (alle Punkte bei elektrischer Testung; Punkt Ni und Punkt Pt 1 zeigen sich extrem empfindlich); die Patientin wird angehalten, die Druckpunkte 10-mal/die über eine halbe Minute zu drücken. Alle Punkte tonisierend.
Ab 8. Therapie: Zusätzlich Bl 22+*, 24+*; Ex-R 8+* (Lian et al 1999: auf der Sagittallinie in den ligamentären Zwischenraum zwischen 5. LWS und Os sacrum) (* = zusätzlich gleichzeitige Reizung mit Moxa-Zigarre); Ohr: zusätzlich Veg. I, II
Hintergrundüberlegung zu den verwandten Punkten:
Ma 36 = der große untere Tonisator mit spez. Wirkort Abdomen; bei mir in fast regelhafter Kombination mit **Mi 6** (Wirkort Becken/Abdomen).

Ni 3, 6, 7 verwende ich aus pragmatischen Gründen oft gemeinsam – aber jeweils nur einseitig –, denn ich habe bislang nicht feststellen können, dass einer dieser Punkte im Besonderen auf das *Qi* oder das *Yin* der Niere wirkt.

Ex-R 8 (Hecker et al. 2001; Lian et al. 1999; bei König/Wancura 1975 ist dies der PaM 75) ist ein ebenso Becken-wirksamer Punkt wie **Bl 31** oder **Bl 32**, jedoch deutlich einfacher zu finden (den Hinweis für die spezielle gynäkologisch-urologische Bedeutung dieses Akupunkturpunktes verdanke ich Kollegen Johannes Küblböck, Innsbruck).

Bl 22 und **Bl 24** wende ich weniger wegen ihrer spezifischen Wirkungsangaben an (Feuchtigkeit ausleitend und die Niere stärkend), sondern um das Segment meines Eingriffes zu verbreitern.

Bei allen Akupunkturpunkten wird auf die Auslösung eines *DeQi* geachtet. Dauer der Nadelung ca. 15 min, Dauer der Moxibustion ca. 10 min. Durchschnittliche Stichtiefe der Körperpunkte: 2–3 cm (The Academy of TCM 1975), Ex-R 8 etwas weniger tief. Alle Punkte auffüllend genadelt. Bei Ex-R 8 sowie Bl 22, Bl 23 und Bl 24 im Verbund mit Moxibustion geht es darum, eine tiefe, wärmende Ausstrahlung bis hinein ins kleine Becken zu erreichen.

Nach 2. und 3. Therapie jeweils Gefühl eines beginnenden Harnwegsinfekts; erstmals seit Beginn ihrer spezifischen Krankheitsgeschichte entwickelte sich keine Cystitis.

Nach 7. Therapie durchläuft sie einen 2-tägigen Harnwegsinfekt mit Schüttelfrost. Ich bin zur Zeit dieses Infektes für einige Tage verreist, so dass die Patientin sich zunächst selbst mir Antibiotika therapiert. Anschließend erweitere ich die Therapie um die Akupunkturpunkte Bl 22+, Bl 24+ und Ex-R 8+. Nach dieser einmaligen Verschlechterung mit rascher Rückbildung Sistieren der spezifischen Beschwerden.

Insgesamt 12 halbstündige Therapien. 9 Therapien im Wochenabstand, dann 2 Therapien im 2-Wochen-Abstand, eine letzte Therapie 5 Monate nach Therapiebeginn.

Ergebnis

Die Patientin ist seit ihrer letzten Attacke (7. Therapie im März 2002) beschwerdefrei. Letzte Anfrage im September 2003. Sie hat ihr Studium abgebrochen und mit der Ausbildung zur Physiotherapeutin begonnen. Eine operative Erweiterung der Urethrastenose konnte durch die Therapie vermieden werden.

Diskussion

Den schnellen Behandlungserfolg bei dieser Patientin führe ich auf 2 Faktoren zurück:
- Bei der gemeinsamen Nadelung und Moxibustion der Akupunkturpunkte Bl 22, Bl 23, Bl 24 und Du 4 erfuhr die Patientin eine tiefe, ins Becken hineinreichende Wärme.
- Die Nadelung von EX-R 8 (PaM 75) erzeugte bei ihr auch schon vor der Moxibustion diese tiefe, warme Ausstrahlung ins Becken hinein.

Wird bei Cystitiden – wie auch bei verschienenen gynäkologischen Störungen – dieses tiefe, warme Gefühl erreicht, so ist dies ein prognostisch günstiges Zeichen.

Die Akupunkturpunkte der lumbalen Blasen-Leitbahn haben bei mir für Störungen im Beckenraum erste Priorität. Der cuti-viszerale Reflexbogen stellt für die gute Wirkung dieser Akupunkturpunkte derzeit das beste Erklärungsmodell dar. Da ich hier segmental denke und da im Lumbalbereich die Segmente sehr breit sind, lege ich keinen Wert auf die punktgenaue Nadelung.

In anderen Fällen von Cystitis habe ich die Rückenpunkte mit lokalen ventralen Punkten kombiniert, z.B. Ren 2 und Ren 3, auch im Sinne einer „Vorne-Hinten-Koppelung" bzw. der „Shu-Mu-Regel". In diesem Fall verzichtete ich hierauf, da ich von Anfang an die Ohrakupunktur mit einsetzte. Die Erfolge sind identisch, d.h. insgesamt gut.

Schlussfolgerung

Auch objektiv nachweisbare anatomische Befunde wie „angeborene Urethrastenose" sollen uns Akupunkteure nicht davon abhalten, bei chronisch-rezidivierender Cystitis eine Veränderung zu versuchen. Die Urethrastenose muss für die aktuellen Beschwerden nicht pathognomonisch sein. Mittels Akupunktur kann die Funktion der Blase bis zur Beschwerdefreiheit unterstützt werden.

Literatur

Günthert E-A, Diederichs P: Psychosomatische Aspekte in der Urologie. In: Adler RH, Herrmann JM, Köhle K, Schonecke OW, Uexküll Th von, Wesiack W: Psychosomatische Medizin, S. 1057–1066. Urban & Schwarzenberg, München 1996

Hecker U, Steveling A, Peuker E, Kastner J: Lehrbuch und Repetitorium der Akupunktur. Hippokrates, Stuttgart 2001

König G, Wancura I: Neue Chinesische Akupunktur. Maudrich, Wien 1975

Lian Y-L, Chen C-Y, Hammes M, Kolster BC: Seirin Bildatlas der Akupunktur. Könemann, Köln 1999

The Academy of Traditional Chinese Medicine (ed.): An Outline of Chinese Acupuncture. Beijing: Foreign Languages Press, Bejing 1975

Chronische Prostatitis

Gabriela Huemer

Zusammenfassung

Patient mit schulmedizinisch (antibiotisch) vorbehandelter chronischer Prostatitis wird mit Akupunktur, Moxibustion, Ernährungsumstellung und chinesischer Phytotherapie behandelt. Anhaltende Beschwerdefreiheit nach 11 Sitzungen.

Patient/Patientin

Herr S., 36 Jahre; Bewegungstherapeut an einer neurologischen Rehaklinik, abgeschlossenes Sportstudium; Erstkontakt 3/03.

Krankengeschichte/Untersuchung

Aktuelle Anamnese

Schlanker Patient, sportliche Erscheinung, etwas zurückhaltend im Erstkontakt.
Er komme zu mir auf Empfehlung einer Bekannten, er wolle sich mit den Methoden der TCM behandeln lassen, weil ihm bezüglich seiner chronischen Prostatitis der schulmedizinisch orientierte Urologe nicht weitergeholfen habe. Außerdem habe er in den letzten Monaten zunehmend andere Befindlichkeitsstörungen bemerkt. Auf Nachfragen berichtet er über ein permanentes Ziehen, einen Schmerz und ein Spannungsgefühl im Bereich der Prostata, des Dammes und des Beckenbodens. *„Als wenn ich auf einem Ball sitzen würde."* Während der Miktion und insbesondere beim Geschlechtsverkehr, vor allem bei der Ejakulation, würden sich die Schmerzen deutlich steigern und dann auch in den rechten Hoden ziehen. Kälte, aber auch Aufenthalt im Wasser (Schwimmbecken) und die Kombination Wind und Kälte – z.B. beim Fahrradfahren – verschlechtern eindeutig den Zustand. Beruflich würde er jetzt schon seit 9 Monaten jegliche Arbeit im Wasser (Bewegungstherapie im Schwimmbecken) meiden, auch privat habe er seine sportlichen Tätigkeiten sehr eingeschränkt (Windsurfen, Radfahren, Schwimmbadbesuche mit seinen Kindern). Mehrmalige antibiotische Therapie habe überhaupt keine Linderung gebracht. Der behandelnde Urologe habe beim letzten Kontakt erklärt, dass es sich um eine chronische Prostatitis handle, die leider kaum zu therapieren sei.
Des Weiteren berichtet der Patient über eine ihm unerklärliche Kälteempfindlichkeit seit fast 2 Jahren; seit ca. 6 Jahren erkranke er 1–2-mal jährlich an einer mehrwöchigen hartnäckigen Sinusitis, früher im Bereich der Stirnhöhlen, jetzt Stirn- und Kieferhöhlen.
Insgesamt fühle er sich sehr erschöpft, *„alles ist so anstrengend geworden"*, die Arbeit, seine Kinder und sogar sein früher so geliebter Sport.

Sozialanamnese
Verheiratet, keine familiären oder beruflichen Probleme. 2 Kinder (3 und 5 Jahre).

Symptombefragung und gelenkte, vegetative Anamnese
- Hohes Schlafbedürfnis, morgens oft nicht erholt, eher zerschlagen, Anlaufprobleme
- Körperlich früher sehr leistungsfähig gewesen, Sport sei eher ein Ventil gewesen. Jetzt müsse er sich richtig dazu aufraffen. Überhaupt komme er immer so erschöpft aus der Arbeit, dass er nur noch müde daheim zusammenfalle
- 1997 habe er eine schwere Hepatitis A gehabt, von der er sich nur langsam erholt habe (liegt zum Zeitpunkt der Anamnese 6,5 Jahre zurück)
- Seit 2 Jahren rezidivierende Kopfschmerzen vom Nacken zu den medialen Augenbrauen, ziehend. Häufig Stirn- und Kieferhöhlendruck, behinderte Nasenatmung und weißlich gelber Schleim aus der Nase, gelegentlich blutig tingiert
- Gelegentlich leichte Beinödeme
- Wenig Durst, trinkt aber viel Mineralwasser, um die Blase zu spülen
- Sehr verfroren seit einigen Jahren, vor allem im Unterleibsbereich, zieht sich dort sehr warm an
- Keine Lumbalschmerzen, keine Schweißneigung, Stuhl, Miktion und Libido unauffällig
- Ernährungsverhalten: Viel Salat, Obst, morgens und mittags Brote, abends warm

Emotionale Selbstbeschreibung
Sensibler Mensch, zurückhaltend. In den letzten Monaten etwas ängstlich, z.B. im Umgang mit seinen Patienten erschrecke es ihn jetzt stark, wenn ein Patient bei den Übungen wanke, deshalb vermeide er vermehrt anstrengende Übungen.

Weitere Untersuchung
Puls: Voll, schlüpfrig, mittig beidseits; der Le-Puls weist eine leichte Spannung auf.
Zunge: Zungenkörper etwas blass, leicht gedunsen, rote Spots an der Zungenspitze, auffällig; außerdem ein dicker schmieriger Belag mittig und vor allem über der Zungenwurzel.

Diagnostische Überlegungen

Lang andauernde berufliche und private Überlastung, leichte Fehlernährung (zu kalt) und insbesondere die Hepatitis A haben bei dem Patienten zu einer Feuchtigkeits-Belastung geführt. Die Feuchtigkeit war anfangs eher in der Mitte, jetzt ist sie in den unteren Erwärmer abgesunken. Private (Windsurfen) und berufliche (Schwimmbad) Feuchtigkeits- und Kälteexposition sind als äußere pathogene Faktoren denkbar und können im Sinn der TCM über die Leitbahnen (Milz, Leber, Niere) in den Körper eindringen. Diese Umstände führen auch eindeutig zu einer Verschlimmerung der Beschwerden.
Inwieweit eine Nieren-*Yang*-Schwäche bei diesem Krankheitsbild vorliegt, muss diskutiert werden. Meines Erachtens stehen die pathogenen Faktoren im Vordergrund. Ausgeprägte Nieren-*Yang*-Schwäche-Zeichen wie erhöhte Miktionsfrequenz, nachlassende Libido usw. finden sich nicht. Kälte und Feuchtigkeit als pathogene Fülle-Faktoren vermögen sowohl die Fülle-Schmerz-Symptomatik, die Erschöpfung (behinderter *Qi*-Fluss) als auch die Ver-

schlechterung auf Kälte und Feuchtigkeit zu erklären. Lediglich die zunehmende Ängstlichkeit kann hieraus nicht abgeleitet werden.

Diagnose westlich

Chronische Prostatitis, chronisch rezidivierende Sinusitis frontalis und maxillaris, Erschöpfungssyndrom.

Diagnose chinesisch

- Abgesunkene Feuchtigkeit und Kälte im unteren 3 Erwärmer
- V.a. beginnende Milz-*Qi*- und Nieren-*Yang*-Leere.

Therapieprinzip

Feuchtigkeit und Kälte aus dem unteren 3 Erwärmer eliminieren, Milz und Niere stärken, das Nieren-*Yang* wärmen, das (Leber-)*Qi* in Fluss halten.

Methoden

Körper- und Ohrakupunktur, Ernährungsberatung, chinesische Phytotherapie.

Behandlungsverlauf

1. Sitzung: Körperakupunktur:
Di 4, Bl 2, Bl 10, Di 20 (Sinusitiskonzept), neutrale Nadelung; Ren 3 und Ren 4, Ma 36, Mi 6, Ni 3 (neutrale Nadelung), flächige Erwärmung mit Moxazigarre um Ren 3–4. **Ohr:** *Shen men* und Plexus urogenitalis
Ernährungsberatung: Meiden von zu viel Rohkost, Broten, Milchprodukten, Wurst und Fettem. Vermehrtes Einbinden von Suppen und warmen Speisen in den Speiseplan. Heißwasserkur mit 3 Kapseln Kardamom auf 1 l Wasser (20 Minuten kochen lassen, in Thermoskanne füllen, über den Tag verteilt trinken), um die Feuchtigkeit aus dem unteren 3 Erwärmer auszuleiten.
Chinesische Phytotherapie: Cortex Phellodendri, Radix Saposhnikoviae, Semen Plantaginis, Herba Ephedrae, Polyporus.
Ziel: Ausleiten von Feuchtigkeit und Kälte aus dem unteren Erwärmer, Ausleiten von Feuchter Hitze, die sich durch die Anhäufung von Feuchtigkeit und daraus resultierender *Qi*-Fluss-Störung mit „Reibungshitze" im Mantelbereich der Feuchtigkeit ergibt (eigene Rezeptur nach einer Originalrezeptur von Fritz Friedel, DECA; abgewandelt).
2. Sitzung (nach ca. 1 Woche): Kältegefühl hat sich gebessert. Therapie weiter 1–2-mal wöchentlich wie oben.
3. Sitzung: Deutlich wärmeres Gefühl, Schmerzen nur noch gelegentlich. Nase freier, noch immer etwas weißliches Sekret, noch gelegentlich Druckgefühl im Kopf beim Bücken. Therapie s.o.

5. Sitzung: Prostata stabil trotz Schwimmbadbesuch. Heute ziehende Schmerzen vom Nacken zur Stirn (Blasen-Leitbahn).
Therapie: Die Blasen- und Nieren-Leitbahn durchgängig machen. Bl 10, Bl 28, Bl 32, Bl 60, Ni 3, Dü 3, alle in neutraler Nadelung.
6. Sitzung: Der Patient berichtet über eine schnelle Linderung der HWS-Symptomatik nach der letzten Sitzung. Die Nase sei frei. Vor einigen Tagen sei jedoch nach einer Fahrradfahrt mit dem zu kleinen Rad seiner Frau erneut ein Schmerz im Dammbereich aufgetreten. Er könne sich das nicht erklären, weil er warm angezogen und das Wetter gut gewesen sei. Ich untersuche die Adduktoren und stelle rechts einen massiven Hartspann fest. Hier führe ich mit 3 Nadeln eine für den Patienten sehr schmerzhafte Triggerpunktakupunktur durch. Dazu nadle ich neutral Le 8, Mi 6 (Leitbahnbezug zu den Adduktoren) und Le 3 mit Gb 34 (entspannt die Sehnen).
7. Sitzung: In der folgenden Sitzung berichtet der Patient über Schmerzfreiheit. Ich führe die TP-Akupunktur noch 2-mal durch. Die Dekokte werden abgesetzt, der Zungenbelag hat sich fast normalisiert. Den ganzen Sommer über ist der Patient beschwerdefrei. Auf mein Anraten hin werden noch 3 Auffrischakupunkturen im Herbst durchgeführt, da diese Jahreszeit meiner Erfahrung nach oft Kälte-Feuchtigkeits-Störungen erneut zum Ausbrechen bringen kann. Der Patient bleibt beschwerdefrei.

Ergebnis

Im Verlauf des weiteren Beobachtungszeitraums (3/03 bis 7/04) blieb der Patient nach Behandlungsende beschwerdefrei.

Diskussion

Die Therapie mit Akupunktur, Ernährungsumstellung und chinesischer Phytotherapie zeigt sich der schulmedizinischen Therapie in diesem Fall deutlich überlegen. Den raschen Therapieerfolg führe ich auf den begleitenden Einsatz mit chinesischen Kräutern zurück, durch die der Kältekern in der Prostata aufgesprengt wurde und die Feuchtigkeit über den Urin und Stuhl ausgeleitet werden konnte.

Schlussfolgerung

Eine Kombination aus Akupunktur, Ernährungsumstellung und chinesischer Phytotherapie hat im vorliegenden Fall dem Patienten im Vergleich zur vorausgegangenen schulmedizinischen Therapie einen deutlich besseren Erfolg gebracht.
Ähnliche Therapieansätze haben sich in meiner Praxis auch bei anderen Patienten mit chronischer Prostatitis und benigner Prostatahyperplasie bewährt.

Literatur
Bensky D; Barolet R: Chinesische Arzneimittelrezepte und Behandlungsstrategien. Wühr, Kötzting 1990
Friedl F: Mündliche Mitteilungen im Rahmen der Ausbildung chin. Phytotherapie Teil 4, 1996
Travell J, Simons D: Handbuch der Muskel-Triggerpunkte. 1. Aufl. Urban & Fischer, München 2000
Maciocia G: Die Grundlagen der Chinesischen Medizin. Wühr, Kötzting 1994

Dysmenorrhö, Migräne, Pollinosis

Thomas Ots

Zusammenfassung

Eine Patientin mit seit der Menarche bestehender schwerer Dysmenorrhö und zusätzlicher Migräne wird mit Akupunktur und begleitender Gesprächstherapie behandelt. Die Untersuchung ergibt das für die chinesische Medizin bekannte Bild der Nieren-Leere und des aufsteigenden Leber-*Yang*. Nach 14 Behandlungen in insgesamt 6 Monaten ist die Patientin beschwerdefrei. Nachbeobachtungszeit 1½ Jahre.

Patient/Patientin

Frau H. L., 31 J., ledig, Bibliothekarin; Erstkontakt Juni 2002

Krankengeschichte/Untersuchung

Die hübsche, jünger wirkende, fröhliche, unkomplizierte und offene Patientin kommt wegen starker Dysmenorrhö zu mir. Eine Arbeitskollegin und Patientin bei mir hatte mich empfohlen.
Sie leidet seit der Menarche unter starken Dysmenorrhöen, die sie regelmäßig 2 Tage „außer Gefecht" setzen. Außerdem besteht ein prämenstruelles Syndrom.
Die Symptome: Zwischenblutungen, Mittelschmerz, Brustschmerzen, 2 Tage vor der Menses Verschlechterung der Stimmung bis hin zur Depressio, dann Pickel im Gesicht und auf dem Dekolleté. Zunächst kommt die Blutung für 2 Tage nicht durch, dann im Schwall, Besserung nach Abgang dunkler Klumpen.
Regelanamnese: Regelmäßig, 26 Tage, Mensesdauer 4–5 Tage; keine Einnahme von Verhütungsmitteln

Vorgeschichte

- Seit 5–6 Jahren besteht eine Frühblüher-Allergie (ab Februar). Dieses Jahr waren die letzten 4–5 Wochen besonders unerträglich
- Vor 9 Jahren hatte sie 4 Cystitiden in 4 Monaten
- Ca. 1×/anno eine Gastritis: „Stressbedingt!" Nach Ernährungsumstellung und Trinken von Wermut-Tee Besserung; letztes Jahr komplikationsfrei

Familienanamnese

Sie ist die ältere von 2 Schwestern. Die Familie wohnt jedoch sehr weit weg. 2–3 Besuche/anno. Die Mutter litt auch sehr an Dysmenorrhö. Sie sei eine anstrengende Frau, der Vater halte sich aus Familienangelegenheiten heraus, war früher auch selten zu Hause. Derzeit kein fester Partner.

Sozialanamnese
Sie hat Sprachen studiert, begann dann in einer Fachbereichsbibliothek der Grazer Universität zu arbeiten; sie denkt daran, ihre etwas liegen gebliebene Dissertation noch fertig zu stellen.

Symptom-Selbstbeschreibung (s. „Meine besondere Methode")
- Kopfschmerzen und mäßige Migräne mit Erbrechen und Photophobie, P.m. frontal und temporal; Auftreten ca. 1×/Woche, bei Hitze, vor allem feuchter Hitze, fast täglich
- Verstopfte Nase, Brennen der Augen (Pollinosis)
- Schulterschmerzen („von der Arbeit am Computer")
- Husten und etwas Atemnot durch die Allergie
- Glutamat-Unverträglichkeit (Sodbrennen, Blähungen)
- Obstipation vor der Periodenblutung
- Bei Migräne: Koliken „vom Magen her", Erbrechen, das nicht aufhört; ab und an auch galliges Erbrechen
- Lumbago
- Unklare Kniebeschwerden mit Gefühl der Schwellung links
- Frage nach Druck über Abdomen: Verschlechtert
- Frage nach Hitze/Kälte: Wärme über Abdomen während der Menses tut gut, sie ist kälteempfindlich, verträgt trockene Hitze, feuchte Hitze überhaupt nicht: („Wahnsinn!"). Sie hat leicht kalte Füße, nach Mittag ist sie oben warm
- Schlafen o.B., keine besonderen Träume. Schlafhaltung? Zusammengerollt

Emotionelle Selbstbeschreibung
„Zum Teil ziemlich unsicher, versuche ausgeglichen zu wirken. Wenn ich bei einem Konflikt zu lange zugewartet habe, dann kracht's: Ich schrei heftig – oder ich red' gar nicht mehr."
Hinterher?
„Hinterher geht es mir manchmal gut, aber oft sag ich mir: ‚Hätte ich es doch nicht …'"
Vor 10 Jahren hat sie 1- oder 2-mal ihren Freund geschlagen. *„Ich fand es danach ganz unglaublich, ich dachte, ich stehe neben mir." „Manchmal gehe ich bei Auseinandersetzungen auch einfach weg."*
Auf mein Angebot, aus den 5 Emotionsgruppen – 1. Wut, Zorn, Ärger, 2. Freude, Zufriedenheit, 3. Grübeln, Sorgen, Depressivität, 4. Trauer, Kummer, 5. Angst, Existenzangst – die für sie zutreffenden Emotionen herauszusuchen, nennt sie: *„Existenzangst, Freude, Kummer, Sorge, Ärger." „Ich bin auch ehrgeizig und perfektionistisch."*

Weitere Befunde
Zunge: Etwas rot, Zahneindrücke, obwohl nicht verbreitet; hinten etwas gelblicher Belag
Puls: Fein, saitenartig

Therapiewunsch
Linderung der Dysmenorrhöen. Die Kopfschmerzen und die Migräne wurden von ihr wie auch schon in ihrer einleitenden Beschwerdeklage nicht mehr genannt.

Diagnostische Überlegungen

Im Verlauf des Erstgespräches macht die Patientin einen zunehmend „histrionischen" Eindruck auf mich. Was zunächst offen und unkompliziert wirkte, erscheint nun manchmal etwas distanzlos. Sie redet laut, schnell, lacht unvermittelt, aber herzlich, rückt nah an mich heran. Jetzt erst erkenne ich, dass sie stark kurzsichtig ist und Kontaktlinsen trägt. Als ich ihr meinen diagnostischen Weg erkläre, sagt sie: *„Ich hätte eigentlich keinen Grund, ein negatives Selbstwertbild von mir zu haben."*

Die deutschsprachige Psychosomatik korreliert Dysmenorrhö mit Rollenfindungskonflikten, depressiven Verstimmungen, Angst- und Minderwertigkeitsgefühlen sowie einer gewissen narzisstischen Problematik (Richter, Stauber 1996). Eine Verbindung zwischen Dysmenorrhö und Migräne kennt unsere Psychosomatik aber nicht. In der chinesischen Medizin ist Migräne zumeist ein Symptom einer Leber-Störung, Dysmenorrhö kann ein Symptom sowohl einer Leber- als auch einer Nieren-Störung sein.

In diesem Fall sind sie als Ausdruck einer Störung der Niere und der Leber zu betrachten: Die Kälteempfindlichkeit, die Lumbago, der nagende Selbstwert, die Kniebeschwerden, die Regelbeschwerden, der feine Puls sprechen für eine *Yang*-Leere der Niere.

Gleichzeitig zeigt die Patientin Symptome des aufsteigenden Leber-*Yang*: Oben warm, Kopfschmerzen, Migräne, das Aufbrausende, die Regelbeschwerden, das PMS sowie der saitenartige Puls. Wäre sie 20 Jahre älter, würde sie gut als Beschreibung für ein perimenopausales Syndrom dienen können: Unten Leere-Kälte, oben Fülle-Hitze

Diagnose westlich

Dysmenorrhö, Migräne, Pollinosis; histrionische Persönlichkeitsstruktur bei Selbstwertproblematik

Diagnose chinesisch

Nieren-*Yang*-Leere, Leber-*Qi*-Stagnation, aufsteigendes Leber-*Yang*

Therapieprinzip

Niere stärken, die Leber entblocken und aufsteigendes Leber-Yang absenken, Selbstwert stärken, Ausgeglichenheit erreichen

Methoden

Körper- und Ohr-Akupunktur, begleitende Gesprächstherapie, Traumarbeit

Behandlungsverlauf

Ich verabrede mit der Patientin, dass ich zunächst nicht auf die Pollinosis eingehe, zumal die Frühblüherzeit fast zu Ende ist.

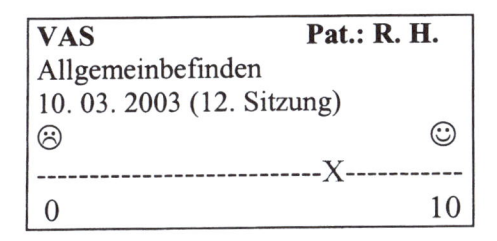

VAS	Pat.: R. H.
Allgemeinbefinden	
10. 03. 2003 (12. Sitzung)	
☹	☺
---------------------------X----------	
0	10

VAS	Pat.: H. L.
Dysmenorrhoe	
26. 05. 2002 (Beginn Therapie)	
☹	☺
---X----------------------------------	
0	10

VAS	Pat.: H. L.
Dysmenorrhoe	
22. 10. 2002 (vorletzte Therapie)	
☹	☺
------------------------------X---	
0	10

VAS	Pat.: H. L.
Migräne/Kopfschmerzen	
26. 05. 2002 (Beginn Therapie)	
☹	☺
----------X---------------------------	
0	10

VAS	Pat.: H. L.
Migräne/Kopfschmerzen	
22. 10. 2002 (vorletzte Therapie)	
☹	☺
---------------------------------X	
0	10

Abb. 1   Visuelle Analogskala (VAS)

Ich behandele sie gemäß der Grobstruktur der Periode in der chinesischen Medizin (Hua, Riegel 2000; Tang 2000): Nach der Blutung herrscht Leere der Niere vor, vor der Blutung *Qi*-Stagnation der Leber.
- Die Niere wird gestärkt durch: Ma 36, Mi 6/ Ni 3/6/7, Bl 22/23/24, Ex-R 8 (Hecker et al. 2001; König, Wancura 1975; Lian et al. 1999, bei [König, Wancura] = Pam 75), (alle auffüllend; Mi 6 / Ni 3/6/7 jeweils nur einseitig)
- Die Leber-*Qi*-Stagnation und das aufbrausende Leber-*Yang* werden gelöst und besänftigt durch Du 20 – Le 3 (alle ableitend)
- Die stockende Regel wird durch Mi 10 beschleunigt (ableitend)
- In Abstimmung auf die erwähnten 2 Zyklen der Periode ab der 4. Behandlung zusätzlich Ohrakupunktur. Ohrnadeln links, ab und zu Druckpflaster (Semen Vaccariae) bds.: Niere, Uterus, Leber, Pt 1, Schulter, Jérôme, Behandlungsstrahl Vegetative-Rinne-Niere

Ihre Kopfschmerzen und Migräne behandele ich lediglich mit Du 20 und Le 3. Nach 4 Wochen Therapie und eine Menses später spricht sie bereits von einem „Teilerfolg". Die 2. Menses nach Therapiebeginn zeigt nur noch einen Tag Schmerzen, sie musste nicht mehr das Bett hüten. Nun stellt sie fest, dass sie schon mehrere Wochen keine Kopfschmerzen mehr gehabt habe. Die 3. Menses kam und ging schneller, die Schmerzen waren erträglich. Zusammenfassend kam es bei Frau L. ganz langsam zu einer stetigen Verbesserung der Dysmenorrhöen.

Meine begleitende Gesprächstherapie bezieht sich hauptsächlich auf ihren Beruf. Wir erarbeiten Vorgehensweisen gegenüber schwierigen Kollegen und Vorgesetzten. Sie lernt sich durchzusetzen, ohne aufzubrausen, fühlt sich sicherer. Die Traumarbeit hilft nicht viel: Ihre Träume sind wirr und geben kaum Anhalt zur Diskussion. Allerdings spiegeln sie die Unsicherheit und Angst in ihrem Leben wider. Ich sehe sie insgesamt 14 Mal, jede Sitzung 45 Minuten; zunächst wöchentlich, nach der 8. Behandlung 14-täglich, nach der 11. monatlich, die letzte Therapie 6 Monate nach Therapiebeginn. Nach der 8. Behandlung und schon recht gutem Erfolg verzichte ich auf die Punkte des Rückens, die sie nicht sonderlich liebt.

Wir haben uns beide sehr gut verstanden, haben viel gelacht über ihre Erzählungen aus der Berufswelt. Dass es anderen – z.B. ihren Kollegen – anders ging, braucht nicht weiter ausgeführt zu werden: Stille Bibliothekssäle sind nicht das ureigenste Feld für histrionische Bibliothekarinnen.

Nachtrag: Zwischen März und April 2003 behandelte ich die Pollinosis von Frau L. Es kam mittels 4 Sitzungen zu einem befriedigenden Ergebnis, obwohl sich bereits ein leichter Etagenwechsel mit Husten eingestellt hatte. Im Juni wurde wegen erneuten Hustens eine letzte Behandlung notwendig. **Verwendete Akupunkturpunkte:** Di 4, Di 20, Lu 7, Ren 17, Ren 18; *Yintang* (ableitende Stimulation), Bl 2. **Ohrakupunktur:** 78, 55, Nase außen, Nebenniere, Nase innen. Sie unterzieht sich inzwischen einem Fitness-Training und ist mit ihrem Leben zufrieden (Abb. 1, VAS).

Ergebnis

Nach 14 Behandlungen durchlebt die Patientin zum 3. Mal schmerzfreie Regeltage. Auch die letzte Migräne liegt – mit Ausnahme einiger kleinerer, durch extreme Hitze bedingte Kopfschmerzen – Monate zurück. Die Patientin ist selbstsicherer und ausgeglichener geworden, das Histrionische zurückgetreten, das Fröhliche an ihr kommt nun noch stärker zur Geltung. Die Therapie wird beendet. Nachbeobachtungszeit 1½ Jahre.

Diskussion

Ex-R 8 hat sich bei mir in den letzten Jahren zu einem der wichtigsten Punkte entwickelt, um Störungen des kleinen Beckens – unabhängig, ob gynäkologisch oder urologisch – zu behandeln. Entscheidend ist dabei, dass die Patientin eine Ausstrahlung zum gestörten Gebiet hin verspürt. Durch eine fraktionierte Therapie entlang der Phasen der Periode konnten die Dysmenorrhöen und die Migräne zufriedenstellend behoben werden, wobei ich auf die Migräne wenig eingegangen bin. Es hätten sich noch loci dolendi am Kopf und Di 4 angeboten.

Schlussfolgerung

Dysmenorrhö und Migräne stellen 2 gute Indikationen für die Therapie mit Akupunktur dar.

Literatur

Hecker U et al: Lehrbuch und Repetitorium der Akupunktur. Hippokrates, Stuttgart 2001
Hua Z, Riegel AM: Akupunktur bei Blutungsstörungen und Zyklusanomalien. Haug, Heidelberg 2000
König G, Wancura I: Neue Chinesische Akupunktur. Maudrich, Wien 1975
Lian YL et al: Seirin Bildatlas der Akupunktur. Könemann, Köln 1999
Richter D, Stauber M: Gynäkologie und Geburtshilfe. In: Adler R, Herrmann JM, Köhle K, Schonecke OW, Uexküll Th von, Wesiack W: Psychosomatische Medizin, S. 1024–1056. Urban & Fischer, München 1996
Tang J: Chinesische Medizin in der Gynäkologie. Urban & Fischer, München-Jena 2000

Postpartales Erschöpfungs- und Überforderungssyndrom mit progredienter Innenohrschwerhörigkeit bds.

Thomas Ots

Zusammenfassung

Eine Patientin mit einem postpartalen Überforderungs- und Erschöpfungssyndrom, in dessen Verlauf ein Hörsturz mit Tinnitus und progredienter Innenohrschwerhörigkeit bds. auftrat, wird zufriedenstellend mittels einer Kombination von Akupunktur, chinesischer Arzneitherapie und psychosozialer Beratung behandelt. Die chinesische Diagnostik weist auf eine konstitutionelle Nierenschwäche hin, die durch die Schwangerschaft aggraviert wurde. Eine zweite Schwangerschaft unterbricht die Therapie. Schwangerschaft und postpartaler Verlauf ohne die erstgenannten Komplikationen. Die Innenohrschwerhörigkeit ist subjektiv und objektiv deutlich rückläufig.

Patient/Patientin

Frau N. Th., 31 J. Pharmazeutin; Erstkontakt März 2003

Krankengeschichte/Untersuchung

Meine Ordination betrat eine junge Frau, die mir irgendwie bekannt vorkam. Nach einigen Sekunden wurde mir klar, dass wir uns von einem gemeinsamen Kongress von vor ca. 3 Jahren kannten. Damals war sie mit einer Freundin da gewesen, und sie war mir aufgefallen, da sie hübsch, witzig und frech, auf mich gar etwas lausbubenhaft wirkte. Doch sie hatte sich deutlich verändert: Die Gesichtsfarbe war blass-gräulich, die Augen lagen tief in dunklen Höhlen, das Gesicht etwas starr.

Ihr Beschwerdevortrag

Im Nov. 2001 hatte sie ein Mädchen geboren. Seitdem ging es ihr nicht mehr gut. Sie sei völlig erschöpft, vor allem morgens unausgeschlafen und antriebslos, wisse nicht, wie sie den Tag schaffen solle. Solch eine Lethargie habe sie noch nicht gekannt. Sie hatte jegliche sportliche Aktivität eingestellt. Bis zu 6 Monaten postpartal hatte sie unerträgliche occipitale Kopfschmerzen, die Tag und Nacht andauerten. Ein MRT zeigte keine Pathologie. Man einigte sich auf Spannungskopfschmerzen. Analgetika, eine von Freunden durchgeführte homöopathische Medikation und zaghafte Akupunktur brachten eine gewisse Erleichterung. Dann sistierten die Kopfschmerzen. Sie hatte 7 Monate lang gestillt. Die Tochter war nicht ganz einfach, schrie relativ viel, kam stündlich, auch nachts. In den ersten 4 Monaten nach der Geburt hatte sie 10 kg gegenüber ihrem Normalgewicht verloren. Sie kam sich richtig magersüchtig vor, habe sich selbst kaum wiedererkannt. Wenn alte Freunde sie sahen, waren sie erstaunt bis fassungslos. Langsam wurde sie zunehmend reizbarer. Sie fühlte sich zunehmend elend. Dann stellten sich Koordinationsstörungen ein. Sie hatte Schwierigkeiten, die Stiege hinunterzugehen, ebenso beim Laufen und auch beim Skifahren. Alles war irgendwie eckig. „Das Schöne beim Sport war verschwunden." Sie ist gar wiederholt die Stiegen hinuntergefallen. Im Juni 2002 hörte sie plötzlich schlechter. Im November 2002 hatte sie dann einen dramatischen Hörsturz mit Tinnitus und zunehmendem Hörverlust zwischen 500 und 8000 Hz, extrem zwischen 4000 und 8000 Hz – auf 60 db (Abb. 1). Ein 1-wöchiger stationärer Aufenthalt auf der HNO mit einer Cortison-Stoßtherapie sowie eine 2-wöchige Antibiotika-Therapie wegen positiver Borellien-Serologie brachten keine entscheidende Besserung. „Die Ätiologie blieb zwar ungeklärt, aber die Offenheit einer Ärztin darüber, dass sie sich die Ursache meiner Schwerhörigkeit einfach nicht erklären können, hat mir geholfen. Zur Sicherheit wurde ein psychiatrisches Konsil durchgeführt, aber das war o.B. Ich hatte auch nie Suizidgedanken. Die Schwerhörigkeit ist schlimm. Ich muss ständig nachfragen, weil ich nichts mehr verstehe, vor allem wenn mehrere Leute im Raum sind oder bei besonders starken Hintergrundgeräuschen. Beim Fernsehen hilft lautstellen nicht. Ich habe angefangen, Lippen zu lesen. Ich wollte deshalb nicht mehr unter Leute gehen und hab' mich dadurch selbst isoliert."

Die Schwangerschaft sei eigentlich normal verlaufen. Aber in der 10. SSW wurde eine erhöhte Nackentransparenz im US festgestellt. „Da war ich dann mit der Frage konfrontiert, was, wenn positiv?, und ich stellte mir die Frage: was ist lebenswertes Leben?" Zum Glück war die chromosomale Abklärung auf Trisomie 21 negativ. Die Geburt selbst war, „wie man es sich wünscht".

Familienanamnese

Sie war seit kurzem mit einem Arzt in der Fachausbildung zum Orthopäden verheiratet. Das Kind war nicht geplant gewesen, aber sie hätten sich dennoch darauf gefreut und sich zur Ehe entschlossen. Er habe viele Nachtdienste, komme erst abends spät nach Hause. Auch hatten sie wegen seiner Ausbildung 2-mal den Wohnort wechseln müssen. „Die ganze Belastung lag bei mir."

Die Folge war u.a. ein Verlust ihrer sexuellen Lust. (Diese Aussage wurde jedoch etwas relativiert, als sie sagte, dass sie ca. 2-mal die Woche Verkehr hätten.)

Sozialanamnese

Sie hat im Jahr 2000 ihr Pharmaziestudium abgeschlossen und war gerade dabei gewesen zu promovieren, als sie schwanger wurde.

Symptom-Selbstbeschreibung (s. „Meine besondere Methode")

- Kopfschmerzen seien für sie nicht typisch; sie habe sie eigentlich nur während dieser einen Episode 6 Monate postpartal gehabt
- Tinnitus: Pfeifend, wechselnd hohe Frequenzen; aber auch dumpf, fast wie ein kontinuierliches Hintergrundgeräusch, so dass das Differenzieren von Tönen (z.B. beim Audiogramm) schwierig wird. „Ich weiß nicht: Ist das schon der Prüfton oder nicht?"
- Hörverlust, v.a. bei hohen Frequenzen
- Oft Aphthen und Fieberblasen
- Subfebrile Temperaturen abends, Krankheitsgefühl
- Schulter-Nacken-Beschwerden

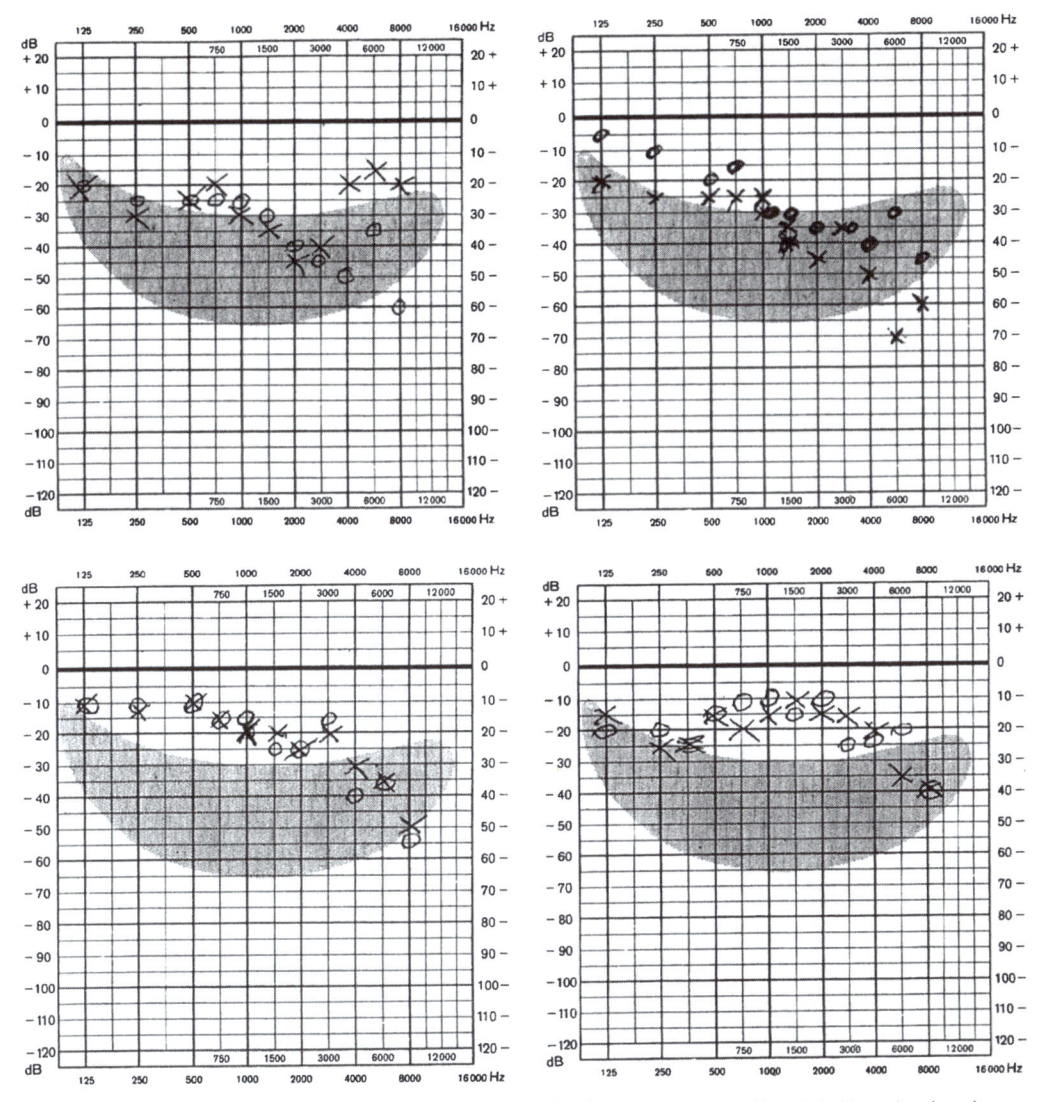

Abb. 1 4 Tondiagramme von Pat. N. Th. Der letzte Befund vom August 2004 zeigt die weitgehende Normalisierung der Innenohrschwerhörigkeit im Sprachfrequenzbereich bis 4000 Hz.
Luftleitung ○ ×; Vertäubung △ □; Knochenleitung > <

- Nachts parästhetische Hände
- Schmerzen in der BWS
- Konstante LWS-Schmerzen: Sie hat einige Jahre zuvor einen Prolaps L5/S1 sowie eine Protrusio L4/L5 durchgemacht. Das sei aber ohne akutes Geschehen passiert. „Einfach irgendwie so."
- Pseudoradikuläre Symptomatik links bis in die Kniekehle hinein
- Häufige ISG-Blockaden
- An der rechten Hüfte zeigten sich manchmal „Einklemmungserscheinungen"
- Gestörte Tiefensensibilität der Beine, „Auslassen" der Beine

- Starke Dysmenorrhöen, manchmal mit Erbrechen (anamnestisch zur Zeit des Erstkontaktes ist sie 16 Monate postpartal amenorrhoisch)
- Zyklus verlängert auf 30–40 Tage
- Chronische Obstipation
- Starke Kälteempfindlichkeit
- Seit der Geburt eine gewisse Stress-Harninkontinenz
- Ein- und Durchschlafstörungen

Emotionelle Selbstbeschreibung

„Ich bin an und für sich ein ausgeglichener und zufriedener Mensch ... mit gewissem Ehrgeiz, aber ... Ich stecke mir Ziele, die ich erreichen kann."
Meinungsverschiedenheiten?
„Ich fahre kurzfristig aus der Haut, dann ist es vorbei. Sehr schlimm sind Dinge, die ich nicht verändern kann. Nach der Geburt, als es mir schlecht ging, konnte ich nicht um Hilfe bitten."

Therapiewunsch

„Möchte, dass es mir wieder gut geht."

Beurteilung des Allgemeinzustands

(Skala 0–10, 0 = schlechtester Wert)
Ich schätzte sie auf 5–6 (VAS-Skala), sie selbst gab 7–8 an, was ich eindeutig zu hoch fand, vielleicht aber einen gewissen Optimismus, evtl. auch Zweckoptimismus, ausdrückte.

Diagnostische Überlegungen

Es ist offensichtlich, dass hier eine Überforderungssituation vorliegt. Die Patientin hat sich nach der Schwangerschaft, die nicht zum günstigsten Zeitpunkt in der Lebensplanung eintraf, nicht mehr erholt. Ihre Lebensbedingungen waren nicht die besten. Ihr Mann war ihr – ungewollt – keine große Hilfe. Darüber hinaus war sie nicht fähig, mögliche Ressourcen zu nutzen. Ihre Familie (Vater, Mutter, beide pensioniert) wohnten über 200 km entfernt in Niederösterreich. Sie hatte sie nur selten beansprucht. Sie mochte nicht um Hilfe fragen. Aus der Sicht der deutschsprachigen Psychosomatik spricht der Hörsturz mit Hörverlust eine deutliche Sprache in Richtung Überforderung; Sopko und Bauer (1996) sprechen vom **Ohr als Alarmorgan.**
Aus Sicht der chinesischen Medizin springt einen die Diagnose direkt an: Eine junge, schlanke, sportliche Frau mit einem Discus-Prolaps und einer Protrusio, rezidivierenden Problemen in der Lumbalregion (ISG, Hüfte, Ischialgien), die zu Gangunsicherheiten führen, einem verlängerten Zyklus und großer Kälteempfindlichkeit, nach der Geburt mit großer Schwäche, einem Hörsturz mit Tinnitus und Hörverlust, Amenorrhö 9 Monate nach Ende des Stillens, Stress-Inkontinenz: Dies sind alles Zeichen der Niere und der Leere. Nur die chronische Obstipation und der teilweise pfeifende Tinnitus mit wechselnd hohen Frequenzen passen hier nicht dazu. Sie ist in ihrem Gleichgewicht getroffen, hat den aufrechten Stand verloren und weiß nicht mehr, wo (und wie) es langgeht. Sie ist ziemlich hoffnungslos: Es wird laufend schlimmer, und bislang hat keine Therapie diesen Prozess stoppen können. Der Fall ist so klassisch, dass ich ihn für konstruiert halten würde, wäre ich nicht der behandelnde Arzt. (Ich war übrigens so

erschüttert über den Zustand der Patientin und gleichzeitig so fasziniert von der Eindeutigkeit, dass ich bei der 1. Konsultation vergaß, Zungen- und Pulsdiagnostik durchzuführen.)

Diagnose westlich

Postpartales Erschöpfungs- und Überforderungssyndrom, Hörsturz mit Tinnitus, progrediente Innenohrschwerhörigkeit bds., Z.n. Discus-Prolaps und Discus-Protrusio, Stress-Inkontinenz

Diagnose chinesisch

- Nieren-Essenz-Leere
- Nieren-*Yang*-Leere

Therapieprinzip

Die Niere stärken und wärmen, das Hörvermögen verbessern, den tiefen Rücken stärken

Methoden

Akupunktur und Moxibustion, chinesische Arzneimitteltherapie; Beratung zwecks Verbesserung der Lebenssituation und besserer Ausnutzung von Ressourcen. Ich führe explizit keine begleitende Gesprächstherapie durch. Sie ist dazu viel zu zerbrechlich. Es geht im Augenblick nur darum, sie zu stützen, sie aus ihrem Tal herauszuholen.

Behandlungsverlauf

1. Akupunkturbehandlung (31.3.03)

4 Tage später kommt sie zur 1. Akupunktur.
Puls: Leer, nicht fein
Zunge: Normal groß, Zahneindrücke, etwas rot, Belag o.B.
Da sie jetzt über starke Rückenschmerzen klagt, zeige ich ihr ein Set von 4 Dehnungsübungen. Reihenfolge: Dehnung des Gastrocnemius, Quadriceps, die Adduktoren, zuletzt die ischiocrurale Muskulatur.
Generelles Akupunkturpunkte-Programm:
- Ni 3/6/7, Ma 36, Mi 6: Zur allgemeinen Stärkung und Stärkung der Nieren
- Di 4, 3E 5, 3E 17, Gb 2, Dü 19, 3E 21: Im Hinblick auf den Hörsturz (stärkere Stimulation)
- Bl 22/23/24/25 und Ex-R 8 (PaM 75): Alle genadelt und gemoxt im Sinne einer Segmenttherapie (Schliack, Hansen 1962); zur Tonisierung der Nieren, des Reproduktionsbereiches, der Blase und des Beckenbodens wegen der Harn-Inkontinenz

2. und 3. Behandlung (einwöchiger Abstand)

Es geht ihr schlechter, sowohl was die Lumbago als auch was das Hören betrifft. Die ganze Familie hatte inzwischen eine Verkühlung durchgemacht. Ihre Haut ist sehr trocken, gräulich, die Stimme noch brüchiger. Nun liegt ihre Selbsteinschätzung bei „6". Sie scheint noch schlechter zu hören. Ich muss einige Male meine Fragen wiederholen. Ich verwende viel Zeit, um mit ihr gemeinsam zu überlegen, wie ihre Eltern einzusetzen seien, um ihr endlich mal etwas Ruhe zu gönnen.

4. Behandlung (16.4.)
Diesmal berichtet sie von einem 1. Erfolg. Ihr war auf einmal aufgefallen, dass sie keine Lumbago mehr habe. Ich verschreibe ihr zur Stärkung der Nieren zusätzlich das Fertigpräparat **Nourish Essence** von John Scott (Waltz 1999). Die Hilfe seitens der Eltern und Ausnutzen weiterer Ressourcen gelingen immer besser.

5. Behandlung (24.4.)
Sie berichtet, dass sie übers Wochenende eine Radtour um einen Bergsee mit Überwindung von 1200 Höhenmetern gemacht hätten. Ihr Mann zog die Tochter in einem Radanhänger. Der Tinnitus sei nach Einnahme von Nourish Essence deutlich weniger geworden, und zwar dosisabhängig. Bei 3×2 Tabletten sei der Erfolg sehr gut, kurze Zeit nach Einnahme des Präparates gar weg. Am Hörvermögen habe sich nichts geändert. Die Lumbago sei auch besser. Die tiefen Ringe unter den Augen sind weg. Selbsteinschätzung des Allgemeinzustands mit VAS auf „8". Wegen leichter Schlafstörungen nadele ich **Anmian I** und **Anmian II** (Academy of TCM 1975) zusätzlich.

8. Behandlung (22.5.)
- Tinnitus nur noch vereinzelt, VAS von „2–3" auf „8"
- Keine Änderung der Schwerhörigkeit
- Lumbago deutlich besser, die Ischialgie bis in die Kniekehlen ebenfalls
- Energetisch sei sie wieder o.B.

9. Behandlung (3.6.)
Bei der 9. Behandlung – wir sind inzwischen auf einen 14-tägigen Zyklus umgestiegen – eröffnet sie mir, dass sie in der 8. Woche schwanger ist. Ich bin innerlich skeptisch: Sie hat den Weg der Erholung doch eben erst begonnen, und jetzt eine erneute Schwangerschaft? Aber sie ist zuversichtlich.

Sie leidet auch etwas unter einer Hausstaub-Allergie, die Nase ist verstopft, der Rachen etwas entzündet. Ich verändere und ergänze meine Punkteauswahl:
- Ma 36, Ni 3/7: Zur Stärkung von Milz und Niere
- Dü 3, Bl 62: Zur Stärkung der *Taiyang*-Achse, Linderung der Rückenbeschwerden; stärkere Stimulation
- Di 20, *Bitong*, Ma 2, Dü 18 – alles Lokalpunkte im Bereich der Nase und Nasennebenhöhlen, stärkere Stimulation.

Ich verzichte auf die Punkte im Rücken, nicht, weil diese für die junge Gravidität eine Gefahr darstellen würden – es gibt keine verbotenen Punkte in der Schwangerschaft (Becke 1988; Römer et al. 1998; Ots, Schulte-Uebbing 1999) –, sondern um sie in ihrer Entscheidung, dass eine neue Phase begonnen hat, zu unterstützen.

10. Behandlung (1 Monat später, Juli 2003; 4 Monate nach Therapiebeginn)
Die Kreuzschmerzen sind völlig weg, das ischialgische Ziehen links reicht noch bis Mitte Oberschenkel. Die Akupunktur wegen ihrer Allergie hat sofort angeschlagen, allerdings nicht nachhaltig. 2 Tage zuvor hatte sie wieder spontanen Harnverlust. Ihr Tinnitus ist kaum noch vorhanden, die Schwerhörigkeit wohl kaum verändert. Es geht ihr einigermaßen gut. Ihre Gedanken sind auf das neue Kind gerichtet. Inzwischen hat sie ein stabilisierendes Netzwerk aufbauen können. Die Überforderungssituation ist überwunden.
Wir verabreden Konsultationen nach Bedarf, d.h., es wird kein fester Termin vereinbart.

Wiedervorstellung
Mitte Dezember stellt sie sich zur Geburtsvorbereitung mit Akupunktur wieder vor. Sie ist in der 36. SSW. Wie geht es ihr?
- Die Kreuzschmerzen sind völlig verschwunden
- Die (ischialgischen) Knieschmerzen links außen variieren, derzeit Missempfindungen bis Mitte Oberschenkel
- Etwas Einschlafstörungen; sie steht dann auf, nach einer Stunde schläft sie wieder
- Der Tinnitus kurzfristig wieder da, vor allem bei Anspannung, ganz sicher bei Ärger
- Subjektiv kaum Hörverlust; gelegentliches Nachfragen. Ihre Umwelt habe die Besserung bemerkt
- Energetisch wesentlich besser, aber nicht wie vor der 1. Schwangerschaft, jedoch weniger müde als in der 1. Schwangerschaft
- Keine üblichen Schwangerschaftsbeschwerden
- Die Stressinkontinenz vor einigen Monaten deutlich, auch viel Wasser in kleinen Portionen; jetzt Weg der Normalisierung
- Latente Wehenbereitschaft (oft nachts), hoher Dauertonus; in 1. Schwangerschaft einmal vorzeitige Wehen in der 32. SSW.

Zunge: Etwas geschwollen, mäßige Zahneindrücke; Belag o.B.
Puls: Etwas leer, kommt erst in mittlerer Position
Allgemeinzustand: Sie sagt VAS „7–8", ich schätze sie auf „7"
Während der nächsten 4 Wochen erhält sie das **Geburtsvorbereitungsschema** gemäß der Mannheimer Universitätsfrauenklinik (Ma 36, Gb 34, Mi 6; Bl 67) ab der 38. SSW (Römer et al. 1998), ergänzt durch die Akupunkturpunkte Anmian I und II (Academy of TCM 1975) wegen der Schlafstörungen und Ohr-Pflaster (Semen Vaccaria) beidseits (Niere, Shenmen, 2× Veg. Rinne Behandlungsstrahl Niere) wegen der vom Segment Niere ausgehenden Beschwerden. In der 40. Woche bringt sie eine gesunde Tochter zur Welt, Geburtsverlauf unauffällig, Geburtsdauer ca. 6 Stunden.

Ergebnis

In der 4-monatigen Therapie konnte das seit 1½ Jahren bestehende postpartale Überforderungssyndrom so weit gebessert werden, dass eine erneute Schwangerschaft ohne Probleme verlief.
Letzter Kontakt September 2004: Ich hatte Frau Th. meinen Fallbericht zugeschickt, hier ihre eigene Beurteilung:

„Allgemeinzustand nach VAS „9–10", rezidivierende ISG-Blockaden und Lumbalgie, morgens sehr stark, gebessert durch Wärme und Bewegung, derzeit keine Ischialgie, Tinnitus vernachlässigbar, fühle mich im Hören subjektiv nicht mehr beeinträchtigt. Stressinkontinenz ist verschwunden (wohl auch durch konsequente Rückbildungs- und Beckenbodengymnastik). Keine Schlafstörungen mehr, energetisch fühle ich mich gut, der Unterschied zu früher liegt darin, dass ich angreifbarer, verletzlicher bin, was meine Resourcen betrifft. Sportliche Leistungsfähigkeit ist eigentlich wieder hergestellt. Keine Koordinationsstörungen mehr."

Frau Th. hat im letzten Jahr Nourish Essence weiter nach Bedarf eingenommen, wobei sie eine direkte Wirkung nach Einnahme zu verzeichnen glaubt. Die Gangunsicherheiten etc. sind völlig verschwunden.

Diskussion

Manche Kollegen, denen ich diesen Fall vorstellte, sprachen von einem **„Burn-out"** (Burisch 1995). Diese Diagnose ist inkorrekt. Der Kern des „Burn-out" ist die schwerwiegende Lebens-Enttäuschung, am besten darzustellen am Beispiel eines Lehrers, der sich „immer für seine Schüler mit Haut und Haaren aufopferte" und irgendwann einen Zusammenbruch erlebt. Unsere Patientin war und ist nicht enttäuscht. Hier kamen eine geschwächte Nieren-Konstitution und aggravierend die Schwangerschaft mit postpartaler Überlastung zusammen. Man könnte von einem **„Worn-out"** sprechen.

Der Erfolg dieser Therapie kam zustande durch die integrative Kombination von Akupunktur, Phytotherapie und psychosozialer Beratung. Die chinesische Therapie führte einerseits zur allgemeinen und leiblichen Stärkung, gleichzeitig unterstützte die verbesserte Nutzung der Ressourcen diesen Genesungsprozess. Die Patientin konnte wieder „Luft holen", ihr Leben neu organisieren. Nicht alle Beschwerden konnten behoben werden, jedoch weit über das Maß hinaus, das ihr die westliche Medizin vorher ermöglicht hatte. Der weitgehende Rückgang der Innenohrschwerhörigkeit ist besonders bemerkenswert.

Bemerkenswert in diesem Zusammenhang ist hier das psychiatrische Konsil der Spezialambulanz für postpartale Depressionen der Univ.-Klinik Graz, dem sie sich im November 2003 aus allgemeinem Interesse unterzog. Dort hieß es:

> „In Folge der Geburt wäre es ihr dann für 1/2 Jahr sehr schlecht gegangen ... Sie hätte Therapien mit Akupunktur, TCM und Homöopathie gemacht. In Folge dieser Therapien wäre es ihr zunehmend besser gegangen und seit 1/2 Jahr wären die Symptome fast völlig verschwunden ... Derzeit ist die Pat. wieder schwanger und sie lässt sich im Rahmen unserer Spezialambulanz für psychiatrische Erkrankungen im Rahmen einer Schwangerschaft beraten ... Diagnose: St. p. leichte bis mittelgradige depressive Periode, postpartaler Beginn. Therapie: Derzeit keine, unterstützend wurde die Möglichkeit einer Lichttherapie besprochen."
>
> Mündlich hätte ihr der Psychiater noch mitgeteilt, dass zur Zeit meiner Therapie wohl ein leichtes Antidepressivum am rechten Platz gewesen wäre.

Dieser Arztbrief verrät ein wenig die kompartimentalisierte Sicht unserer westlichen Medizin: „Postpartal" hatte sich eine „leichte bis mittelgradige depressive Periode" eingestellt. Aus chinesischer Sicht hat diese Patientin eine konstitutionelle „Nieren-Schwäche", die durch die – zusätzlich Essenz-zehrende – Schwangerschaft dramatisiert wurde. Die Niederkunft führte zum „Niederschlag", d.h., die Patientin war „niedergeschlagen", nicht nur depressiv. Eine antidepressive Therapie hätte das Tageslicht vielleicht rosa gefärbt, hierdurch wäre aber eine Verbesserung weder ihrer leiblichen noch psychosozialen Situation möglich gewesen, die das Durchstehen einer 2. Schwangerschaft ermöglichte.

Noch ein Wort zur **chinesischen Arzneimitteltherapie**. Hier tobt ja etwas der Streit zwischen Akupunkteuren und TCM-Therapeuten (s. auch das Editorial in der DZA 2/2004). Einige der Letzteren fallen manchmal dadurch auf, dass sie sich als die eigentliche Krönung der chinesischen Medizin geben. Ihre Aura ist erfüllt vom Wissen um das Wissen der Klassiker. Fertigpräparate werden naserümpfend abgelehnt, es gehe doch darum, auf jeden Patienten individuell einzugehen.

Diese Situation muss differenziert betrachtet werden: Es ist gleichermaßen unmöglich, Patienten mit einer inneren Störung – anders liegt der Fall bei Außen-Störungen – gemäß einer westlichen Diagnose mit einem feststehenden Akupunktur-Rezept oder einer Arzneimittel-Rezeptur zu therapieren. Auch ein postpartales Überforderungssyndrom kann zu verschiedenen chinesischen Diagnosen führen: Eine Milz-, Herz-, Lungen-, gar eine Leber-Diagnose wären denkbar, eben abhängig von den individuell vorliegenden Symptomen.

Aber: Ist eine Diagnose einmal gestellt, dann ist die folgerichtige Antwort auf diese Diagnose ein relativ konstantes Akupunkturrezept bzw. eine Arzneimittelrezeptur. Kleinere Variationen sind in beiden Therapien zur Therapieoptimierung – als das „Tüpfelchen auf dem i" – immer möglich. Das Fertigpräparat **Nourish Essence** unterscheidet sich kaum von entsprechenden Vorläufern aus der chinesischen Arzneimitteltherapie (*Huang Qi Dong Qing Pian*; s. Beschreibung der Inhaltsstoffe im Kasten). Der Hauptteil der Inhaltsstoffe würden wahrscheinlich von den meisten Ärzten der chinesischen Medizin so oder ähnlich gewählt werden. Dies ist die Basis des Erfolges. Und ein TCM-Therapeut, der im vorliegenden Fall nur Arzneimittel verschreibt, geht nicht auf die individuelle Situation der Patientin ein. Von psychosozialen Maßnahmen finden wir wenig bis nichts in den Schriften der Klassiker. Deswegen bin ich der Meinung, dass unser heutiger integrativer Ansatz dem Kopieren der Klassiker überlegen ist. Dass die von mir verschriebenen Fertigpräparate besser kontrolliert, standardisiert und auch deutlich billiger als die in der Apotheke hergestellten sind, sei nur nebenbei bemerkt. Und wenn ich kein entsprechendes Fertigpräparat finde, dann rezeptiere ich eben selbst. Die Basis dafür war eine 3-monatige ganztägige Ausbildung am 1. Lehrkrankenhaus der Hochschule für TCM Nanjing 1984/85.

> **Bestandteile von Nourish Essence (Waltz 1999)**
> Rx. Rehmanniae Glutinosae Conquitae (*Shu Di Huang*) 14,7%
> Rx. Discoreae Oppositae (*Shan Yao*) 8,9%
> Rx. Polygoni Multiflori (*He Shou Wu*) 8,9%
> Fr. Corni Officinalis (*Shan Zhu Yu*) 7,05%
> Sclerotium Poriae Cocos (*Fu Ling*) 7,05%
> Fr. Rubi (*Fu Pen Zi*) 7,0%
> Sm. Cuscutae (*Tu Si Zi*) 7,0%
> Fr. Lycii Chinensis (*Gou Qi Zi*) 7,0%
> Cx. Moutan Radicis (*Mu Dan Pi*) 5,9%
> Fr. Schisandrae (*Wu Wei Zi*) 5,9%
> Hb. Cistanches (*Rou Cong Rong*) 5,9%
> Rz. Alismatis Plantago-aquaticae (*Ze Xie*) 5,3%
> Hb. Cynomorii Songarici (*Suo Yang*) 4,7%
> Mel (*Feng Mi*) 4,7%

Schlussfolgerung

Die Therapie von Erschöpfungs- bzw. Überforderungssyndromen durch eine integrative Therapie aus Akupunktur, chinesischen Arzneimitteln und Beeinflussung der Lebenssituation der Patientin/des Patienten, die auf Konstitution und Kondition der/des Betroffenen eingeht, ist einer rein symptomatischen Therapie auf Basis einer kompartimentalisierten, organbezogenen Sichtweise überlegen. Die bemerkenswerte Rückläufigkeit der Innenohrschwerhörigkeit ist bislang ein Einzelfall und kann nicht verallgemeinert werden.

Literatur

Becke H: Die gefährlichen Akupunktur-Punkte in der Schwangerschaft. Dt. Ztschr. f. Akup. 31,5 (1988) 110
    Burisch M: Das Burnout-Syndrom – Theorie der inneren Erschöpfung, 2. Aufl. Springer, Heidelberg–Berlin 1994
Ots Th, Schulte-Uebbing C: Gibt es verbotene Akupunkturpunkte in der Schwangerschaft? Dt. Ztschr. für Akup. 42,1 (1999) 18–24
Römer A, Weigel M, Zieger W et al: Akupunkturtherapie in Geburtshilfe und Frauenheilkunde. Hippokrates, Stuttgart 1998
Schliack H, Hansen K: Segmentale Innervation und ihre Bedeutung für Klinik und Praxis. Thieme, Stuttgart 1962
Sopko J, Bauer H: HNO-Heilkunde. In: Adler RH, Herrmann JM, Köhle K, Schonecke OW, Uexküll Th von, Wesiack W: Psychosomatische Medizin. S. 1111–1124. Urban & Fischer, München 2003
The Academy of Traditional Chinese Medicine (ed.): An Outline of Chinese Acupuncture. Beijing: Foreign Languages Press 1975
Waltz P (Hrsg.): Golden Flower Chinese Herbs (entwickelt von John Scott). Eigenverlag china purmed, Karlsruhe 1999

Ein rein psychogener Schmerz?

Naschmil Pollmann

Zusammenfassung

Eine 50-jährige Patientin mit seit 12 Jahren bestehenden Schmerzen in Rumpf und Beinen, die als somatoform interpretiert worden waren, Hypertonus, Tachycardie und weiteren vegetativen Beschwerden bei multipler Medikamenteneinnahme wird ambulant mit Akupunktur und chinesischer Arzneitherapie behandelt. Der sehr positive Verlauf wird durch das zwischenzeitliche Auftreten einer tiefen Beinvenenthrombose, die invasive Nadeltechniken bedenklich machte, zunächst relativiert. Unter Optimierung der psychotropen Medikation und chinesischer Arzneitherapie wird die Patientin schließlich beschwerdefrei.

Einleitung

Psychogene Schmerzen, d.h. Schmerzen ohne regelrechtes morphologisches Substrat, werden im Allgemeinen als schlechte Indikation für die Akupunktur angesehen. Während somatoforme Schmerzstörungen sehr häufig vorkommen, handelt es sich bei der Coenästhesie um eine seltene Erkrankung. Die Abgrenzung gegenüber der somatoformen Schmerzstörung ist manchmal schwierig, da psychotische Symptome fehlen können und die Patienten – vor allem am Beginn der Erkrankung oder wenn sie mit Sedativa versorgt sind – manchmal sehr geordnet erscheinen und nur über Schlafstörungen und innere Unruhe klagen. Typisch sind die manchmal bizarren, immer aber sehr plakativen Schmerzschilderungen (*„Stromstöße jagen mir durch den Körper, es fühlt sich an, als würden mir Würmer im Kopf herumnagen"*). Die Therapie der Wahl besteht in der Verabreichung von Neuroleptika, die fast immer eine sofortige Entlastung bewirken.

Patient/Patientin

Frau C. S., 50 Jahre; Journalistin

Krankengeschichte/Untersuchung

C. wurde mir von ihrer Hausärztin überwiesen, da diese eine Alternative zu den hohen Benzodiazepinverordnungen des Neurologen für nötig erachtete.

Schmerzanamnese

C., eine hochintelligente und humorvolle Redakteurin, stellte sich am 11.6.03 bei mir vor mit dem Satz *„Ich bin eine alte Schmerzpatientin"*.

Sie habe seit 1991 symmetrisch in beide Beine ausstrahlende Schmerzen im dorsalen Rumpfbereich. Es fühle sich an, als laufe Strom über den Rücken. Außerdem fühle sie sich oft steif und verspannt. Der Schmerz variiere zwar manchmal in Ausdehnung und Intensität, auch gebe es manchmal richtig heftige „Hexenschüsse", aber im Wesentlichen seien ihre Schmerzen über die Jahre dieselben geblieben. Begonnen habe es zunächst damit, dass sie ihre Beine nicht übereinander schlagen konnte, schließlich habe sie nicht mehr richtig laufen können und sei weitgehend arbeitsunfähig gewesen.

Nach intensiver Diagnostik und dem Ausschluss einer radikulären Genese bzw. einer systemischen Erkrankung des Nervensystems gelangte sie schließlich in die Therapie eines sehr renommierten Schmerztherapeuten, der die Diagnose einer somatoformen Störung stellte, diese der Patientin erläuterte und sie mit Opipranol behandelte. Dies sei auch für fast 10 Jahre gut wirksam gewesen, allerdings hätten die Schmerzen in den letzten beiden Jahren wieder stark zugenommen und seien seit Mitte 2002 extrem schlimm.

Sie sei momentan in neurologischer Behandlung und mit einem „heftigen Medikamentenmix" eingestellt, der zwar ein wenig gegen die Schmerzen helfe, aber starke Nebenwirkungen habe. Sie sei tachycard mit einem Ruhepuls um 100, habe zeitweise erhöhten Blutdruck und erheblich an Gewicht zugenommen.

Es beschäftige sie auch die Frage nach der Genese der Schmerzen. Man habe ihr verschiedene „Psychodiagnosen" angeboten, andere Behandler hingegen hätten doch die Ursachen in „schlechten Bandscheiben" favorisiert. Sie sei weder depressiv noch leide sie unter Ängsten, wenn man einmal von durchaus berechtigten Existenzängsten absehe, sie sei lediglich angespannt. Der Zeitpunkt des Auftretens der Schmerzen erschien allerdings in einer Zeit, in der sie massiven Belastungen ausgesetzt war, sie habe in einer furchtbaren Arbeitssituation gelebt, in der sie völlig unterbezahlt, gemobbt, terrorisiert und schikaniert worden sei (C. nannte die Leitung „Terrorregime"). Sie sei mehrere Wochen in einer Schmerzklinik und auch in einer psychosomatischen Klinik gewesen, habe auch eine Psychotherapie begonnen (Analyse), diese aber abgebrochen.

Aktuell nehme sie außer Presomen 125 mg Amitriptylin, 60 mg Mirtazapin, 10–20 mg Diazepam sowie 2,5–5 mg Lorazepam täglich (!).

Allgemeinanamnese

Bis vor kurzem habe sie keine wesentlichen Vorerkrankungen gehabt. Seit einigen Monaten besteht ein Grenzwerthypertonus und eine Tachycardie unter hohen Dosen von Trizyklika. Eine Hyperthyreose wurde ausgeschlossen (TRAK und TPO wurden von mir noch veranlasst und waren ebenfalls unauffällig). Sie sei allerdings ein Suchttyp, habe früher einen C_2H_5OH-Abusus betrieben und später exzessiv Benzodiazepine und Tramadol genommen. Sie habe den Alkoholentzug alleine durchgestanden, die Medikamente seien stationär entzogen worden. Starke Wechseljahresbeschwerden seien durch eine Hormonsubstitution gebessert.

TCM-Anamnese

Kopf: Häufig Flimmern vor den Augen, verschwommenes Sehen. Lauter, heulender Tinnitus. Oft Schwindel, meist als Drehschwindel. Konzentration und Gedächtnis sind gut, Nasen und Nebenhöhlen frei. Kopfschmerzen werden verneint.

Thorax: Herzrasen, Ruhepuls bei 100–120, manchmal Druck in der Brust und Schmerzen im Herzbereich. Keine Belastungsinsuffizienz, keine Infektanfälligkeit, Lunge frei

Abdomen: Häufig Sodbrennen, Aufstoßen, Druck im Oberbauch. Abneigung gegen Milch, Unverträglichkeit von Weißwein, grünem Paprika. Keine besonderen Vorlieben. Colon irritabile mit Borborygmen, Druckgefühl im Bauch, es treten Durchfall und Obstipation im Wechsel auf. Gelegentlich stark riechender Stuhl
Gynäkologische Anamnese: Nicht vollständig beurteilbar, da die Patientin seit Jahren 3-Monats-Spritzen bekam. Dies wegen starker Dysmenorrhö, Mittelschmerz und PMS, sehr unregelmäßiger Zyklus. Starke Wechseljahresbeschwerden mit Hitzewallungen
Niere: Keine Nykturie, keine Pollakisurie, keine Inkontinenz. Wenig Libido. Hat viel Durst, trinkt ca. 3 l am Tag
Temperatur: Eigentlich sei sie immer verfroren gewesen, deswegen verstehe sie nicht, warum sie seit einigen Jahren ständig unter Hitze leide. Wärme vertrage sie überhaupt nicht mehr. Tags kein Schwitzen, aber Hitzewallungen und Nachtschweiß, vor allem in den frühen Morgenstunden
Haut: Eher trocken, manchmal juckend
Schlaf: Ein- und Durchschlafstörung, Hochschrecken in den frühen Morgenstunden, gelegentlich auch Alpträume
Emotional: Resigniert, deprimiert, habe zunehmend Existenzängste. Fühlt sich sehr unter Druck, kann schlecht Wut und Frustration äußern
Zunge: Insgesamt rote Zunge, etwas schlaffer, roter Rand, stark rote Spitze
Puls: Voll, saitenförmig, schnell, am Herzen auffällig dünner

Sozialanamnese

C. arbeitet als Redakteurin und steht unter enormem Leistungsdruck, zumal sie nur einen befristeten Arbeitsvertrag hat. Früher war sie als freie Journalistin und Lektorin tätig. Sie ist in 2. Ehe mit einem sehr fürsorglichen und unterstützenden Partner verheiratet, sie haben keine Kinder, was eine bewusste und freiwillige Entscheidung gewesen sei. Ihr Privatleben sei erfüllt und glücklich. Belastend sei für sie die Trennung von ihrem 1. Lebensgefährten gewesen, die ca. 2 Jahre vor dem Ausbruch der Schmerzerkrankung stattfand. Sie habe damals sehr gelitten, stark an Gewicht verloren und exzessiv getrunken. Sie habe das Alkoholproblem in den Griff bekommen, es sei ihr aber klar, dass sie gefährdet sei; auch die jetzige Medikamenteneinnahme ist ihr als pathologisch bewusst. Aber sie müsse im Beruf funktionieren, und ohne die Medikamente könne sie weder schlafen noch entspannen, es elektrisiere dann der gesamte Rumpf und sie sei unruhig und verspannt.

Auswertung des Schmerzfragebogens

Dauerschmerzen im unteren Rücken und in den Beinen seit 12 Jahren. NRS 10
Erfolgreiche Therapien: Insidon, Amitriptylin
Erfolglos: Schmerzklinik, Psychosomatische Klinik, Akupunktur, Psychotherapie, Spritzen
Verschlechterung: Durch Stress, Besserung manchmal durch Ruhe, Ablenkung, SES 33 affektive und 15 sensorische Punkte (wichtigste sensorische Items: drückend, pulsierend), Allgemeiner Depressionsscore (ADS) 38 und Sensorische Empfindungsskala (SES) nach Geissner, Beschwerdeliste nach Zerssen 15
Ängste: „Die völlige Beeinträchtigung des Lebens"

Untersuchungsbefund
Im Gespräch zeigte sich die Patientin freundlich zugewandt, deutlich depressiv, jedoch emotional schwingungsfähig. Sie ist klar, geordnet, ohne inhaltliche oder formale Denkstörung. Keine Konzentrations- oder Merkstörungen, der Antrieb erscheint normal.
In der körperlichen Untersuchung finden sich keine Gleichgewichtsstörungen. Die Körperachsen sind gerade, keine Beeinträchtigungen beim freien Stand, allerdings fällt im Gangbild ein „Watschelgang" mit einer Abrollstörung bei Pes planus und einer Metatarsalgie auf. Keine Störungen von Kraft oder Sensibilität. Die Nervenaustrittspunkte am Kopf sind frei, an der HWS findet sich eine Blockierung bei C0/C1 mit Einschränkung von Inklination und gedrehter Seitenneige nach rechts. DS im Trapezius rechts. Schulter frei, BWS in alle Richtungen frei beweglich. FBA 20 cm, Rotation, Reklination und Seitenneigung der LWS frei, kein Lasègue. Massive Triggerpunkte beidseits im M. piriformis (knapp oberhalb von Gb 30). Hüften frei beweglich, aktuell kein Anhalt für ISG-Blockierung.

Beurteilung
Ein pseudoradikuläres Schmerzsyndrom der LWS mit Triggerpunktgeschehen, vermutlich unterhalten durch eine Gangstörung mit mediolateraler Instabilität bei Metatarsalgie, trifft auf eine psychogene Störung. Die Behandlung sollte sich weder rein somatisch orientieren noch ausschließlich an die Psyche richten.

Diagnostische Überlegungen

Auch der Neurologe hatte bei C. schon an eine Coenästhesie gedacht und sie als Borderline-Persönlichkeit eingestuft. Ein Therapieversuch mit Promethazin hatte eine gute Wirkung auf die Schlafstörungen und den Rückenschmerz (Stromstöße), nicht aber auf die Ischialgie gezeigt, daher war es wieder verlassen worden. Von der TCM her erschien mir C. – geordnet, leistungsorientiert, zielstrebig, aber gestresst, massiv unter Druck und reizbar – zunächst als typische Leber-Feuer-Patientin. Im weiteren Verlauf sollten sich jedoch der Übergriff des Leber-Feuers auf das Herz und die Entstehung von Wind und Schleim immer mehr in den Vordergrund schieben.

Diagnose westlich

- Schmerzpatientin im Stadium 3 nach Gerbershagen R 52.2
- Borderline-Persönlichkeit
- Somatoforme Schmerzstörung F 45.4
- Abhängige Persönlichkeitsstörung F 60.7
- Abhängigkeitssyndrom bei Alkoholgebrauch F 10.2
- Benzodiazepinabusus F 13.2
- Pseudoradikuläres Schmerzsyndrom der LWS M 54.9
- Ein- und Durchschlafstörungen

Diagnose chinesisch

Emporloderndes Leber-Feuer mit Entstehung von Wind-Schleim

Übergriff der vertikalen Leber-Störung auf das Herz mit beginnendem Herz-(und Nieren-) *Yin*-Mangel

Therapie

- Stabilisierende Gespräche
- Benzodiazepinentzug/Neueinstellung
- Körper- und Ohrakupunktur
- Triggerpunktbehandlung
- Chinesische Arzneitherapie

Therapieprinzip

- Leber-*Qi* bewegen
- Hitze ableiten
- Den Geist beruhigen
- *Qi* in den Leitbahnen bewegen

Methoden

- Dry needling
- TCM-Akupunktur
- Arzneitherapie

Behandlungsverlauf

Nach Rücksprache mit dem behandelnden Neurologen und der Hausärztin wurden zunächst Tavor und Diazepam über die nächsten 14 Tage reduziert. Da die Patientin schlechte Vorerfahrungen mit Akupunktur gemacht und sie als wirkungslos erlebt hatte, wurden zunächst die Triggerpunkte im M. piriformis nach der Dry-needling-Technik behandelt, zur Analgesie erhielt die Patientin ein NSAR (Dexketoprofen) und ein Myotonolytikum (Tolperison). Parallel dazu erhielt die Patientin ein TENS-Gerät. Sie erhielt Krankengymnastik und manuelle Therapie zur unterstützenden Behandlung ihres Piriformis-Syndroms sowie Gangschulung. Interessanterweise verschwanden die Schmerzen in Gesäß und Beinen relativ zügig – das Elektrisieren im Rücken besserte sich zwar, blieb aber prinzipiell erhalten.
Ende Juli lagen die Schmerzen bei durchschnittlich NRS 6, die Patientin nahm noch 30 mg Remergil®, 125 mg Amineurin®, 600 mg Dexketoprofen® und 300 mg Tolperison® am Tag ein. Gegen die Tachycardie hatte sie von der Hausärztin Bisoprolol erhalten. Eine Symbioselenkung verbesserte die abdominellen Beschwerden der Patientin. Allerdings fühlte sich die Patientin immer noch gestresst und innerlich unruhig, nicht belastbar. Sie wurde das Gefühl nicht los, dass ihr Hypertonus wesentlich mit der antidepressiven Medikation zusammenhinge, und drängte auf weitere Reduktion ihrer Medikamente. Dies gelang jedoch nicht, ohne dass es einer Zunahme der Allgemeinbeschwerden kam, insbesondere der Schlafstörungen und der inneren Unruhe. In Abstimmung mit dem Neurologen wurden verschiedene Varianten diskutiert, u.a. auch der Einsatz eines Neuroleptikums.

Verlaufsbogen vom 16.8.2003

Schmerzen bei NRS 5/7/3; PDI 6,5, ADS 35, SES 27 affektive und 11 sensorische Items.
Die Patientin entschied sich Ende August doch für eine Behandlung mit Akupunktur, zumal sie die Triggerpunktbehandlungen als überaus positiv und nicht mit ihren früheren frustranen Akupunkturbehandlungen vergleichbar erlebte.
Es kamen folgende Punkte zum Einsatz:

- Ma 36, Mi 6, Le 3 und Pe 6 beiderseits mit kräftiger Stimulation genadelt bewegen das Leber-*Qi*
- He 7, Ren 15, Du 20 plus Ex-KH 1 kräftig ableitend genadelt beruhigen den Geist
- He 8, Le 2 und Di 11 leiten Hitze ab, senken den Blutdruck und beruhigen ebenfalls den Geist
- Gb 30, Bl 54, *Huatuo jiajizhi* LWK 3–5, Bl 40, Gb 31, Gb 34 und Bl 60 wurden als lokale Punkte gewählt

Je nach Beschwerdelage wurde entweder eine konstitutionelle Behandlung oder eine Behandlung der Lumboischialgie in den Vordergrund gestellt. Die Behandlungsfrequenz lag in den ersten 3 Wochen bei 2-mal wöchentlich. Außerdem erhielt die Patientin eine Abkochung der klassischen Rezeptur *„long dan xie gan tang"* für 14 Tage.
Sofort kam es zu einer Verbesserung des Allgemeinbefindens und einer weiteren Schmerzreduktion. Anfang September lagen die Schmerzen überwiegend zwischen NRS 3 und 6, das Amitriptylin konnte auf 50 mg, das Remergil® auf 15 mg reduziert werden. Dexketoprofen wurde ganz abgesetzt, das Tolperison noch beibehalten.
Leider kam es am 11.9.2003 zum Auftreten einer tiefen Beinvenenthrombose im rechten Unterschenkel, für die später die Kombination aus Hormonsubstitution und Antidepressiva verantwortlich gemacht wurde. Nach einer 20-tägigen stationären Behandlung wurde die Patientin marcumarisiert entlassen. Die Unterbrechung der Behandlung in Verbindung mit der längeren Krankschreibung, die nun unvermeidlich war, stürzte die Patientin in tiefe Verzweiflung und löste eine krisenhafte Verschlimmerung von Schmerz und Allgemeinbefinden aus. C. schlief keine Nacht mehr länger als 3 Stunden, es *„jagten ihr Stromstöße den Rücken herunter"* und sie wanderte den ganzen Tag nervös in der Wohnung umher, berichtete über Gedankenflucht, Alpträume und starke innere Unruhe. Sie gab im Schmerztagebuch die Schmerzstärke mit durchschnittlich „8" an und konnte sich kaum vorstellen, jemals wieder ins Berufsleben zurückzukehren. Die Hausärztin hatte bereits zur Beantragung einer Zeitrente geraten.
Bei der Betrachtung der Zunge fand sich diese immer noch stark gerötet, an der Spitze fanden sich schleimig belegte Ulcerationen. Mitte Oktober, als die Behandlung mit Akupunktur einmal in der Woche wieder aufgenommen wurde, konnten die invasiven Nadeltechniken aufgrund der Antikoagulation von mir nicht mehr in der gewohnten Intensität durchgeführt werden, was die Patientin sehr bedauerte und als deutliche Verschlechterung der Wirksamkeit erlebte. C. erhielt daher für 14 Tage zusätzlich eine Variation des klassischen „Eiserne-Feilspäne-Dekoktes" zur Behandlung der toxischen Hitze im Herzen.
Nach wenigen Tagen der Einnahme schlief sie bereits wieder 5 Stunden pro Nacht und fühlte sich stabiler. Die Schmerzen reduzierten sich allmählich wieder auf NRS 3–5. Es konnte auch das Mydocalm abgesetzt werden, in Absprache mit den Mitbehandlern wurde die antidepressive Medikation umgesetzt auf eine Kombination aus 25 mg Stangyl® morgens und 75 mg Trevilor® abends.

Verlaufsbogen vom 23.11.03

Schmerzen bei NRS 3/5/3, ADS 27, Zerssen 15, PDI 5,3.

Weiterer Verlauf

Die Akupunkturbehandlung wurde noch bis Anfang Januar 2004 weitergeführt, die Schmerzen stabilisierten sich bei NRS 0–3. Mit der Kombination aus Stangyl® und Trevilor® kam sie im Weiteren gut zurecht. Bisoprolol war nicht mehr erforderlich, da der Blutdruck sich wieder normalisiert hat, auch ist C. nicht mehr tachycard. Die Patientin trat im Februar eine stationäre Reha-Maßnahme in einer orthopädisch und internistisch ausgerichteten Klinik an, bei der der Schwerpunkt auf intensiver Krankengymnastik lag, was sie als sehr positiv erlebte.

Ergebnis

Seit Anfang April 2004 ist sie wieder voll berufstätig und fast beschwerdefrei, bis auf gelegentlich nach dem Sport auftretende linksseitige Ischialgien. C. stellt sich bei mir ca. alle 2–3 Monate wieder vor. Wie sie mir bei unserem letzten Gespräch im Juli 2004 mitteilte, freut sie sich schon sehr darauf, dass das Marcumar® im Herbst abgesetzt wird und sie dann wieder Akupunktur mit tiefer und intensiver Nadelung im M. piriformis bekommen kann.

Diskussion

„Einmal Psycho, immer Psycho" – so ähnlich mag es vielen Patienten gehen, die irgendwann einmal mit der Diagnose „psychogener Schmerz" etikettiert wurden. In diesem Fall trafen aber psychogener Schmerz und Triggerpunktgeschehen aufeinander, eine einfache körperliche Untersuchung (die weder vom Orthopäden noch von der Hausärztin noch vom Neurologen gemacht worden war), lieferte den entscheidenden Hinweis. Es war unbedingt erforderlich, in der Therapie beidem gerecht zu werden. M.E. hätte weder die konstitutionelle Behandlung allein, noch die Orientierung am Bewegungsapparat allein ein ähnliches Ergebnis erzielt. Ich fand es besonders interessant, wie die psychische Dekompensation und die tiefe Beinvenenthrombose (Schleim) sich an der Zunge abbildeten; und fand es sehr eindrucksvoll, wie gut die Patientin insbesondere auf die Arzneitherapie ansprach.

Schlussfolgerung

Keine Angst vor langen Nadeln. Und auch keine übertriebene Angst vor der Comedikation mit Psychopharmaka, denn dieser Fall zeigt eindrücklich, wie mit Hilfe der Akupunktur trotz multipler Medikation ein gutes Ergebnis erzielt werden konnte.

Literatur

Bensky D: Chinesische Arzneitherapie, Verlag für Ganzheitliche Medizin Dr Erich Wühr GmbH, Kötzting 1996
Travell J, Simons D: Handbuch der Muskeltriggerpunkte. Urban & Fischer, München 2002
Waldvogel H: Analgetika, Antinozizeptiva, Adjuvanzien. Springer, Heidelberg 1996
Wörz R, Lendle R: Schmerz, psychiatrische Aspekte und psychotherapeutische Behandlung, Urban & Fischer, München 1980

Der Patient in der stationären Psychiatrie mit Depression und Angst

Thomas Ots

Zusammenfassung

Die Möglichkeiten und Grenzen von Akupunktur in der stationären psychiatrischen Versorgung im Rahmen eines integrativen Ansatzes werden anhand eines Patienten mit Depression und Angst demonstriert. Es werden die Vorzüge der emotio-somatischen chinesischen Diagnostik sowie die Besonderheiten der Akupunkturwirkung herausgearbeitet.

Einleitung

Im Herbst 2000 begann auf der Stat. B1 der Landesnervenkliniik Sigmund Freud, Lehrklinik der Universität Graz, eine neue Ära: die Integrative Psychiatrie. Zusätzlich zu der üblichen – bereits stark psychotherapeutisch erweiterten – Regelversorgung werden die Jung'sche Bädertherapie, Homöopathie und Akupunktur angeboten. Die Bädertherapie wird durch ausgebildete Fachleute des Pflegepersonals ausgeführt, Homöopathie und Akupunktur durch Konsiliarärzte, die einmal wöchentlich für ½ Tag auf der Station arbeiten. Seit Beginn der Integrativen Psychiatrie waren dies der in Österreich weithin bekannte Dr. Rohrer für die Homoöpathie und ich als Akupunkteur. Die Psychiater der Station schlagen nach bestimmten Vorüberlegungen Patienten vor, die uns vorgestellt werden. Zum Zeitpunkt des Erstinterviews wissen wir nichts von diesen Patienten, um möglichst unbeeinflusst unsere jeweilige Diagnose durchzuführen. Später am Tag kommt es dann zu einer gemeinsamen Diskussion zwischen allen Berufsgruppen der Station und den „Integrativen", in welcher die neuen Patienten sowie der Verlauf der bereits behandelten diskutiert werden. Erste Erfahrungen dieser Arbeit wurden 2001 vorgestellt (Ots, Payer, Haas 2001), eine Evaluation wurde abgeschlossen (Marktl 2003).

Patient/Patientin

Herr D. L., 55 Jahre, Feinmechaniker und betrieblicher Sicherheitsbeauftragter

Krankengeschichte/Untersuchung

Sein Beschwerdevortrag

Auf meine Frage, warum er hier stationär aufgenommen worden sei, berichtet Herr L., der tief beunruhigt und sorgenvoll erscheint, langsam und bedächtig, Folgendes:

"Vor 3 Jahren hatte ich schon einmal so einen Zustand. Warum? Das weiß ich nicht, ich zerbreche mir deswegen laufend den Kopf. Es ist so, als ob viele kleine Steinchen einen größeren Defekt ergeben."

Er war damals „aus heiterem Himmel" umgefallen, bewusstlos gewesen. Die folgenden organischen Untersuchungen zeigten keine Besonderheiten. *„Man glaubt ja nie, dass eine Depression einen selbst treffen kann. Aber das war es wohl. Nichts ging mehr. Auch kein Sport."*

Damals nahm auch die Migräne an Häufigkeit zu: Bis zu 2-mal wöchentlich. Er hatte zunächst Homöopathika versucht, war dann aber doch auf der Neurologisch-Psychiatrischen Abteilung eines anderen Krankenhauses für 3 Wochen in stationärer Therapie. Es ging ihm dann langsam unter Medikamenten gegen die Depression und Migräne-Prophylaxe besser. Er kann sich nicht an die Namen der Medikamente erinnern. Er hat seitdem wieder gearbeitet (3 Jahre), und zwar 20 h/Wo im Sinne einer Alters-Teilzeit. Das war *„sehr erbauend"*.

Vor einem Monat begann dann ein starkes Kribbeln in den Händen. Er begann die Haut der Hände aufzuzupfen und wurde immer unruhiger. Sein Hausarzt wies ihn dann ein.

Frühere Anamnese

Er sei zeitlebens einigermaßen gesund gewesen: Einige kleine Verletzungen, nach einem Verkehrsunfall vor 10 Jahren Nackenbeschwerden. Ansonsten keine inneren Störungen, ab und zu Magenweh.

Spezielle Symptom-Selbstbeschreibung (s. „Meine besondere Methode")

- Kopfschmerzen und Migräne seit der Jugend
- Nacken-Schulter-Scapula-Verspannungen; re > li
- Nasennebenhöhlen öfter entzündet
- Herzrhythmusstörungen durch ein Zahn-Granulom
- Aktuell: Starkes Herzklopfen, Herzrasen und aufsteigende Angst mit thorakalem Beklemmungsgefühl (von außen nach innen); zumeist nachts, er wacht dann auf
- Magenweh und Migräne gleichzeitig, bis hin zum Erbrechen; selten Magenweh allein
- Ab und zu insgesamt Bauchweh, aber wenig Blähungen
- Gleitwirbel L 5/S 1 mit Ausstrahlung in den linken Fuß
- Schlaf: Durchschlafstörungen kennt er schon länger, in der letzten Zeit zusätzlich Einschlafstörungen mit Gedankenkreisen
- Kälte/Hitze: Er meidet Kälte
- Die Fragen nach Appetit, Stuhlverhalten, Wasserlassen ergaben keine Besonderheiten

Weitere Befunde

Zunge: Vergrößert, etwas gestaut, Zahneindrücke; dicker weiß-klebriger Belag
Puls: Ohne Befund, vor allem nicht saitenartig

Sozialanamnese

Seit 1970 hat er in der jetzigen Firma als Feinmechaniker in einem großen Betrieb gearbeitet. 1997 wurde er, wohl auch auf Drängen der Gewerkschaft, zur Sicherheits-Fachkraft seiner Abteilung. *„Das machte mir an und für sich Spaß, aber natürlich ecke ich oft an."* Ja, es gab auch Konflikte, er musste viele Mauern durchbrechen. *„Mit den Konflikten in meinem Leben war das immer schon so."*

Familienanamnese

„Ja, meine Ehe ist so ein Problem, eines der Steine, die ich anfangs erwähnte." Seine Frau hatte vor einigen Jahren eine Folge schwerer, teils misslungener Hüftoperationen. Seitdem klappt es sexuell bei ihm nicht mehr so. *„Mein Gefühl hat sofort geblockt. Ich fühle mich auch schuldig, wenn ich sie zum Sex dränge. Sie hat ja schon manchmal Schmerzen dabei."* Sie haben 2 erwachsene Kinder, eines wohnt noch zu Hause.

Emotionelle Selbstbeschreibung

Nach Stellen der Frage schweigt er für 8 Sekunden. Dann spricht er mit ebenfalls längeren Pausen: Eigentlich sei er ein eher ausgleichender Mensch, auch kommunikativ. Er habe kein Problem mit Leuten zu sprechen, sei auch hilfsbereit. Die Mitarbeit in einer karitativen Vereinigung bereite ihm viel Spaß.
„Wie gehen Sie mit Meinungsverschiedenheiten um?"
„Ich kann schon richtig raus … Oder ich dreh mich um und gehe … Eigentlich für mich ein sehr unguter Zustand … Ich versuch auch, es zu überspielen. Das kostet viel Kraft, dann bin ich eine Stufe tiefer."
„Im Beruf?"
„Da versuch ich es ein paar Mal, dann werde ich eventuell lauter. Laufen tut gut, das baut ab … Aber: irgendetwas bleibt doch hängen … Ich schluck es wohl."

Diagnostische Überlegungen

Im weiteren Gespräch bestimmt Herr L. noch einmal die Wertigkeit der „Steine" seiner Depression:
- Die Eheprobleme
- Die Arbeit in der Fabrik. Er habe zu hohe Erwartungen. Er versuche immer auszugleichen, müsse dann aber zurückstecken. Dann sei es eben nicht so, wie es sein sollte. Und vor einigen Wochen sei seine Abteilung vom staatlichen Inspektor kontrolliert worden, und der habe ihn ziemlich fertig gemacht, ihm für alle Versäumnisse die Schuld zugeschoben.

Diese Beschreibung seiner Familien- und Arbeitssituation ist zielführend:
- Herr L. zeigt die klassische Konstitution der Aggressionsgehemmtheit. Diese bescherte ihm seit seiner Jugend Kopfschmerzen und Migräne. Das hätte alles so bleiben können, wäre er nicht zum Sicherheitsexperten „befördert" worden. Wie sich herausstellte, war er auf diese Stelle „weggelobt" worden, weil Kollegen und Betriebsleitung wussten, dass er ihnen keine großen Schwierigkeiten machen werde.
- Die Schwierigkeiten bekam dann er, zunächst als depressive Magen-Problematik, und zuletzt in Form von Angst.
- So zeigt auch Herr L. die bekannte Dynamik der lang währenden Aggressionshemmung: Von der Leber-*Qi*-Stagnation über die (Magen/Milz-)Depression zur (Herz-Unruhe-)Angst (Ots 1990). Seine Aggressionshemmung drückte sich auch darin aus, dass er für seine beruflichen Schwierigkeiten nur einen Ausweg wusste: Er strebte die Frühberentung an.

Diagnose westlich

F 32.1 Mittelgradige depressive Episode, M 54.80 HWS-LWS-Syndrom degenerativ, E 78.0 Hypercholesterinämie (Diagnosestellung durch die psychiatrische Abteilung)
Diagnose homöopathisch: Pulsatilla

Diagnose chinesisch

Leber-Milz-Herz-Beziehung:
- Leber-Qi-Stagnation
- Milz-Qi-Leere, Herz-Unruhe
- Herz-Unruhe

Therapieprinzip

- Leber-Qi-Stagnation lösen
- Milz/Magen stärken
- Herz beruhigen

Methoden

Antidepressive Medikation, Gesprächstherapie, Homöopathie, Schulter-Nacken-Massage; Meinerseits: Akupunktur mit kleiner begleitender Gesprächstherapie

Behandlungsverlauf

Entsprechend dem Therapieprinzip erhielt Herr L. eine initiale Akupunktur-Therapie von folgenden Punkten:
- Du 20 und Le 3 (ableitend), zur Lösung der Leber-Qi-Blockade
- Ma 36 (tonisierend), zur Stärkung von Milz/Magen
- He 7 und Pe 6 (ableitend), zur Beruhigung des Herzens
- Ren 17 (ableitend), zur Lösung des thorakalen Druck- und Engegefühls

Herr L. zeigte keine bemerkenswerten unmittelbaren Reaktionen auf die Akupunktur. Bei der 2. Behandlung sagte er, dass er nicht viel gespürt habe, vor allem auch Ren 17 habe nicht zu einer Öffnung bzw. Weitung des Thorax und damit zur Entlastung der Angst geführt. Ren 17 wurde daraufhin nicht mehr eingesetzt, die anderen Punkte wurden belassen und ohne Änderung bis Therapieende fortgeführt. Die erwogene Behandlung der Schulter-Nacken-Beschwerden (Gb 20, Bl 10, 3E 15, 3E 5) wird ebenfalls nicht ausgeführt, weil Herr L. ausreichend gut auf die Massagen anspricht.

Während der Behandlungen diskutiere ich mit Herrn L. Situationen, in denen er in der Woche zuvor Blockierungen gezeigt hatte. Wir sprechen Alternativen an. Dabei gehe ich nicht auf die spezielle Eheproblematik ein, da selbige seitens der Station fokussiert wird.

Ergebnis

Herr L. zeigte eine stetige, sehr geradlinige Verbesserung seiner Depression/Angst. Kopfschmerzen waren kaum mehr vorhanden, eine Migräneattacke fand nicht statt. Er war in seinem psychischen Verhalten bald so stabil, dass er nach 7 Wochen und 6 Akupunkturen entlassen werden konnte.
Die Entlassungsmedikation: Cipralex® 10 mg, Pravachol® 20 mg.

Diskussion

Die Beurteilung der Rolle der Akupunktur in der integrativen Therapie von Herrn L. ist unmöglich. Leichter fällt dies bei solchen Patienten, die unmittelbar durch die Akupunktur – also schon unter oder im Anschluss an die Behandlung – leibliche Sensationen wahrnehmen (Ots, Payer, Haas 2001; Ots 2003). Hier sei vor allem die Öffnung/Weitung des Thorax angeführt (Ots 2001), aber auch die große Entspannung und Ruhe oder aber die Beruhigung und letztlich das Gefühl von Stärkung. Ca. 30% der Patienten, die ich auf der Psychiatrie behandele, teilen mir solche unmittelbaren Akupunktur-Erfahrungen mit. Diese Patienten sind denn auch sehr begierig auf die Akupunktur und erbitten sich oft längere Nadel-Verweilzeiten. Bei Herrn L. war dies nicht der Fall. Er erhielt eine facettenreiche Therapie, und es ging ihm langsam, aber stetig besser. Auch handelte es sich bei Herrn L. um eine mittelgradige Depression. Schwere Depressionen zeigen oft langwierigere Verläufe, vor allem dann, wenn eine Berentung ansteht. Mit anderen Worten: Solange die Berentung nicht bewilligt ist, sind Wille und Notwendigkeit zur Gesundung eingeschränkt.

So unergiebig dieser Fall in Bezug auf die Therapie ist, so interessant ist er doch diagnostisch. Aus Sicht der chinesischen Medizin konnte eindeutig die Leber-Milz-Herz-Beziehung hergestellt werden; mit anderen Worten – die Beziehung zwischen Hemmung, Depression und Angst. In der Diagnostik der Psychiater wird dieser Angst-Anteil zwar gesehen, auch vorübergehend mit Praxiten® (Anxiolytikum, Oxazepam) angegangen, er findet aber keinen Eingang in die Diagnose. Die Angst wird eher als zusätzliche Schwierigkeit betrachtet. Auch zeigt die psychiatrische Anamnese die für die westliche Medizin so typische getrennte Betrachtung zwischen somatischer und psychischer Symptomatik:

> **Auszug aus dem Entlassungsbrief**
> **Psychisch:** Der Patient ist wach, orientiert, das Denken formal geordnet, der Pat. grübelt häufig, die Stimmung ist gedrückt, in letzter Zeit ist er vermehrt affektiv-labil, leidet an Durchschlafstörungen, ist öfter psychomotorisch unruhig, wobei er sich selbst mit den Fingernägeln verletzt. Konzentration und Merkfähigkeit sind gemindert, Krankheitseinsicht teilweise gegeben, Therapieeinsicht gegeben, von suizidalen Gedanken und Gefühlen derzeit distanziert.
> **Somatisch:**
> - Allgemeinzustand und Ernährungszustand normal, Appetit wechselnd, Gewicht 78 kg
> - Exkoriationen an beiden Händen und Narben, Selbstverletzung bei psychomotorischer Unruhe
> - SH: Unauffällig

- Hals: Frei beweglich
- WS: Derzeit kein KS
- Anamnestisch: WS-Beschwerden
- Cor: Rein, rhythmisch, normocard
- Pulmo: VA beidseits
- Abdomen: Weich, kein Druckschmerz
- Verdauung und Miktion: Unauffällig
- Extremitäten: Frei beweglich

Das vom Patienten geschilderte Magenweh – zumeist in Verbindung mit der Migräne – (als Folge des Angriffs der Leber auf Milz/Magen), sein Herzrasen, die Palpitationen und die Einschlafstörungen mit Gedankenkreisen (allesamt Zeichen der Herz-Unruhe) kommen hier genauso wenig vor wie die grundsätzliche Aggressionshemmung, die sich jahrzehntelang in Kopfschmerzen/Migräne äußert.

Meiner Meinung nach ist die chinesische emotio-somatische Diagnostik der westlichen Psychiatrie in der Beschreibung der Gesamt-Persönlichkeit sowie der Chronologie der Krankheit überlegen. Sie liefert die Grundlage eines biographischen Verständnisses des Patienten. Bemerkenswert ist in diesem Zusammenhang die hohe Übereinstimmung im Verständnis von Krankheit und Kranksein zwischen chinesischer Medizin und deutschsprachiger Psychosomatik (Schonecke, Herrmann 1996).

Als Therapieziel wurde seitens der Psychiatrie angegeben: „Er möchte wieder kommunikativer werden, eine bessere Gesprächsbasis zu seiner Frau finden und eine bessere Stimmung erlangen." Therapeutisch hätte eine integrative, psychosomatisch orientierte chinesische Medizin mehr auf Überwindung der grundsätzlichen Aggressionshemmung hingearbeitet.

Schlussfolgerung

Der Einsatz von Akupunktur in einem integrativen Therapiekonzept ist dann schwer beurteilbar, wenn Patienten auf der Wahrnehmungsebene keine Beziehung zur Nadelung herstellen können. Erfahrungen mit anderen Patienten lassen den Einsatz von Akupunktur als sinnvoll erscheinen: Bei leichten bis mittelgradigen Depressionen und Angststörungen in meiner Praxis war es möglich, allein mit einer Kombination aus Akupunktur und Gesprächstherapie erfolgreich zu arbeiten, d.h. auf eine medikamentöse Therapie mit Antidepressiva und/oder Anxiolytika zu verzichten. Bei Depressionen und Angststörungen infolge einer jahrelangen bzw. gar konstitutionellen Aggressionshemmung ist der Langzeiteffekt davon abhängig, wie es dem Patienten unter Anleitung des Therapeuten gelingt, diese Hemmung im Sinne eines offensiven Stils der Lebensführung zu überwinden.

Zur Physiologie des Heilens

Meine Erfahrungen in der Psychiatrie beziehen sich auf Depressionen und Angststörungen. Bezüglich Psychosen kann ich mangels eigener Erfahrung keine Aussagen machen. Depression und Angst sind Krankheiten, bei denen psychische und leibliche Phänomene in einer festen Beziehung zueinander stehen. Dies bedeutet auch, dass psychische Phänomene durch leibliche

Korrelate verstärkt werden können und umgekehrt. Hier setzt die chinesische Medizin an: Die Verminderung leiblicher Phänomene ist oft der Beginn einer psychischen Besserung. Als Beispiel: Die Angst wird u.a. durch Herzrasen und Palpitationen getriggert. Dabei ist es unwichtig, was diese leiblichen Phänomene ausgelöst hat (z.B. Genuss eines starken Kaffees). Gelingt es, Herzrasen und Palpitationen – z.b. durch den Einsatz von Du 20, He 7, Pe 6, einiger psychotroper Punkte der Ohrakupunktur wie 100 – zu vermindern, verringert sich auch das spezifische Angstgefühl. Diese physiologische Wirkweise der Akupunktur kann als somato-psychischer Wirkeffekt bezeichnet werden. Die Wirkung der Akupunktur in der Psychiatrie kann aber auch auf anderen Physiologien beruhen (Niederecker 2004).

Literatur

Marktl G: Bericht: Integratives Projekt – Landesnervenklinik Sigmund Freud. Eigenverlag 2003

Niederecker M: Akupunktur nach dem „NADA Protokoll" am Fachkrankenhaus für Psychiatrie und Psychotherapie Taufkirchen (Vils) – ein Erfahrungsbericht. Dt. Ztschr. f. Akup. 47,2 (2004) 14–17

Ots T: The Angry Liver, the Anxious Heart, and the Melancholy Spleen – The Phenomenology of Perceptions in Chinese Culture. Culture, Medicine and Psychiatry 40,2 (1990) 21–58

Ots T, Payer K, Haas K: Integrative Psychiatrie. Dt. Ztschr. f. Akup. 44,4 (2001) 179–288

Ots T: Klinische diagnostisch-therapeutische Mitteilung: Sternales Druck- und Engegefühl xiong men. Dt. Ztschr. f. Akup. 44,4 (2001) 286–288

Ots T: Statements der Experten – Akupunktur. In: Marktl G (Hrsg.): Bericht: Integratives Projekt – Landesnervenklinik Sigmund Freud, S. 67–70. Eigenverlag 2003

Schonecke OW, Herrmann JM: Funktionelle Herz-Kreislauf-Störungen. In: Adler RH, Herrmann JM, Köhle K, Schonecke OW, Uexküll Th von, Wesiack W (Hrsg.): Uexküll – Psychosomatische Medizin. München: Urban & Schwarzenberg 1996: 670–685

Depression, Schlafstörungen, Schmerzsyndrom

Helmut Rüdinger

Zusammenfassung

Eine Patientin entwickelt ab der Frühpensionierung zunehmend Depression, Passivität, Schlafstörung und sozialen Rückzug (eine ICD-Klassifizierung des behandelnden Neurologen ist nicht bekannt). Die medikamentöse Behandlung mit Remergil® verschlimmert die Beschwerden, die Patientin entwickelt suicidale Gedanken. Sie wird wöchentlich körperpsychotherapeutisch (mit dem Schwerpunkt „freies *Qigong*" und therapeutische Gespräche) behandelt, das Remergil® reduziert und abgesetzt. Nach 6 therapeutischen Sitzungen werden die psychomotorischen und allgemeinen Bewegungen und der Atem freier, die Depression verschwindet. Anschließend werden noch 7 Akupunktursitzungen durchgeführt. Auch 10 Monate später berichtet die Patientin, dass sie keine Depression mehr habe. Die Schmerzen als Folge von Operationen und Bestrahlungen im Hals-Schultergürtel-Bereich sind nur mäßig zu lindern.

Patient/Patientin

Frau P., 60 J.; früher erfolgreich im Medienbereich tätig, frühpensioniert. Erstkontakt 1994

Krankengeschichte/Untersuchung

Frau P. kam über 10 Jahre vor der jetzigen Konsultation erstmals nach ihrer Tumoroperation in meine Praxis. Damals leitete ich sie wegen starker muskulärer Verspannungen zu *Qigong*-Übungen (Teile der 15-Ausdrucksformen des *Taiji-Qigong* und der 8 Brokatübungen) an. In den Jahren danach kam sie wegen HWS-Syndrom und verschiedener myofascialer Beschwerden mehrfach zur Akupunktur.
Nun stellte sie sich wegen ihrer psychischen Störungen, erst in 2. Linie wegen ihrer körperlichen Beschwerden vor. Vom Neurologen erhielt sie zuletzt 30 mg Remergil® (Mirtazapin), das offensichtlich nicht half, aber auch nicht abgesetzt worden war. Die psychischen Störungen, vor allem der soziale Rückzug und die Depression, seien nach ihrer Frühpensionierung aufgetreten. Unter der Gabe von Remergil® traten zunehmend Suicidgedanken auf. Da die Patientin hausärztlich und fachärztlich gründlich betreut und untersucht wird, findet nur eine kursorische Untersuchung statt. Auffällig ist ausgedehntes Narbengewebe in Kiefer-, Hals- und Schulterbereich nach Operationen und Bestrahlung. Die Atemexkursionen sind eingeschränkt. Die Stimmung ist gedrückt, im Gespräch äußert die klagende Patientin ausschließlich resignative, nihilistische, auch suicidale Gedanken. Gestik, Mimik und Motorik wirken insgesamt eingeschränkt und wenig lebhaft.

Eigenanamnese

Vor vielen Jahren Magen- und Duodenalulcera und lumbale Bandscheibenoperation. 11 Jahre vor der jetzigen Therapie wurde ein Bronchial-Carcinom im linken Oberlappen diagnostiziert, 3 Monate später zusätzlich eine Halslymphknoten-Metastase eines unbekannten Primärtumors.
Nach Oberlappenresektion links mit anschließender Chemotherapie und Bestrahlungen blieb die Patientin bis jetzt rezidivfrei.

Symptombefragung

- Hauptsymptome sind die depressive Entwicklung mit als quälend empfundener Passivität
- Schlafstörungen (Ein- und Durchschlafstörung)
- Schmerzen vor allem im Bereich der Operationsnarben und Bestrahlung, zusätzlich muskuläre Verspannungen im Hals- und Schulter-Nackenbereich

Weitere Befunde

Pulse: Beschleunigt, sonst unauffällig
Zunge: Rot, reduzierter Belag
Atmung: Bauch- und Thoraxatmung sind auffällig unkoordiniert. Dies wird von der Patientin selbst als unharmonische Atmung wahrgenommen.

Sozialanamnese

Verheiratet, 1 erwachsene Tochter

Diagnostische Überlegungen

Diagnostische Überlegungen im Sinne der TCM stellte ich bei der Patientin nur am Rande an. Die Leitbahnen im Hals-Schulter-Bereich waren nach Operation und Bestrahlung sicher nicht „durchgängig". Die auffällige Störung der *Shaoyang*-Achse als betroffenes dynamisches Bewegungs-System kam erst während der Therapie zutage. Ihre gestörte Emotionalität (depressive, klagende Resignation und Unglücklichsein mit gleichzeitig sehr kluger und gewählter Ausdrucksweise) war nicht gut unter Wut, Grübeln, Trauer oder Angst unterzubringen. Anamnestisch litt die früher stark zu Perfektionismus neigende Patientin wahrscheinlich unter einer den Magen attackierenden Leber. Jetzt legte die Erschöpfung, gepaart mit unruhigen Bewegungen und der Schlafstörung, einen *Yin*-Mangel (Niere, Leber, Herz) nahe.

Diagnose westlich

Depression, Schlafstörung, Schmerz-Syndrom bei Zustand nach Operationen und Bestrahlung von 2 Carcinomen der Lunge und des Halses (11 Jahre zuvor), Z.n. Bandscheiben-Operation, Z.n. Magen- und Duodenalulcera

Diagnose chinesisch

- Nieren-*Yin*-Mangel
- Leber-*Qi*-Stagnation

Therapieprinzip

Harmonisierung von Bauch- und Thoraxatmung, Herstellen eines freien Flusses des psychomotorischen Ausdrucksverhaltens, Schmerzlinderung

Methoden

„Freies" Qigong (*Youfagong* bzw. *Zifagong*) und begleitende therapeutische Gespräche, Akupunktur

Behandlungsverlauf

(Sitzungen wöchentlich)

1. Sitzung

Der Pat. wird erklärt, dass die „freie" Qigong-Übung jede Bewegung erlaubt, dass eigene Bewegungsimpulse aufgenommen werden sollten, sie sich entwickeln dürfen, ohne dass sie bewusst und willentlich gemacht werden. Beginn im Liegen auf einer breiten Liege.
Der Atem ist unharmonisch, die Hände und Füße zuckend, nervös, ohne größere Bewegungen. Die Patientin macht verbal eine ganze Reihe von kritischen, zweifelnden und pessimistischen Bemerkungen. Doch hinter diesen negativen Bemerkungen steckt ein Schimmer Distanz, Ironie, ja sogar Witz.
Wahrscheinlich animierte mich dieser Schimmer, die Behandlung weiterzuführen.

2. Sitzung

Die Bewegungen der Patientin werden auf meine Empfehlung hin diesmal stärker: Drehen, Strecken des Kopfes, dabei wird *„Zementgefühl"* durch die Narben beschrieben. Dennoch gute Dehnung. Auch die Beine bewegen sich, bis zur Hüfte. Erneut viel verbales *„Niedermachen"*: Das geht doch nicht, bei mir geht das nicht, was soll das, was ist das Ziel? Dennoch ist für mich als Behandler bei der heutigen Sitzung eine vom Becken-Bauch-Raum nach oben steigende Kraft zu erahnen.

3. Sitzung

Erneut Skepsis, Hinterfragung, wenig Bewegung. Längeres Gespräch über das Gefühl der Isolation. Aus dieser eindrücklich erzählten Geschichte entsteht vermehrt körperliche Bewegung: Die Schultern werden gehoben, gesenkt, gekreist, bis der Hals schmerzt. Erst auf meine Aufforderung hin dann auch einige Bewegungen der Arme und Hände.

4. Sitzung

„Ich bin gespannt, wohin das führt", dann isolierte Fußbewegungen, Massieren des Sternums mit den Fingerspitzen durch die Patientin selbst. Dann lasse ich die Patientin mit dem Kopf ein Nein ausdrücken. Zunächst nur mechanische größere Drehbewegungen des Kopfes, die kein Nein erkennen lassen. Erst auf wiederholte Aufforderungen, die Kopfbewegungen kleiner und kleiner werden zu lassen, wird ein immer deutlicheres Nein erkennbar. Es scheint eine Beziehung zum zuvor massierten Sternum zu bestehen. Anschließend streckt sich die Patien-

tin der Länge nach, seitliche Bewegungen, z.B. mit den Armen, werden spontan kaum durchgeführt.

5. Sitzung

Patientin möchte *„Aufgaben"*. Ich empfehle ihr, tiefer zu atmen und die Fäuste zu ballen. Dabei bleiben die Arme zunächst am Körper. Nach Aufforderung, die Ellbogen seitlich nach außen zu führen, entstehen jetzt kräftige, raumgreifende Bewegungen, auch Streckung der Arme bis über den Kopf hinaus, in den Raum hinein auch nach vorne. Am Ende sagt die Patientin, dass sie diese Bewegungen als neue Möglichkeiten erlebe.

6. Sitzung

Beginn mit verbalen Zweifeln, dann aber große Fuß- und Beinbewegungen, bis zur Hüfte, mit Anziehen und Strecken der Beine. (Alle Therapiesitzungen waren bisher im Liegen, obwohl die Bewegungen auch im Sitzen, Stehen oder Gehen möglich wären.) Zu diesen kraftvoller werdenden und ausholenden Bewegungen wird die Atmung tiefer, Bauch- und Thoraxatmung sind erstmals kraftvoll und synchron. Die Patientin ist selbst überrascht von der Intensität von Atem und Bewegung.

Weiterer Verlauf

Nach dieser Sitzung setzt die Patientin das Remergil® ab, sie kommt zur „Entgiftung" und zur Schmerztherapie noch 7-mal zur Akupunktur. Genadelt wurden regionale Punkte

- Links: Di 18, Ma 9, Ni 27, Gb 21, 3E 15 und *Ashi*-Punkte der Kiefer-/Hals-/Schulterregion sowie die Punkte
- Du 20, *Yintang*, beidseits Di 4, 3E 5, Mi 6, Ma 36, Gb 41
- Ohrpunkte 55, HWS und Jérôme

Die Depression scheint nicht mehr vorhanden zu sein.

Während einer dieser Akupunkturbehandlungen sagte die Patientin, dass sie solch eine *„Maikäfer-auf-dem-Rücken-Arbeit"* nicht mehr machen wolle. 10 Monate später aber betonte sie, dass sie bei einer neuen Depression doch wieder zur *„Maikäfer-Arbeit"* käme.

Ergebnis

Die Patientin leidet nicht mehr unter ihrer Depression, die Schlafstörung ist erheblich besser, die Suicidalität nicht mehr vorhanden. Die Schmerzlinderung der chronischen Schmerzen gelang nur mäßig.

Diskussion

Die Arbeit mit spontanen Bewegungen und dem Atem der Patientin erweiterte ihr zuletzt eingeschränktes psychomotorisches Ausdrucksverhalten.
Bei depressiven Patienten ist der Atem auch „depressiv". Als die Patientin nicht nur eine tiefe Bauchatmung, sondern auch eine harmonische Thoraxatmung hergestellt hatte, war der körperliche Ausdruck der Depression verschwunden. Dies wurde als Ende der Depression auch von der Patientin erlebt.

Akupunktur alleine hätte nicht ausgereicht. Für die sehr intellektuelle und kritische Patientin war auch der verbale Teil der Therapie unabdingbar.

Ein Teil der quälenden Symptomatik der Patientin war vermutlich dem Remergil® zuzuschreiben. Allerdings hatte sie das Remergil® gerade wegen der depressiven Entwicklung erhalten. Die „freien" Bewegungen des *Qigong* werden nicht von allen Patienten als therapeutische Methode akzeptiert. In 1. Linie steht die Frage nach dem Sinn und Zweck scheinbar sinnloser Bewegungen im Raum, sie werden oft auch als peinlich angesehen. Die Patientin war „mutig" und hat sich trotz erheblicher innerer Zweifel darauf eingelassen und davon profitiert.

Schlussfolgerung

Bei depressiven Krankheitsbildern kann eine körperpsychotherapeutische Intervention im Sinne des „freien" *Qigong* mit begleitenden therapeutischen Gesprächen deutliche Besserung bewirken. Eine Kombination mit Akupunktur, auch alternierend, ist hilfreich und wirksam.

Literatur

Downing G: Körper und Wort in der Psychotherapie. Kösel, München 1996
Jiao Guorui J: Kursnotizen, Qigong Yangsheng. 1992–1994
Glaser V: Eutonie; Sinnvolles Atmen; Das chinesische Meridiansystem als psychomotorisches Phänomen. Humata, Bern 1993
Reich W: Charakteranalyse. Kiepenheuer und Witsch, Köln 1989
Uexküll T v, Fuchs M et al: Subjektive Anatomie. Schattauer, Stuttgart 1994

Anorexie

Klaus-Dieter Platsch

Zusammenfassung

Eine 42-jährige Patientin leidet unter Anorexie mit lebensbedrohlicher Gewichtsreduktion auf 36 kg und Borderline-Störung. Die Erkrankung umfasst die Bereiche von Leib, Psyche und Spiritualität, die alle in der Therapie Berücksichtigung fanden. Die Behandlung wurde mit Akupunktur und chinesischer Arzneitherapie durchgeführt und war von „therapeutischen" Gesprächen und der Arbeit mit Träumen der Patientin begleitet.
Energetisch handelte es sich um das Bild einer Milz- und Nieren-*Yang*-Leere, um eine Leber-Milz-Dysbalance sowie um einen globalen Mangel an Grundsubstanzen.
Im Rahmen der Borderline-Störung waren alle 5 Geistesaspekte der Patientin gestört, was in die Akupunktur-Behandlung mit einbezogen wurde.
Insgesamt fanden 26 Sitzungen innerhalb von 7 Monaten statt. Die Patientin war am Ende der Behandlung wieder normalgewichtig und konnte eine positive, dem Leben zugewandte Haltung entwickeln.

Patient/Patientin

Die Patientin A. S. ist 42 Jahre alt, Mutter von 2 Kindern und von Beruf Lehrerin. Sie lebt nach der Scheidung von ihrem Mann mit den Kindern allein.

Krankengeschichte/Untersuchung

Die Patientin hat im Rahmen einer Ess- und Verdauungsstörung mit Durchfällen und rezidivierenden Candida-Mykosen etwa 13 kg innerhalb von 18 Monaten verloren. Bei 154 cm Größe wiegt sie beim Erstgespräch 36 kg. Sie hat täglich 1–3 breiig-wässrige, hellbraune Stühle und abdominelle Schmerzen.
Sie sagt, sie sei mit einer Ernährungsstörung geboren. Wegen seelischer Belastungen habe die Mutter sie nicht gestillt und sie sei die ersten 6 Lebensmonate im Krankenhaus gewesen. Offensichtlich vertrug sie die Babynahrung nicht und entwickelte schon als Säugling Durchfälle. Am Rande des Hungertodes bekam sie in der Klinik die Nottaufe. Als sie in eine andere Klinik verlegt worden war, in der sie homöopathisch behandelt wurde, verbesserte sich ihr Zustand allmählich. In der Folge war sie als Kind viel krank. So hatte sie 3 Lungenentzündungen und häufige Schwächezustände. Mit 4 Jahren wäre sie in einem Sanatorium fast erneut wegen starker Abmagerung gestorben. Mit 9 Jahren entwickelte sich eine diabetische Stoffwechsellage, die aber allein durch Diät nach 3 Jahren wieder zum Stillstand gekommen sei.

Sie wurde von der Mutter allein aufgezogen, die allerdings psychisch überfordert und nicht sehr stabil war. Eine wichtige Bezugsperson wurde eine Freundin der Mutter.

Die Patientin kam unehelich auf die Welt und sah ihren Vater mit 6 Jahren das erste Mal. Mehr als einmal pro Jahr hat sie ihn auch in der Folge nicht gesehen.

Ihre Jugend schildert die Patientin als relativ normal. Sie litt häufig unter Blasenentzündungen. Mit 20 Jahren hatte sie eine Pyelonephritis.

1997 machte die Patientin eine Familien-Aufstellung nach Hellinger (1) wegen des unklaren Todes ihres Großvaters (im Ergebnis sei er wohl durch einen Unfall zu Tode gekommen). Jedenfalls begann einige Zeit danach erneut eine Verdauungsstörung – sie spricht auch von Nahrungsmittelunverträglichkeit. Testungen haben aber keine verwertbaren Hinweise gegeben – außer möglicherweise Kuhmilch. Allerdings ließ sich die Verdauung nie durch Weglassen dieses Nahrungsmittels normalisieren.

In derselben Zeit begegnete die Patientin einem spirituellen Weg. Sie begann zu meditieren und insgeheim vielleicht auch zu hoffen, damit ein wenig ihre Probleme lösen zu können.

1999 entwickelte sie einen massiven Darmbefall mit Candida. Es kam dabei zu erheblichen Durchfällen, Blähungen und Afterjucken. Die Behandlung mittels zuckerfreier Kost und Antimykotika ließ das Krankheitsbild wieder abklingen.

Im Januar 2000 kam es zu einer zweiten Familienaufstellung, in der sie ihre Mutter-Thematik aufstellte. Sie habe ihre Geburt gesehen und noch einmal erfahren, dass die Mutter für sie nicht da war, wie sie sich selbst als nicht gesehen und verlassen gefühlt habe. Gleichermaßen konnte sie auch einen Blick auf die starke Bindung zur Mutter werfen.

Einen Monat später kam es zu einem weiteren Candida-Schub, einschließlich einer Vulvitis, der im Sommer überwunden war. Seither hatte sie sich total mit dem Essen eingeschränkt aus Sorge, ein erneuter Pilzbefall oder Durchfälle könnten wieder auftreten.

Zum Zeitpunkt unserer 1. Begegnung ernährte sich die Patientin ausschließlich von Dinkel, Mandeln und Feigen. So hatte sie über die vergangenen 18 Monate über 13 kg abgenommen. In dieser Zeit bekam sie auch keine Periodenblutung.

Soziale Anamnese

Nach dem Abitur studierte sie ein Semester Medizin, brach aber wegen mangelnder Belastbarkeit ab. Nach einer Buchhändlerlehre wechselte sie ins Lehramt. Sie übt diesen Beruf noch heute aus, allerdings immer an der Grenze zur Überforderung. Sie heiratete und bekam 2 Kinder, eine Tochter, die zum Zeitpunkt der Behandlung 18 Jahre ist, und einen Sohn, der 16 Jahre alt ist. Zu Beginn der Schwangerschaft mit dem Sohn kam es zur Trennung von ihrem Mann. Sie sagt, es sei immer eine schwierige Beziehung gewesen. Ihre Mutter hat die Kinder mit großgezogen.

Körperlicher Befund

Die Patientin wiegt 36 kg. Sie ist blass und fahl, hat einen schlechten Hautturgor. Sie hat 1–3 wässrig-breiige Stühle am Tag, hellbraun und geruchlos. Blähungen halten sich z.Z. in Grenzen. Vor allem morgens beim Aufwachen leidet sie unter „Darmschmerzen", die im Liegen und mit Wärme und Massage besser werden. Oft klagt sie auch über einen gespannten Bauch, was meist mit Blähungen einhergeht. Essen und trinken kann sie grundsätzlich nur Warmes, ansonsten bekommt sie Bauchschmerzen und verstärkt Durchfall.

Die Patientin ist müde und erschöpft. Nach dem Essen muss sie sich hinlegen. Oft fühlt sie sich bleischwer nach unten gezogen und muss sich hinlegen. Sie neigt zu blauen Flecken, hat aber keine Ödeme.

Insgesamt ist sie kälteempfindlich, klagt über kalte Hände und Füße mit Betonung der Füße. Der Urin ist hell und sie muss oft Wasserlassen. Kreuzschmerzen und eine Steifigkeit im Kreuz spielen öfter eine Rolle. Massagen helfen ihr dann. Die Zähne waren schon als Kind brüchig und schlecht.

Nicht selten kommt es zu einem Einschnürgefühl unter den Rippenbögen, aber auch tiefer in der Beckenregion. Die Nägel sind brüchig und splittern. Es besteht eine Neigung, leicht in den Knöcheln umzuknicken. Kopfschmerzen kommen ebenfalls häufiger vor.

Der Schlaf ist wechselnd, teilweise hat sie unruhige Angstträume. Konzentration und Gedächtnis lassen schon lange nach. Sie spürt vor allem in der Nacht Palpitationen.

Zunge: Sie ist klein und dünn, ihre Farbe altrosa und livid. Es gibt deutliche Zahneindrücke. Der Belag ist eher vermindert und weiß.

Pulse: Sie sind auf beiden Seiten dünn und rau sowie gleitend und leicht saitenförmig. Die Pulse des oberen Erwärmers (Herz und Lunge) sind leer.

Psychischer Befund

Die Patientin wirkt sehr depressiv und mutlos. Ich spüre von ihr eine gewisse Unsicherheit, ob sie sich einlassen kann. Zweifel und Resignation scheinen sie im Griff zu haben. Allerdings huscht auch manchmal ein Lächeln über das Gesicht. Sie sieht erschöpft und abgekämpft aus. Unterschwellig sind Kampf, Spannung und Aggression zu spüren. Die Patientin ist sehr im Kopf, sie denkt und grübelt viel. Allerdings kommt sie eher selten zu Schlüssen und Entscheidungen. Sie beschäftigt sich viel mit vergangenen Themen, mit ihrem frühen Mangel, dem Gefühl von Verlassenheit und Ohnmacht. Auch Ängste spielen eine Rolle vor allem in Bezug auf ihre immer mehr schwindende Belastbarkeit, z.B. nicht mehr die Schule schaffen oder sich ausreichend um ihre Familie kümmern zu können.

Insgesamt hat sie aber eine, wenn auch kleine, Hoffnung auf Besserung, wenn sie in eine Behandlung kommt. Sie signalisiert gegen Ende des Gesprächs, dass sie sich darauf einlassen möchte.

Diagnostische Überlegungen

Krankheitsentwicklung

Knapp am Hungertode zu leben ist ein Thema, das die Patientin seit ihrer Geburt begleitet. Es scheint so, als ob sie von Anfang an nicht auf dieser Welt leben wollte. Ausgangspunkte dafür mögen sein die aus eigenen seelischen Problemen abwesende Mutter und der wegen der Unehelichkeit der Patientin ebenfalls nicht verfügbare Vater. Auf diesem Nährboden entwickelte sich ein Bild von Sich-aus-dem-Leben-Hungern. Das nährende Prinzip hat keine Basis, was sich in einer schon zu Beginn des Lebens schwachen Milz zeigt. Der Säugling wird nicht gestillt, er nimmt nicht zu, er hat ständig Durchfälle und verträgt keine normale Nahrung. So ist schon früh die körperliche und psychische Entwicklung gestört, was sich in einem kleinen Körperwuchs und in ihr erst später bewusst gewordenen Verlassenheitsgefühlen und Ängsten äußerte. Es konnte sich kein Grundvertrauen ins Leben bilden. Leben hatte nichts Erstrebenswertes. Die schwache Milz wurde vorübergehend durch einen Diabetes mellitus symptomatisch und verursachte einen Mangel an *Qi* und Blut, was sich unter anderem in einer reduzierten Abwehrkraft mit wiederholten Pneumonien und später auch in rezidivierenden Urozystitiden zeigte.

Nicht nur körperlich lebte die Patienten an der Grenze, sondern ebenfalls psychisch (borderline). So entwickelte sie neben ihren Ängsten und ihrer Traurigkeit auch Anpassungsstörungen. Sie lernte nie wirklich, die Anforderungen ihres normalen Lebens anzunehmen und zu bewältigen. Sie kam unverzüglich in die Überforderung, was durch einen Leistungszwang auf Grund ihres schwachen Selbstwerts verschärft wurde. Insgesamt fühlte sie sich unter Zwängen. Durch die Erfahrung ihrer Verlassenheit sehnte sie sich tief nach Angenommensein und Liebe, was sie aber stets selbst zu boykottieren wusste, da sie es im Grunde ja nicht wert sei. Als sie nach ihrer gescheiterten Ehe und als Mutter von zwei halbwüchsigen Kindern begann, sich mit den Fragestellungen ihrer Psyche und ihrer Familiengeschichte auseinander zu setzen – die seelische Ebene verlangte nach einer Lösung zum Überleben –, kam sie zwangsläufig wieder in Berührung mit ihrer frühen Traumatisierung, so dass sich das leibliche wie auch das emotional-psychische Bild des Hungerns auf allen Ebenen erneut voll entfaltete.

Pathogenese nach TCM

Die frühe Ungeborgenheit führte schon am Lebensanfang zu einer Schwäche der Nieren-Energie. Das Leben der Patientin war von Anfang an existentiell bedroht (was die Essenz schwächt) (2). Ihr körperliches und seelisches Überleben war ungewiss. Die mangelnde emotionale Wärme schon seit der Geburt – vermutlich auch schon während der Schwangerschaft – ließ das neu geborene Leben erstarren und auskühlen. Das geht an des Feuer des Lebens – das *Mingmen*-Feuer der Niere, was gleichbedeutend mit einer Leere des Nieren-*Yang* ist (Platsch 2005, Kapitel Wasser).

Das nährende mütterliche Prinzip stellt die Milz dar (Platsch 2000, S. 65f), die ebenso extrem geschwächt war im Sinne einer Milz-*Qi*-Leere und einer *Yang*-Leere. Infolge des verminderten Umsatzes der Nährstoffe und der Körpersäfte kommt es nun zur Bildung von Feuchtigkeit mit den Symptomen der Müdigkeit und Schwere. Da die Milz nicht mehr ausreichend körpereigene Substanzen bilden kann, entwickelt sich dadurch ein eklatanter Mangel an *Qi*, Blut, postpartaler Essenz und Körpersäften (Chinese Acupuncture and Moxibustion, 1987). Der Mangel an Substanzen seinerseits verursacht nicht nur eine Mangelversorgung der Organe und Gewebe und führt so zu Untergewicht, Blässe und Amenorrhö, sondern ebenso eine Unterversorgung der Geistesaspekte. *Shen* und *hun* werden durch den Blut-Mangel nicht mehr versorgt, was zu Störungen der Präsenz, der Wahrnehmung der Realität, im Falle von *hun* der Ich-Entwicklung und zu Ängsten führt. Auch die *po* der Lunge mit Fehlentwicklungen der Affekt- und Triebebene, des Denkens *yi* der Milz im Sinne von destruktiven Gedanken und des Willens der Niere *zhi*, der ganz grundsätzlich ihren Lebenswillen unterminiert (Platsch 2000, S. 13ff).

Diagnose westlich

- Anorexie mit sekundärer Amenorrhö
- Borderline-Störung

Diagnose chinesisch

- Milz-*Yang*-Leere und Nässe bei Leber-Milz-Dysbalance
- Globale *Qi*- und Blut-Leere
- Nieren-*Yang*-Leere
- Störung aller Geistesaspekte

Therapieprinzip

- Tonisieren von Niere und Milz und Wärmen des Nieren- und Milz-*Yang*, Wiederherstellen der Leber-Milz-Balance, Bewegen des Leber-*Qi*, Befreien des *Dai Mai*, Ausleiten und Trocknen der Nässe, Stärken von *Qi* und Blut, Nähren und Harmonisieren der 5 Geistesaspekte *shen, hun, po, yi* und *zhi*.
- Nahrungsaufbau
- Integraler Dialog (Wilber 2001), das Krankheitsgeschehen und den Gesundungsprozess in Bezug zu den betroffenen Daseinsebenen setzen und in die Behandlung mit einbeziehen.

Akupunktur

Alle Nadeln wurden so schmerzarm wie möglich gestochen, ohne gewollt ein subjektives *Deqi*-Gefühl auszulösen. Nur bei ableitender Technik wurden die Nadeln mit möglichst geringer Bewegungsamplitude manipuliert. Die Ableitung ist mehr im Sinne eines mentalen Impulses zu verstehen.

Es wurden Punkte zur Stärkung des Milz- und Nieren-*Yang* sowie zur Ausleitung von Nässe gewählt. Ausgewählte Milz- und Nieren-Punkte wurden zusätzlich gemoxt. Es kamen Punkte zum Bewegen des Leber-*Qi* zur Anwendung sowie Punkte zur Stärkung von *Qi*, Blut und Essenz.

Bedeutsam für die Behandlung waren auch die außerordentlichen Leitbahnen *Du Mai* zur Stärkung des *Yang*, *Chong Mai* zur Stärkung des Blutes und der *Dai Mai* zur Befreiung von gebundenem, stagnierendem Leber/Gallenblasen-*Qi* (Kirschbaum 1995, S. 40ff, 93ff, 114ff).

Für die Behandlung der Geistaspekte wurden insbesondere Punkte auf dem 2. Blasen-Ast verwendet sowie Punkte auf der Herz- und Perikard-Leitbahn.

Es wurden insgesamt 26 Akupunktur-Sitzungen durchgeführt in einem Zeitraum von 7 Monaten.

Folgende Akupunkturpunkte wurden während der gesamten Behandlung genadelt (Deadman 1998):

Punkte zur Behandlung der Milz und Nässe

- Bl 20 tonisiert das Milz-*Qi* und das *Yang*, stärkt das Blut, reguliert und harmonisiert das *Qi* des mittleren Erwärmers
- Ma 36 tonisiert Milz/Magen und nährt *Qi*, Blut und das *Yang* der Erde
- Mi 6 tonisiert Milz/Magen, löst Nässe, harmonisiert die Leber und tonisiert die Niere, harmonisiert den unteren Erwärmer, beruhigt den Geist *shen*, bewegt und stärkt das Blut
- Le 13 harmonisiert Leber und Milz, reguliert den mittleren und unteren Erwärmer, stärkt die Milz, verteilt Leber-*Qi* und reguliert *Qi*

- Mi 9 klärt Nässe und reguliert die Milz, öffnet und bewegt die Wasser-Passagen
- Ren 9 reguliert die Wasserwege und behandelt Ödeme, harmonisiert den Darm und löst Ansammlungen
- Ren 12 tonisiert Milz und Magen, reguliert das Magen-*Qi*, harmonisiert den mittleren Erwärmer und transformiert Nässe

Punkte zur Behandlung der Niere und des Nieren-Yang
- Bl 23 tonisiert die Niere und stärkt das Nieren-*Yang*, fördert die Essenz, reguliert die Wasserwege und fördert die Miktion, fördert und wärmt den Uterus, stärkt die Lumbalregion
- Du 4 wärmt das *Mingmen*-Feuer, tonisiert das Nieren-*Yang*
- Ren 4 reguliert *Qi* und harmonisiert Blut, stärkt das *Yin* des unteren Erwärmers und das Ursprungs-*Qi*
- Ni 3 nährt Nieren-*Yin* und tonisiert Nieren-*Yang*, stärkt die Lumbalregion
- Der *Du Mai* stärkt das *Yang* und wird eingeschaltet über Dü 3 und angekoppelt auf Bl 62

Punkte zur Stärkung von Qi und Blut, soweit noch nicht genannt
- Ren 6 tonisiert *Qi* und *Yuan-Qi*, reguliert *Qi*, tonisiert *Yang*, tonisiert die Niere
- Mi 10 stärkt und bewegt das Blut, löst Blut-Stasen, harmonisiert die Menstruation
- Bl 17 nährt, harmonisiert und bewegt Blut
- Der *Chong Mai*, Meer des Blutes, stärkt und bewegt Blut und wird eingeschaltet über Mi 4 und angekoppelt auf Pe 6

Punkte zur Stärkung der Leber, der Gallenblase und Leber-Blutes
- Bl 18 nährt und reguliert das Leber-Blut
- Bl 19 tonisiert und reguliert das Gallenblasen-*Qi*, tonisiert Leere
- Gb 34 fördert Sehnen und Gelenke, verteilt Leber-*Qi* und fördert die laterale Thoraxseite, harmonisiert den *Shaoyang*
- Le 8 nährt Leber-Blut und -*Yin*, bewegt Blut
- Ren 4 reguliert *Qi* und harmonisiert Blut, stärkt das *Yin* des unteren Erwärmers und das Ursprungs-*Qi*

Punkte zum Bewegen des Leber-Qi
- Le 3 verteilt das Leber-*Qi*, nährt Leber-Blut und Leber-*Yin*, reguliert die Menstruation und den unteren Erwärmer
- Gb 34
- Das Gürtel-Gefäß *(Dai Mai)* befreit stagnierendes *Qi* und wird über Gb 41 eingeschaltet und angekoppelt auf SJ 5. In dieser Sitzung wurde noch Gb 26 als Anfangspunkt des *Dai Mai* gegeben

Punkte zur Behandlung der Geistesaspekte
Die Punkte auf dem 2. Blasen-Ast immer in Kombination mit He 7 und oft auch mit Lu 7 und Lu 9 vor allem bei Traurigkeit und für den Geistesaspekt *po* der Lunge
- He 7 nährt das Herzblut und beruhigt den Geist *shen*
- Lu 7 tonisiert das *Yin*, öffnet den Thorax und das Gefühl
- Lu 9 tonisiert die Lunge und transformiert Schleim, fördert die herabführende Funktion der Lunge, reguliert und harmonisiert die 100 Leitbahnen

- Bl 42 ist mit den psychischen und emotionalen Eigenschaften der Lunge verknüpft, Störungen der Leibeswahrnehmung, Überempfindlichkeit, Schmerzen, Verlust des Lebensrhythmus
- Bl 44 verbindet mit dem spirituellen Herzen, bei spiritueller Sehnsucht, innerer Leere, Gefühl von Getrenntsein mit Trauer, Depression, Frustration, Antriebsarmut, Wut und Angst
- Bl 47 reguliert Aspekte des individuellen Bewusstseins und koordiniert die innere mit der äußeren Welt, Störungen des Ich und des Selbstwertes, mangelnde Entschlusskraft, Schlafstörungen und Alpträume
- Bl 49 verbindet mit den psychischen Aspekten der Milz, Störungen des Denkens, Gedankenkreisen, fixe Gedanken, Kopflastigkeit, Grübeln, Sorgen
- Bl 52 stärkt und bewahrt Essenz und Willen. Mangel an Durchhaltevermögen, Zielstrebigkeit und Zentrierung. Schwache Willenskraft

Punkte zur psychischen Stabilisierung
- Du 20 beruhigt Wind und bändigt das *Yang*, fördert Kopf und Sinnesorgane und beruhigt den Geist *shen*
- Pe 6 reguliert das Herz, öffnet den *Yin Wei Mai*, der das Blut und das *Yin* bewahrt, Ankopplungspunkt für den *Chong Mai*, öffnet den Thorax und reguliert das *Qi*, harmonisiert den Magen und lindert Übelkeit und Erbrechen, fördert den Thorax und das Epigastrium und beruhigt den Geist *shen*
- He 5 beruhigt den Geist *shen*, reguliert den Herzrhythmus

Punkt-Kombinationen wurden angewendet (3)
- He 7 + Ni 6 zur Wiederherstellung und Stabilisierung der Herz-Nieren-Kommunikation
- Re He 7, li Ni 6, li Lu 9, re Le 3 zur Verbindung der vertikalen Herz-Nieren-Achse und zum Ausgleich der Lungen-Leber-Beziehung (horizontale Achse)
- Re Lu 7, li Ni 6, li Dü 3, re Bl 62 zur gleichzeitigen Aktivierung von *Ren Mai* und *Du Mai* für einen Ausgleich der *Yin-Yang*-Balance
- He 7 + Punkte der Geistesaspekte auf dem 2. Blasen-Ast

Moxibustion
Moxibustion fand auf Punkten von Niere und Milz sowie lokal auf dem Abdomen Verwendung:
Ren 4, 6, 12, Ma 25, Le 13, Bl 20, 23, Ni 3, Mi 6, Ma 36, Ni 1

Chinesische Arzneitherapie
Die 1. Rezeptur diente zur Stärkung des Milz-*Qi* und zur Behandlung der Nässe (Bensky, Barolet 1993):
- R. Codonopsitis 6 g
- R Atractylodes macro 3 g
- P. citri ret. 3 g, Poria 4 g
- R. Glycyrrhizae tostae 2 g

Die ersten beiden Mittel stärken vor allem die Milz, die übrigen drei haben eine ausgeprägte Wirkung auf die Feuchtigkeit. P. citri ret. bewegt zusätzlich das *Qi* und beugt Stagnation vor und das Süßholz (R. Glycyrrhizae) wärmt in seiner gebratenen Form.

Nach 3 Wochen wurde die Rezeptur variiert, da die Patientin vorübergehend unter erneut breiigen Stühlen und Übelkeit litt:
- R. Codonopsitis wurde mit Fr. Amomi 3 g ersetzt, was stark Nässe trocknet.
- Zusätzlich wurde C. Magnoliae 3 g gegeben (wärmt, bewegt das *Qi* und trocknet Nässe) (Bensky 1993).

Nach weiteren 4 Wochen bekam die Patientin folgende Rezeptur:
- R. Gastrodiae 0,5 g
- Fr. Amomi 3 g
- P. citri ret. 3 g
- R. Atractylodes macro 3 g
- Poria 4 g
- R. Glycyrrhizae tostae 2 g

Gastrodia hat eine beruhigende, das Leber-*Yang* absenkende Wirkung, ohne das *Qi* anzugreifen.

14 Tage später wurde noch Rh. Zingiberis (Ingwer) 3 g für eine weitere Woche zugesetzt, das eine tonisierende Wirkung auf die Mitte hat. Danach wurde die Arzneitherapie bei einem Gewicht der Patientin von 43 kg (7 kg Gewichtszunahme) abgesetzt.

Behandlungsverlauf

Die Behandlung umfasste alle Ebenen. Zunächst ging es um die körperliche Gefährdung durch das erhebliche Untergewicht. Hier stand die Verbesserung der Ernährungssituation im Vordergrund. Neben der eingeleiteten Akupunktur erfolgte ein allmählicher Nahrungsaufbau. Die Patientin begann, sich nach den Prinzipien der chinesischen Diätetik zu ernähren mit Nahrungsmitteln, die die Mitte stärken, wärmen und nicht Nässe-bildend sind (Engelhard, Hempen 2002). So führten wir als Erstes zu Dinkel, Feigen und Mandeln gekochtes Gemüse, Hühnersuppe und Kompott ein. Neben der Milz-Verträglichkeit ging es auch darum, der Patientin die Angst vor dem Essen zu nehmen, was nach und nach durch eine vorsichtige Erweiterung des Speiseplans gelang.

Neben der somatischen Seite ihrer Beschwerden sprangen von Anfang an auch die psychischen und mentalen Schwierigkeiten der Patientin in Bezug auf ihr Leben und ihre Krankheit ins Auge. Diese wurden von ihr aktiv mit in die Behandlung hineingenommen, ja sie forderte geradezu dazu auf.

Auch die Spiritualität spielte in der Behandlung ein wesentliche Rolle. Durch eine innere Uminterpretation ihrer schon frühen Ess- und Ernährungsstörungen versuchte sie aus der Not eine Tugend zu machen. Sie hatte das Bild vor Augen, sie könnte durch Verzicht und Fasten zu Gott kommen. Sie dachte, alles andere im Leben hätte so kein Gewicht mehr, sie könnte sich in gewisser Weise in geistige Welten zurückziehen und die Schwierigkeiten ihres Lebens so einfach zurücklassen. So kam ihre spirituelle Sehnsucht auf ein schiefes Gleis. Wir sprachen gleich zu Beginn darüber. Dass sich das Göttliche in allem manifestiert, dass das ganze Leben in seinem Reichtum sich auch im Essen wiederfindet, war ihr noch etwas fern (Kaiser, Platsch 2004). Um eine Änderung ihrer fatalen, ja schleichend suicidalen Sichtweise zu bewirken, bot ich ihr eine Affirmation an: „*Ich will leben.*" Diese Bestätigungsformel konnte sie nach und nach willkommen heißen und wurde zu einem festen Bestandteil für die nächsten 2 Jahre.

Im Lauf der nächsten Wochen probierte sie weitere Nahrungsmittel aus, es begann ihr wieder zu schmecken und sie nahm zu. Die Bauchschmerzen und Blähungen sollten sie aber noch eine Weile begleiten. Völlegefühl bekam sie durch kleine Mahlzeiten in den Griff. Der Stuhl wurde fester und vormittags hatte sie keine Schmerzen mehr im Abdomen. Nach den ersten 4 Wochen hatte sie 3 kg zugenommen. Sie war zwar immer noch recht kraftlos, aber die bleierne Müdigkeit und das Schweregefühl ließen nach. Sie bekam wieder ihre Periodenblutung. Der Zyklus war von jetzt an wieder regelmäßig.

Die Stimmung der Patientin schwankte sehr – oft war sie depressiv, traurig und ängstlich. In ihr schien ein innerer Kampf zu toben – im wahrsten Sinn des Wortes ein Kampf um Leben und Tod. Sie spürte dunkle Mächte in sich, die sie beherrschen und nicht leben lassen wollten. Einige Zeit zuvor habe sie einen Traum vom Göttlichen Kind gehabt. Wir sprachen über dieses Bild ihrer Seele, das sie jetzt annehmen wollte, und sie begann, mit dem inneren Kind zu arbeiten (4). Sie wollte der Erfahrung ihrer entbehrungsreichen frühen Kindheit, in der sie verlassen und fast dem Tod geweiht war, jetzt die eigene liebevolle Zuwendung und Aufmerksamkeit angedeihen lassen – sich dieses traumatisierten Teils ihrer Psyche annehmen. So arbeitete sie fortan mit dem inneren Kind und ihrer Affirmation.

Überhaupt veränderte sich ihr Umgang mit sich selbst merklich. Wo sie sich sonst nicht wertschätzte und zwanghaft war, begann sie sich selbst mit mehr Liebe zu begegnen. Hatte sie Bauchschmerzen, dann folgte sie meinem Rat, dem Bauch ein liebendes Gewahrsein entgegenzubringen, anstatt wie bisher gegen die Schmerzen zu kämpfen. Sie machte sehr schnell die Erfahrung, dass die Schmerzen dann weggingen. So setzte sie sich damit auseinander, die Dinge mehr annehmen zu können. Einmal erzählte sie mir, dass sie bei Tarot-Karten das Zeichen *Kun* gezogen habe, was für Hingabe steht. So war sie mitten im Thema! Konnte sie nicht annehmen, sondern musste sich innerlich wehren, dann kam sie unmittelbar in Spannung. Das kannte sie gut.

Nach 10 Wochen der Behandlung kam sie einmal mit einem intensiven Gefühl von Verzweiflung, Hadern und Wut. Gleichzeitig litt sie unter einem Druckschmerz im Unterbauch von innen nach außen. Sie fühlte sich zerrissen und voller Spannung, was sich auch in einem Traum äußerte: *„Am Himmel sehe ich Kondensstreifen. Ich denke, da fliegt ein Flugzeug. Dann sehe ich einen zweiten und jetzt bemerke ich, dass es viele Schwäne sind, die am Himmel fliegen. Dann sehe ich ein Haus, von oben bis unten vergittert."*

Dieser Traum versinnbildlichte ihre Verfassung: Sie fühlte sich gefangen in sich selbst und wollte frei sein wie die Schwäne am Himmel (Schwäne symbolisieren hier Aspekte ihrer Seele). (5)

Einige Wochen später kam sie wiederum unter großer innerer Spannung. Sie hatte eine biodynamischen Massage gehabt und klagte jetzt über Schmerzen an der linken Halsseite und am rechten Vorfuß – beide Lokalisationen auf der Gallenblasen-Leitbahn. Dabei spürte sie einen gürtelförmigen Schmerz im Unterbauch, was einer Fülle des *Dai Mai* und damit einem lange bestehende Rückstau stagnierenden Leber-*Qi* in die Gallenblasen-Leitbahn und später in das Gürtelgefäß entsprach (Kirschbaum 1995, S. 118f). Auf meine Frage nach dem Bild für ihre Beschwerden thematisierte sie ganz von allein ein altes Thema ihres Lebens: Bei Leistung komme sie schnell in eine Überforderung – ein Gefühl, das sie seit dem Verlassen ihres Elternhauses und dem Beginn des Medizinstudiums, das sie nach einem Semester abgebrochen hatte, kenne. Diese Gefühl der Überforderung und damit einhergehend der Insuffizienz und des Versagens begleitete sie seither bei den kleinsten Dingen. Sie litt unter einem ewigen „Müssen", es war stets ein zähes Ringen. Das führte z.B. dazu, dass sie oft über lange Zeit Dinge tat, die sie eigentlich schon längst nicht mehr wollte. So übte sie täglich *Qigong* und *Taiji*, obwohl sie es schon seit über einem Jahr nicht mehr wollte, weil es ihr zu viel geworden war, aus Angst, die Übungen zu vergessen. Den *Dai Mai* haben wir in dieser Sitzung mit der Akupunktur entspannt, was auch für einige Tage zu Beschwerdefreiheit führte.

Wie der innere Kampf in ihr tobte wurde auch in einem anderen Traum sichtbar: *„Ich bin in einem Raum. Auf der linken Seite sehe ich durch das Fenster einen gewaltigen Sturm heranziehen. Die Leute versuchen, ihre Hütten zu retten, schaffen es aber nicht. Dann sitze ich auf der Toilette und versuche Stuhlgang abzuführen."*

Bei der Bearbeitung des Traums kam sie auf ihre ambivalente Mutter-Beziehung zu sprechen – die Mutter, die einerseits nie wirklich für sie da war und an die sie sich andererseits sehr gebunden fühlte. Sie war immer eine Schwarzmalerin gewesen und verbreitete stets eine pessimistische Stimmung. Auf der einen Seite liebte die Patientin ihre Mutter, auf der anderen wurde ihr allmählich das Ausmaß ihrer Enttäuschung und Wut auf sie bewusst – ja seit neustem hegte sie sogar heftigste Hassgefühle gegen sie. Der Sturm im Traum entspricht dem Sturm in ihrer Seele und ihrem Bauch. Das wird auf der linken Seite, der Seite des Gefühls, sichtbar. Sie meinte, sie müsse all das erst ausdrücken (Toilette), bevor sie ihren Frieden damit machen könne.

Diese Erfahrungen schienen ein weiterer Schritt in ihrem Heilungsprozess zu sein. Der Bauch beruhigte sich zunehmend, sie konnte bald alles essen und wog inzwischen 43 kg (3 Monate nach Behandlungsbeginn).

Wir setzten die Behandlung auf Wunsch der Patientin fort: Sie fühlte sich psychisch noch nicht stabil genug. Noch gab es Phasen von Depression und sie thematisierte jetzt ihren ursprünglichen Konflikt: Leben oder Tod. Sie empfand diese Zeit wie die finstere Nacht der Seele, durch die sie zu gehen hatte.

Einmal träumte sie von einer Rückführungssitzung, in der sie auf einem Schwert die Namen von drei Männern sah, die sie als 11-jähriges Mädchen missbraucht hatten.

Im Traum war ihr klar, dass es sich nicht um ihr jetziges Leben handeln würde. Das Schwert bedeutete für sie, dass dieses Vergehen nun gesühnt sei, und wir sprachen über ein Ritual zur Versöhnung mit den Männern und dem Schicksal des Mädchens und darüber, für sie zu beten, um das Thema zu erlösen. Sie erlebte daraufhin tiefe Versöhnung mit diesen Menschen und liebendes Mitgefühl für das Mädchen. Drei Tage war sie von Liebe erfüllt und ging ganz darin auf.

Dann hatte sie folgenden Traum: *„Ich sitze in der Küche mit meinen kleinen Kindern. Die Decke ist schimmelig, der Fensterrahmen brüchig. Dann bin ich auf dem Gang. Hinter einer Tür befindet sich ein Raum mit Vorräten und Getreide, so viel, wie ich nie im Leben aufbrauchen könnte. Das alles stammt von meiner Mutter."*

Der Traum beginnt in der Küche, dem Ort innerer Transformation. Dort bricht der Rahmen ihrer Sichtweise (Fensterrahmen). Sie interpretierte den Schimmel an den Decken als ihre vielen Gedanken und ihr Grübeln, den Niederschlag ihrer Depression. Wenn sich nun die Sichtweise ändert und die schimmeligen Gedanken zurückgelassen werden, dann findet sie in ihrer Tiefe große Schätze, Unmengen von Ressourcen, die von der Mutter stammen und so in Bezug zu ihrem weiblichen Potential stehen. Annahme der Mutter und damit der eigenen Weiblichkeit sind der Zugang zu diesen Schätzen (6).

In der nächsten Akupunktur-Sitzung erzählte sie einen weiteren Traum: *„Eine unbekannte Person sitzt auf einem hohen Baum im Wald. Sie sitzt auf einem dicken Ast, der schräg nach unten bis zum Boden reicht und auf dem sie herunterrutscht. Sie rutscht auf eine Lichtung. Dort warten zwei wilde Bestien auf sie. Sie hat Angst vor ihnen."*

Der Wald symbolisiert das Reich des Unbewussten, des Schattens. Von dort rutscht sie ins Licht des Bewusstseins (Lichtung), wo diesem inneren psychischen Anteil, der ihr noch unbekannt ist, zwei wilde Tiere begegnen.

Wir vereinbarten, dass sie den Traum aktiv imaginieren solle (7). Es stellte sich heraus, dass es sich um einen Tiger und einen Löwen handelte, zwei kraftvolle Seelentiere. Der Tiger steht für große weibliche Kraft, die vor allem mit den körperlichen, animalischen und triebhaften Kräften in Verbindung steht. Sie kannte vom *Taiji* her die Übung, den „Tiger umarmen", was bedeutet, das kleine Selbst zu umarmen. Es geht darum, die Ego-Seite der Psyche zu erkennen und anzunehmen, denn unbewusst kann einen diese Kraft zerreißen. In der Imagination konnte sie den Tiger streicheln. Der Löwe war das innere Bild des höheren Selbst. Beide Tiere wirkten auf sie wie die Vereinigung der irdischen und spirituellen Seite in ihr selbst. Die Flucht in die geistige Ebene zur Lösung ihrer Probleme auf dieser Erde schien erstmals zu einem Ende zu kommen. Sie hatte dann noch mehrere Träume mit diesen beiden Seelentieren.

Am Schluss der Behandlung hatte sie noch einen für sie wichtigen Traum: *„Ich brauche viel Geld. Der Direktor meiner Schule gibt mir etliche Tausend. Ich entdecke sogar einen 10.000-DM-Schein und bin sehr glücklich."*

Der Schuldirektor symbolisiert für sie einen Menschen, der seine Liebe zum Leben lebt, der mit beiden Beinen auf dem Boden steht und sehr spirituell ist. Diese Instanz existiert nun auch in ihr, sie wird sichtbar. Und das überaus üppig, denn sie bekommt mehr Energie (Geld) durch sie, als sie brauchen kann.

Sie erzählte mir dann, dass ihr das vorauszusehende Ende der Behandlung Angst gemacht hätte, weil sie glaubte, mich als den Anwalt ihres „Ja zum Leben" zu verlieren. Sie war überaus glücklich, dass sie diese Qualität nun in sich selbst zur Verfügung hatte, dass sie ihren Weg nun ohne meine Begleitung weitergehen konnte. Für sie hatte sich auf allen Ebenen etwas gewandelt. Ihr Gewicht war wieder normal, ihrer Verdauung war ohne Probleme, sie konnte wieder alles essen, sie kam mit ihrer Lebenssituation wieder zurecht, sie war ihren inneren Ressourcen und inneren Helfern begegnet und sie hatte einen integrierten Zugang zu ihrer Spiritualität gefunden. Das letzte Mal habe ich die Patienten wegen einer anderen Fragestellung im Sommer 2004 gesehen. Es ging ihr, was all die hier genannten Dinge angeht, weiterhin gut.

Diskussion

In dieser Behandlung kommt zum Ausdruck, wie sehr die verschiedenen Ebenen des menschlichen Daseins miteinander verflochten sind und aufeinander wirken. Die frühkindliche Erfahrung des beinahe erfolgten Hungertodes und der Verlassenheit durch die Eltern hatte sich ihr Leben lang sowohl leiblich als auch psychisch ausgewirkt. Im späteren Leben hatte sie einen spirituellen Ausweg aus ihrem Dilemma gesucht. Keine der Ebenen von Leib, Psyche oder Spiritualität allein behandelt, hätte wahrscheinlich zu einer Wende im Krankheitsprozess führen können. Hier kam es vor allem darauf an, die beteiligten Ebenen in ein neues Gleichgewicht miteinander zu bringen und jeder ihre Wichtigkeit und Notwendigkeit zuzugestehen. Dies ist ein integraler Ansatz in der Medizin, der alle Anteile im Menschen würdigt und all diesen Raum zur Entwicklung in einem heilenden Feld gibt. Im Zentrum steht, dass jeder Mensch in seinem Wesen ganz und heil ist. Ganz und heil ist aber nur möglich, wenn jeder Ebene des Seins Rechnung getragen wird (Platsch 2002, S. 11f).

Die Akupunktur wie auch die Gespräche und Träume spiegeln einen Behandlungsprozess. Es lässt sich nicht von vornherein festlegen, in welche Richtung der Prozess läuft, geschweige denn, dass man den Verlauf oder das Ergebnis des Heilungsprozesses vorwegbestimmen könnte. Erinnern die Patienten oder Patientinnen ihre Träume, dann können diese, wie in diesem Beispiel, gut in den Prozess mit einbezogen werden. Die Träume spiegeln in einer meist verschlüsselten, symbolischen Sprache die inneren Themen sowie auch das, was sich jenseits intellektueller Einsicht und Analyse psychischer Problematik tatsächlich auch innen umsetzt und transformiert.

Ich interveniere von mir aus in diesen Behandlungen so wenig wie nur irgend möglich. Meine „therapeutische" Haltung entspricht der eines Lauschenden und Fragenden. Was die Patienten von sich aus ins Gespräch bringen, nehme ich auf. Lösungen biete ich nie an. Ich frage, was der Patient bzw. die Patientin sich wohl für eine Lösung vorstellen könnte. Ich versuche, auf seine oder ihre Ressourcen einzugehen, sie ihm oder ihr zugänglich zu machen. Auf diese Art können Akupunkteure auch ohne profunde Kenntnisse in der Psychotherapie Menschen in einem Heilungsprozess mit Akupunktur und ihrer Präsenz und Annahme für den Menschen begleiten.

Schlussfolgerung

In diesem Fall kann gezeigt werden, dass sich eine Anorexie auf dem Boden einer psychischen Störung mit Akupunktur und chinesischer Arzneitherapie erfolgreich behandeln lässt. Inwieweit Essstörungen grundsätzlich eine Indikation für chinesische Medizin sein können, bleibt noch zu klären. Ich selbst überblicke bei meinen eigenen Patienten einige Fälle (Anorexie und Bulimie [Platsch 2000, S. 19ff]), die auf gute Behandlungsergebnisse hinweisen.

Die Behandlung komplexer Erkrankungen, die die Leibesebene und die Ebenen der Psyche und der Spiritualität betreffen, erfordert einen ebenengerechten Zugang und eine entsprechende Therapie.

Lang bestehende und vielschichtige Krankheiten treten im Sinne einer prozesshaften Entwicklung in ein Heilungsgeschehen ein. Dabei ist notwendig, diesem Prozess unvoreingenommen und ohne den Verlauf bestimmen zu wollen, Raum zu geben. Der Behandler dient diesem Prozess, indem er dafür einen inneren Raum anbietet, und stellt sich mit eigenen Vorstellungen, wie dieser Prozess und Lösungen der involvierten Probleme aussehen sollten, völlig zurück. Die hauptsächliche therapeutische Haltung ist fragend und nicht intervenierend,

Bei psychischen Störungen innerhalb eines Behandlungsprozesses können Affirmationen, die Arbeit mit dem inneren Kind oder mit Träumen wertvolle Unterstützung durch den Rückgriff auf vorhandene Ressourcen sein.

Anmerkungen

(1) Hellinger B, Begründer der Familienaufstellungen in der Psychotherapie
(2) Ungeborgenheit ist Verunsicherung und Angst. Im Suwen 5 heißt es: Zu viel Angst schadet der Niere.
(3) Diese Punktkombinationen haben sich empirisch aus den Anwendungen an den Patienten entwickelt und als hilfreich erwiesen.
(4) Das innere Kind ist ein psychischer Anteil, in dem alte, oft traumatisierende Erfahrungen der Kindheit gespeichert sind. Arbeit mit dem inneren Kind bedeutet, aus der Erwachsenen-Position heraus Elternschaft für diesen Seelenanteil zu übernehmen und durch liebevolle Zuwendung dieser inneren Bedürftigkeit einen psychischen Heilungsprozess einzuleiten.
(5) Traumsymbole sind in der Regel sehr persönlich. Sie lassen sich kaum verallgemeinern, geschweige denn ihre Interpretation in Symbolbüchern nachlesen. Literatur darüber ist vielfältig. Hier werden nur zwei, C. G. Jung und Faraday, exemplarisch angeführt.
(6) vergl. Köhle in: Uexküll, S. 596: Die Anorexie wird als eine psychosexuelle Entwicklungsstörung betrachtet. Es geht unter anderem um den Übergang vom Kind zur geschlechtsreifen Frau. Aus diesem Grund betrifft diese Krankheit vor allem Mädchen in der Pubertät und junge Frauen. Psychodynamisch gesehen kämpfen die Patientinnen gegen die eigene Weiblichkeit, ihre Rolle als Frau, aber auch gegen die weibliche Sexualität, die auch Parallelen zum Essen zeigt (die Frau nimmt beim Geschlechtsakt Glied und Samen in sich auf, Schwangerschaft macht dick, kindliche Phantasien von der „oralen Schwängerung").
(7) Aktive Imagination ist eine psychotherapeutische Methode zur Bearbeitung von Träumen.

Literatur

Arminger ME: Das innere Kind. Heyne, München 2001
Bensky D, Gamble A: Chinese Herbal Medicine – Materia Medica. Eastland Press, Seattle 1993
Bensky D, Barolet R: Chinesische Arzneimittelrezepte und Behandlungsstrategien. VGM, Kötzting 1993
Chinese Acupuncture and Moxibustion. Foreign Languages Press, Beijing, 1987
Deadman P, Mazin AK: A Manual of Acupuncture, Journal of Chinese Medicine Publications, Hove, East Sussex, 1998
Engelhardt U, Hempen C-H: Chinesische Diätetik. Urban & Fischer, München 2002
Faraday A: Deine Träume – Schlüssel zur Selbsterkenntnis. Fischer TB Frankfurt/Main 2000
Hellinger B: Ordnungen der Liebe. Droemer Knaur, München 2001
Jung CG: Traumsymbole des Individuationsprozesses, Grundwerk, Bd. 5. Walter, Olten 1984
Kaiser A, Platsch A (Hrsg.): Jenseits aller Pfade – Vision einer neuen Spiritualität. Theseus, Berlin 2004
Kirschbaum B: Die 8 außerordentlichen Gefäße in der traditionellen chinesischen Medizin. Medizinisch-Literarische Vlg-Gesellschaft, Uelzen 1995
Köhle K, Simons C: Anorexia nervosa. In: Uexküll Th v: Psychosomatische Medizin. Urban & Fischer, München 1990
Platsch K-D: Psychosomatik in der chinesischen Medizin. Urban & Fischer, München 2000
Platsch K-D (Hrsg.): Medizin und Spiritualität – ein Geschmack vom Heilen. Book on Demand, Norderstedt 2002
Platsch K-D: Die fünf Wandlungsphasen – das Tor zur Chinesischen Medizin. Urban & Fischer, München 2005
Wilber K: Ganzheitlich handeln. Arbor, Freiamt 2001

Chronische Drogenabhängigkeit

Ralph Raben

Zusammenfassung

Behandlung und Betreuung einer drogenabhängigen Schwangeren und jungen Mutter mit Methadon und Akupunktur über mehrere Jahre. Akupunktur auch des hyperaktiven Kindes. Akupunktur allein heilt nicht die Sucht, hat aber bei schweren, chronischen Erkrankungen wie z.B. bei Drogenkrankheit zu verschiedenen Zeiten verschiedene Rollen und Effekte: Sie stabilisiert die Patientin, lindert Symptome, hilft die Medikation zu reduzieren und öffnet die Patientin für weitergehende Behandlungen. Bei Rückfällen kann die einfache, non-konfrontative Methode der Behandlung leichter angenommen werden.

Patient/Patientin

Frau C. S., 35 Jahre; Erstkontakt 1998

Krankengeschichte/Untersuchung

C. ist jetzt 35 Jahre alt. Seit dem 17. Lebensjahr ist sie suchtkrank, heroinsüchtig. 1994 kommt sie erstmals in unsere Gynäkologisch-Geburtshilfliche Gemeinschaftspraxis in Hamburg-Altona. Sie ist in der 14. Woche schwanger. Eine Ultraschalluntersuchung zeigt ihr und uns einen intakten, lebendigen, normal geformten Fetus. Außer der Hepatitis C mit leicht erhöhten Leberwerten zeigt die serologische Untersuchung keine Auffälligkeiten. C. zeigt die typische Drogenkarriere einer jungen Frau: Intravenöser Heroinkonsum mehrfach am Tag, Prostitution zur Beschaffung des Geldes; täglicher Kokainkonsum, um das Geschäft mit den Freiern besser durch- und ihre präsuizidalen Zustände und Depressionen besser aushalten zu können; Benzodiazepinkonsum, um schlafen zu können.
Der Kontakt zu den Eltern ist seit langem abgebrochen, die Freunde sind alle in der Szene. Gefängnisaufenthalt wegen wiederholten Diebstahls, chronisch virämische Hepatitis C, Behandlung mit einem Heroinersatzmittel. Sie wird seit 2 Jahren von einem Kollegen mit L-Polamidon substituiert. Seitdem spritzt sie kein Heroin mehr, auch prostituiert sie sich nicht mehr. Sie benutzt aber weiter Kokain und „Benzos" und raucht etwa 20 Zigaretten am Tag. Sie wird von einer Beratungsstelle psychosozial betreut.
C. hat die typische Anamnese von körperlicher, seelischer und sexueller Gewalt und Lieblosigkeit der Kindheit und frühen Jugend hinter sich, wie ich aus einem ausführlichen Arztbrief der psychiatrisch-suchtmedizinischen Abteilung des AK Ochsenzoll erfahre. C. blickt auf mehrere Entzugsbehandlungen, Rückfälle und Therapieversuche zurück.

Sie hat einen Lebensgefährten, der auch mit „Pola" substituiert wird, und sie will das Kind bekommen. Nicht weil es schon zu spät für eine Abtreibung wäre. Sie hat sich mit ihrem Partner ein Kind gewünscht. Es soll jetzt alles anders werden. Und sie möchte von uns betreut und behandelt werden. Sie hat gehört, dass diese Medizin einer der Schwerpunkte unserer Praxis ist.

C. ist eine schöne, untergewichtige, hochgewachsene brünette Frau, der man ihre zehrende Vergangenheit chronischer Krankheiten ansieht.

Zunge: Schmal und auffällig rot, von der Spitze bis zum Grund kaum Belag

Puls: Drahtig und schnell. Die Gesichtshaut ist fahl, blass. Bei allem ist zu bedenken, dass die Medikation und die diversen Stoffe das Bild verschleiern.

Ich erhalte zunächst gar keinen Auftrag, keine Frage für eine Akupunkturbehandlung.

Diagnostische Überlegungen

In der chinesischen Medizin gibt es kein Pendant für Sucht, sehr wohl aber dafür, was die Sucht mit Menschen anstellt: Die ausgezehrte Patientin befand sich in einer Blut-*Yin*-Leere, der Puls wies zusätzlich auf eine – aus den Lebenszusammenhängen von Süchtigen erklärbare – Leber-*Qi*-Stagnation hin.

Diagnose westlich

- Schwangerschaft (14. Woche)
- Chronische, virämische Hepatitis C
- Untergewichtigkeit
- Substituierte Opiatabhängigkeit, Kokainabusus, Benzodiazepinabusus, Zigarettenabhängigkeit
- Latente Depression.

Diagnose chinesisch

- *Yin*-Leere
- Leber-Blut-Leere
- Leber-*Qi*-Stagnation
- Milz-Leere.

Therapieprinzip

Vorsichtige psychosoziale Stärkung der Gesamtpersönlichkeit, Minimierung der Risikofaktoren für das Ungeborene durch schrittweisen Entzug bzw. Reduzierung der Suchtdosen

Methoden

- Psychosoziale Hilfestellung durch engmaschige Arztbesuche
- Zunächst Verzicht auf Körper-Akupunktur
- Suchttherapie mittels NADA-Protokoll

Behandlungsverlauf

Wir führen die Polamidon-Medikation weiter (Finnegan, Kendall 1992, Raben 1996), um an der Patientin „dranzubleiben". Daher sehen wir sie wöchentlich und haben immer wieder die Möglichkeit eines kurzen Gesprächs und der Beobachtung. Die Patientin möchte die Dosis reduzieren, damit das Kind später nicht leidet, und sie will den Kokainkonsum einstellen. Jetzt empfehlen wir ihr, regelmäßig in die tägliche Akupunkturgruppe zusammen mit anderen Schwangeren (auch Nicht-Suchtkranken) zu kommen, am besten, bevor sie die Dosis reduziert und noch bei laufendem Kokain- und Tablettenkonsum (Ackermann 1993). Sie sieht eine andere Patientin, die sie kennt, und kommt auch.

Das erste Mal sieht die Patientin nur zu. Dann geben wir ihr 10 Nadeln (0,2 mm × 15 mm, Stahl, unbeschichtet): 5 in jedes Ohr, gemäß dem bekannten NADA-Protokoll (Smith, Khan 1988). Nach etwa 30 min zieht sie sich vor einem Spiegel die Nadeln selbst, entsorgt sie in einen Nadelcontainer und geht (Abb. 1).

Sie bekommt hin und wieder Ex-KH 1 (*Si-shen-cong*, 4-Götter) für besseren Schlaf. Natürlich könnte man hier ein ganzes Arsenal von guten Punkten (Le 3, Ma 36, Ni 3, He 7, Mi 6), weiteren Meridianen und auch jeweils individualspezifischen Kräutern verwenden. Wir nadeln jedoch bewusst keine weiteren Körperpunkte, um die Patientin – einfach ausgedrückt – nicht zu verschrecken. Sie muss keine Kleidung ausziehen. Der Kontakt am Körper dauert nicht zu lang, sie kann alles leicht unter Kontrolle haben.

Alle Patienten sitzen während der Akupunkturgruppe. Je schwieriger die Person, desto weniger Nadeln! Grundsätzlich geben wir in der Schwangerschaft eher weniger Nadeln, akupunktieren immer tonisierend und setzen nie Nadeln am Bauch. Wie die meisten Kollegen, z.B. Becke (1988), Ots und Schulte-Übbing (1999) oder Römer et al. (1988), die viel mit Schwangeren zu tun haben, konnten wir keine „verbotenen Punkte" ausmachen, auch nicht im NADA-Protokoll.

Wir empfehlen C., so oft wie möglich zu kommen, am besten täglich, am besten vor der Medikation: *„Kommen Sie so nüchtern wie möglich."* Und wir geben ihr die sog. Detox-Tee-Mischung mit nach Hause:

- Kamille
- Pfefferminze
- Katzenminze
- Schafgabe
- Hopfen
- Helmkraut

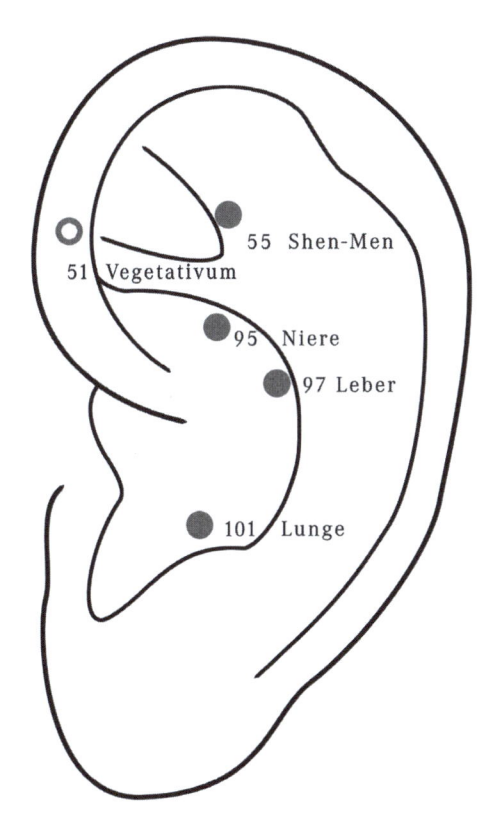

Abb. 1 Punktekombination gemäß NADA-Protokoll

Diese soll sie täglich trinken (Erfahrung und Empfehlung der Detox-Ambulanz des Lincoln Hospitals/Bronx).

Die ersten Ziele sind besserer Schlaf, mehr innere Stabilität, weniger Ängstlichkeit. Es geht nicht auf direktestem Wege um das schnelle Absetzen aller Substanzen und Gifte.

Weiterer Verlauf während der Schwangerschaft

Die Patientin kommt während der nächsten 3 Monate – unregelmäßig – etwa 2-mal pro Woche zur Behandlung. Sie bezahlt nichts. Akupunktur nach dem NADA-Protokoll wird bei uns kostenfrei angeboten; gelegentlich übernimmt einmal eine Kasse oder die Sozialbehörde die Kosten.

Sie fühlt sich wohl mit der Schwangerschaft, nimmt zu, die Tests sind immer gut. Sie hat nach etwa 2 Wochen (wöchentliche Urinanalyse) den Kokainkonsum aufgegeben: Wir reduzieren jetzt langsam – über viele Wochen – die tägliche Polamidon-Medikation. Die Benzodiazepine hat sie abgesetzt, obwohl wir sie davor gewarnt haben. Sie ist stolz. Sie geht an ihrem Dealer, wenn sie zu uns kommt, vorbei. Sie berichtet uns, dass sie weniger raucht: nur 10 Zigaretten am Tag.

Sie hat erstmals wieder Kontakt zur Mutter aufgenommen. Der Partner muss ins Gefängnis. C. ist auch regelmäßig in der Schwangerschaftsvorsorge. Sie hat eine „Familien-Hebamme", die sie auch psychosozial berät.

Dann sehen wir sie 3 Wochen nicht und dann wieder in der 33. Woche. Der Partner ist aus dem Gefängnis gekommen. C. ist rückfällig. Sie konsumiert Kokain und Benzos. Wir empfehlen ihr dringend, stationär in die Klinik zu gehen – im Interesse des Kindes (Baar 1995, Chasnoff et al. 1989). Sie lehnt ab. Sie kommt wieder öfter zur Akupunktur: *„Die hat mir sehr geholfen"*, *„Nach der 1. Sitzung konnte ich überhaupt wieder zuhören"*. Sie hat sich wieder gefangen.

Die Akupunktur folgt weiterhin einfach dem NADA-Protokoll. Nicht weil ich glaube, dass das die bestmögliche Punktekombination ist, sondern wegen ihrer therapeutischen „Leichtigkeit" und Akzeptanz. Die Polamidon-Dosis liegt schließlich in der 37. Woche bei 15 mg pro Tag, so dass man postpartal geringere Symptome einer Entzugserkrankung beim Neugeborenen erwarten muss. Die Entbindungsklinik und die Kinderklinik sind informiert, weil sich die Patientin dort einmal vorgestellt hat. Das macht die Betreuung von Mutter und Kind für alle Beteiligten leichter.

Während der letzten 4 Wochen dann einmal wöchentlich Körperakupunktur als Geburtsvorbereitung (Römer et al. 1998): Du 20, Ma 36, Mi 6, Gb 34, Le 3, alle tonisierend.

C. bringt in der 40. Woche ein gesundes, 2940 g schweres Mädchen (Jessica) durch eine glatte, spontane Geburt zur Welt. Sie stillt ihre Tochter und wird darin von der perinatologischen Abteilung des AK Altona und der Kinderklinik unterstützt.

Das Kind wird zusammen mit der Mutter (Rooming-in) in die Kinderklinik verlegt. Es zeigt 4 Tage nach der Geburt Zeichen einer Neugeborenen-Entzugskrankheit (NAS) mit innerer Unruhe, Zittern, Durchfällen. Das Neugeborene erhält über eine Woche Opiumtinktur, außerdem beidseits Akupressur-Pflaster auf Punkt 55 *(Shen-men)* sowie Laserpunktur (rot, 1 mW) auf Du 20. Die Mutter stimuliert das Akupressur-Pflaster täglich und achtet auf Reizzustände am Ohr. Relativ schnell geht es dem Kind gut. Nach einer weiteren Woche Beobachtung wird das Kind entlassen.

Verlauf nach der Geburt

C. ist zunächst – für etwa 7 Monate – eine glückliche Mutter. Sie sorgt sich um das Kind. Sie wird von verschiedenen psychosozialen Helfern unterstützt. Sie wird weiterhin mit 15 mg L-Polamidon pro Tag behandelt. Für Akupunktur hat sie keine Zeit. Wir und ihre Therapeutin empfehlen ihr, eine stationäre Entzugsbehandlung und anschließend mit ihrer Tochter eine mehrmonatige Therapie zu machen. Das will sie nicht. Vielleicht will es auch der Partner nicht, der mit Kokain dealt.

Als Jessica 8 Monate alt ist, gleitet ihre Mutter wieder ab. Sie ist rückfällig mit Heroin, Kokain, Benzodiazepinen. Sie vernachlässigt Wohnung und Kind. Die Familienfürsorge kommt und stellt sie vor die Alternative: mehrmonatige Therapie, oder das Kind muss in eine Pflegefamilie.

Die Patientin geht zunächst in den qualifizierten Entzug in die Klinik „Agethorst" (inzwischen Bokholt) in der Nähe von Hamburg. Sie entgiftet von allen Substanzen innerhalb von 10 Tagen. Sie wird anfangs 3-mal täglich (!) akupunktiert: NADA-Protokoll, dabei einmal täglich plus Körperakupunktur: Ma 36, Le 3, Ex-KH 1.

Ab 6. Tag 2-mal täglich Akupunktur. Nach der Entgiftung geht sie mit ihrer kleinen Tochter in eine 6-monatige Rehabilitationseinrichtung nach Süddeutschland, wo ebenfalls 2-mal pro Woche mit dem NADA-Protokoll gearbeitet wird.

Hier endet die Falldarstellung. Wir haben C. insgesamt noch 8 Jahre bis 2002 betreut. Es gab auch nach der Therapie Höhen voller Hoffnung und Zuversicht und Tiefen von Rückfällen. Sie kam erneut phasenweise zur Akupunktur.

C. lebt mit ihrer 7-jährigen Tochter zusammen. Jessica bekam für einige Monate wiederholt von uns Pflaster mit magnetischen Ohrkugeln, weil sie so wild war und sich im Kindergarten schlecht konzentrieren konnte. Die Mutter sagt, die „*Perlen*"-Therapie hilft der Tochter. Sie will nicht, dass ihre Tochter Ritalin bekommt.

Die Patientin hat einen Beruf als Friseurin erlernt. Ihr Partner ist 1998 unter „Crack" in einem Unfall gestorben.

Ergebnis

Unter Medikation und Akupunktur guter, unkomplizierter Schwangerschafts- und Geburtsverlauf. Der Patientin geht es körperlich und seelisch erheblich besser als zu Beginn der Schwangerschaft. Akupunktur hatte keine unerwünschten Nebenwirkungen. Die Polamidon-Dosis kann unter Akupunktur ohne Entzugssymptome nach und nach reduziert werden. Die Patientin selbst meint, dass Akupunktur sie „*stärker und klarer im Kopf*" macht. Sie strebt Veränderungen in ihrem Leben an und setzt erste Schritte, macht Pläne, einen Beruf zu erlernen.

Auch das Neugeborene (Jessica) profitiert von Akupunktur. Wie bei hyperaktiven Kindern wirken die Akupressur-Pflaster auch bei Neugeborenen mit NAS recht schnell. Sie stabilisieren ein sehr unruhiges, nervöses, körperlich und seelisch gestresstes Kind.

Schlussfolgerung

Akupunktur kann eine hilfreiche Rolle in der Behandlung von Suchtkranken spielen. Wir akupunktieren seit 1994 drogenabhängige Schwangere und sehen bei vielen eine erstaunliche

Wirkung auf werdende Mütter und ihre neu geborenen Kinder (Raben 1998). Akupunktur allein heilt nicht die Sucht. Oft aber ermöglicht die Akupunktur, diese manchmal sehr komplizierten Patienten überhaupt in ein Behandlungsprogramm zu führen, bevor sie eine Suchttherapie akzeptieren können.

Es ist von großer Wichtigkeit, mit anderen Einrichtungen, die Suchtkranke betreuen oder behandeln, zusammenzuarbeiten. Akupunktur hilft außerdem Symptome des Entzugs, das Suchtverlangen nach Kokain zu lindern und führt zu besserem Allgemeinbefinden und besserem Schlaf. Akupunktur kann von vielen ambivalenten Patienten gerade zu Beginn gut in einer offenen Gruppe akzeptiert werden. Wenn man ein derartiges Setting in der Praxis nicht herstellt, wird die Akzeptanz wiederholter Behandlung problematisch.

Das NADA-Protokoll eignet sich auch für Schwangere gut. Es hat oft einen erstaunlich schnellen Effekt auf Ängstlichkeit und innere Unruhe.

Akupunktur und Akupressur helfen auch Neugeborenen mit Entzugskrankheit (Bruhn 1999).

Literatur

Avants SK, Margolin A, Holford Th, Kosten T: A randomized controlled trial of auricular acupuncture for cocaine dependence. Arch. Intern. Med. 160 (2000) 2305–2312

Baar A v: Die Entwicklung von Kindern drogenabhängiger Mütter. Vortrag auf der Fachtagung des Wilhelm-Polligkeit-Instituts, Frankfurt, 23.–25. Oktober 1995

Baudis R (ed.): Punkte der Wandlung – Suchtakupunktur nach dem NADA-Protokoll. Rudersberg: Verlag für Psychologie, Sozialarbeit und Sucht; 1999

Becke H: Die gefährlichen Akupunktur-Punkte in der Schwangerschaft. Dt. Ztschr. f. Akup 5 (1988) 110

Bier IA, Wilson J, Studt P, Shakleton M: Auricular acupuncture, education and smoking cessation: A randomized, sham-controlled trial. Am. J. Public Health 92 (2002) 1642–1647

Bruhn W: Akupunktur bei Neugeborenen mit Entzugskrankheit (NAS). Vortrag auf der Fachtagung Akupunkturgestützte Suchtbehandlung. Hamburg, 15.10.1999

Bullock M, Culliton P, Olander R: Controlled trial of acupuncture for severe recidivist alcoholism. Lancet 1 (1989) 1435–1439

Chasnoff et al: Temporal patterns of cocaine use in pregnancy. JAMA 261 (1989) 1741

Finnegan L, Kendall S: Maternal and Neonatal Effects of Alcohol and Drugs. In: Lowinson J et al (eds.): Substance Abuse. A Comprehensive Textbook, pp. 628–656. Williams and Wilkins, Baltimore 1992

Finnegan L: Treatment Issues for Opiod-Dependent Women During the Perinatal Period. Journal of Psychoactive Drugs 23 (1991) 191

Ots T, Schulte-Uebbing C: Gibt es verbotene Akupunkturpunkte in der Schwangerschaft? Dt. Ztschr. f. Akup. 1 (1999) 18–24

Raben R: Akupunktur in der Behandlung drogenabhängiger Schwangerer. Dt. Ztschr. f. Akup. 41,2 (1998) 38–42

Raben R: Akupunktur nach dem NADA-Protokoll. Eine Übersicht zur Sucht-Therapie. Dt. Ztschr. f. Akup. 47,2 (2004) 35–40

Raben R: Drogenabhängigkeit und Schwangerschaft. Informationen für Ärzte. Hrsg.: Deutscher Caritasverband und deutsche Hauptstelle gegen die Suchtgefahren. 2. Aufl. 1996

Smith MO, Khan I: An Acupuncture Programme for the Treatment of Drug-addicted Persons. Bulletin on Narcotics 40,1 (1988) 35–41

Smith MO: Acupuncture treatment for crack: clinical survey of 1.500 patients treated. Am. J. Acup. 16 (1988) 241–247

Nikotinabusus

Gustav Peters

Zusammenfassung

Möglichkeiten und Grenzen einer Suchtakupunktur am Ohr werden an einem Fallbeispiel langfristig aufgezeigt.

Einleitung

Als Besonderheit der Ohrakupunktur gilt ihre Anwendung bei Suchtkrankheiten. Die Verwendung von Dauernadeln gilt in der Aurikulomedizin fast als Standard, muss jedoch wegen bekannter Sterilitätsproblematik mit entsprechender Aufklärung bzw. Zurückhaltung praktiziert werden.

Patient/Patientin

Frau G. K., geb. am 13.4.1944; Erstkontakt am 25.4.1989 wegen Nikotinabusus (ca. 1 Schachtel Zigaretten am Tag)

Krankengeschichte/Untersuchung

Die Patientin raucht seit der Jugendzeit und wünscht aus gesundheitlichen Gründen die Behandlung.
Durch RAC-Testung fanden sich bei der Patientin (Rechtshänderin) folgende Ohrpunkte:
- Lateralitätsstabilisierender Punkt rechts
- Nikotinanaloger Punkt rechts
- Anti-Aggressionspunkt links
- Frustrationspunkt links

Diagnostische Überlegungen

Wegen angespannten, stresslabilen Habitus der Patientin werden psychisch ausgleichende, entspannende Punkte der Ohrakupunktur mit RAC getestet und genadelt.

Diagnose westlich

Nikotinabusus

Diagnose chinesisch

Wurde im Rahmen der Aurikulotherapie nicht erörtert

Therapie

Ohrakupunktur mit Dauernadeln

Therapieprinzip

Suchtverlangen besänftigen mit Ohrakupunktur

Methoden

Neben den bekannten Punkten der Ohrakupunktur (Suchtdreieck: Anti-Aggressionspunkt (PT 1), Frustrations-Punkt, Begierde-Punkt bzw. Jérôme, ergänzend psychotrope und vegetative Punkte) kann die Aurikulomedizin den interessanten lateralitätsstabilisierenden Punkt beisteuern. Dieser regelt das „Innere Gleichgewicht", d.h. den funktionellen Ausgleich beider Gehirnhälften. Klinisch zeigt sich die Wirkung durch entspannteres, ausgeglicheneres Verhalten. Er befindet sich ca. 3 cm ventral des Tragusspitzenpunktes, d.h. auf der Wange im Bereich des Kiefergelenks. Er wird ipsilateral zur Händigkeit, also beim Rechtshänder auf der rechten Seite, genadelt. Auch der nikotinanaloge Punkt (ähnliche Lokalisation wie der Tranquilizer-Punkt) ist in der Aurikulomedizin beim Problem der Nikotinsucht interessant (Darstellung der Punkte s.u. genannte Literaturquellen).

Behandlungsverlauf

Die einmalige Therapie erfolgte erstmals am 25.4.1989, nach üblicher Risikoaufklärung (Infektionsgefahr) jeweils mit Dauernadeln an den genannten Punkten. Die Patientin wurde angehalten, diese nach 1 Woche zu entfernen, falls sie nicht spontan vorher herausfallen. Der Erfolg stellt sich prompt durch Nikotinkarenz bei nur unwesentlicher Gewichtszunahme ein. Mit letzterer muss normalerweise gerechnet bzw. der Patient darauf hingewiesen werden. Am 12.9.90 stellte sich die Patientin erneut vor und berichtete, seit ca. 1 Woche rückfällig geworden zu sein. Die Therapie wurde wiederholt, ebenfalls mit promptem Erfolg, hielt jedoch ebenfalls nur für 6 Monate vor.

Ergebnis

Der Wechsel von Nikotinfreiheit und Rückfall geht bis heute weiter mit ca. 1–2 Behandlungen im Jahr, jeweils mit Erfolg für ca. ein halbes Jahr.

Diskussion

Wegen jeweils prompten Erfolgs wird die Therapie nicht geändert. Andererseits zeigt der Fall, wie tief die Suchtkrankheit in der Persönlichkeit verwurzelt sein kann und mit welcher Bescheidenheit die Akupunktur hier angeboten werden muss. Wir sind weit vom Begriff Heilen entfernt.

Trotzdem darf man die Therapie, meine ich, unter diesen Prämissen anbieten, wenn man weiß, was man tut, und es auch den Patienten wissen lässt.

Schlussfolgerung

Der Fall zeigt eindrucksvoll die Grenzen einer Reflextherapie. Sie kann den Menschen nicht umkrempeln, ersetzt keine mentalen Prozesse, die das Individuum für einen dauerhaften Effekt anstreben und umsetzen müsste. Sie kann aber kurz- und mittelfristige Hilfe anbieten, mit sich bzw. den Gegebenheiten zurechtzukommen.

Suchttherapie im ambulanten Rahmen sollte mit dem Patienten in fairem Einklang erfolgen. Die Grenzen des Verfahrens sollten nicht verschwiegen werden.

Literatur

Angermaier M: Leitfaden Ohrakupunktur. Urban & Fischer, München–Jena 2001
Mastalier O: Reflextherapie in der Zahn-, Mund- und Kieferheilkunde. Quintessenz, Berlin 1987
Nogier P: Lehrbuch der Aurikulotherapie. Maisonneuve, Sainte-Ruffine 1969
Nogier P: Praktische Einführung in die Aurikulotherapie. Maisonneuve, Sainte-Ruffine 1978
Peters G, Zachen B: Skriptum der Aurikulomedizin. Eigenverlag DÄGfA 2002

Uterussarkom

Michael Gerhold

Zusammenfassung

Patientin mit pulmonal metastasierendem Leiomyosarkom des Uterus unter Chemotherapie mit erheblichen Nebenwirkungen wird mit Akupunktur und chinesischen Kräuterdekokten über 3 Monate (Stand der Dinge) wöchentlich behandelt. Sie hat *Qi*-Stagnation im Oberbauch, Blut-Hitze, Magen-Hitze, die unter Therapie fast vollständig rückläufig sind. Der Tumorverlauf wird vermutlich günstig beeinflusst, das ist jedoch aufgrund der kurzen Beobachtungszeit onkologisch nicht bewertbar und aufgrund der hohen Malignität der Sarkome schwer objektivierbar.
Immerhin subjektiv hervorragende Wirkung mit sehr viel besserem Allgemeinbefinden sowie hoffnungsvoller Stimmungslage.

Patient/Patientin

Frau I. S., 61 J., verheiratet, 2 erwachsene Kinder, Hebamme
Erstkontakt 26.3.2004

Krankengeschichte/Untersuchung

Die robuste, aktive, optimistische und unkomplizierte Patientin kommt auf Empfehlung zu mir, sie wird in der Klinikambulanz weiter spezifisch onkologisch behandelt. Nach Diagnose sowie großer OP (radikale Hysterektomie mit Beckenwandpräparation, Blasen- und Darmpräparation und Lymphknotenexstirpation bei primär bekannter pulmonaler Metastasierung) erhält sie 6 Zyklen Chemotherapie mit Carboplatin und Caelyx®, dabei doch erhebliche Nebenwirkungen im Sinne einer ausgeprägten Dermatitis (alles gerötet) und Depression (Aponal® nicht vertragen, Haut noch schlechter), Gelenkschmerzen, Knochenmarksdepression sowie Völlegefühl, „Stein im Magen", sie hat das Gefühl, sie würde innerlich verbrennen, und hat viel Durst.
Aktuell leidet die Patientin unter ausgeprägter Hitze speziell des Magens, starkem Durst, trinkt direkt vom Wasserhahn, Gefühl, innerlich zu verbrennen, Brennen retrosternal, trockener Mund und Kehle, fester Stuhl, teils fast Kotsteine, aggressiv, dünnhäutig, gestörter Schlaf. Ferner hat sie Völlegefühl, Stein im Magen, Spannungsschmerz unter den Rippenbögen, Gelenkschmerzen, Leber-*Qi*-Stagnation.
Die offene und direkte Aussprache über Krankheitsverlauf und sehr schlechte Prognose und die Möglichkeiten der additiven Therapie werden sehr begierig und mit dem Gefühl der Ent-

lastung von ihr aufgenommen und sehr schnell in einen gemeinsamen Pakt zur Verbesserung der aktuellen Beschwerden mit der Hoffnung auf günstigen Effekt auf den Verlauf verwandelt. Erfreulich rasch wirken sich die Maßnahmen auch therapeutisch aus, sie erlebt wesentliche Entlastung von ihren Beschwerden, fühlt sich wieder wohl.
Zunge: Wenig Belag, etwas rot
Puls: Kräftig, saitenartig

Vorgeschichte

- Tiefe Beinvenenthrombose 1981
- Tonsillektomie
- Strumektomie mit Rekurrensparese beidseits
- LWS-Syndrom mit Pseudospondylolisthesis L3/4, Spondylarthrose und Protrusio L4/5
- Bandscheiben-OP LWS 2000
- Sonst gesund gewesen

Diagnostische Überlegungen

Westliche Überlegungen; die Knochenmarksdepression mit Leukopenie wird durch Dosisanpassung der Zytostatika berücksichtigt, ebenso die Dermatitis, evtl. zusätzliche Gabe von Corticosteroiden zur Antiemese und Kontrolle der Nebenwirkungen. Chinesisch ist Cortison jedoch zusätzlich erwärmend und verstärkt die innere Hitze, verbraucht das *Yin*. Die Zytostatika greifen das *Yin* an, auch hierbei Tendenz zur Verstärkung der Hitzeempfindung durch den relativen *Yang*-Überschuss.
Empfehlung: Ausreichende Flüssigkeitszufuhr, was die Patientin bereits relativ erfolglos versucht, evtl. noch Infusionstherapie.
Chinesisch-naturheilkundlich betrachtet zeigt die Vorgeschichte Störungen des Blutes durch Fluss oder Hitze: Thrombose; Blut-Hitze-Störung mit Substanzvermehrung, Knotenbildung, Autonomie (Tonsilitiden), Struma?, Karzinombildung.

Diagnose westlich

Pulmonal metastasierendes Leiomyosarkom des Uterus

Diagnose chinesisch

- Nieren-*Yin*-Leere mit relativem *Yang*-Überschuss
- Magen- und Blut-Hitze
- Leber-*Qi*-Stagnation

Therapieprinzip

Akupunktur zur Leber-*Qi*-Regulation und Immunstimulation und Kräuter-Dekokte zur Kühlung der Blut- und Magen-Hitze und zum Regulieren des *Qi* im Oberbauch.

Methoden

Akupunktur, Kräutertherapie, begleitende Gesprächstherapie

Behandlungsverlauf

Akupunktur: *Shao Yang*, außerordentliches Gefäß, *Yang Ming:* 3E 5, Le 13, Gb 41, Di 11, Ma 36, Mi 6
Nach der **1. Sitzung** Akupunktur schmerzfreie Beine und Knie, sie hat 2 Nächte durchschlafen können.
Dekokt (Tagesration):
- Radix scutellariae 1 g
- Flos lonicerae 4 g
- Rhizoma anemarrhenae 4 g
- Radix bupleuri 3 g
- Fructus aurantii 3 g
- Radix glycyrrhizae) 0,5 g

Das Dekokt sei toll gewesen, der „Knoten" im Bauch sei gleich verschwunden, sie habe tags darauf gleich Rettichsalat essen können. Das Brennen innerlich wird besser.
Fortsetzung der Therapiemaßnahmen in unveränderter Weise, wöchentliche Behandlung.
Nach 4 Wochen auch relativ bessere Leukozytenwerte (3400 statt 2000 – 2500) unter laufender Therapie. Haut ist völlig o.B.
Nach 8 Wochen wesentlich besseres Allgemeinbefinden, Hitzegefühl nur noch im Kopf bis zum Ausschnitt, das unangenehme Brennen ist verschwunden. Unter Therapie alle 4 Wochen zwar Verschlechterung, die Patientin nimmt aber kein Cortison (Antiemese), kann problemlos essen, schläft viel, träumt viel, Leistungsfähigkeit besser, Neigung zu dicken Beinen – heiße Temperaturen.

Ergebnis

Nach 12 Wochen additiver Therapie mit Akupunktur und Kräuterdekokten ist zwar onkologisch eine Verlaufsbewertung nicht möglich, da auch zwischendurch die Chemotherapie umgestellt wurde. Aber subjektiv wie auch von den vegetativen Begleitbefunden erfreulich gutes Ergebnis mit weitgehender Beschwerdefreiheit, mehr Optimismus, Lebensmut, Leistungsfähigkeit. Die Patientin ist vollauf begeistert und empfiehlt die Begleittherapie überall weiter.

Diskussion

Die Wahl der Akupunkturstrategie beruht auf folgenden Überlegungen:
- 3E 5, Le 13, Gb 41 als *Shaoyang*-Achse und gleichzeitig Aktivierung der außerordentlichen Gefäße, reguliert das Leber-*Qi*, entlastet den Magen, nimmt Schmerzen der Gelenke.
- Di 10 wirkt temperaturregulierend, hat Einfluss auf den Oberbauch, wirkt – unterstützt durch Ma 36 – zusätzlich immunregulierend, und Mi 6.
- Die Kräuter kühlen Blut-Hitze, beseitigen Magen-Hitze, befeuchten, bewegen das *Qi* im Oberbauch.

Schlussfolgerung

Dieses kleine Beispiel gibt ohne Anspruch auf Allgemeingültigkeit einen Einblick in die alltägliche Praxis und soll Mut machen, auch bei „schwierigen" Indikationen therapeutisch additive Möglichkeiten einzusetzen. Oftmals finden sich bei chronischen Störungen Fehlfunktionen der „Mitte", deren Regulation nach meiner Erfahrung allein schon hilfreich ist. In diesem Beispiel fand sich zusätzlich die Besonderheit der inneren Hitzegefühle, die in der Methode der chinesischen Therapie therapeutische Entsprechungen findet, die wir sonst kaum zur Verfügung haben.

Die kombinierte Behandlung mit Akupunktur und Kräutern erschwert zwar die Beurteilung der Wirkung jeweils nur der einen Methode, hat sich in meiner Praxis aber dennoch bewährt. Die Akupunktur allein hätte vermutlich Schmerzen, Schlaf, Vegetativum, Spannung im Bauch gebessert, wohl aber nicht so durchgreifend, und wäre wahrscheinlich ohne wesentlichen Einfluss auf die innere Hitze geblieben. Die Kräuter, die neben der *Qi*-Ebene das *Xue*-Blut, *Yang* und *Yin* beeinflussen können, hätten allein vielleicht auch dieses Ergebnis erreicht.

II Meine besondere Methode

Akupunktur im Rahmen eines integrierten Behandlungskonzeptes

Jürgen Bachmann

Meine nachfolgend skizzierten Erfahrungen in der Anwendung der Akupunktur lassen sich für den Leser besser einordnen und werten, wenn ich kurz die Rahmenbedingungen umreiße, unter denen diese gewonnen wurden.

Meine professionelle Biografie führte mich nach einer fundierten Grundausbildung in Akupunktur während des Medizinstudiums über ärztliche Weiterbildungsstellen in der Schmerztherapie, Herz- und Gefäßchirurgie, rehabilitativen Orthopädie 1987 zu einem mehrjährigen Weiterbildungsaufenthalt in die VR China an Hochschulen und Universitätskliniken in Wuhan, Shanghai, Tianjin und Beijing mit Schwerpunkt in der chinesischen Orthopädie und Traumatologie. Nach Abschluss der chinesischen Weiterbildung auf dem Gebiet Traditional Chinese Orthopedics & Traumatology schloss ich 1993 auch in Deutschland die Facharztweiterbildung in Orthopädie und Rheumatologie ab. Meine Arbeit hat sich dann in den letzten 11 Jahren in einem fachärztlichen Zentrum weiter entwickelt. Im Rahmen unserer fachübergreifenden orthopädisch-chirurgisch-rheumatologischen Gemeinschaftspraxis behandeln wir vorrangig Krankheiten und Beschwerden des Bewegungssystems. Dies schließt konservative und operative, akute und chronische, kurative und rehabilitative Aspekte ein, da ich in dieser Zeit maßgeblich ein ambulantes Rehabilitationszentrum und eine schmerztherapeutische Tagesklinik mit aufgebaut habe.

Daher bestehen in jeder Hinsicht die Voraussetzungen, aber auch die Notwendigkeit, die Akupunktur im Rahmen eines integrierten Behandlungskonzeptes zu positionieren. Im Lauf der Zeit haben sich dabei einige Leitsätze herauskristallisiert, die ich im Folgenden kurz darlegen möchte:

Akute Beschwerden: „Hit hard and early"

Chronifizierungsprozesse erschweren es regelhaft, ein gutes Behandlungsergebnis zu erreichen. Dies gilt in besonderer Weise für Schmerzen und für das Bewegungssystem. Akupunktur muss sich daher, z.B. in ihrer analgetischen Wirkung mit konkurrierenden Verfahren der medikamentösen Therapie und Infiltrationstechniken messen lassen – und schneidet nur bei vorrangig muskulären Störungen wirklich gut ab.

Akupunktur ist besser bei Störungen, die eine Regulation auf der Basis zusätzlicher afferenter Stimuli erlauben, therapeutische Lokalanästhesie besser, wenn jede zusätzliche Afferenz zur weiteren Aktivierung der Nozireaktion beitragen würde und eine Verminderung der nozizeptiven Afferenz vorrangiges Ziel ist.

Keine Therapie ohne Diagnose

Eigentlich banal, aber in der Praxis oft missachtet. Eine rasche Diagnostik unter Einschluss der Ganzkörperuntersuchung am (der Oberbekleidung entledigten) Patienten und der nativradiologischen Bildgebung zur Ausschlussdiagnostik und Festlegung der somatisch strukturellen Rahmenbedingungen ist sinnvoll. Dies redet nicht einem maximierten Einsatz von Schnittbildverfahren das Wort – diese kommen meist nur bei offenen Fragen und operativen Indikationen nach klinischer Untersuchung ins Blickfeld – wenn sich aus den differenzialdiagnostischen Möglichkeiten therapeutische Konsequenzen ergeben. Dabei ist mir persönlich eine Arbeitshypothese/Arbeitsdiagnose wesentlich – so unsicher und vorläufig sie sein mag. Die Möglichkeit des Irrtums ist immer eingeschlossen.

Beispiel: Ich habe eine Fülle-Störung diagnostiziert, also erwarte ich ein DeQi schon bei geringer Stichtiefe, tritt dies nicht ein, habe ich den Punkt verfehlt oder die Diagnose war falsch – beides Anlass zur Korrektur und Verbesserung.

Den Behandlungsauftrag achten

Vielfach läßt sich gerade vor dem Hintergrund der traditionellen chinesischen Medizin ein alternatives Erklärungsmodell für die vorgetragenen Beschwerden entwerfen – schade nur, wenn den Patienten das überhaupt nicht interessiert. Wer zum Orthopäden geht, erwartet in der Regel primär eine somatische Abklärung und fühlt sich nicht ernst genommen, wenn diese unterbleibt. Die psychische und vegetative Dimension gerade chronischer Beschwerden ist einem großen Teil meiner Patienten eben kein wesentliches Thema, sie sind oft symptomorientierter als der behandelnde Doktor – und behalten dabei nicht selten „Recht".

Die Probebehandlung – Ein wertvolles Instrument

Akupunktur ist wie einige andere Verfahren (manuelle Medizin, Neuraltherapie, Physiotherapie) an die Reaktionslage und die Reaktionsfähigkeit eines komplexen Systems gebunden. Nicht selten ist es notwendig, mit einer einfachen Anfangsbehandlung einen diagnostisch-therapeutischen Prozess in Gang zu setzen, der sich dann im Spannungsfeld von präziser Befunderhebung und Gesamtschau entfaltet.

Bewegungssystem – eine Domäne der Außen-Biao-Störung

Befundkonstellationen des Bewegungssystems lassen sich ganz überwiegend mit den Theoremen der Leitbahnen, der tendinomuskulären Leitbahnen (westlich: Muskelketten), des Qi und Blut und als Bi-Syndrom hinreichend beschreiben. Einer Diagnostik nach Zang-Fu bedarf es nur in etwa 10 % unserer Fälle. Akupunktur hat als äußeres Verfahren ein Hauptanwendungsgebiet bei Außen-Biao-Störungen.

Das magische Dreieck: Materie – Energie – Steuerung

Ein Denkmodell, das mir im orthopädischen Alltag oft weiterhilft. Übertragen auf das Bewegungssystem heißt das,
- die Anteile der strukturellen Voraussetzungen, der bewegten Materie, z. B. des Gelenkknorpels,
- die Anteile des Bewegenden, der Entfaltung von Energie, z. B. des Muskels, und
- die Anteile der Steuerung, des neurophysiologischen Aspekts, z. B. der neuralen Funktion,

in Relation zu setzen. Akupunktur wirkt vornehmlich im letztgenannten Bereich und reguliert Fehlsteuerungen.

Akupunktur – der Schlüssel zur effizienten Behandlung muskulärer Störungen

Akupunktur ist das effizienteste und eines der schonendsten Verfahren zur Deaktivierung von myofaszialen Triggerpunkten und zur Behandlung muskulärer Störungen.

Die lokoregionale Behandlung von Ahshi-Punkten fußt auf präziser orthopädischer Befunderhebung und orientiert sich dabei an den muskulär-funktionellen, segmentalen und neurophysiologischen Zusammenhängen.

Zwei Dinge kann Akupunktur nicht: Muskeln dehnen und Muskulatur aufbauen.

Dehnung, Muskelbalancierung und Bewegungssterotype – Akupunktur und Physiotherapie als sinnvolle Kombination

Die Deaktivierung von Triggerpunkten ist lediglich der Schlüssel zur Lösung des Problems, diese muss gefolgt werden:
- erstens von muskulärer Dehnung zur Verminderung der muskulären Dysbalance,
- zweitens von der Korrektur der Haltungs- und Bewegungsstereotypie.

Diese Aufgabe obliegt dem Physiotherapeuten, eine ärztliche Dehnungsbehandlung wäre unökonomisch, ineffizient und entspricht nicht der Kernkompetenz des Arztes. Umgekehrt haben wir die Erfahrung gemacht, dass die Arbeit des Physiotherapeuten etwa 2- bis 3-mal schneller und effizienter wird, wenn diese von einer ärztlichen Akupunktur begleitet ist.

Aus den gemeinsamen über Jahre durchgeführten Behandlungen und Falldiskussionen hat sich die Arbeitshypothese herausgebildet, dass Akupunktur auch in der Lage ist, zu einer Löschung oder Hemmung der Fehl- und Schonbewegungsmuster beizutragen, was die Aufgabenstellung des Physiotherapeuten ebenfalls deutlich erleichtert.

Dreistufentherapie – das häufigste Modell für eine Behandlungsstrategie

Auch bei chronischen Beschwerden ist der häufigste Anlass für eine Konsultation die aktuelle, oft schmerzhafte Störung mit Funktionsminderung. Der überwiegende Anteil der chronischen Erkrankungen auf orthopädischem Fachgebiet ist mit einer Bewegungsmangelsituation, muskulärer Dysbalance und Dekonditionierung verknüpft.
- Erstes Ziel ist Schmerzreduktion und Restitution der Funktion. Besteht nur eine akute Störung oder kein weitergehender Behandlungsauftrag, ist der Zweck der Behandlung damit in der Regel erfüllt.
- Ein Teil der chronisch beschwerdebehafteten Patienten möchte aber wissen, wie die Kette der Rezidive zu unterbrechen sei. Eine muskuläre Rekonditionierung hat eine Korrektur der Dysbalancen zur Voraussetzung. Das heißt, die zweite Stufe der Behandlung besteht darin, in der o.g. Kombination aus Akupunktur und Physiotherapie zu einer muskulären Balancierung und Verbesserung der Haltungs- und Bewegungsmuster zu gelangen. Diese Korrektur ist labil.
- Die dritte Stufe besteht darin, durch eine angeleitete aktive Bewegungs- und Trainingstherapie zu einer Stabilisierung zu gelangen. Die Rolle des Arztes ändert sich in jeder dieser Stufen und wird immer weniger dominant, vom Behandler zum Berater, die Rolle des Patienten ist von zunehmender Aktivität und Autonomie geprägt.

Akupunktur ist in allen drei Stufen mit unterschiedlichen Zielstellungen, aber am effizientesten auf der Stufe zwei einzusetzen, da im Bereich der muskulären Balancierung in Kombination mit Physiotherapie die vordergründigen Einsatzmöglichkeiten liegen und unter den Bedingungen der vertragsärztlichen Modellversuche oft nur eine begrenzte Anzahl von Therapiesitzungen umsetzbar ist.

Verhaltensbezogene Akupunktur

Nicolas Behrens

Optimierung von Qi-Fluss und Muskeltonus durch Kombination von Akupunktur und Psychotonik Glaser®

Wesentlich ist es, das *Qi* zum Fließen zu bringen. Dieses angenehme Gefühl von Lebendigkeit, Wärme, Strömen, z. T. auch Vibrieren, entsteht, wenn wir in der entsprechenden Körperregion – besser noch im ganzen Körper – wirklich präsent sind. *Qi* können wir hier mit Körperbewusstsein übersetzen. Ein Beispiel für *Qi*-Fluss ist das Gefühl beim Orgasmus. Bei ungestörtem Qi-Fluss geht die Atembewegung durch den ganzen Körper, die Muskulatur ist gelöst im Zustand der Eutonie. Dies ist daran zu erkennen, dass die Muskulatur weder verhärtet noch schlaff, sondern prall elastisch sowie abfangfähig ist, wir also mit von außen einwirkenden Störungen gut umgehen können. Subjektiv fühlt sich die eutone Region lebendig und geweitet an, Extremitäten werden auch länger, kräftiger und zugleich leicht empfunden. Ein anhaltend gestörter *Qi*-Fluss zeigt sich u. a. daran, dass sich die Muskulatur nicht mehr lösen kann.

Tonusstörungen der Muskulatur („*Qi*-Stau") bis hin zu dauerhaften Verhärtungen („Blut-Stase") oder gar trophischen Störungen können durch Unfälle (mit Schmerz, Immobilisation, Schonung), chronische Überbelastung und/oder in den Muskeln eingefrorene Emotionen, die nicht anders zu verarbeiten waren, hervorgerufen werden.

> **Nach meiner Erfahrung spielt die Lebensgeschichte bei chronischen Schmerzen meist die wesentliche Rolle.**

Nicht verarbeitete frühere körperliche und/oder seelische Verletzungen zeigen sich aktuell in einem körperlichen, seelischen und sozialen Rückzugsverhalten – sei es im Sinne einer Abwehr oder Resignation. Somatisch läßt sich dies durch Beobachtung der Körpersprache und bei der Palpation anhand einer Verhärtung („Fülle") oder Erschlaffung („Leere") feststellen. Je nach betroffener Region/Meridianverlauf sind unterschiedliche Themen betroffen:
- Bei der *Tai-Yang*-Achse (Blase-Dünndarm) beispielsweise die Fähigkeit, sich Raum zu schaffen, für sich zu sorgen, und die Lebenslust.
- Bei der *Yang-Ming*-Achse (Dickdarm-Magen) die Ziel- bzw. Sinnorientierung (Psychotonik Gaser).

Bei der Behandlung ist es meist (anders als in vorliegender Kasuistik „Schulterkontraktur") nicht nur erforderlich, den Ort des Staus mit Dry Needling der Triggerpunkte oder anderen lokalen Maßnahmen zu behandeln, sondern durch Behandlung der Fernpunkte – ideal an oberer und unterer Extremität, das *Qi* wieder zum Fließen zu bringen.

Falls dies nicht ausreichend ist, der Patient in seinem Rückzugsverhalten bleibt, ist es sinnvoll, eine Verhaltensänderung zu induzieren (bei *Tai Yang*: von „Die Welt ist feindlich – ich habe Angst" hin zu „Hier stehe ich in meinem Raum") – sonst gibt es keine anhaltende Besserung der muskulären wie seelischen Situation.

Um einen Patienten aus seinem sich „Weg-Ziehen" von der Welt heraus zu holen, braucht es einen achtsamen Kontakt, bei dem er sich gemeint fühlen kann. Dies kann gelingen über ein gutes Gespräch oder unmittelbarer und meist wirksamer über körperliche Berührung, über Atem, Massage oder Berühren/Bewegen. Wesentlich ist dabei, dass der Patient sich auf den Therapeuten bezieht, seinen Wahrnehmungsraum und damit seine bisherigen engen Grenzen weiten kann, was sich in Form einer Lösung sofort im Tonus der Muskulatur spiegelt (Prinzip des Obtentus durch Transsensus in der Psychotonik nach Glaser®).

Seit ich diese Prinzipien in meine Behandlungen integriert habe, sind diese weniger schmerzhaft und wesentlich effizienter geworden – und ich habe selbst mehr Freude beim Be-Handeln.

Empfohlene Literatur

Glaser V: Eutonie, Das Verhaltensmuster menschlichen Wohlbefindens. Haug, Heidelberg 1990

ECIWO – Punkte im Bereich des II. Metacarpale (Handlinie II)

Jochen Gleditsch

Das Gebiet des 2. Metacarpale ist seit ca. 30 Jahren ein viel genutztes eigenes System: Da der Organismus – ähnlich wie in der Vertikalfolge der Shu-Punkte – sich auf dem 2. Metacarpale repräsentiert, kann dies sowohl diagnostisch als auch therapeutisch genutzt werden. Der „Homunculus" hat seinen Kopfbereich am Grundgelenk, die Repräsentation der unteren Extremität und der unteren Körperbereiche handgelenksnah (Abb. 1).

Die Bezeichnung „ECIWO" prägte der Entdecker Prof. Zhang aus Shangdong. Er sieht in solchen Mikrosystemen **E**mbryonal **C**ontaining **I**nformation of the **W**hole **O**rganism, also eine embryologische Interpretation solcher Somatotopien.

Die Indikationen sind weiter gezogen als bei der Akupunktur üblich: So können auch bei schweren degenerativen Erkrankungen Punkte am II. Metacarpale zum Einsatz kommen, adjuvant auch bei Tumorerkrankungen.

Bei über Wochen konstant druckdolent bleibenden Punkten am II. Metacarpale sollte die Diagnose überprüft und der Punkt probatorisch in die Therapie einbezogen werden.

Die Palpation in diesem Areal kann auch zur Verlaufskontrolle dienen. Bei Kopf- und Gesichtsschmerzen hat es sich bewährt, die Druckschmerzhaftigkeit von Di 4 mit Schmerzpunkten auf dem 2. Metacarpale zu vergleichen. Bei stärkerer Ausprägung des letzteren sollten unbedingt auch hier Punkte genadelt werden.

Bei der Nadelung wird die Nadel unmittelbar neben dem Metacarpalknochen radialwärts in die Tiefe gestochen.

> Anders als bei Di 4 ist hier ein Periostreiz möglich und für den Effekt maßgeblich.

Empfohlene Literatur

Focks C, Hillenbrand N (Hrsg.): Leitfaden Chinesische Medizin. 4. Auflage. Urban & Fischer, München 2003
Gleditsch J: Mikroakupunktsysteme (MAPS). Hippokrates, Stuttgart 2002
Gleditsch J: Somatotopien und Reflexzonen. Elsevier GmbH, Urban & Fischer Verlag, München 2005
Gleditsch J: Oral Acupuncture. In: Acupuncture in Medicine. Journal of the BMAS 13 (1995) 15-19
Zhang, Y: Bio-Holographic Diagnosis and Therapy. Shandon University Press 1987
Zhang, Y: ECIWO Biology and Its Applications to Medicine and Agronomy. Proceedings, 1st, 2nd and 3rd Intern. Congress of ECIWO Biology. Higher Education Press, Beijing 1990, 1992 und 1996

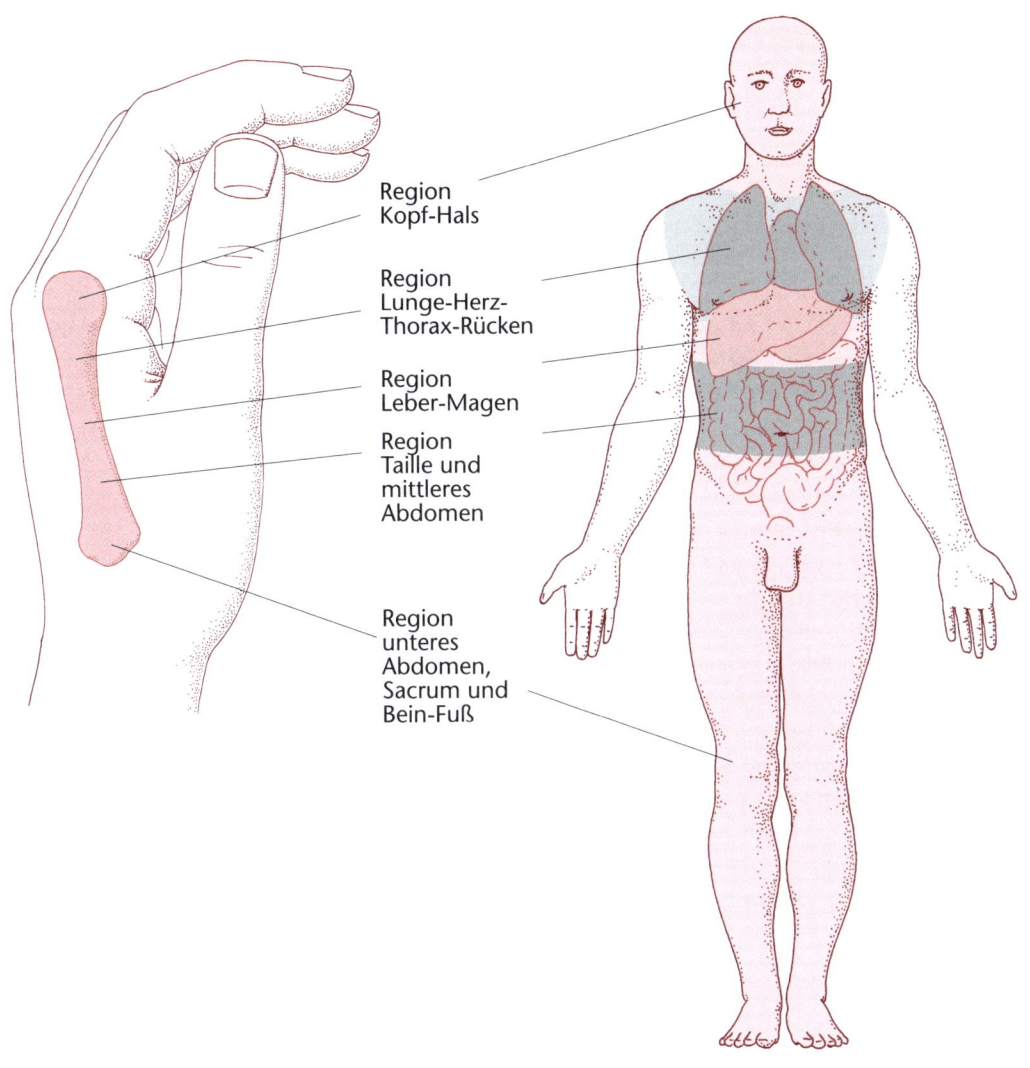

ECIWO – Punkte im Bereich des II. Metacarpale (Handlinie II)

Region Kopf-Hals

Region Lunge-Herz-Thorax-Rücken

Region Leber-Magen

Region Taille und mittleres Abdomen

Region unteres Abdomen, Sacrum und Bein-Fuß

Abb. 1   Handlinie II (ECIWO): Anordnung und Verteilung der Projektionszonen

Lymph-Belt

Jochen Gleditsch

Unter dieser Bezeichnung werden spezifische Punkte zusammengefasst, die sich am oberen Thorax, in Höhe des Segments C4, ventral wie dorsal nach Art einer Halskette oder eines Gürtels (belt) darstellen (Abb. 1). Sie fallen als druckschmerzhaft bei Funktionsstörungen, Lymphstau und Störfeldern im Kopf-Hals-Bereich auf. Wegen dieser Hauptindikation ist der Begriff „Lymph-Belt" eingeführt worden.

Am häufigsten betroffen sind die Punkte der Mittellinie:
- ventral am oberen Sternum (KG 20, KG 21)
- dorsal am 7. Halswirbel (LG 14)

Neben diesen Punkten finden sich oft auch drucksensible Punkte am Sternoclaviculargelenk (Ni 27) ventral und *Hua Tuo*-Punkte (Paramedianpunkte) dorsal.

Bei chronischen Belastungen lassen sich oft weitere Punkte im horizontalen Ausbreitungsgebiet des Lymph-Belts finden:
- ventral infraclaviculär
- dorsal in horizontaler Fortsetzung des LG 14

Die wichtigste Indikation betrifft den gestörten Lymphabfluss von Kopf und Hals, der meist mit einer Spannung und Verkürzung der ventralen Halsmuskulatur einhergeht. Die Nadelung – oft schon die Akupressur – am besonders druckempfindlichen Punkt (KG 20, KG 21) führt zur sofortigen Besserung der Kopfreklination infolge der nun entspannten ventralen Halsmuskulatur und zugleich zur Verbesserung des Lymphabflusses.

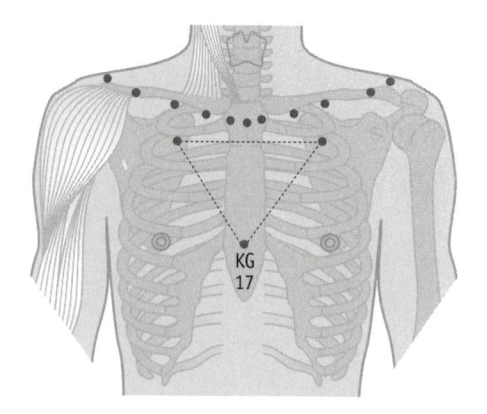

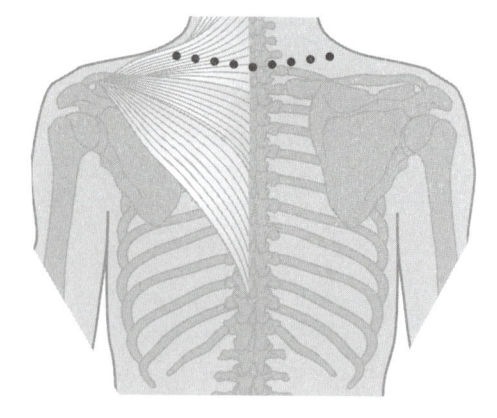

Abb. 1   Der Lymph-Belt am Hals und oberen Schultergürtel und einige der lymphwirksamen Punkte am Thorax

> Je chronischer und langwieriger die funktionelle Störung im Kopfbereich, desto mehr treten weitere Punkte infraclaviculär im Verlauf des Belts als druckschmerzhaft auf; gleiches ist – wenn auch seltener – dorsal zu beobachten.

Empfohlene Literatur

Gleditsch J: Mundakupunktur. Elsevier GmbH, Urban & Fischer Verlag, München 2005
Gleditsch J: Mikroakupunktsysteme (MAPS). Hippokrates, Stuttgart 2002
Gleditsch J: Akupunktur in der Hals-Nasen-Ohren-Heilkunde. Hippokrates, Stuttgart 1999
Gleditsch J: Somatotopien und Reflexzonen. Elsevier GmbH, Urban & Fischer Verlag, München 2005

Very-Point-Methode

Jochen Gleditsch

Die Very-Point-Methode wurde primär aus der Mundakupunktur entwickelt, weil hier eine Detektion mit einem Gerät wegen der Feuchtigkeit nicht möglich ist. Es ist auch äußerst beschwerlich, mit einer Hand bzw. einem Instrument den Punkt zu fixieren und mit der anderen Hand die Nadel auf den Punkt zu bringen (Zunge weghalten u.ä.). Die Very-Point-Methode erwies sich als derart effektiv, dass sie auch auf Körperakupunkturpunkte anwendbar ist. Dies gilt speziell für Ohrpunkte, Punkte im Gesicht und Punkte an besonders sensiblen Arealen, wie z.B. die Dünndarm-Punkte an der Handkante.

Nach meiner Erfahrung treten spezifische Haut- und Schleimhautpunkte – Akupunktur- wie Triggerpunkte – heute weit deutlicher in den Vordergrund. Nach meiner Erfahrung hat sich die Pathologie in den letzten 50 Jahren, die ich überblicken kann, erheblich verändert: Weit weniger eitrige Entzündungen, stattdessen Chronifizierungen, funktionelle Beschwerden und v.a. Allergien.

Die Eindeutigkeit von Krankheitsbildern ist nicht mehr gegeben; die Schulmedizin beschreibt Imitationen und Pseudosyndrome, die letztlich funktionelle Krankheitsbilder sind.

Auch die Eindeutigkeit von Puls- und Zungendiagnose ist nicht immer gegeben. Was hingegen von Jahrzehnt zu Jahrzehnt mehr hervortritt, ist die Sensibilität, die Druckempfindlichkeit von Akupunkturpunkten. Aus diesem Grund ist Palpation ein wichtiger und auch vom Patienten geschätzter Zugang zum Beschwerdebild.

Die Abgrenzung und Detektion des Punktes verlangt Kenntnis der Punktlokalisation. Die von mir praktizierte Very-Point-Technik dient nicht der Punktsuche, sondern der exakten Differenzierung der Sensibilität und der Differenzierung der Punkte untereinander wie auch des Punktes selbst von seiner unmittelbaren Umgebung.

Wer die Nadel nicht nur zur Therapie selbst, sondern auch zur exakten Detektion einsetzt, muss sich auf zwei verschiedene Handlungsabläufe einstellen:

Detektion: So sanft wie möglich die Nadel über das Areal klopfend streichen, ohne zu traumatisieren, auch ohne Erwartungshaltung!

Nadelung: Im Moment der vom Patienten gemeldeten Sensation – mimische Zeichen, verbale Ausrufe – setzt die aktive Therapie ein: Es gilt, die Nadel, die vorher tangential geführt wurde, so rasch wie möglich aufzurichten und einzustechen.

Voraussetzung für beides: Mit gut abgestützter, d.h. aufgelegter Hand arbeiten!

Feinste flexible Nadeln verwenden!
Sich Zeit lassen!
Den Patienten ständig im Auge behalten!

Der Patient kann die Reaktion auf die exakte Punktberührung nicht unterdrücken: Er ist in die Detektion als Partner involviert und angesprochen. Er lenkt sogar oft den Therapeuten in seiner Nadelführung auf den Verum-Punkt hin.

Das Gewebe unter der zart klopfenden, streichenden Nadel hat eine unterschiedliche Konsistenz: Im Very-Point erscheint es wie weich und offen – die Nadel gleitet oft wie in einen Kanal hinein.

Mit der Very-Point-Methode konnte beobachtet werden, dass fast regelmäßig zu Schmerzpunkten bzw. -arealen auch symmetrisch-kontralateral Punkte zu finden sind. Deren Therapie erweist sich als äußerst effektiv, bei akuten wie bei chronischen Schmerzbildern. Entscheidend ist die geduldige Punktsuche und exakte Nadelinsertion. Selbst alte Störfeldnarben weisen nicht selten streng symmetrisch kontralateral hochsensible Punkte auf.

Empfohlene Literatur

Gleditsch J: Mundakupunktur. Elsevier GmbH, Urban & Fischer Verlag, München 2005
Gleditsch J: Mikroakupunktsysteme (MAPS). Hippokrates, Stuttgart 2002
Gleditsch J: Akupunktur in der Hals-Nasen-Ohren-Heilkunde. Hippokrates, Stuttgart 1999
Gleditsch J, Behrens N: Very Point Technique – a method of precise point detection and needle insertion in pain therapy. In: Proc. 8th World Congress on Pain, Vancouver 1996

Therapeutisches Arbeiten mit ideomotorischen Fingerzeichen (in milder Trance) und angeschlossener ideomotorischer Befragung

Christoph Kornacker

Die von LeCron, Cheek (1944) und Erickson (1995-1998) initiierte ideomotorische Arbeit mit Fingerzeichen nutzt die Körpersprache als Kommunikationssystem mit dem Unbewussten. In ruhigem Ton fordere ich den Patienten (bereits in leichter Trance, z.B. über die Intervention an seinen „safety place" zu gehen) auf, sein Unbewusstes zu bitten, einen Finger als **„Ja-Finger"** auszuwählen („... und dabei lassen Sie sich alle Zeit der Welt, ... alles geschieht in Ihrem eigenen Tempo ..."). Die Vorstellung einer Situation oder Sache, die der Patient von ganzem Herzen bejaht, lässt die Bewegung des Fingers heftiger und eindeutiger werden. Folgende Fingerzeichen werden auf diese Art „codiert":

- „Nein-Finger": Finger für „Ich möchte nicht antworten"
- „Finger für das Neue".

Entsprechend einem Fragenmanual wird die eigentliche ideomotorische Befragung in Trance durchgeführt. Die Schrittfolge im Einzelnen:

- Wissen um die Lösung des Problems
- Bereitschaft, das Wissen preiszugeben
- Abruf der evtl. noch verschlüsselten Information
- Fähigkeit, diese neue Information nutzbar zu machen
- Innere Bereitschaft, diese Schritte zu gehen
- Psychische Erlaubnis für Veränderung
- Aufforderung, dieses jetzt zu tun.

Der sich in Trance befindliche Patient hat nunmehr, ohne zu sprechen und ohne sich der Interventionen des Therapeuten bewusst zu werden, die Möglichkeit, mittels der etablierten Fingersignale Antworten des Unbewussten anzuzeigen.

Intervention der 5. Hypnosesitzung mit Akupunktur (Fallbericht S. 63; gekürzt)

Induktion (zeitlich recht lang gehalten) „Fäuste ballen": „der Energiefluss, der von den Fingern aufsteigend in die Schulterpartie, Kopfregion, Wirbelsäule, Brust- und Bauchraum bis in die Beine strömt...warm...wohlig...geschlossen wie ein Kreis."

Dabei lasse ich die Vorstellung heilsamer Bilder zu und das Gefühl, in dieser Trance dem Unbewussten so nah zu sein. ...

Dann biete ich dem Patienten das Bild einer Schale an, in die er belastende Dinge und auch Gedanken legen solle, die früher ihre Wichtigkeit hatten, jetzt aber unwichtig oder gar unsinnig geworden sind. Der Zeitpunkt des Beginns der therapeutischen Arbeit mit ideomotorischer Befragung wird dem Patienten selbst überlassen, der „Ja-Finger" zeigt den Beginn an.

„Gibt es ein Wissen um die Lösung des Problems?"
„Ja"
„Besteht die Bereitschaft, eine Veränderung einzuleiten?"
„Ja"

„Besteht auf tiefer Ebene eine uneingeschränkte Erlaubnis zur Veränderung?"
„Ich möchte nicht antworten"
„Bestehen innere Widerstände, die der Entscheidung entgegenstehen?"
„Ja"
„Handelt es sich um eine Loyalität, z.B. zu einer anderen Person?"
„Ich möchte nicht antworten"
„Gibt es einen inneren Konflikt, der im weitesten Sinne mit unbewusster Selbstbestrafung zu tun haben könnte?"
„Ja"
„Besteht auf tiefer Ebene die Bereitschaft, damit aufzuhören?"
„Ich möchte nicht antworten"
„Ist Hilfe von außen dafür notwendig?"
„Nein"
„Kommt die Hilfe aus Ihnen selbst?"
„Ja"
„Sind Sie bereit, mit der Selbstbestrafung aus Liebe zu einer anderen Person aufzuhören?"
„Nein"
„Brauchen Sie Zeit?"
„Ja" (mehrere Minuten vergehen)
„Sollen wir die Lösung des Problems auf einen anderen Zeitpunkt verlegen?"
„Ja"
„Dazu ist es notwendig, mit dem Unbewussten einen Vertrag zu schließen, d.h., dass dieses Versprechen, eine Lösung später zu finden, auch wirklich eingehalten wird."
„Ja"
„Der innere Konflikt darf sich schon jetzt, zu diesem Zeitpunkt, beginnen aufzulösen."
„Ja"
„Er tut dies jetzt, ... zu diesem Zeitpunkt, ... zieht sich langsam zurück, ... ermöglicht Neuem Platz zu gewinnen." (erneut Aufforderung tiefer in Trance zu gehen ... längere Zeit verstreicht)
Dann: *„Finger für Neues"*
„Lassen Sie diese neuen Bilder vor Ihrem geistigen Auge fließen, ... heilsam, ... wunderbar angenehm, ... so lernen Sie in der Hypnose Neues, ohne bewusst lernen zu müssen ..."
Mehrmals *„Finger für Neues"*
„Ist das Erlebte für Sie rund und stimmig?"
„Ja"
Es folgt eine posthypnotische Suggestion: „Sie haben in den zurückliegenden 20–25 Minuten sehr viel unbewusste und gute Arbeit geleistet, ... große Anerkennung dafür. Lassen Sie das heilsame Neue in Ihnen wachsen ..."

Empfohlene Literatur

Bongartz B u. W: Hypnosetherapie. Hogrefe, Göttingen-Bern-Toronto-Seattle 1988
Kossak H: Hypnose- ein Lehrbuch. Psychologie Verlagsunion, Weinheim 1989
Kaiser Rekkas A: Die Fee, das Tier und der Freund. Carl-Auer-Systeme, Heidelberg 2001
Kaiser Rekkas A: Klinische Hypnose und Hypnotherapie. Carl-Auer-Systeme, Heidelberg 1998
Cheek OB: Hypnosis. The Application of Ideomotor Techniques. Allyn and Bacon, Boston 1994
Erickson MH: Gesammelte Schriften. 6 Bände. Hrsg. Ross EL. Carl Auer Systeme, Heidelberg 1995-1998
Gleditsch J: MAPS – Grundlagen und Praxis der somatotopischen Therapie. Hippokrates, Stuttgart 2002

Therapeutisches Visualisieren

Christoph Kornacker

Therapeutisches Visualisieren (die mentale Konzentration auf heilende Vorgänge) lässt sich wie folgt beschreiben (Kaiser, Rekkas 2001):

> „Im Gegensatz zu den Bildern in Hypnose, die sich von allein entwickeln, werden für die Visualisierung Bilder entworfen und dann möglichst lebendig und ausdrucksvoll imaginiert. Es braucht innere Ruhe, aber keine Tiefenentspannung. Die geistig-seelische Verfassung sollte nicht zurückgelehnt lethargisch, sondern hell, klar und wach sein. Mit geschlossenen Augen wird gedanklich das therapeutische Thema bzw. Ziel anvisiert."

Die Patientin (aus Fallbericht S. 195) sitzt entspannt, die Arme im Schoß liegend, die Beine locker nebeneinander hängend, auf der Liege. Die Augen sind geschlossen.
„Noch einmal möchte ich unser therapeutisches Ziel beschreiben
… mit der Kraft der Bilder und der Energie von Akupunktur Ihre Beschwerden weniger werden lassen
… und ich sehe, Ihre Atmung wird ruhiger
… und je tiefer die Ausatmung, desto tiefer auch die Entspannung
… prima … und es dürfen Bilder auftauchen … heilsam … vielleicht Ihr ganz persönlicher Ort … Wohlbefinden … Schutz … vielleicht der Platz, den Sie schon von der Entspannung bei vorherigen Akupunktursitzungen kennen … oder eine schöne Situation … gut so
… Einatmen durch die Nase … ruhiges Ausatmen durch den Mund
… und ich trete jetzt näher an Sie heran
… nun möchte ich Sie bitten, sich auf die für Sie unangenehmsten allergischen Reaktionen zu konzentrieren … verstopfte Nase … juckende Augen … Kopfschmerzen
… ich denke es reicht … und wenn Sie in Ihrem eigenen Tempo bei dieser Vorstellung angekommen sind, reicht ein kurzes Kopfnicken … ah, ja, da war es
… nun, mit leicht vibrierenden und ziehenden Bewegungen versuche ich, den heilsamen Ohrpunkt zu finden
… ein kurzes Augenzucken, da ist er … und so auch die folgenden 2 Punkte … prima … das war nicht so angenehm … und nun noch einmal zurück, anknüpfen an die schönen Bilder und Gedanken vom Anfang
… und dann in Ihrem Tempo wieder ins Hier und Jetzt … sehr gut so."
(Dauer ca. 1 Minute)

Empfohlene Literatur

Kaiser Rekkas A: Die Fee, das Tier und der Freund – Hypnotherapie in der Psychosomatik. Carl-Auer-Systeme, Heidelberg 2001

Erfahrungshinweise – Fallbericht „Rezidivierende Epicondylitis" (S. 128)

Oskar Mastalier

Aus histologischen Untersuchungen der operativ entfernten, vorher völlig im Kieferknochen eingeschlossenen, verlagerten Zähne, also ohne direkten Mundhöhlenkontakt, ergaben sich überraschenderweise außer einem endodontalen Bakterienbesatz auch Zeichen einer chronischen Pulpitis. Durch additive Belastungsnoxen werden aus retinierten, impaktierten Zähnen aktive Störfelder. Die unteren Weisheitszähne und die Osteolyse des Retromolarraumes, von Sollmann (1969) als evolutionell bedingter Locus minoris resistentiae bezeichnet, zeigen besonders schwere Störfeldaktivität. Hervorzuheben sind wichtige unspezifische Störfeldfolgen

Herabsetzung der Reizschwelle, Hemmung, Blockierung einer funktionellen Ausregulierung und Störung der Regelkreiskybernetik
Von Störfeldern werden humoral und neural pathologische Reize mit Fehlinformationen über den Organismus gestreut. Energetisch kommt es zu Blockierungen des bioelektrischen Zell-, Meridian- und Organpotenzials. Durch Metabolismusstörungen wird der Energietransfer blockiert.
Cervikale Läsionen der Segmente C5, C6 und therapieresistente Epicondylitiden stehen häufig im causalen Zusammenhang mit Störfeldern im Oronasalbereich, besonders der Weisheitszähne und des Retromolarraumes. Besondere Beachtung verdient die eigene Erkenntnis, dass nicht selten segmentale Wirbelsäulenerkrankungen durch Kiefer- und Kopf-Störfelder bedingt sind.
In vielen Fällen kann eine sinnvolle interdisziplinäre Diagnostik therapeutische Misserfolge vermeiden und einer Chronifizierung rechtzeitig vorbeugen.
Beim nicht störfeldinduzierten sogenannten Tennisellenbogen, der Entzündung des lateralen Epicondylus des Humerus, sind die Hauptsymptome Schmerzen und Druckdolenz um den lateralen Epicondylus humeri und das Humeroradialgelenk, die sich bei der Drehung des gestreckten Armes verstärken. Als weitere Ursache kommt eine akute Bindegewebsläsion in unmittelbarer Gelenknähe nach Traumen mit Schwellung oder auch mal mit einem Hämatom. Auf eventuelle Dislokation oder Fraktur ist zu achten. Es stehen häufig Läsionen der Flexoren und Pronatoren, weniger der Extensoren im Vordergrund. Dadurch entsteht eine Extensionshemmung im Radioulnargelenk und Schmerzhaftigkeit der Unterarmextensoren, besonders bei Extension des Handgelenkes gegen Widerstand.

Zur Therapie der nicht-Störfeld-induzierten Epicondylitis
Angezeigt sind die persönlichen *A-Shi*-Punkte und als Basispunkte
- Di 11
- Di 12
- Gb 34 – viel gebrauchter Fernpunkt gegen Kontrakturen im Muskel-Sehnenapparat.

Nach der TCM kämen Akupunkturpunkte der im Unterarm-Ellenbogenbereich verlaufenden 3 *Yang*-Leitbahnen und der TMM (Van Nghi 1971) zum Einsatz.
- Vom Hand-*Yangming* (Dickdarm-Meridian) wären es Punkte Di 4, Di 6, Di 10, Di 11, Di 12, Di 13 und Di 14, von denen nach Eigenerfahrung die Punkte Di 10 *(San-li)* und Di 11 deutlich lokalwirksam sind.
- Vom Hand-*Shaoyang*-Meridian *Sanjiao* steht der Punkt 3E 5 als global Arm-wirksamer Punkt und gegen behinderte Streckung oder Steifheit der Punkt 3E 10 zur Verfügung.
- Gut wirksam sind auch die Punkte des 3. *Yang*-Meridians (Hand-*Taiyang* = Dünndarm), der an der Außenseite des Unterarmes zum Spalt zwischen Oleocranon und Epicondylus medialis humeri (Dü 8, Sedativ- und *He*-Punkt) und weiter außenseitig am Oberarm verläuft.

Die Punkte Pe 3, Pe 6 und Pe 7 werden gegen Ellenbogenschmerzen eingesetzt.

Aus Eigenerfahrung ist der Sedativpunkt Dü 8 als lokaler Punkt bei Epicondylitiden sehr effektiv. Er liegt im proximalen Muldenbereich zwischen Oleocranon und Epicondylus ulnaris, 5 mm von der Oleocranonspitze entfernt. Bei Armbewegung erzeugt der Andruck auf den Punkt einen bis zum Kleinfinger ausstrahlenden Schmerz. Dü 8 ist als *He*-Punkt einer der antiken Punkte, die zwischen den Fingern und Ellbogen oder Fußzehen und Kniegelenken liegen. Durch die Energiekonzentration in diesen hochwirksamen Punkten ergibt sich ein direkter Einfluss auf das Organ, Organsystem und die ihm zugeordnete Symptomatik.

Im ECIWO-Areal, etwa 1 *Cun* proximal von Dü 3, Tonisierungs- und Schlüssel-Kardinalpunkt und zwischen Dü 3 und Dü 4, *Lo*-Punkt zu He 5, *Lo*-Punkt zu Dü 4, liegt der hervorragend zur Therapie von Epicondylitiden geeignete Punkt für Störungen und Schmerzen im Schulter- und Ellenbogenbereich. Der Quell-und *Lo*-Punkt Di 4 wirkt auf Gelenkschmerzen im Meridianverlauf Arm-Schulter, er ist der Hauptanalgesiepunkt des Oberkörpers.

Die TMM des Armes, in denen der Energiefluss von unten nach oben läuft, werden über die *Ting*-Punkte Di 1, He 9, Dü 1 eingeschaltet.

Eine intensive Stimulierung der lokalen Punkte mit der LL-Laser (Frequenz C'= 1168 Hz) oder Moxa ist sehr vorteilhaft. In vielen Jahren behandelte, meist akute und einige chronifizierten Epicondylitiden reagierten auf die Wirkung diese Punkte sehr gut bis gut (bei Cofaktoren HWS/BWS, kein Störfeld).

Bei einer möglichst frühzeitigen Akupunkturbehandlung in evtl. erforderlicher Kombination mit anderen Methoden (Low-Level- und Flächen-Laser, pulsierendes Magnetfeld, TNS) ist die Prognose relativ günstig.

In zwei unvergesslichen Behandlungsfällen von meinen Tennisclub-Turnierspielern konnte die kraftvolle Spielfähigkeit in nur wenigen Sitzungen erreicht werden.

Empfohlene Literatur

Bahr F, Zeitler H: Meridiane, ihre Punkte und Indikationen. 3. Auflage. Vieweg, Braunschweig-Wiesbaden 1991
Bischko J: Einführung in die Akupunktur. Haug, Heidelberg 1970
Mastalier O: Das Herd-/Störfeldproblem als Diagnostik- und Therapiehindernis der Akupunktur. AKU 20/1992
Mastalier O: Immunologische Aspekte in der Zahn-, Mund- und Kieferheilkunde. Quintessenz, Berlin 1989
Nguyen van Nghi:Topographie energetique en medicine chinoise. 1re ed. Ecole Technique Don Bosco, Marseille 1971
Voll R: Wechselbeziehungen von odontogenen Herden zu Organen und Gewebssystemen. Schriftenreihe des ZÄN, Bd. 18. ML-Verlag, Uelzen 1966
Zeitler H: Die chinesische Intensiv-Akupunkturtherapie. Haug, Heidelberg 1980

Erfahrungshinweise – Fallbericht „Schwerster postherpetischer Neuralgieschmerz" (S. 69)

Oskar Mastalier

Da die echte Trigeminusneuralgie nicht völlig heilbar ist und selbst nach längeren schmerzfreien Intervallen in Schwächephasen und durch andere Triggermechanismen erneute Schübe auslösen kann, ist dieses ungewöhnlich günstige Therapieergebnis mit kombinierter Akupunktur durchaus bemerkenswert.
Es war mir schon anfänglich klar, dass nach mehreren insuffizienten Behandlungsversuchen nur ein optimiertes Therapiekonzept mit besonderer Berücksichtigung der Regulationsstörung und der Interaktionen der Psycho-Neuro-Immunologie erfolgversprechend sein kann. Bei der Schmerzentstehung muss weiterhin immer an aggravierende Einflüsse der Dehydration und der erheblich erniedrigten Schmerzschwelle durch Angst und latente Acidose gedacht werden.
Diese Methode wurde vor etwa 12 Jahren in einer klinischen Studie mit 50 Patienten mit Trigeminusneuralgie bereits erfolgreich angewendet und mit einer Statistik publiziert (Biologisches Therapiemodell der Trigeminusneuralgie, ZÄ Praxis 5/1983).
Der sich unterschiedlich stark manifestierende Schmerzzustand nach Herpes Zoster ist den Reflexdystrophien zuzuordnen. Die vom Patienten beklagten, brennenden oder auch einschießenden Schmerzen, die häufig auch mit Hyperalgesie, im späteren Verlauf mit Hypalgesie, manchmal auch mit Hyperästhesie im befallenen Körperareal verbunden sind, sind die typischen Symptome. Sie können minutenlang, stundenlang oder auch einige Tage andauern, bevor in einem oder mehreren Dermatomen die typischen Hauteffloreszenzen auftreten. Nach dem Verschwinden der Bläschen tritt besonders bei älteren, geschwächten und psychisch alterierten Patienten in den befallenen Arealen eine beliebig lang persistierende postherpetische Neuralgie auf. Vielfach setzt nach eigenen Beobachtungen das Auftreten der postherpetischen Neuralgie nach einem schmerzfreien Intervall ein.
Die Zosterinfektion ist immer eine ernste Viruserkrankung, die zuerst mit Empfindungsstörungen und Hautveränderungen im Versorgungsbereich eines bestimmten Nerven und nachfolgenden, teils heftigen Schmerzsensationen auftritt. Die auslösende Ursache der Zosterinfektion ist eine Reaktivierung der in Hirnnerven bzw. im Rückenmark schlummernden und vorhandenen Varicella-Zoster-Viren. Das Krankheitsbild der „Gürtelrose" tritt daher auch nur bei den Menschen auf, die in der Kindheit an Windpocken erkrankt waren. Der Begriff leitet sich von der meist segmental auftretenden Hautveränderung und Schmerzausstrahlung im Brustkorb oder Bauchraum ab. Abwehrgeschwächte Patienten können auch mehrfach an der „Gürtelrose" erkranken. Der Erkrankungsbeginn ist vom allgemeinen Krankheitsgefühl, Müdigkeit, Abgeschlagenheit und leichtem Fieber gekennzeichnet. Nach 2-3 Tagen treten dann sehr heftige Schmerzen, Empfindungsstörungen im Verlauf des betroffenen Nerven und Hautveränderungen auf. Typische Symptome sind halbseitig auftretende kleine Bläschen auf geröteter Haut, gruppenförmig auftretende Knötchen, die sich zu bis zu erbsengroßen

Bläschen umwandeln und eine Schmerzausstrahlung gürtelförmig im Brust- oder Bauchbereich.

Bei der Gürtelrose ist ein segmentaler Ohrpunkt in Bereich der Rückenmarksprojektion für die Schmerznivellierung von eminenter Bedeutung. (In eigenen experimentellen Untersuchungen wurde festgestellt, dass erst die Nadelung dieses Punktes entscheidend schmerzstillend wirkte.)

Viel ernster und schwieriger therapierbar sind der Zoster und die Postzosterneuralgie im Kopfbereich. Gleiche Hautveränderungen treten auch im Kopf- und Halsbereich in entsprechenden Nervenversorgungsbereichen auf. Wenn die Varicella-Viren in Hirnnerven überlebt haben, kann der Zoster auch im Kopfbereich auftreten. Beim sehr häufigen Befall des N. trigeminus sind der Bereich der behaarten Kopfhaut einer Gesichtshälfte, die Schläfe, Stirn, Nase, das Auge, das Ohr und der Enoralraum, besonders der harte Gaumen, betroffen.

Zosterinfektionen im Kopfbereich sind schwere Krankheits- und Leidensbilder, die aber nicht unbedingt ungewöhnlich sind. Besonders fatal im Hinblick auf die Schmerzintensisät erweist sich aber eine Mitbeteiligung des N. trigeminus. Durch eine Reflammation der Viren werden unterschiedliche Nervensegmente betroffen, die zuzuordnen sind.

Bei gelegentlich fehlenden Hautveränderungen wird das Krankheitsbild als „Zoster sine herpete" bezeichnet. Nach Abheilung verbleiben häufig hyper- oder depigmentierte Hautareale zurück und nicht selten periphere Lähmungen der Gesichtsmuskulatur nach Mitbefall des N. facialis, Innenohrschwerhörigkeit, Schwindel, Schluckstörungen und Dysphonie. Besonders kritisch ist der Zosterinfekt im Augenbereich wegen der Gefahr der Hornhautmitbeteiligung. Leider kann in Einzelfällen der Zoster im Kopfbereich infolge Encephalitis auch letal enden.

Die Laserwirkung ist eine sehr wichtige Therapiekomponente, sie vermag entscheidend bei der Hemmung der Virenreplikation und Andocken der Viren an der Zellwand zu unterstützen. Mit Punkturen der unteren zwei Fünftel (4. und 5.) der Sensibilitätszone bei der chinesischen Schädelakupunktur werden Sensibilitätsstörungen des Gesichtes, der Trigeminusneuralgie, Odontalgien und Arthralgien des Temporomandibulargelenkes sehr effektiv schmerztherapeutisch eingesetzt. Bei einseitiger Symptomatik wird die kontrolaterale Zone genadelt, bei bilateralen Schmerzen beide Zonen. Die erlösende Schmerzunterdrückung mit lang schmerzfreien Intervallen lohnt die Mühe dieser komplexen Therapiemethode.

Empfohlene Literatur

Broser F: Topische und klinische Diagnostik neurologischer Krankheiten. 2. Auflage. Urban & Schwarzenberg, München 1981

Janzen R: Schmerzanalyse als Wegweiser zur Diagnose. 4. Auflage. Thieme, Stuttgart 1981

Mastalier O: Reflextherapien in der Zahn-, Mund- und Kieferheilkunde. Quintessenz, Verlin 1992

Mastalier O: Schmerztherapie im Mund-Zahn-Kieferbereich aus ganzheitlich-zahnmedizinischer Sicht. In: Zöller B: Komplementäre Verfahren in der Schmerztherapie. AMI, Giessen 1993

Pongratz W (Hrsg.): Therapie chronischer Schmerzzustände in der Praxis. Springer, Berlin-Heidelberg 1985

Die integrative Anamnesetechnik für innere Störungen

Thomas Ots

Vorbemerkung

In den letzten Jahren habe ich in der Arbeit meiner Praxis eine integrative Anamnesetechnik entwickelt, bei der es sich um eine Integration der Vorteile zweier Medizinsysteme handelt: Die Syndromdiagnostik der chinesischen Medizin mit ihren genauen Beobachtungen und Zuordnungen der vielfältigen Phänomene von Gesundheit und Krankheit wird mit dem Subjektorientierten Ansatz der modernen psychosomatischen und anthropologischen Medizin verwoben. Das Ziel dieser Anamnese ist es, ein plastisches Bild vom Kranksein eines Menschen in Raum und Zeit zu erhalten, zu dessen Erstellung der betroffene Patient die wichtigsten Informationen liefert. Dies erfordert spezielle Fragen sowie einen speziellen Ablauf eines Kataloges „offener" und „geschlossener" (determinierter) Fragen. Um Missverständnissen vorzubeugen: Hier handelt es sich um eine Technik für Innen-Li-Störungen. Außenstörungen, vor allem akute, bedürfen einer deutlich geringeren Personen-bezogenen Anamnese.

Die Grundlagen für mein Interesse an der Anamnese liegen sicher in meiner schon sehr frühen psychosomatischen Orientierung und der persönlichen Bekanntschaft mit Thure von Uexküll. Getriggert wurde dieses Interesse durch meine Erfahrungen in Peking (1979/80) und Nanking (1984–1987), die chinesischen Patienten nur in ihrem kulturspezifischen Kontext verstehen zu können. Letztlich verhalf mir mein zweites Studium der Ethnologie mit Schwerpunkt auf Medizinanthropologie (1987–1991), das am „Fremden" Gelernte auf die Patienten des eigenen Kulturraums anzuwenden.

Einleitung

Subjekt Mensch

Der Internist und Medizinanthropologe Viktor von Weizsäcker (1987), der englische Psychotherapeut Michael Balint (1957), George L. Engel (1977) – der Entwickler des bio-psychosozialen Ansatzes –, Peter Hahn (1988) – Nachfolger von Weizsäcker und Verfechter einer anthropologischen Psychosomatik" –, der Psychosomatiker Thure von Uexküll (1986) – Pate der modernen deutschsprachigen Psychosomatik – und viele mehr haben die Bedeutung einer auf den Kranken orientierten Medizin (Balint 1957) im Gegensatz zu einer krankheitsorientierten Medizin hervorgehoben. Mit anderen Worten: Es geht um das **Subjekt Mensch** (Weizsäcker 1987) und nicht um das „Objekt Patient", um eine **Medizin der Person** (Jores 1981). Im Patienten nicht nur den Träger einer Krankheit, nicht nur einen „Schmerzpatienten" zu sehen, sondern sich um sein Kranksein zu kümmern, ihn als ein krankes Individuum zu begreifen, bedeutet, ihn in seiner Biographie, in seinem soziokulturellen Kontext, d. h. in seiner subjektiven Lebenswelt bzw. seiner individuellen Wirklichkeit (Wesiack 1986) zu verstehen.

Objekt Mensch

Wir wissen – und das war für viele von uns der Grund, sich alternativen Medizinformen zuzuwenden –, dass unsere Schulmedizin durch eine andere Wertung der Begriffe „Objekt/Subjekt – objektiv/subjektiv" gekennzeichnet ist. Untersuchungsmethoden wie Labor, Röntgen, Ultraschall, Computertomographie, etc., also Methoden, die quantitative Aussagen machen oder bildgebend sind, werden als objektiv angesehen. Objektive Ergebnisse verdrängen zunehmend subjektive Aussagen der Patienten: Oft durchlaufen Patienten nach der initialen Angabe einer Beschwerde in der Facharztpraxis eine diagnostische Schleife und bekommen erst dann, wenn die „objektiven" Ergebnisse vorliegen, den Arzt zu Gesicht; manchmal auch nur zwecks Mitteilung der erhobenen Befunde. In vielen Untersuchungen wurde gemessen, wie lange ein Patient beim Erstkontakt reden darf (Mishler 1984; Braun 1965, 1970; Erdmann et al. 1974; zitiert bei Wesiack 1986). Es wäre vielleicht ebenso interessant, den direkten Sichtkontakt zwischen Arzt und Patient zu messen: das Bild des über seine Befunde gebeugten Arztes, der dem Patienten einige Mitteilungen macht, manchmal gar, dass er keine Krankheit hat, während der Patient sich aber krank fühlt, d. h. krank ist (**Kranksein**) (Weizsäcker 1987).

> „So entstand das imponierende Gebäude der modernen Medizin, das den menschlichen Körper nach dem Paradigma einer hochkomplexen physikalisch-chemischen Maschine interpretiert. Krankheit ist nach diesem Modell eine räumlich lokalisierbare Störung in einem technischen Betrieb… Damit geriet der einfache Tatbestand, dass die 'Sache' der Medizin immer gemeinsame Angelegenheit eines Kranken und eines Arztes ist, mehr und mehr in Vergessenheit…" (Uexküll 1986: 2)

Diagnostik der chinesischen Medizin

Und die chinesische Medizin? Ist sie so ganz anders? Für die chinesische Medizin gilt meist als prototypisch das klassische Bild des Arztes der Ming- und Qing-Zeit, der sich der Dame des Hauses mit gesenktem Blick oder gar rückwärts näherte, an dem durch eine Öffnung des Bettvorhanges herausgehaltenen Arm eine Pulstastung durchführte, keine Fragen stellte, um alsdann in kunstvoller Schrift seine Rezeptur anzufertigen und von der Bildfläche zu verschwinden. Die Ironie dieses Bildes: Die chinesische Medizin besitzt eine Reihe guter diagnostischer Parameter, aber gerade die Puls- und Zungendiagnostik gehören zu ihren unsichersten und spekulativsten Werkzeugen. Die sichersten Aussagen einer auf das Funktionelle orientierten Medizin – und eine solche ist die Chinesische Medizin – gründen in den Jahrhunderte langen Beobachtungen der Phänomene von Gesundheit und Krankheit: Nur der Patient vermag zu sagen, ob die Schmerzen fixiert oder ziehend sind, ob die Kopfschmerzen parietal, frontal oder temporal lokalisiert sind, ob Druck auf das schmerzhafte Areal als gut oder schlecht empfunden wird. Priorität hat somit die Selbstdarstellung bzw. Befragung des Patienten über seine subjektiven Empfindungen.

> „Die Anamnese gilt im ärztlichen Bereich als das Kernstück der Untersuchung. Nach Lauda (1958) sollen 70 % aller Diagnosen in der Praxis durch die Anamnese zu klären sein, 10–20 % in Verbindung mit der unmittelbaren Krankenuntersuchung; nach Bauer (1950) sind es 50 %, nach Hegglin (1963) ca. 50 % und weitere 30 % durch die unmittelbare Krankenuntersuchung, nur 20 % durch Labordiagnostik." (Hahn 1988: 178)

Der integrative Ansatz

Es spricht viel dafür, sich auf dem Weg zu einer ganzheitlicheren, am Menschen orientierten Medizin eines integrativen Ansatzes zu bedienen. Jede Medizin hat ihre blinden Flecken. Eine ideale Verbindung der Stärken verschiedener Medizinsysteme liegt in der Verbindung der chinesischen Syndromdiagnostik mit der Subjekt-orientierten Anamnesetechnik der westlichen psychosozial und anthropologisch orientierten Medizin. Für die Anamnese bedeutet dies eine Reihe von Forderungen, die sich teilweise mit den Gedanken der TCM decken, aber über die Praxis eines Arztes der TCM in China deutlich hinausgehen.

Den Patienten sich darstellen lassen

Der Patient in Selbstdarstellung ist die Grundlage einer guten Diagnose. Oft wird durch die Selbstbeschreibung die Diagnose bzw. die Einbettung eines schmerzhaften Geschehens in den Gesamtkontext schon klar. Außerdem fühlt sich der Patient als Gesprächspartner ernst genommen. Der spezielle Fachbegriff ist hier „Empowerment". Dieser Einstieg ist die beste Garantie für eine konstruktive Arzt-Patient-Beziehung.

> Ricoeur (1996) nannte die Selbstdarstellung des Patienten die „narrative Einheit des Lebens". Diese erfahre ich vom Patienten nicht, „wenn ich ihn ausfrage; denn dann erfahre ich nicht seine, sondern meine Wahrheit." (Dörner 2001: 58)

Den Patienten im ersten Beschwerdevortrag nicht unterbrechen

Durch so einfache Dinge wie ärztliches Nachfragen kann eine Umgewichtung des Beschwerdevortrages eintreten (Rehbein 1994). D.h., der Arzt begibt sich in Gefahr, nicht das zu hören zu bekommen, was der Patient eigentlich erzählen wollte. Verständnisfragen können anschließend nachgeholt werden.

> „Wird zu früh aktiv und detailliert gefragt, so gerät der Patient in passives Abwarten, das Interview führt zum ‚Ausfragen' und läuft Gefahr, diejenige Anamnese zu erheben, die der Arzt in den Patienten hineinlegt und nicht mehr dessen eigene Krankengeschichte." (Adler 1986: 186)

Alle Beschwerden notieren

Dies sollte unabhängig davon sein, ob die Beschwerden von uns augenblicklich als medizinisch relevantes Zeichen erkannt werden. Durch die Chinesische Medizin haben wir unser Repertoire für wichtig erachteter Beschwerden gegenüber der Schulmedizin vervielfacht. Aber immer noch harren viele Beschwerden der Zuordnung bzw. Entsprechung zu bestimmten Syndrombildern. Ihre Deutung ergibt sich vielleicht erst später.

Die Beschwerden in Reihenfolge der Nennung notieren

Häufig ist die Reihenfolge der Beschwerden wichtig. Sie sagt aus, worunter der Patient am meisten leidet, was für ihn subjektiv von Bedeutung ist Cave: Peinliche Dinge werden oft erst im weiteren Verlauf des Patient-Arzt-Kennenlernens genannt.

Die Eigendeutungen des Patienten notieren

Häufig geben Patienten entscheidende Tipps über bio-psycho-sozio-pathologische Zusammenhänge. Auch dort, wo wir spontan dagegen reden möchten, weil wir glauben es besser zu wissen, heißt es, den Patienten zunächst zu unterstützen (Achenbach) und ihn nicht mit der harten „Wahrheit" zu konfrontieren. Wenn wir herausfinden, warum der Patient zu dieser Meinung gekommen ist – sein Erklärungsmodell (Kleinmann 1982) –, erfahren wir etwas Wichtiges über ihn, außerdem haben wir dann einen gemeinsamen Ansatz, eine gemeinsame Sprache. Es kann auch notwendig sein, ihn selbst zu Beurteilungen zu ermuntern.

Alle Beschwerden zu einer Gesamtschau vereinen

Was ist die innere Beziehung zwischen den verschiedenen Beschwerden? Handelt es sich hier um verschiedene Krankheiten oder um Symptome eines zusammenhängenden Syndromkomplexes? Wir wissen, dass Diagnosen der westlichen Medizin – Beispiel: Migräne, Globusgefühl, Blähungen, Obstipation, Dysmenorrhö – in der chinesischen Medizin nur als Symptome eines Syndroms angesehen werden, in dem genannten Beispiel eine Leber-Qi-Stagnation. Obwohl hier Schmerzen im Vordergrund stehen, handelt es sich nicht um eine Schmerzpatientin.

Das Ergebnis sollte ein Bild, eine „Gestalt" von einer bestimmten Plastizität sein

Oft ergibt sich ein Bild eines Menschen erst durch Einbeziehung seiner Beschwerden in seine Biographie. Die Familien- und Sozialanamnese geben wichtige Hinweise zur psychosomatischen und lebensweltlichen Einordnung. Die Diagnose sollte die kranke Person in Raum und Zeit plastisch werden lassen.

Das Diagnosebild mit dem Patienten bereden

Es ist sinnvoll, den Patienten zu fragen, ob er mit der von uns gestellten Diagnose einverstanden ist. D.h. auch, dass wir bereit und fähig sein müssen, Diagnosen der chinesischen Medizin in Patientensprache zu übersetzen, integrativ darzustellen. Der Begriff „Leber-Qi-Stagnation" sagt dem Patienten nichts. Wird er einverstanden sein, wenn wir ihm sagen, dass er „aggressionsgehemmt" ist, zu oft seinen Ärger heruntergeschluckt? Oft ergeben sich hier noch Korrekturen.

Das Therapieziel, den Therapiewunsch mit dem Patienten bereden

Vor allem bei einer Vielzahl von Beschwerden ist es manchmal überraschend, was für den Patienten als Wunsch und Ziel für die Zukunft im Vordergrund steht. Bsp.: Ein Patient, der uns wegen Migräne aufsuchte, erklärte auf die Frage nach dem Therapieziel, dass er lernen möchte, sich besser auseinanderzusetzen.

Die integrative Anamnesetechnik

Die jeweiligen Anteile der Anamnese	Welche Entscheidungen im Sinne der TCM bzw. eines integrativen Verständnisses?
Jetzige Anamnese „Was führt Sie zu mir?" Nun den Patienten sich darstellen und ausreden lassen. Zunächst keine Nachfragen, auch keine Verständnisfragen. Jedes Nachfragen verändert die Selbstdarstellung des Patienten. Achten Sie auf Ihr Gefühl, auf Übertragungs- und Gegenübertragungsphänomene	Sehr schnell Klarheit über: Innen- / Außenstörung Falls Innen: Hier finden sich die ersten wichtigen Aussagen über Leitbahnen und Funktionskreise. Aussehen, Sprache, Verhalten etc. formen einen ersten Gesamteindruck
Vorgeschichte Welche weiteren wichtigen Erkrankungen, Operationen etc.? Früher schon unter Schmerzen gelitten? Häufiger Wechsel des Schmerz-Fokus? Gegenwärtige Medikamente?	Konstitution, Funktionskreise, Schmerzen als Somatisierung, Chronologie des Krankseins
Familienanamnese Beziehung zu Eltern, Geschwistern, wann geheiratet, Geburt der Kinder, die Zeit danach? Bedeutung von schmerzhaften Störungen in der Familie.	Chronologie, Belastungen, Ressourcen
Sozialanamnese Ausbildungen, Arbeitsplatzsituation, wann Pensionierung, Hobbys, Freizeit?	Chronologie, Belastungen, Ressourcen
Symptom-Selbstbeschreibung Wir müssen davon ausgehen, dass Patienten bei der initialen Selbstdarstellung nicht alle Beschwerden parat haben. Deswegen an dieser Stelle folgende Technik: *„Bitte gehen Sie wie mit einem Sieb vom Scheitel bis zur Sohle durch ihren Körper hindurch und berichten Sie mir von jeder Beschwerde, die zu Ihnen gehört. Dies kann eine Beschwerde sein, die die Ärzte bislang nie interessiert hat, also auch das kleinste Zipperlein oder einfach nur eine Beobachtung. Erzählen Sie mir auch von Beschwerden, die Sie nicht im Augenblick haben, sondern früher, oder die vielleicht nur einige Male im Jahr auftauchen."* Die Selbstdarstellung des Patienten muss i.a. noch durch einige Fragen ergänzt werden: Hitze/Kälte? Fülle/Leere? Schlaf? Träume? Ernährung? Durst? Schwitzen?	Die meisten Anteile der TCM-Diagnose: Leitbahnen, Funktionskreise Grundwirksamkeiten Qi, Blut Jing, Shen Das Ausmaß körperlicher Entfremdung, Somatisierungstendenzen Die noch fehlenden Anteile der Ba-gang Hitze/Kälte Fülle/Leere Yin-Yang

Die integrative Anamnesetechnik

Emotionelle Selbstbeschreibung „*Wie würden Sie sich emotionell selbst beschreiben?*" Häufig entsteht hier eine Pause. Der Patient sagt zunächst „Hm!" und schaut Sie fragend an: Bitte nicht anfangen zu reden und dem Patienten Vorschläge machen. Zählen Sie heimlich die Sekunden, bis der Patient zu sprechen beginnt. Das Maß der Spontaneität ist ein Teil Ihrer Diagnose.	Emotionelle Entsprechung des Funktionskreises
Zumeist müssen Sie im Anschluss noch einige Fragen stellen, denn Patienten reden selten spontan über das Maß ihrer Auseinandersetzungsfähigkeit:	Offensivität, Aggressionshemmung
„Wie gehen Sie mit Meinungsverschiedenheiten um?" **„Können Sie explodieren?"** „*Wann zuletzt?*" „*Wie sieht so eine Explosion aus?*" „*Wie fühlen Sie sich hinterher?*"	Das Verhältnis von explosiver Galle zu „beleidigter Leberwurst"
Manchmal ist es sinnvoll, den Patienten zu Affinitäten zu den fünf emotionellen Blöcken (Ärger, Wut, Zorn; Freude; Grübeln, Sorgen, Depressivität; Trauer; Angst) zu fragen.	Gewisse Typologisierung
Puls **Zunge**	Evtl. Bestätigung bisheriger Sicht; am wichtigsten bei Oligosymptomatik
Letzte (diagnostische) **Frage**: „*Gibt es noch irgend etwas, was wir nicht besprochen haben?*"	Bislang zurückgehaltene Informationen, nicht Angesprochenes; oft wird hier erst Peinliches geäußert
Therapiewunsch „*Was ist Ihr Therapiewunsch?*"	Die subjektive Wichtigkeit der angestrebten Veränderung

TCM-Diagnose
Bei der TCM-Diagnose geht es nicht darum, möglichst viele Leitbahnen, Funktionskreise und Grundwirksamkeiten als betroffen zu erkennen, sondern diese im Sinne einer „Gestalt" zu ordnen. Hilfreich ist hierfür die Biographie mit dem allfälligen Symptom- bzw. Syndromwandel sowie das ärztliche Wissen der regelhaften Beziehungen bestimmter Funktionskreise untereinander.

Westliche Diagnose

Therapie-Prinzip

Methoden

Akupunkturpunkte-Kombinationen, Rezeptur gemäß der chinesischen Arzneitherapie

Diskussion mit dem Patienten über Prognostik, wahrscheinliche Anzahl der Sitzungen, therapeutische Verfahren insgesamt

Nachtrag
Der Zeitpunkt der körperlichen Untersuchung muss der „ärztlichen Kunst" des Therapeuten überlassen werden. Manchmal ist es sinnvoll, den Patienten sehr schnell zu untersuchen, zu betasten etc. Gerade bei Patienten mit einer starken Somatisierungstendenz, einem wenig ausgeprägten „Leibgefühl", einer langen „Patientenkarriere" und vielen Arztwechseln kann es sinnvoll sein, die körperliche Untersuchung erst spät durchzuführen, um vom Fokus des Patienten abzuweichen.

Diskussion des Schemas der integrativen Anamnese

Von der ersten **Selbstdarstellung** des neuen Patienten dürfen wir nicht erwarten, dass er gleich alle wichtigen Dinge, auch intime Angelegenheiten, berichtet. Also geht es darum, etwas Zeit zu gewinnen, um ihn später, in der Syndromdiagnostik, noch einmal zu befragen. Jedes Medizinsystem erzieht seine Patienten: Unsere Patienten haben gelernt, Beschwerden zu minimieren, sich möglichst auf das Leitsymptom zu beschränken. Bei den nächsten Konsultationen werden meist auch noch „vergessene" Beschwerden nachberichtet.

Oft bestehen hier Ängste, dass Patienten endlos lange erzählen und damit den Praxisablauf blockieren. In der Regel beenden Patienten im Durchschnitt innerhalb von drei Minuten ihren Beschwerdevortrag. Wird dem Patienten beim ersten Mal nicht die Gelegenheit geboten, 'sein Bild', zu entwerfen, bedarf es sehr viel längerer ärztlicher Zeit, selbiges hinterher zu synthetisieren.

Bei der **Vorgeschichte** handelt es sich um das Erfassen historischer Daten. Außerdem erhalte ich ein Bild über die konstitutionelle Verfassung des Patienten (oft krank gewesen, wann welche Erkrankung?). Eine wichtige Frage ist hier die nach der augenblicklichen Medikation: Oft geben erst die Medikamente Auskunft über eine vorliegende Störung.

Die Vorgeschichte erhält eine zusätzliche Erklärung durch die **Familien- und Sozialanamnese**. Diese ersten vier Einheiten ergeben bereits ein gutes biographisches Bild: die Einordnung des Patienten in Familie und Gesellschaft, in Raum und Zeit.

Die „Siebmethode" der **Symptom-Selbstbeschreibung** habe ich von einer Figur des Kranich-Qigong abgeleitet (Ots 1999). Indem der Patient langsam seinen Körper durchfühlt, sich leiblich zu spüren angehalten wird, werden ihm viele seiner Beschwerden erst so richtig bewusst. Andererseits besteht durch diese Oben-Unten-Systematik weniger Gefahr, dass er Symptome vergisst. Meistens muss diese Selbstdarstellung des Patienten durch einige gezielte Fragen ergänzt werden.

Bei der **emotionellen Selbstdarstellung** liegt die Betonung in der *Selbst*-Beschreibung. Sie erfolgt bewusst am Ende der Anamnese. Denn inzwischen haben wir uns etwas kennen gelernt, der Patient ist nun eher bereit, sich mir gegenüber zu öffnen.

Puls- und Zungendiagnostik spielen hier eine eindeutig eingeschränkte Rolle. Sie dienen als Bestätigung der vorher abgelaufenen Anamnese. Widersprechen sie den Symptomen, werden diese vermeintlich objektiven Parameter den subjektiven Aussagen des Patienten untergeordnet, d. h. verworfen. Die einzige mir bekannte chinesische Textstelle, die auf diese Möglichkeit verweist, fand ich in einem chinesischen Lexikon (Beijing Medical College 1980).

Durch die **letzte** diagnostische **Frage**, ob es noch irgendetwas gibt, was noch nicht besprochen worden ist, „soll der Patient Gelegenheit erhalten, Fragen aufzuwerfen und noch nicht Besprochenes hinzuzufügen." (Adler 1986: 187). Sie gibt dem Patienten erneut die Möglichkeit, „sein Bild" zu komplettieren. Diese Frage macht ihn zum Akteur, der die Fallerhebung erweitert oder abschließt. Auch Peinliches findet hier oft seinen Platz.

Die Aussage des Patienten über seinen **Therapiewunsch** hilft uns, die subjektive Rangfolge bestimmter Störungen, Probleme etc. zu ordnen. Sollte der Therapiewunsch falsch oder utopisch sein, dann heißt es, diesbezüglich auf den Patienten einzugehen:

> „Nicht abraten. – Wer um Rat gefragt wird, tut gut, zuerst des Fragenden eigene Meinung zu ermitteln, um sie sodann zu bekräftigen... Darum ist dem, der Rat sucht, schon halb geholfen, und wenn er Verkehrtes vorhat, so ist, ihn skeptisch zu bestärken, besser, als ihm überzeugt zu widersprechen." (Achenbach; 1993: 30)

Schlussbemerkung

Die integrative Anamnesetechnik setzt sich aus einer Passage „offener" Fragetechnik (die einleitende Selbstbeschreibung), zwei „halboffenen" Techniken (die Symptom-Selbstbeschreibung und die emotionelle Selbstbeschreibung) sowie mehreren Passagen „geschlossener" Fragen zusammen. Diese Mischung als Integration zweier unterschiedlicher medizinischer Ansätze ermöglicht ein möglichst plastisches Bild des Patienten als Mensch in seiner Krankheit.

Diese Anamnesetechnik fordert ihre Zeit. Unter 30 Minuten ist es kaum möglich, die „Gestalt" des Patienten zu erfassen. In einer Kassenpraxis erfordert dies logistische Planung. Wenn wir jedoch diese halbe Stunde auf die zukünftigen Therapien hochrechnen, dann handelt es sich um eine gut angelegte, frühe Investition, die sich in dem Erfolg unserer Therapie offenbart.

> „Im Übrigen ist nichts zeitsparender als die Zeit, die Sie in der Erstbegegnung investieren." (Dörner; 2001: 60)

Literatur

Achenbach G: Philosophische Praxis. Zschr. f. Philosophische Praxis 1993; Nr.14–15 (zit. Bei Dörner 2001: 30)
Adler R: Anamneseerhebung in der Psychosomatischen Medizin. In: Adler RH, Herrmann JM, Köhle K, Schonekke OW, Uexküll Th von, Wesiack W: Psychosomatische Medizin. (3. Auflage). Urban & Schwarzenberg, München 1986: 184–200
Balint M: The Doctor, the Patient, and the Illness. Pitman, London 1957
Beijing Medical College (Hrsg.): Common Terms of Traditional Chinese Medicine in English. Beijing: Selbstverlag 1980
Dörner K: Der gute Arzt – Lehrbuch der ärztlichen Grundhaltung. Schattauer, Stuttgart 2001
Engel GL: The need for a new medical model: a challenge for biomedicine. Science 196 (1977) 129–136
Hahn P: Ärztliche Propädeutik: Gespräch, Anamnese, Interview – Einführung in die anthropologische Medizin. Springer, Berlin-Heidelberg 1988
Jores A (Hrsg.): Praktische Psychosomatik. Hans Huber, Bern 1981
Kleinman A: Patients and Healers in the Context of Culture: An Exploration of the Borderland between Anthropology, Medicine, and Psychiatry. Univ. of Calif. Press, Berkeley 1982
Mishler EG: The Discourse of Medicine – Dialectics of Medical Interviews. Ablex, Norwood (N.J.) 1984
Ots T: Medizin und Heilung in China – Annäherungen an die traditionelle chinesische Medizin. (3. Auflage). Reimer, Berlin 1999
Rehbein J: Zum Klassifizieren ärztlichen Fragens. In Redder A, Wiese I. (Hrsg.): Medizinische Kommunikation. Westdeutscher Verlag, Opladen 1994: 147–170
Ricoeur P: Das Selbst als ein Anderer. Fink, München 1996
Uexküll Th von: Wissenschaftstheorie und Psychosomatische Medizin, ein bio-psycho-soziales Modell. In: Adler RH, Herrmann JM, Köhle K, Schonecke OW, Uexküll Th von, Wesiack W: Psychosomatische Medizin. (3. Auflage). Urban & Schwarzenberg, München 1986:1–30

Weizsäcker V von: Der Arzt und der Kranke: Stücke einer medizinischen Anthropologie. Suhrkamp, Frankfurt 1987

Wesiack W: Das ärztliche Gespräch – Versuch einer Strukturanalyse. In: Adler RH, Herrmann JM, Köhle K, Schonecke OW, Uexküll Th von, Wesiack W: Psychosomatische Medizin. (3. Auflage). Urban & Schwarzenberg, München 1986: 237–243

Die Vogel-Specht-Nadelung

Thomas Ots

In den letzten Jahren benutze ich bei einigen Akupunkturpunkten – unter der Bedingung der Fülle, Stagnation oder Blockade – eine periostale Stimulation. Auf den therapeutischen Gewinn der starken periostalen Stimulation wurde ich durch einen Prüfling 1998 bei der ÖÄK-Diplom-Prüfung der ÖWÄA in Wien aufmerksam. An dem Tag war ich mit einer ISG-Blockade aufgewacht. Die Zugfahrt von Graz nach Wien hatte meine Beschwerden nicht gebessert. Bei der Prüfung der ÖWÄA müssen die Kandidaten die Prüfer nadeln. Was lag also näher als die Frau Kollegin zu bitten, Dü 3 zu stechen. Sie wusste, dass Dü 3 schmerzhaft ist, geriet etwas in Panik, vergaß das Gelernte und rammte mir die Nadel ins Periost. Erst wurde ich blass, dann sie, doch ihre bange Nachfrage, ob sie jetzt durchgefallen sei, konnte ich wegen der eingetretenen Sekundenheilung verneinen. Diese einmalige, aber sehr eindringliche, Erfahrung sowie die in China kennengelernte Methode der periostalen Reizung (Li 1996) brachten mich dazu, einige Akupunkturpunkte ebenfalls periostal zu reizen.

Tut diese periostale Nadelung von Dü 3 weh? Weniger als vermutet. Dennoch ist folgendes Procedere empfehlenswert (Abb. 1):

- Nadelung von Dü 3 lege artis im fleischlichen Bereich (Acadamy of TCM 1975), also Nadelspitze unter das Matacarapale V, und zwar in den Winkel zwischen Schaft und Kopf. Ich achte hier weder auf das ECIWO-System, noch gehe ich mit der Very-Point-Methode nach Gleditsch vor (Gleditsch 2002). Diese Feinheiten erübrigen sich, da ich abschließend ein großes Areal im Kopf-Schaft-Winkel stimuliere.
- Es folgen einige Stimulationen in dieser Position.
- Abschließend wird die Nadel etwas zurückgezogen, auf den Knochen gerichtet und vorgeschoben, bis das Periost erreicht ist.
- Dann folgen 5 pickende Stöße, so dass ein relativ großes Areal gestichelt wird.
- Das Fünfer-Pick-Verfahren kann mehrere Male wiederholt werden.

Zwei Voraussetzungen, dass diese Nadelung von den Patienten ertragen wird:

- Ich sage den Patienten, dass ich jetzt die Vogel-Specht-Nadelung durchführe. Während des Pickens intoniere ich ein: „*Pick, pick, pick, pick, pick.*" Diese Fünfer-Einheit hat nichts mit den Fünf Wandlungsphasen zu tun, sondern mit dem Versmaß. Erst später las ich bei Felix Mann (Mann 1996), dass er seine periostale Akupunktur zuvor ebenfalls mit dem Begriff „woodpecker" bezeichnet hatte. Allerdings setzt Mann 6 „pecks".
- Der Patient muss sich sicher sein, dass ich in dem Augenblick, in dem er „*Au!*" sagt, die Nadel loslasse. Nach einer gewissen Pause oder zwischenzeitlicher Stimulation anderer Punkte kehre ich wieder zu Dü 3 und zur Vogel-Specht-Methode zurück. Bei dem zügig durchgeführten Fünfer-Pick-Verfahren bin ich zumeist schon fertig, wenn der Patient zu einem eventuellen „*Au!*" ausholt.

Ich habe in der Zwischenzeit angefangen, mehrere Akupunkturpunkte mit der Vogel-Specht-Nadelung zu nadeln. Hier seien vor allem Ren 17 (Ots 2001) und Le 3 genannt. Und ausgehend von dem Wissen, dass die sympathische Versorgung um das Grundgelenk von Metatarsale I und II besonders dicht ist, inseriere ich die Nadel bei Le 3 sehr gelenknah. Die Vogel-Specht-Nadelung erfolgt dann alternierend im Schaft-Kopf-Winkel von Metatarsale I und II. Auch hier muss die Nadelung jeweils zurückgezogen werden, weil sonst Gewebsmaterial die Wendung der Nadel behindert.

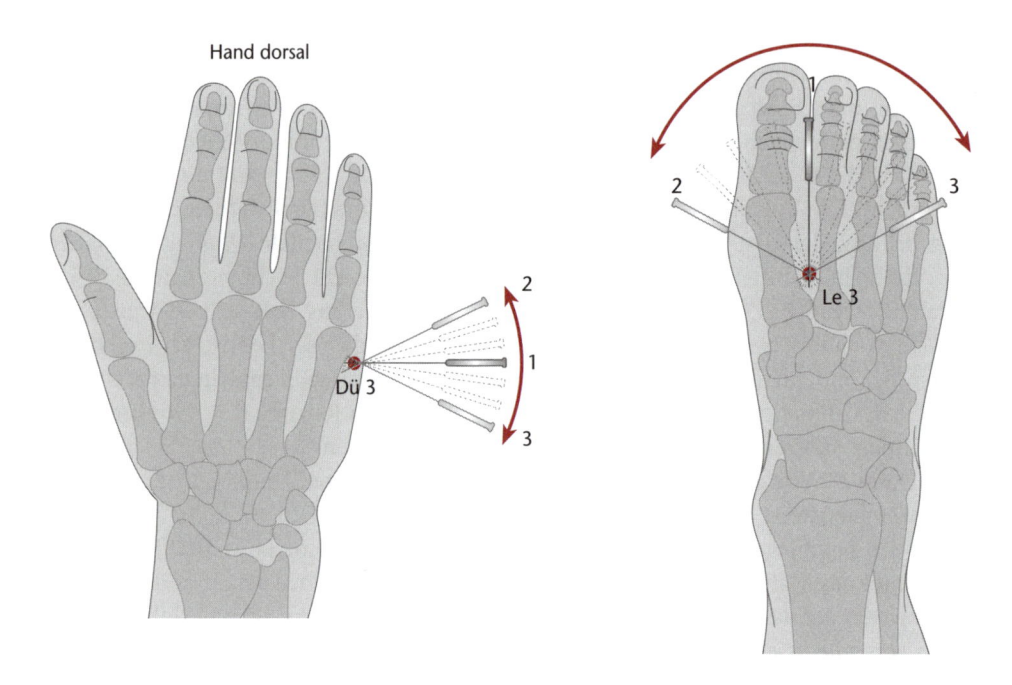

Literatur

Gleditsch JM: MAPS – Mikroakupunktursysteme: Grundlagen und Praxis der somatotopischen Therapie. Hippokrates, Stuttgart 2002

Li XW: Asthmatische Beschwerden. In: Hammes M, Ots T: 33 Fallberichte zur Akupunktur aus der VR China, S. 171-178. Hippokrates, Stuttgart 1996

Mann F: Reinventing Acupuncture: a new concept of ancient medicine. Butterworth and Heinemann, Oxford 1996

Ots T: Klinische diagnostisch-therapeutische Mitteilung: Sternales Druck- und Engegefühl xiong men. Dt. Ztschr. f. Akup. 44,4 (2001) 286-288

The Academy of Traditional Chinese Medicine (ed.): An Outline of Chinese Acupuncture. Foreign Languages Press, Beijing 1975

Vorbemerkung zum Begriff Aurikulomedizin

Gustav Peters

Der Begriff „Aurikulomedizin" hat sich auf dem Boden der von Nogier Anfang der 50er Jahre erstmals thematisierten Ohrakupunktur begrifflich entwickelt. Das besondere an der Methode stellt das diagnostische Verfahren mit dem RAC (= reflèxe auriculo-cardiaque; synonym VAS = vaskulär-autonomes Signal, auch „Nogier-Reflex") dar, der später nicht nur zur Punktsuche bei Ohrakupunktur, sondern auch bei Körperpunkten Verwendung fand. Diese Methode eignet sich außerdem, um Störherde und Störfelder (Narben, Entzündungsherde, toxische Belastungen) zu diagnostizieren. So können Krankheitsbilder erfolgreich behandelt werden, die „normaler" Akupunktur trotzen.

Grundsätzlich sollte auch die Aurikulomedizin wie alle naturheilkundlichen Testverfahren (Elektroakupunktur nach Voll, Applied Kinesiology usw.) unter stabilen Verhältnissen (gute mentale Verfassung des Testers, fehlende Sperre des Patienten) stattfinden. Eine wertvolle Hilfe dazu stellt die Erdung des Patienten dar, d. h., mit einer Klemme wird der Patient am Ohr mit der „Erde" (Null-Leiter der Steckdose über Widerstand, Heizungsrohr o.ä.) verbunden. Die betreffenden VdE-zugelassenen Geräte gibt es im Akupunkturbedarfshandel.

Akupunktur und Störfeldtestung mit RAC

Der Untersucher fühlt zart und entspannt die übliche Taststelle der A. radialis am Patienten und nimmt beim Phänomen des RAC eine subjektive Verstärkung des Pulses wahr. Nogier betont, die Tastung mit dem Daumen liefere die besten Ergebnisse. Ich jedoch verwende genauso häufig die übliche Zeige-Mittelfinger-Methode mit mindestens gleich guten Ergebnissen. Dieser RAC/VAS kommt bei allen sog. „Resonanzphänomenen" zustande, z. B.:

- Wenn man sich mit einem speziellen Gold/Silber- oder 3V-Hämmerchen einem pathologischen (behandlungsbedürftigen) Ohr/Körperakupunkturpunkt nähert bzw. ihn „fast" berührt.
- Beim Annähern von therapeutischen Substanzen an pathogene Zonen – z. B. Procain an ein Narben- bzw. Zahn-Störfeld.

Wie dieses sehr spektakuläre Verfahren funktioniert, soll hier nicht näher erläutert werden, auch weil es (noch) nicht exakt erklärt werden kann. An dieser Stelle darf ich den Leser dazu anregen, es bei Interesse einfach selbst auszuprobieren.

Einen besonderen Nutzen des Verfahrens stellt die Möglichkeit dar, die Störzone einer Narbe örtlich zu begrenzen, d. h. eine 20 cm lange Narbe braucht dann nur an den eigentlichen Störzonen und nicht in ganzer Länge neuraltherapeutisch abgespritzt werden. Ausserdem wäre die Testung von toxischen Belastungen (Medikamenten- und Verträglichkeitstestungen) zu nennen, auf die ich aber hier nicht eingehen möchte. Es darf bei Interesse auf weitere Literatur (s. u.) bzw. Kurse in Aurikulomedizin verwiesen werden.

Empfohlene Literatur

Mastalier O: Reflextherapie in der Zahn-, Mund- und Kieferheilkunde. Quintessenz, Berlin 1987
Nogier P: Lehrbuch der Aurikulotherapie. Maisonneuve, Sainte-Ruffine 1969
Nogier P: Praktische Einführung in die Aurikulotherapie. Maisonneuve, Sainte-Ruffine 1978
Peters G, Zachen B: Skriptum der Aurikulomedizin. Eigenverlag DÄGfA 2002
Strittmatter B: Das Störfeld in Diagnostik und Therapie. Eine Praxisanleitung für Ärzte und Zahnärzte. Hippokrates 1998

Akupunkturgestützte Hyposensibilisierung

RAYMUND POTHMANN

Methode
Reizung der Anfangs- und Endpunkte der Leitbahnen Lu – Di – Ma – Mi, die für die Versorgung der Körperoberfläche und der inneren Grenzschichten zuständig sind (Ento- und Ektoderm): Lu 1, Lu 11; Di 1, Di 20; Ma 2, Ma 45; Mi 1, Mi 21 beidseits. Am besten eignet sich hierfür die Infrarotstimulation (1 Sekunde/Punkt) oder die Softlaserstimulation (10 Sekunden/Punkt bei einer Leistung von 5–20 mW).

Prinzip
Das Prinzip der Methode ist der gleichzeitige Hautkontakt der bekannten und klinisch relevanten Allergene. Ziel ist die energetische Anregung des Körpers, um die zugrunde liegende Milz-Qi-Schäche auszugleichen und eine überschießende (allergische) Reaktion überflüssig zu machen.
Eine zeitlich/terminlich getrennte Therapie für Pollen und Nahrungsmittel ist zur Vermeidung von Therapieblockaden notwendig.

Behandlungsdauer
1–2 Behandlungen sind bei Allergie Typ I (Sofortreaktion) erforderlich, bei verzögertem Reaktionstyp (III, IV) 3–5 Behandlungen im Abstand von wenigen Tagen bis Wochen. Bei Allergie gegen Sommerblüher ist eine Behandlung mit den aktuellen Pollen alle 4 Wochen sinnvoll.
Je nach Chronizität ist ein Therapieerfolg von 50–100 % zu kalkulieren. Bei fehlendem Ansprechen ist an eine Belastung durch Amalgam oder starken psychischen Stress zu denken.

Empfohlene Literatur
Pothmann R: Akupunkturgestützte Hyposensibilisierung bei allergischen Erkrankungen. In: Maric-Oehler W, Hünten K (Hrsg.): Erkrankungen von Schleimhaut und Allergien Akupunktur und Universität, S. 62–66. Hippokrates, Stuttgart 1997
Pothmann R: Infrarot-Moxibustion in der Hyposensibilisierung bei Allergien. Dt. Ztschr. f. Akup. (2000) S. 113–115

Lokale ableitende Akupunktur bei Kopfschmerzen

Raymund Pothmann

Die lokale Akupunktur mit periostaler Reizung ist bei Fülle-Zuständen am Kopf, auch bei länger bestehenden Kopfschmerzen einschließlich Migräne, oft wirksam. Wie im Rahmen einer wissenschaftlichen Studie (Bollig et al. 2000) belegt, ist der Effekt von Taiyang (Ex-KH 5) beidseits über 15 Minuten mit einer Injektion von Aspisol® und damit sogar von Imigran® vergleichbar
Im ersten Schritt sollte die Reizung – je nach Druckdolenz – am Taiyang oder Ma 8 beidseits erfolgen. Anschließend werden die Nadeln ca. 10 min in situ belassen. Je nach Ansprechen ist YNSA (A/B) und Le 3 zu ergänzen.
Bei Kindern unter 12 Jahren reicht oft schon 1 Watt/Punkt an Softlaser-Leistung um 50-80 % Schmerzreduktion zu erzielen.
Die vorgestellte Methode kann die Akuttherapie in der Praxis im Akutfall erleichtern, insbesondere wenn eine Therapieresistenz besteht oder medikamentöse Nebenwirkungen ein andersartiges Vorgehen nahe legen. Eine Intervalltherapie mit Akupunktur oder andern Verfahren wird hierdurch nicht entbehrlich.

Empfohlene Literatur

Bollig G, Pothmann R, Thoiss W, Vogtmann T: Behandlung akuter Kopfschmerzen durch Ein-Punkt-Akupunktur. DZA 43 3 (2000) 172–174
Pothmann R: Systematik der Schmerzakupunktur. Hippokrates, Stuttgart 1996
Yamamoto T, Maric-Oehler W: Yamamoto neue Schädelakupunktur – YNSA. Chun Jo, Freiburg 1991

„Leibgespräch"

Peter Reibisch

Im Sprechzimmer begegnen sich nicht nur Patientenkörper und Arztverstand. Wesentlicher und spürbar ist: Es begegnen sich der Leib des Therapeuten und der Leib des Patienten. Beide berühren sich und in ihrer Wirkung aufeinander findet Heilsames statt oder nicht. Die gearbeitete innere Entwicklung des Arztes und sein gereifter Umgang mit seinem Leib bilden eine wichtige Kraft beim Heilen. Bin ich offen für die averbalen Mitteilungen des Patienten oder urteile ich mithilfe meiner Projektionen? Diese ganzheitliche Grundhaltung hat sich in meinem Arbeits- aber auch Lebensalltag nach und nach geformt. Schon als Student war ich erschrocken darüber, wie sich das Arztsein auf ein Handwerk an den materiellen Schäden eines Objektes reduzieren sollte. Oder soll ich mir zutrauen, sowohl guter Handwerker zu sein, als auch begleitend, heilend, staunend und mit dem Patienten gemeinsam an dessen Lebensnetz knüpfend, auf den vielschichtigen menschlichen Ebenen kompetent zu wirken? Die TCM pflegt einen vielschichtigen Leibbegriff (Linck 2001, Hammes/Ots 1996). Gerade dieses Angebot an die westliche Medizin, seelische, geistige, psychosomatische, soziale und körperliche Seiten unserer gesunden und kranken Existenz als Einheit sehen und differenziert behandeln zu können, fasziniert heute nicht zufällig. Jochen Gleditsch (2002) hat mich mit seinen Arbeiten zu den somatopsychischen Zusammenhängen und Hinweisen auf C.G. Jung sehr angeregt. Parallel dazu entdeckte ich Arbeiten von Thure von Uexküll, auch von Viktor v. Weizsäcker und seiner Schule. Der Kulturphilosoph Jean Gebser, die Wiener Physiker Capra und Pietschmann halfen mir zu verstehen, dass es auch im Westen eine moderne Suche gibt, die Einheit von Subjekt und Objekt wieder zu finden. Am intensivsten lernte ich in den eigenen Lebens- und Orientierungskrisen. Psychotherapeutische Erfahrungen, später Erfahrungen mit der „Personalen Leibtherapie" (Helke 2001) vertieften meine Suche nach einem komplexeren Verständnis der heilenden Begegnung zwischen Arzt und Patient.
Am Beginn der Behandlung versuche ich, „leer zu werden", das heißt, möglichst alle störenden Gedanken wegzuschicken, mich wohl zu fühlen. Bei der Untersuchung, dem Kennenlernen des Patienten, gehe ich nicht nach einem Schema vor, sondern eher zyklisch. Dadurch gebe ich der lebendigen Eigenart des Patienten einen möglichst großen Raum. Auf diese Weise braucht es 2–5 Behandlungen, in denen sich nach und nach mein „inneres Anamneseschema" füllt. Ich versuche, nicht zu werten. In einem Vorgespräch sammle ich westliche Vorbefunde, gebe der Anamnese Raum, lasse berichten. Bei der körperlichen Untersuchung stehen Bauch und Rücken mit ihren „Erzählungen" im Vordergrund, weil sich für mich hier Befund und Befinden am deutlichsten verbinden und in das Sprechen überführen lassen. Ich achte auf die Körpersprache, den Blick, die Stimme und ihre Färbungen. Puls- und Zungenbefund sind nachgeordnet.
Schon im Vorgespräch beginnt das Sprechen über emotionale und körperliche Zusammenhänge. In dieser Arbeit verbinden sich die Erkenntnisse der TCM mit unseren westlichen na-

turwissenschaftlichen und psychotherapeutischen Methoden, manchmal auch spirituellen Erfahrungen, zu einem neuen Ganzen (Reibisch 2000). Hier kann jeder suchende Arzt nur seine sehr eigene Mischung finden.

Empfohlene Literatur

Capra F: Das neue Denken. Scherz, Bern 1987 (40/41)
Capra F: Das Tao der Physik. Scherz, Bern 1984 (68)
Dörner K: Der gute Arzt. Schattauer. Stuttgart 2002 (103)
Fromm E: Psychoanalyse und Zen-Buddhismus. Bd.6. DTV 1998 (S.333ff)
Gleditsch J: MAPS. Hippokrates, Stuttgart 2002 (202ff)
Helke W: Körper? Seele? Geist wahrnehmen. Die personale Leibtherapie, S.123. Oratio, Schaffhausen 2001
Huber G: Die Bedeutung von Karl Jaspers für die Psychiatrie der Gegenwart. In: Karl Jaspers – Philosoph, Arzt, politischer Denker. Symposium zum 100. Geburtstag. S. 194ff. Piper, München 1986
Kubiena G: Chinesische Syndrome verstehen und verwenden, S. 94. Wilhelm Maudrich, Wien 2000
Linck G: Leib und Körper. Peter Lang. Europ. Verlag d Wissenschaften 2001
Ots T, Hammes M: 33 Fallbeispiele zur Akupunktur aus der VRChina. Hippokrates, Stuttgart 1996 (S.302ff)
Platsch KD: Psychosomatik in der chinesischen Medizin. Urban&Fischer, München 2000
Reibisch P: Die traditionelle Akupunktur ist kein Museum. Dt. Ztschr. f. Akup. 3/2000
Schipperges H.: Am Leitfaden des Lebens. Dt. Ztschr. f. Akup. 2/2002.
Weizsäcker V v: Natur und Geist. Kindler 1964

Aku-Taping

Angelika Steveling, Hans-Ulrich Hecker

Therapiemethode

Aku-Taping leitet sich als Therapiemethode vom Kinesio-Taping ab. Kinesio-Taping wurde in den 70-er Jahren durch den japanischen Arzt und Chirotherapeuten Kenzo Kase entwickelt und wird seitdem besonders in der Sportmedizin eingesetzt. International bekannt wurde die Methode durch die koreanische Volleyballmannschaft während der Olympischen Spiele 2000, sowie durch bekannte Fußballspieler wie Alfred Nijhuis.

Kinesio-Taping und Aku-Taping arbeiten mit dehnbaren elastischen Klebebinden. Diese sind in den Farben haut, rot und blau lieferbar. Die Binden unterscheiden sich grundlegend von den bekannten unelastischen Tapes, die bei Sportverletzungen mit dem Ziel der Ruhigstellung, also des Reizabbaus, eingesetzt werden.

Die elastischen Tapes weisen eine Eigenelastizität von 20–30 % auf. Diese Elastizität wird durch eine 100%ige Acrylklebeschicht erreicht, die gitterförmig auf einen Baumwollträger aufgebracht wurde. Acryl ist extrem hautfreundlich. Allergische Reaktionen kommen sehr selten vor. Die Klebebinden erlauben es dem Patienten zu duschen und sind schweißdurchlässig. Saunabesuch, langes Baden und Schwimmen im Meerwasser sind allerdings nicht möglich. Üblicherweise halten die Tapeverbände 1–2 Wochen und werden beim erneuten Arztbesuch teilweise oder komplett erneuert.

Aku-Taping berücksichtigt zur Bestimmung der Tapelage neben anatomischen Strukturen, wie Muskeln, Bändern, Gelenken, Lymphbahnen und Nerven, funktionell-energetische Grundprinzipien der Akupunktur. Leitbahn, Akupunkturpunkt- und Funktionskreis-Denken führen zu Therapiemöglichkeiten, die weit über strukturelle Bezüge hinaus reichen. So ermöglichen spezielle Leitbahn-Tapes Funktionskreisregulationen, wie sie im Falle von Frau P. bei akutem Cervical-Syndrom und Nieren-Disharmonie vorgestellt wurden (s. Fallbericht „Akutes posttraumatisches Cervical-Syndrom").

Die Wirkungen der dehnbaren Klebebinden sind vielfältig und lassen sich einerseits durch Reizsetzung, andererseits durch Druckreduktion auf das unter dem Tape liegende Gewebe erklären. Beide Effekte werden durch spezielle Klebetechniken ermöglicht. Hierzu ist es notwendig, das zu tapende Areal zunächst in maximale Vordehnung zu bringen (Abb. 1a). Das Tape wird in dieser Dehnstellung abgemessen (Abb. 1b) und zurechtgeschnitten. Anschließend wird ein Anker fixiert (Abb. 1c), danach wird das Tape locker auf das übrige Gebiet gelegt und angedrückt (Abb. 1d und e). Bei optimaler Tape-Lage entstehen schon bei Ruhestellung, besonders aber bei Bewegungen, Faltenbildungen (Abb. 1f). Diese führen durch Abheben der Haut zu einem Reiz, sowie zu einer Druckreduktion im darunter liegende Gewebe. Durch cuti-somatische Reflexe (SRK = segmental reflektorischer Komplex) wirken sich diese Effekte bis in tiefere Strukturen der segmental assoziierten Faszien, Bänder, Muskel und Gelenke aus. Durch cuti-viscerale Reflexe werden innneren Organe regulatorisch beeinflust.

Erklärungsmodelle der elastischen Tape-Wirkung
Aktivierung von Regulationsprozessen durch Propriozeptorenreizung: Propriozeptoren sind Mechanorezeptoren der Tiefensensibilität. Über oberflächlichen Gelenkstrukturen registrieren sie auch die Oberflächensensibilität. Sie leiten Informationen über den Kraft- und Bewegungssinn der Muskeln, sowie den Stellungssinn der Gelenke via Hinterhorn, Hinterseitenstrang und Thalamus, nach zentral zum somato-sensorischen Cortex. Es folgen nach komplexen, zentralen Verarbeitungsprozessen Reizbeantwortungen über den somato-motorischen Cortex. Diese führen zu koordinierter Muskelbewegung, gezieltem Krafteinsatz der

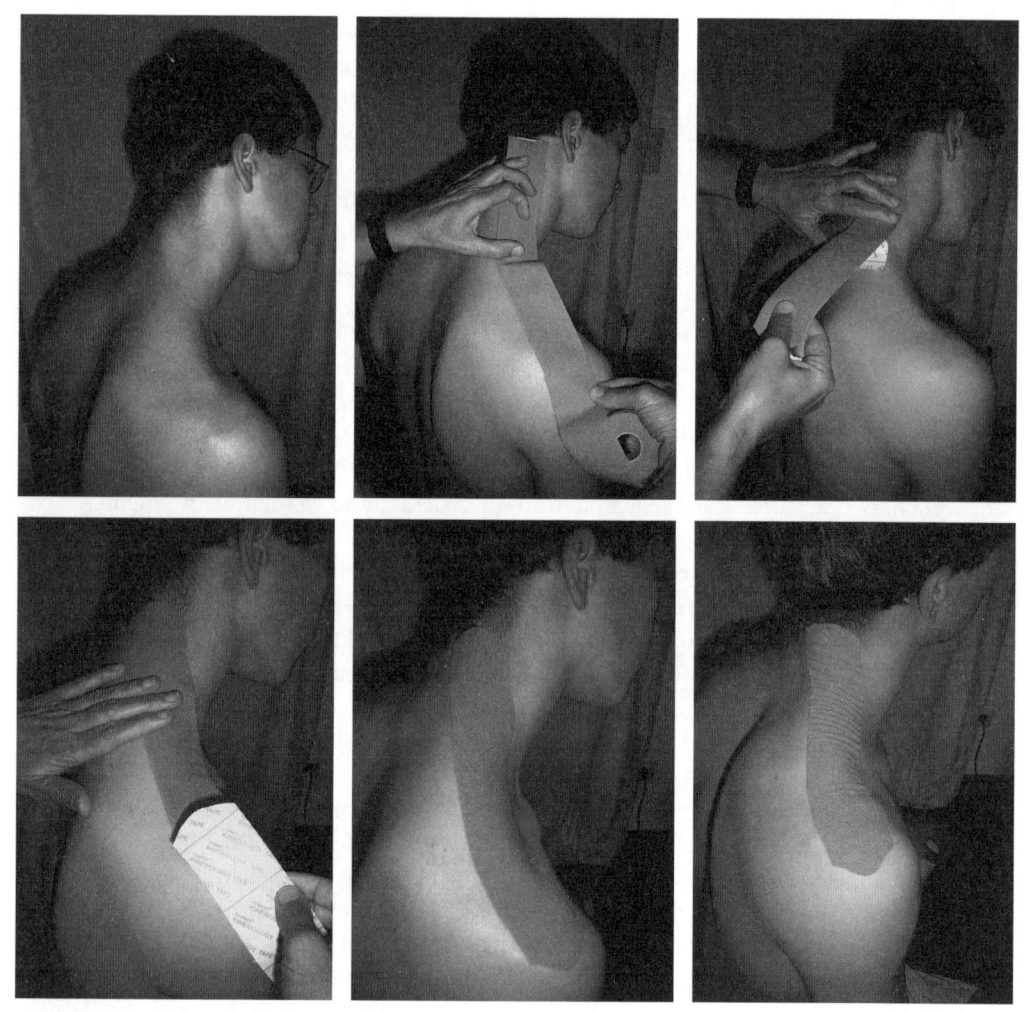

Abb. 1 Aku-Taping des M. trapezius pars descendens rechts.
a) Dehnstellung: Anteflexion und HWS Rotation nach rechts
b) Tape-Längenmessung in Dehnstellung
c) Ankerlegen in Dehnstellung
d) Tape-Ausstreichen in Dehnstellung
e) Endgültige Tape-Lage in Dehnstellung
f) Tape-Lage in Bewegung: Faltenbildung

Muskulatur und optimierter Gelenkstellung (mehr Inputs nach zentral ermöglichtem, kontrolliertem Bewegungsmuster).
Aktivierung von A-Delta-Fasern: Diese leiten Rezeptorenreize der Oberflächensibilität via Hinterhorn und Vorderseitenstrang zum Periaquäduktalen Grau (PAG) des Mittelhirns. Hier erfolgt die Aktivierung hemmender, descendierender Bahnen, die auf Rückenmarksebene im Hinterhorn eintretende Schmerzimpulse kontrollieren. Diese Wirkung entspricht den bei der Nadelakupunktur bekannten Erklärungsmodellen.
Bindegewebsreizung: Durch Verschiebung der Haut gegen das Unterhautgewebe kommt es zu Reizen, die Regulationsprozesse des Systems der Grundregulation nach Pischinger aktivieren. Diese Wirkungen sind im Bereich der Naturheilverfahren und auch der Akupunktur bekannt.
Lymphdrainage: Durch die Sogwirkung auf das Lymphgewebe kommt es zu einem Drainageeffekt mit vermehrtem Lymphabtransport und schnell eintretenden Abschwellungseffekten.

Wirkrichtungen des Aku-Taping
- Muskeltonusregulation (Tonisierung/Detonisierung)
- Regulation der Muskelkraft
- Optimierung der Gelenkstellung
- Schmerzlinderung
- Regulation der Durchblutung
- Regulation des Lymphabflusses (Abschwellung)
- Immunmodulation
- Psycho-vegetative Regulation

Kontraindikationen
Ausgeprägte Hautveränderungen (Entzündungen, starke allergische Reaktionen, Ulzerationen)

Aku-Tapearten
- Muskel-Tape
- Gelenk-Tape
- Regionen-Tape
- Leitbahnen-Tape
- Lymph-Tape

Literatur
Kase Kenzo DC:Kinesio Taping Perfekt Manual. Kinesio Association. Eigenverlag, Tokio 1980
Kursscipt der Deutschen Gesellschaft für Aku Taping, www.akutaping.de
Liebchen K, Hecker HU: Aku Taping – eine neue Methode zur funktionellen Therapie von Erkrankungen. Dt. Ztschr. f. Akup. 2/2004, S. 30–34

Dry-Needling-Techniken

Angelika Steveling

Therapiemethode

Es handelt sich um eine effektive lokale Therapie von myofaszialen Triggerpunkten (Travell, Simons 2000).
Ziel der Therapie ist die Lösung der zuvor getasteten lokalen muskulären Verspannung. Hierzu werden Akupunkturnadeln eines Durchmessers von 0,3 bzw. 0,32 mm benutzt. Im Gegensatz zu der in der Schmerztherapie üblichen Infiltration von myofaszialen Triggerpunkten mit einem Lokalanästhetikum wird somit ohne Flüssigkeit – also trocken (dry) gearbeitet. Die Länge der Akupunkturnadeln richtet sich nach der Tiefe des zu nadelnden Gewebes.
Dry needling ist eine ableitende (= sedierende) Therapiemethode bei Schmerzen durch lokale Fülle-Zustände (Leitbahn-Obstruktion). Ziel der Therapie ist die muskuläre Entspannung. Bei korrekt durchgeführter Nadelung tritt eine lokale Muskelzuckungsreaktion (= Local-twitch-Reaktion) auf, die vom Patienten gespürt und vom Therapeuten gesehen werden kann. Durch eine Reduktion des Muskeltonus erfolgt eine Reduktion des Schmerzes. Eine vorübergehende Verschlechterung im Sinne einer Schmerzzunahme ist bei allgemeinem Leere-Zustand (= Schwächezustand) des Patienten möglich. Hier empfiehlt es sich zunächst über Fernpunkte den lokalen muskulären Energiefluss zu aktivieren und erst danach die lokale Verspannung zu lösen (Hecker et al. 2002, S. 432). 1–2 Tage nach der Nadelung kann es – insbesondere bei intensiven Zuckungsreaktionen – zu muskelkaterähnlichen Sensationen kommen.
Durch Nachbehandlung werden die Therapieerfolge erhalten bzw. optimiert. Hierzu eignen sich:
- lokale Wärmeanwendung (insbesondere heiße Rolle)
- Muskeldehntechniken (PIR bzw. muskuläre Stretching-Übungen)

Die heiße Rolle arbeitet mit feuchter Wärme, die über die muskuläre Region appliziert wird. Heißes Wasser wird in die Tülle eines zuvor aufgerollten Handtuchs geschüttet (sollte über einem Waschbecken erfolgen). Nachdem das ganze Handtuch heiß und feucht ist, wird es sanft massierend über die zu behandelnde Region geführt. Nach Abkühlung der benutzten Stelle wird dieser Abschnitt als kalte Gegenrolle aufgerollt. Die Therapie wird solange durchgeführt, bis das heiße Handtuch durch „Entwicklung" zur „kalten Rolle" geworden ist.

Dry-Needling-Therapie

M. trapezius
- Triggerpunkt-Lokalisation am sitzenden Patienten etwa bei Gb 21 durch Flachpalpation (Zeigefinger gleitet quer zum Muskelfaserverlauf, Abb. 1a)
- Rechter Zeigefinger bleibt zur genauen Triggerpunkt-Lokalisation über diesem liegen

- Linke Hand hebt M. trapezius mit dem Zangengriff wulstförmig nach oben – somit wird ein Bereich geschaffen in den ohne Pneumothoraxgefahr genadelt werden kann
- Rechte Hand nadelt unmittelbar neben der den Muskel fixierenden Hand in das Triggerpunktareal, zunächst wird dazu die Haut zügig mit einer 0,3 mm starken Akupunkturnadel durchstochen, Einstichrichtung ist von dorsal, Abb. 1b) und von ventral möglich.
- „Sondieren" des Triggerpunktes: durch „gefühlsmäßiges Versetzen in die Nadelspitze" wird die Triggerzone als feste Verspannung realisiert und durchstochen
- Fächerförmiges Aufstechen der Verspannungen mit folgenden Local-twitch-Reaktionen (lokalen Muskelzuckungen), solange der Muskel zuckt und der Patient es toleriert!
- Entfernung der Akupunkturnadel

M. levator scapulae
- Triggerpunkt-Lokalisation in sitzender Position des Patienten etwa bei Dü 14 durch Flachpalpation (Zeigefinger gleitet quer zum Muskelfaserverlauf, Abb. 2a)
- Rechter Zeigefinger bleibt zur genauen Triggerpunkt-Lokalisation über diesem liegen
- Linke Hand hebt M. levator scapulae mit dem Zangengriff wulstförmig nach oben – somit wird ein Bereich geschaffen, in den ohne Pneumothoraxgefahr genadelt werden kann
- Rechte Hand nadelt unmittelbar neben der den Muskel fixierenden Hand in das Triggerpunkt-Areal – zunächst wird dazu die Haut zügig mit einer 0,3 mm starken Akupunkturnadel durchstochen. Einstichrichtung ist von cranial (Abb. 2b) und von caudal (Abb. 2c) möglich
- „Sondieren" des Triggerpunktes: durch „gefühlsmäßiges Versetzen in die Nadelspitze" wird die Triggerzone als feste Verspannung realisiert und durchstochen
- Fächerförmiges Aufstechen der Verspannungen mit folgenden Local-twitch-Reaktionen (lokalen Muskelzuckungen) – solange der Muskel zuckt und der Patient es toleriert!
- Entfernung der Akupunkturnadel

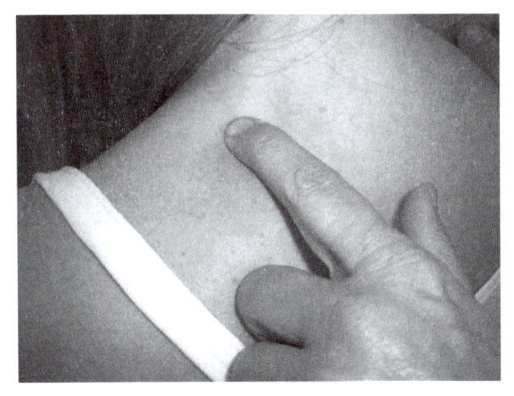

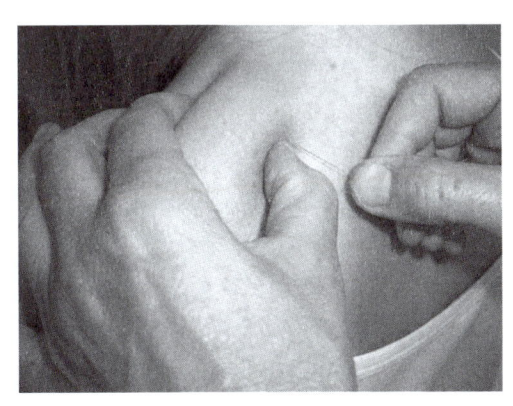

Abb. 1   Dry-Needling im Bereich des M. trapezius pars descendens
a) Palpation eines Triggerpunktes bei Gb 21
b) Dry-Needling eines Triggerpunkte bei Gb 21

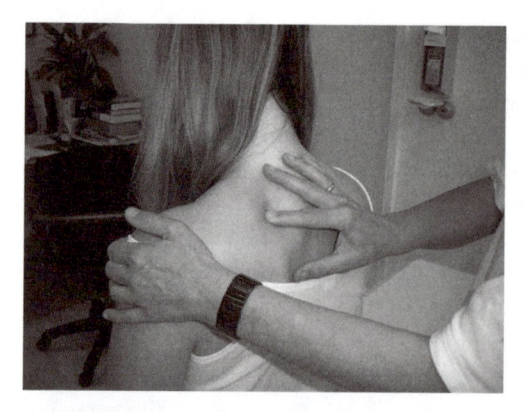

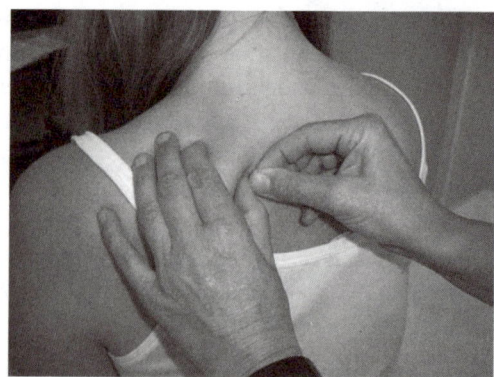

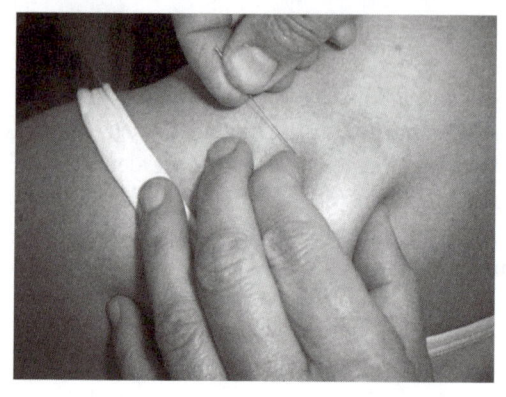

Abb. 2 Dry-Needling im Bereich des M. levator scapulae
a) Palpation eines Triggerpunktes bei Dü 14
b) Dry-Needling eines Triggerpunktes bei Dü 14 (Nadeln von caudal)
c) Dry-Needling eines Triggerpunktes bei Dü 14

Empfohlene Literatur

Travell J, Simons D: Handbuch der Muskel-Triggerpunkte, Obere Extremität, Hand und Kopf, Urban & Fischer, München-Jena 2000

Travell J. Simons D: Handbuch der Muskel-Triggerpunkte, Untere Extremität, Urban & Fischer, München-Jena 2000

Hecker U, Steveling A, Peuker E, Kastner J: Lehrbuch und Repetitorium der Akupunktur mit TCM-Modulen, 2. Auflage Hippokrates, Stuttgart 2002

Postisometrische Relaxation (PIR) bei Störungen des Schulter-Nacken-Bereichs

Angelika Steveling

M. trapezius pars descendens rechts

Ausgangsposition: Sitzen auf einem Stuhl

1. Phase: Dehnung des Muskels
- Kopfseitneigung nach links bis zum ersten Widerstandsgefühl rechts
- Fixation der rechten Hand an der Stuhlsitzfläche. Hierdurch wird ein Hochgleiten der rechten Schulter vermieden
- Linke Hand schient den Nacken: mit abgespreiztem Daumen hängt sie sich locker am Hals ein (und unterstützt sanft die Seitneigung)

2. Phase: Isometrische Kontraktion durch Einatmung und Blickrichtung (Fazilitierungstechnik)
- Einatmung – 7 Sekunden Atem anhalten
- Blick nach rechts oben (zur gedehnten Seite), 7 Sekunden Blick beibehalten (Abb. 1a)

3. Phase: Postisometrische Entspannung mit weiterer Muskeldehnung
- Ausatmung
- Blick nach links unten (entgegen der Dehnseite)
- Gleichzeitig wird der Kopf weiter entspannt zur Seite geneigt, die rechte Hand unterstützt diese Bewegung sanft ohne Kraftaufwendung (Abb. 1b)

4. Phase:
- Locker weiteratmen
- Nach einigen Sekunden Pause wird die Übung aus der neuen Ausgangsstellung wiederholt
- Die Übung kann 5–6-mal nacheinander 3–4-mal täglich durchgeführt werden, Seitenwechsel

M. levator scapulae rechts

Ausgangsposition: Sitzen auf einem Stuhl

1. Phase: Dehnung des Muskels
- HWS: Anteflexion, Seitneigung nach links, Rotation nach links bis Dehngefühl rechts auftritt
- Oberarmflexion rechts bis 90 Grad bei vollständig gebeugtem Ellenbogengelenk, rechte Hand wird locker auf den rechten Nacken gelegt. Hierdurch wird der angulus superior der Scapula nach caudal geführt, um den M. levator scapulae weiter zu dehnen
- Linke Hand wird auf die rechte Kopfhälfte neben den Scheitel gelegt und hält den Kopf in der Dehnstellung

2. Phase: Isometrische Kontraktion durch Einatmung und Widerstand

- Einatmung – 7 Sekunden Atem anhalten
- Kopf wird ganz leicht entgegen Dehnrichtung in Kontraktionsstellung bewegt (vor allem in Rechtsseitneigung und Rechtsrotation), die linke Hand gibt sanften Widerstand, d. h. sie lässt keine Bewegung zu – Widerstand durch linke Hand: 7 Sekunden

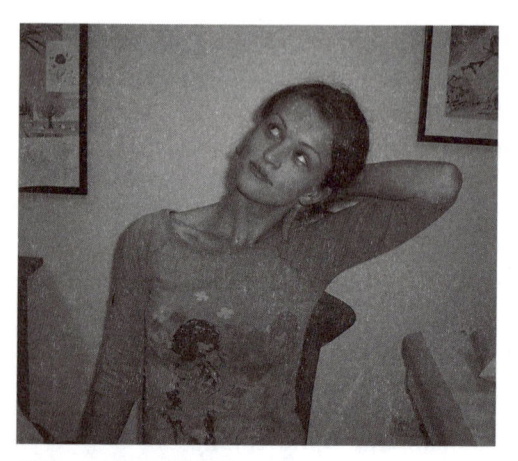

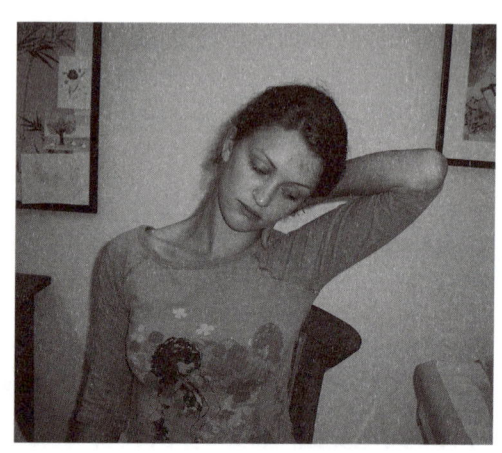

Abb. 1 PIR-Technik M. trapezius, Pars descendens rechts
a) Einatmung, Blickrichtung zur gedehnten Seite
b) Ausatmung, Blickrichtung entgegen der gedehnten Seite

3. Phase: Postisometrische Entspannung mit weiterer Muskeldehnung

- Ausatmung
- Gleichzeitig wird der Kopf durch die linke Hand weiter in die Dehnung geführt, diese Bewegung erfolgt sanft ohne Kraftaufwendung

4. Phase: Locker weiteratmen

- Nach einigen Sekunden Pause wird die Übung aus der neuen Ausgangsstellung wiederholt

Die Übung kann 5–6 mal nacheinander 3–4 mal täglich durchgeführt werden, Seitenwechsel

> **Beachte: Die isometrische Kontraktion kann erfolgen durch:**

- Sanften Widerstand (z. B. durch die eigene Hand) in die Kontraktionsrichtung des zuvor gedehnten Muskels. Dies wurde bei der PIR-Technik des M. levator scapulae durchgeführt.
- Einatmung: Bei der Einatmung erfolgt eine sanfte kaum sichtbare (isometrische) Muskelkontraktion, bei der Ausatmung eine Entspannung. Dies wurde bei den PIR-Techniken von M. levator scapulae und M. trapzius, Pars descendens durchgeführt
- Blickrichtung zur gedehnten Seite- hierdurch erfolgt Fazilitierung einer sanften, kaum sichtbaren (isometrischen) Muskelkontraktion. Blickrichtung entgegen der gedehnten Seite fazilitiert die Entspannung. Dies wurde bei der PIR-Technikdes M. trapezius pars descendens durchgeführt

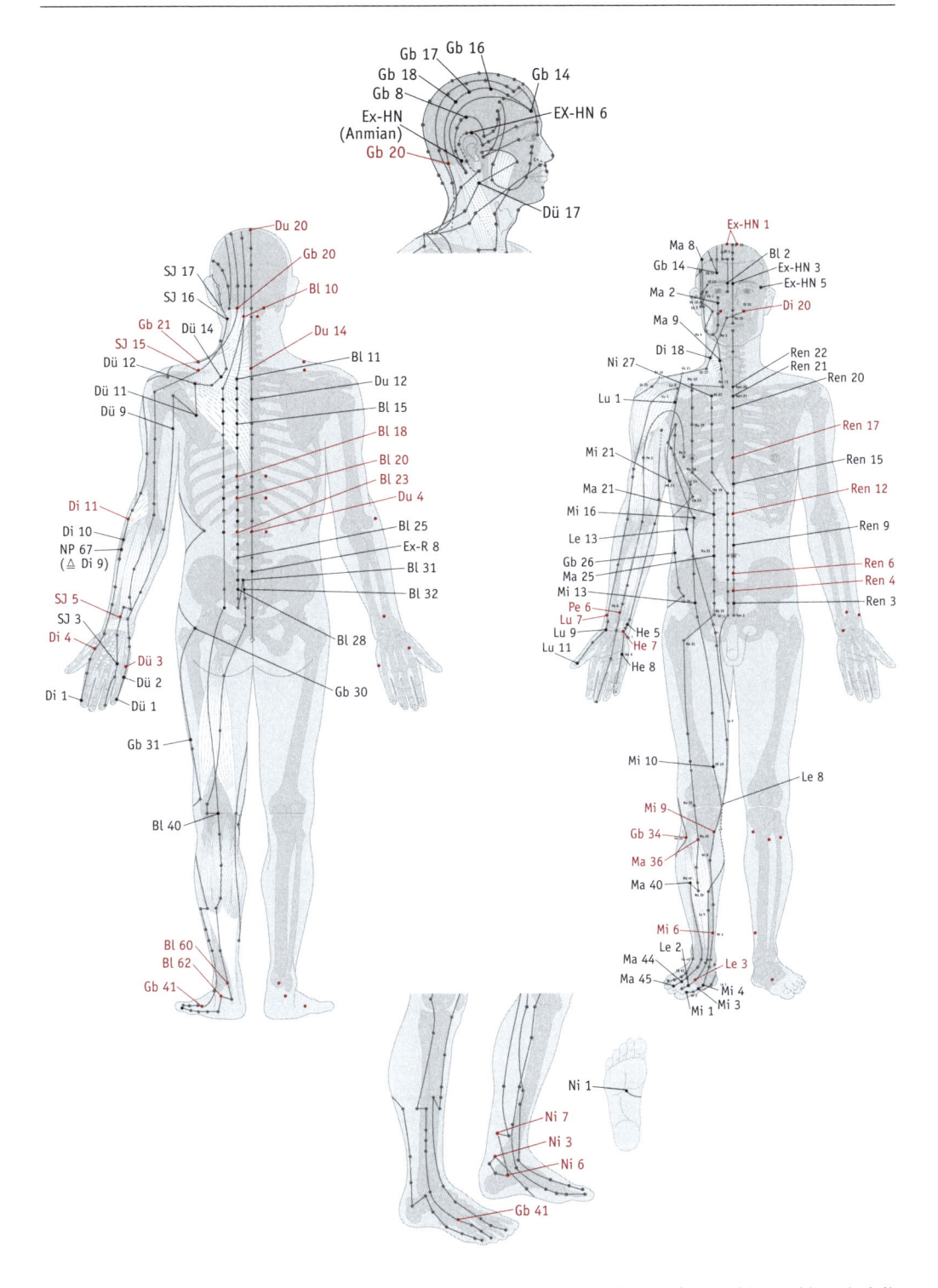

Abb. 1 Alle Körperakupunkturpunkte, die in den Fallberichten verwendet wurden. Farbig markiert sind die Punkte, die wenigstens in 5 verschiedenen Fallberichten eingesetzt wurden.

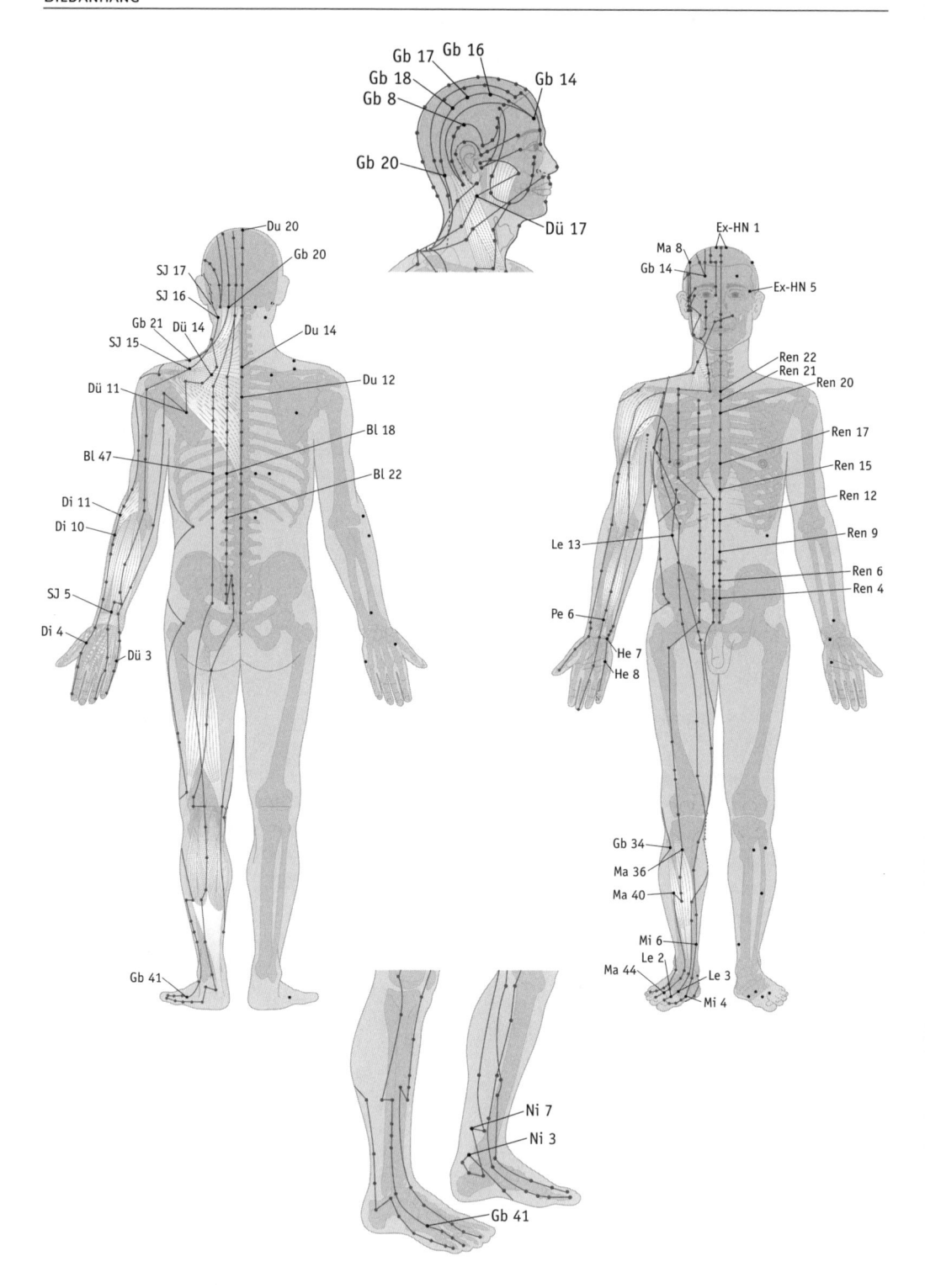

Abb. 2 Körperakupunkturpunkte, die bei Beschwerden im Bereich des Kopfes verwendet wurden.

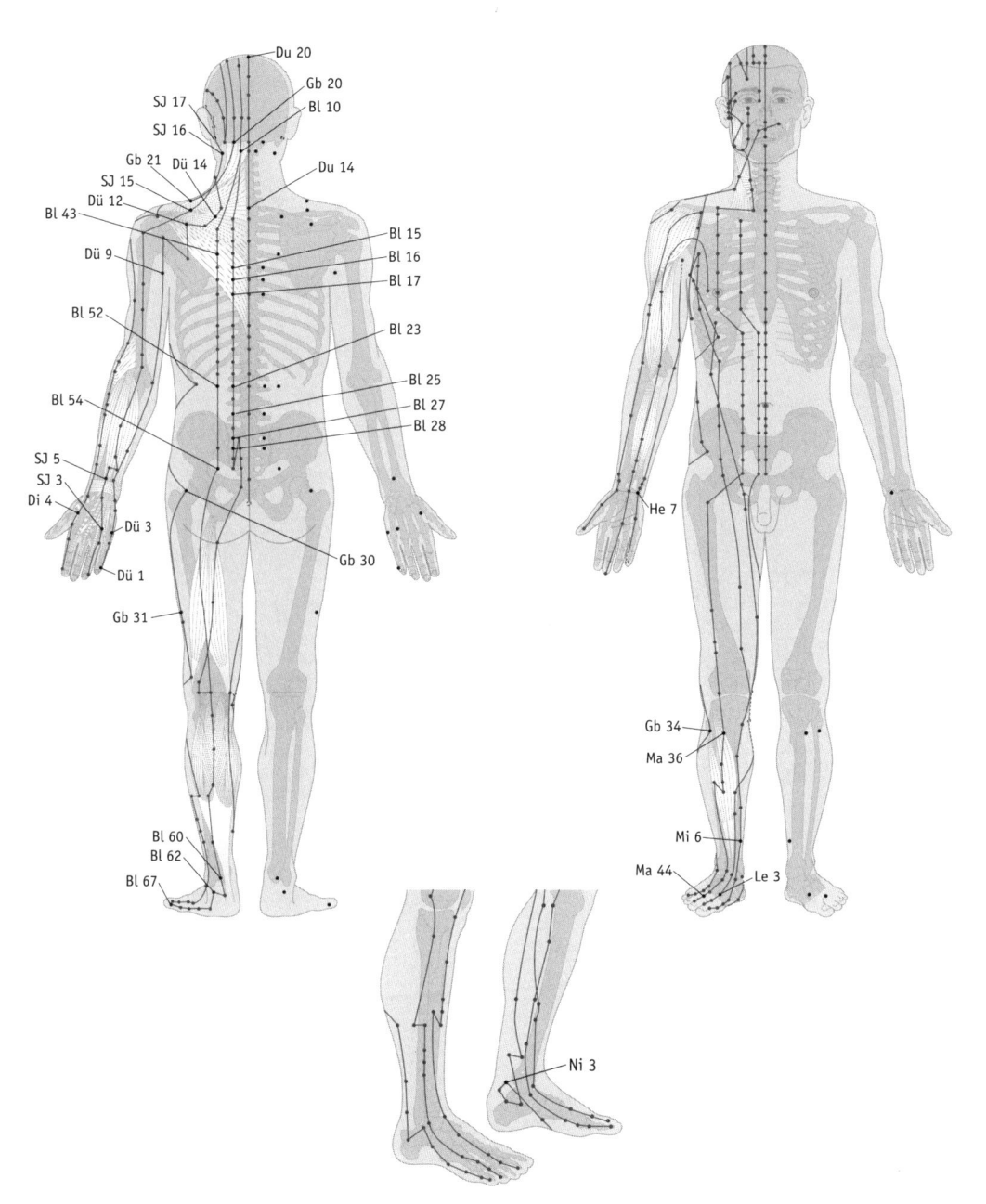

Abb. 3   Körperakupunkturpunkte, die bei Beschwerden im Bereich des Bewegungsapparates verwendet wurden.

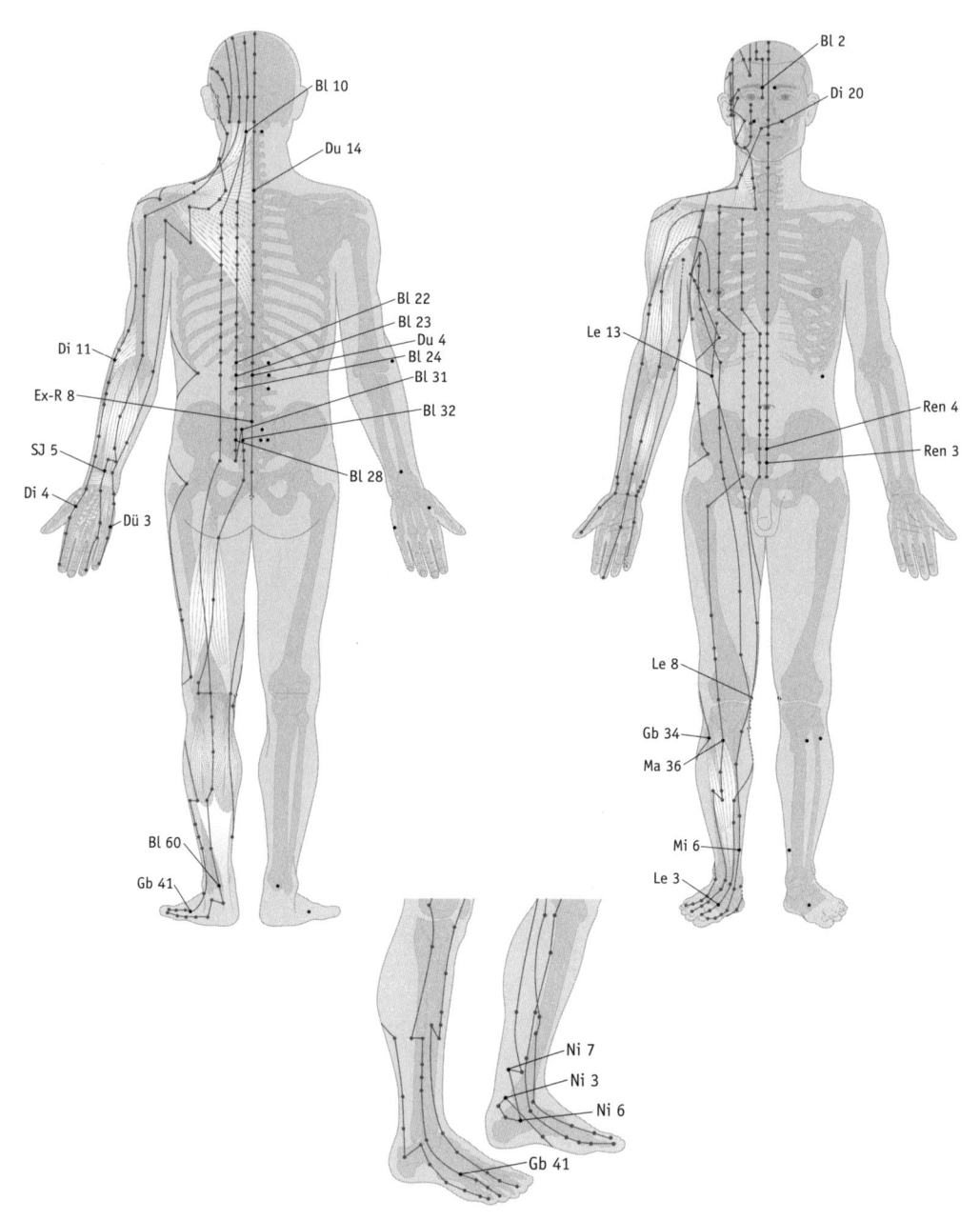

Abb. 4 Körperakupunkturpunkte, die bei gynäkologischen und urologischen Beschwerden verwendet wurden.

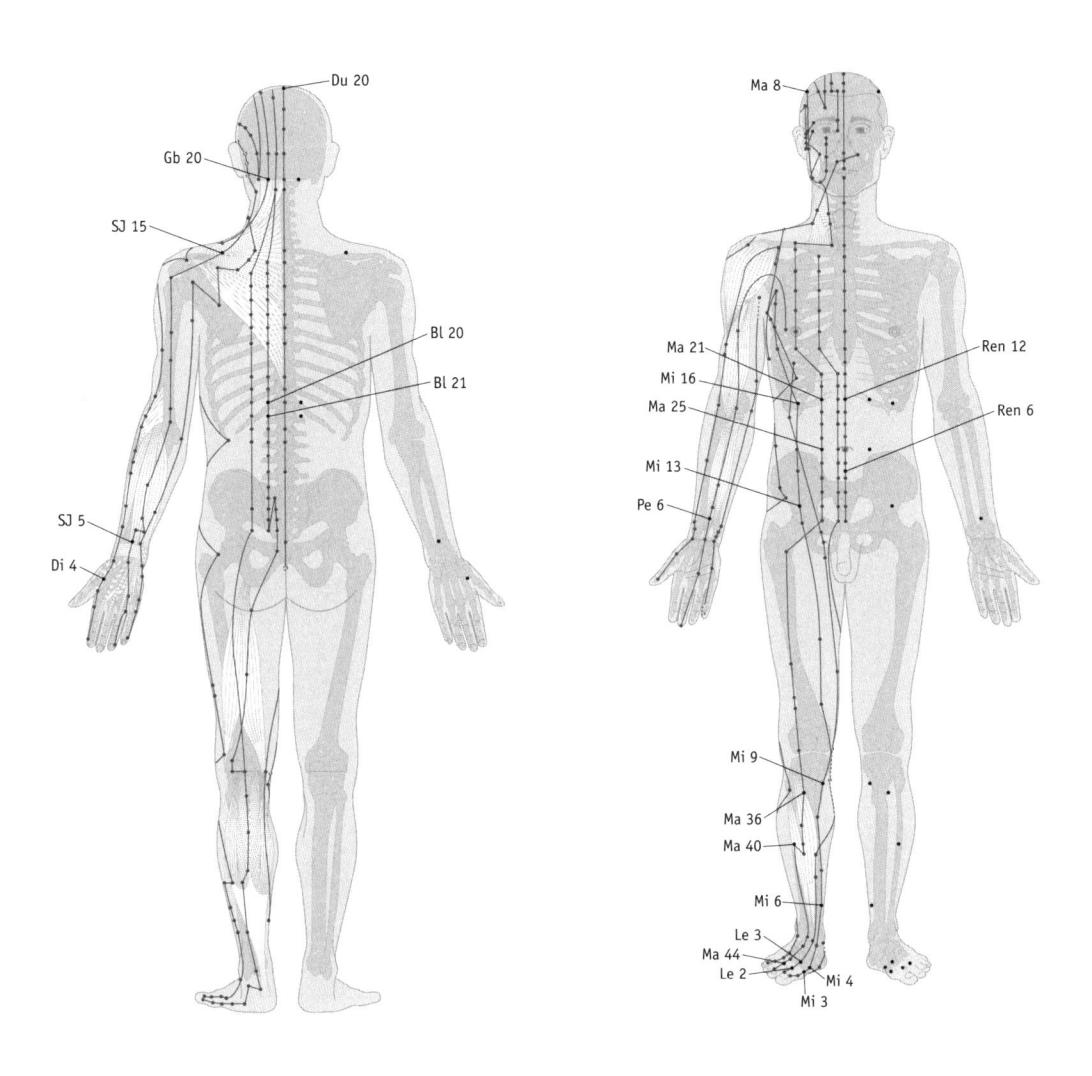

Abb. 5 Körperakupunkturpunkte, die bei Magen-Darm-Beschwerden verwendet wurden.

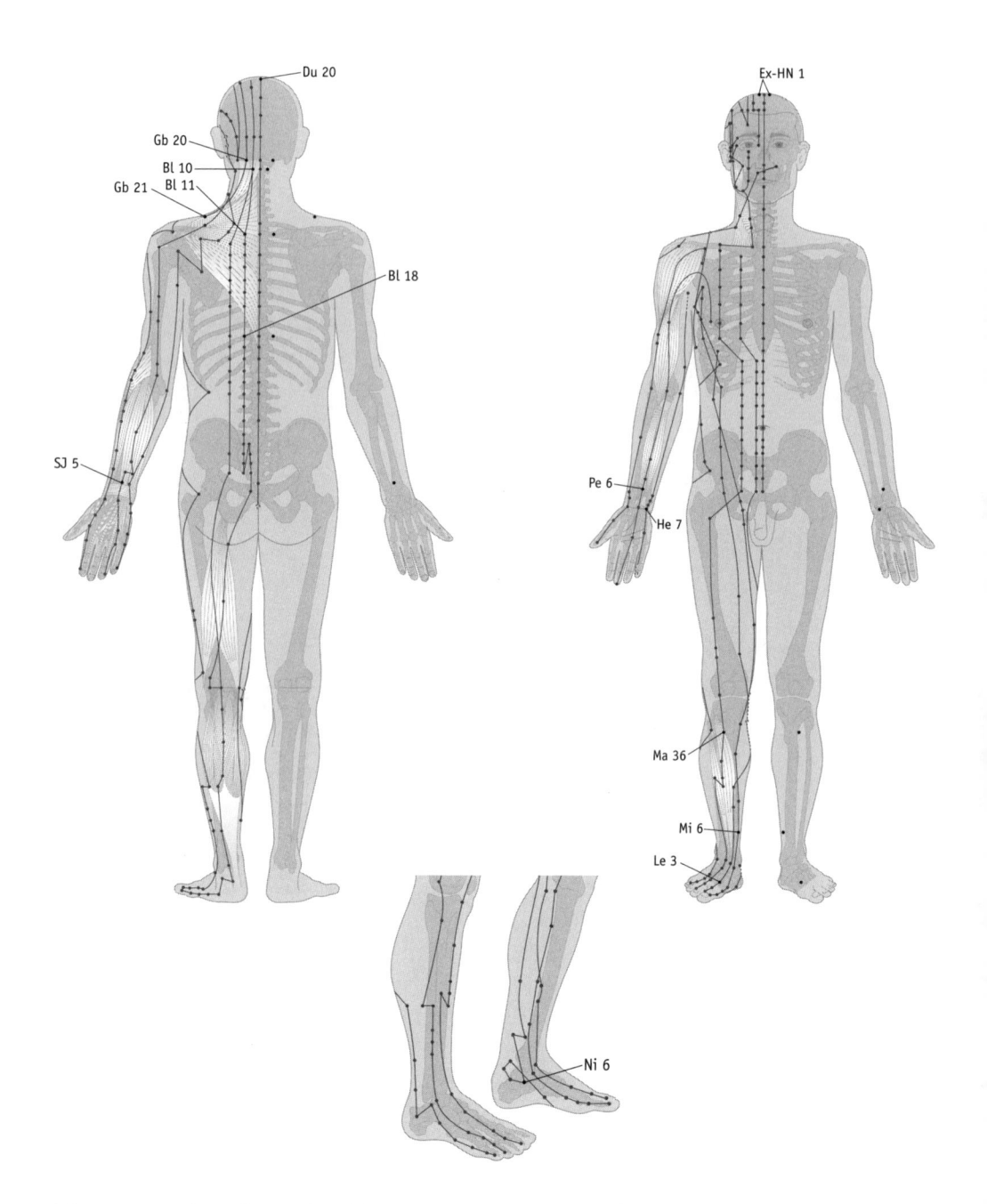

Abb. 6   Körperakupunkturpunkte, die bei Herz-Kreislauf-Beschwerden verwendet wurden.

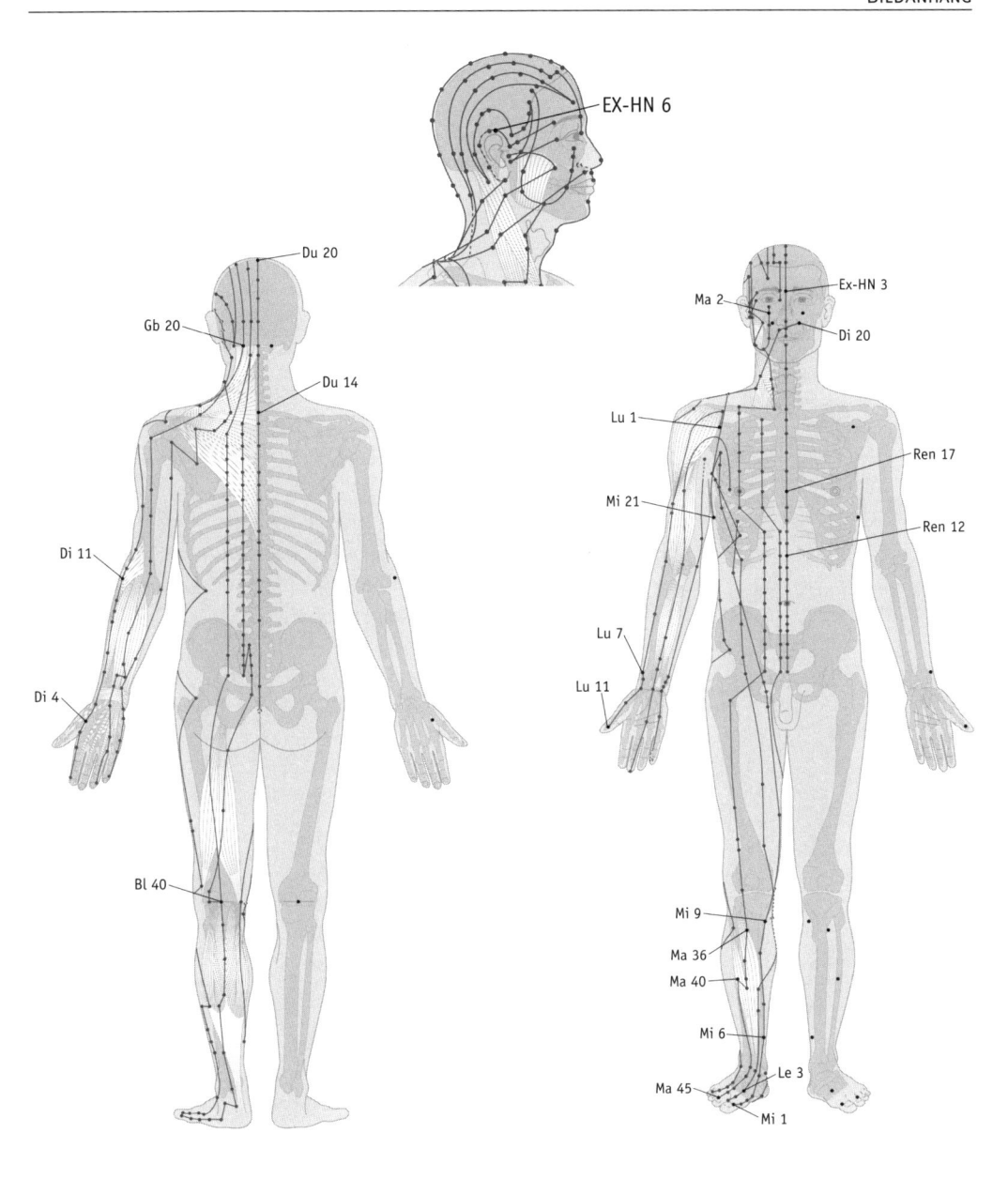

Abb. 7   Körperakupunkturpunkte, die bei allergischen Erkrankungen verwendet wurden.

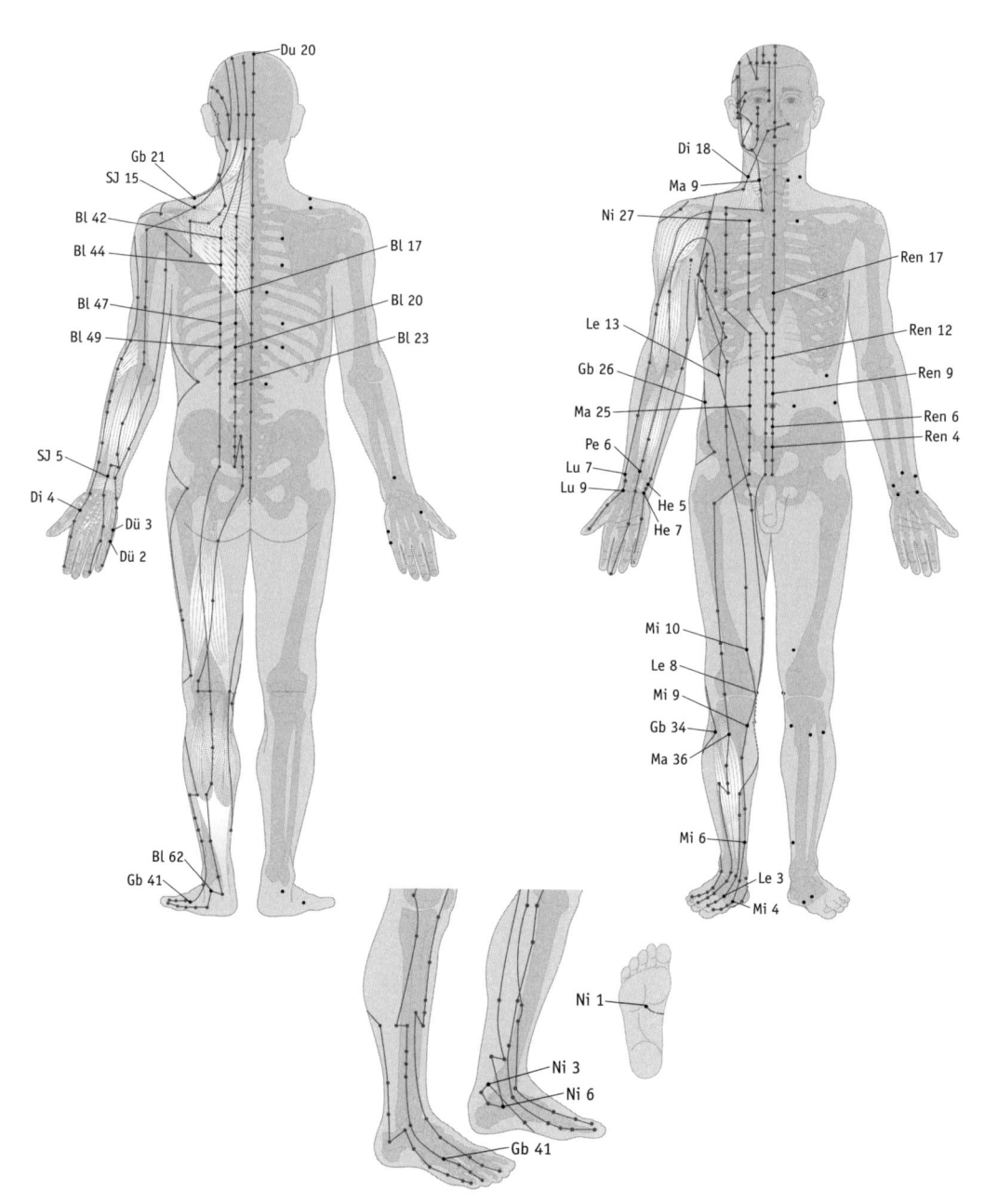

Abb. 8 Körperakupunkturpunkte, die bei psychischen/psychosomatischen Beschwerden verwendet wurden.

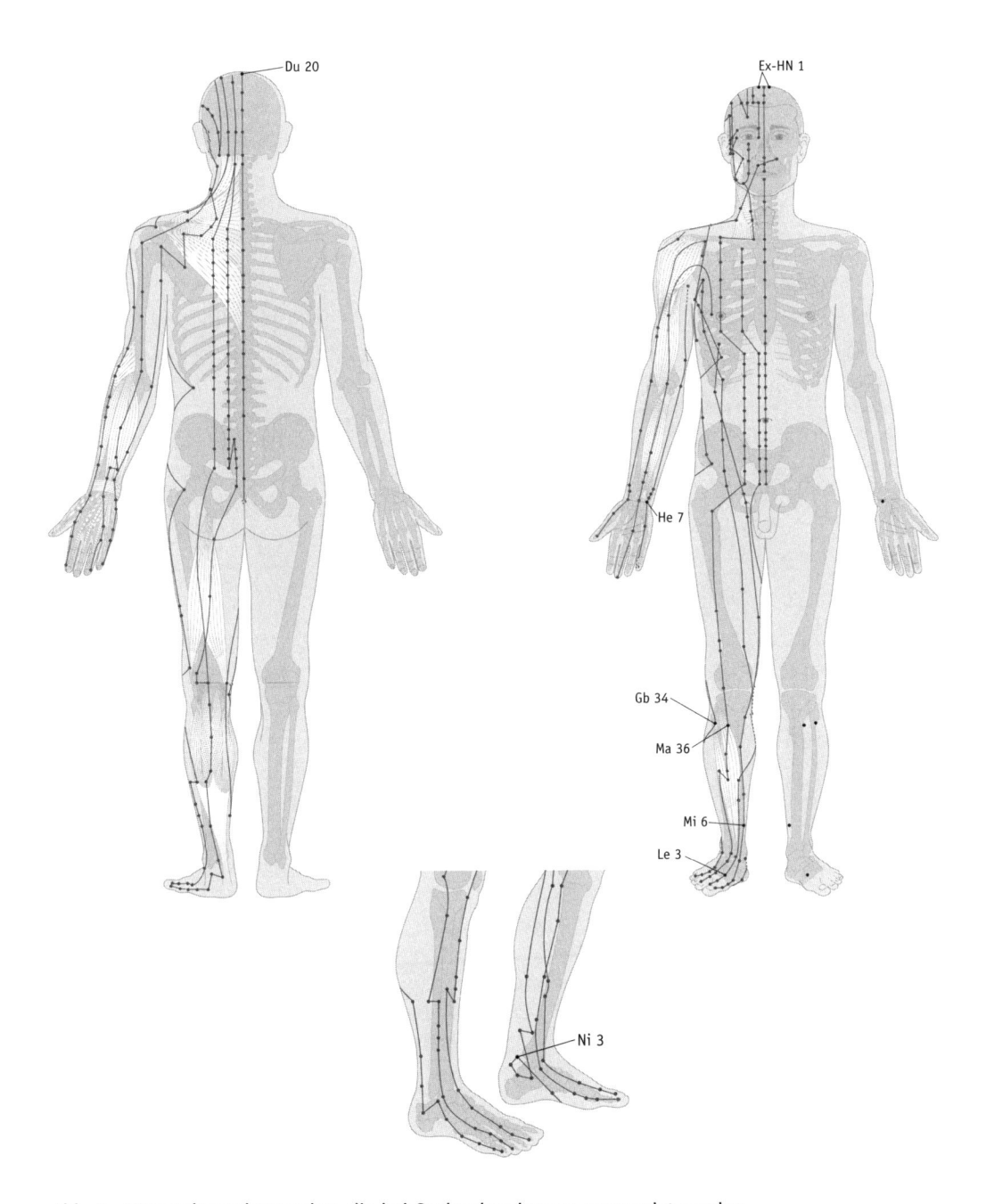

Abb. 9 Körperakupunkturpunkte, die bei Suchterkrankungen verwendet wurden.

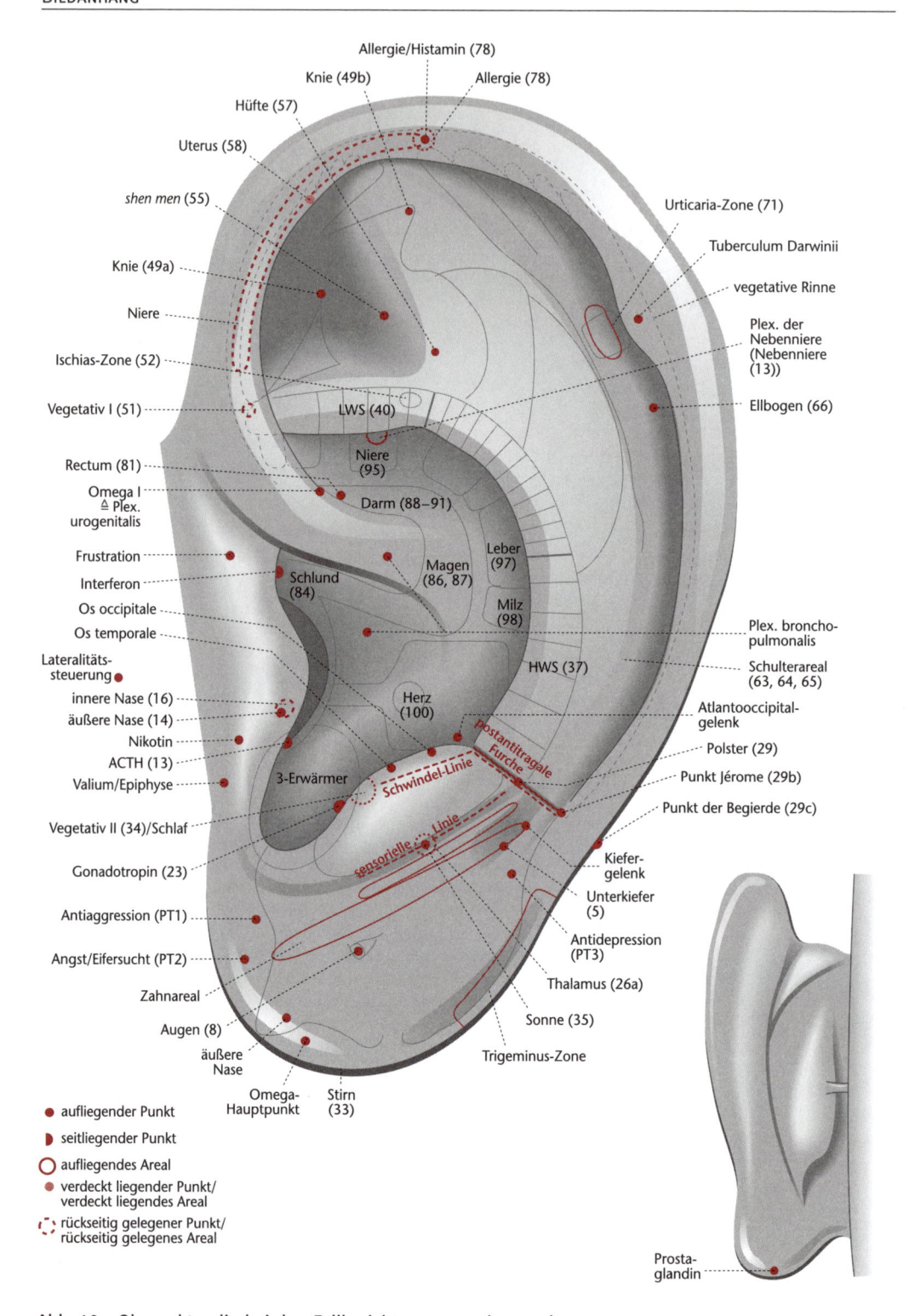

Abb. 10 Ohrpunkte, die bei den Fallberichten verwendet wurden.

Register

Beschwerdebilder der Patienten

Abszesse, rezidivierende 180
Adipositas 190, 228
Allergie-Syndrom, orales 237
Amenorrhö, sekundäre 190
Angst 278
Anorexie 290
Asthma 198, 228
Bandscheibenvorfall, cervicaler 83
Candida-Mykose, intestinale 228
Cervical-Syndrom, posttraumatisches 99
Cervicocephalgie, chronische 108
Coxarthrose 139
Crohn-Krankheit 205
Dauerkopfschmerz, arzneimittelinduzierter 31
Depression 37, 278, 285
Drogenabhängigkeit, chronische 303
Dysmenorrhö 256
Epicondylitis, rezidivierende 128
Erschöpfungssyndrom, postpartales 261
Gastritis 15
Gastroenteritis, rezidivierende 176
Gesäßschmerzen, rezidivierende 142
Gesichtsschmerzen, starke 57
Glaukom, steroidinduziertse 220
Halbseitenkopfschmerz, schwer klassifizierbarer 24
Harnwegsinfekte, rezidivierende 247
Hemisyndrom, unklares 37
Herzinfarkt 157
Herzrhythmusstörungen 157
Hypertonie 15, 165
Innenohrschwerhörigkeit, progrediente 261
ISG-Blockade 125
KHK 157
Kopfschmerzen, rezidivierende 190
Lagenystagmus, benigner paroxysmaler 212
Lumbago, chronische 142
Lumboischialgie 136
Mamma-Ca 152
Migräne 20, 256
– mit Aura 12
– ohne Aura 31
– Akuttherapie 12
– Gastritis und Hypertonie 15
– perimenstruelle 45
– zyklusbezogene 37, 51
Morbus Crohn 205
Neuralgieschmerz, postherpetischer 69
Nikotinabusus 309
Oberbauchbeschwerden, funktionelle 171
Ödeme, periorbitale 241
Paukenerguss 216
Pollinosis 198, 256
Prostatitis, chronische 252
Psychosomatische Beschwerden 74
Rhinitis, allergische 224
Rhinoconjunctivitis, allergische 228
Schiefhals, rezidivierender 125
Schlafstörungen 285
Schmerz
– psychogener 271
– perioraler 57
Schmerz-Syndrom 285
– somatisiertes 152
Schulter-Arm-Syndrom, chronisches 108
Schulterkonraktur 117
Schwindel 108, 165
– zentral-vestibulärer 212
Somatisierungsstörung 176
Spannungskopfschmerz, bei Zahnstörfeld 54
Syndrom, cervicocephales 89
Trigeminusneuralgie 65
Uterussarkom 312
Wirbelsäulensyndrom 228
Zahnstörfeld, Spannungskopfschmerz 54

In den Fallberichten verwendete Methoden
(Akupunktur nicht aufgeführt, da in fast allen Fallberichten angewendet)

Akupressur 66
Akupunktur, Fernpunkte 13

Akupunktur, lokal ableitende 13
Aku-Taping 102, 154
Antidepressiva 281
Arzneitherapie, chinesische 28, 34, 52, 167, 185, 254, 265, 275, 296, 314
Beziehungsarbeit 41
Diätetik, chinesische 193, 233, 253
Dorntherapie 167
Dry Needling 28, 112, 119, 147, 275
ECIWO 66
Entspannungsverfahren 178
Ernährungsberatung 66, 174, 178, 193, 127, 233, 244, 254
Ernährungsumstellung 167
Fernpunkte der Körperakupunktur 13
Gesprächstherapie 52, 133, 160, 167, 178, 258, 265, 281, 287, 314
Heißluftbehandlung 86, 95
Homöopathie 281
Hypnotherapie 77, 102, 200
Ideometrische Fingerzeichen 77
Infrarot-Moxibustion 239
Krankengymnastik 86
Laserakupunktur 22, 62, 66, 72, 133, 193
Lebensführung 174
Leibtherapeutische Elemente 17, 41
Lokalanästhesie, diagnostische 133
Low-Level-Laser 133
Massage 119, 281
Moxibustion 183, 193, 239, 249, 265
Mundakupunktur 66, 214
NADA-Protokoll 304
Naturheilkunde 233, 244
Neuraltherapie 214
Ohrakupunktur 17, 22, 34, 41, 48, 55, 62, 72, 102, 133, 140, 154, 160, 178, 200, 208, 214, 222, 249, 254, 258, 304, 310
Phytotherapie, chinesische 28, 34, 52, 167, 185, 254, 265, 275, 296, 314
Phytotherapie, westliche 127, 178
Postisometrische Relaxation (PIR) 112, 147
Procain-Injektion 126
Psychosoziale Hilfestellung 304
Psychotherapie 17, 86, 183, 296
Qigong, freies 287
RAC 133, 140, 225
Relaxatinon, postisometrische (PIR) 112, 147
Rotlich 86
Schädelakupunktur 13, 72
Schröpfen 167
Störfelddiagnostik 55, 62, 133
TENS 86
Traumarbeit 41, 160, 258

Triggerpunkttherapie 72, 119
Verhaltenstherapie 160
Visualisieren 200
Wärmeapplikation 95
Youfagong/Zifagong 287

Meine besondere Methode

Akupunktur, lokal ableitende 352
Akupunktur, verhaltensbezogene 322
Akupunktur im Rahmen eines integrativen Behandlungskonzeptes 318
Aku-Taping 355
Anamnesetechnik, integrative 338
Aurikulomedizin 349
Dry-Needling-Techniken 358
ECIWO 324
Handlinie II 324
Hyposensibilisierung, hypnosegestützte 351
Ideometrische Fingerzeichen 330
Leibgespräch 353
Lymph-Belt 326
RAC/VAS 349
Relaxation, postisometrische (PIR) 361
Very-Point-Methode 328
Visualisieren, therapeutisches 332
Vogel-Specht-Nadelung 347

Autorenverzeichnis

Bachmann 83, 89, 318
Behrens 117, 322
Gerhold 51, 312
Gleditsch 65, 212, 216, 324, 326, 328
Hecker 152, 220, 355
Huemer 165, 254
Kornacker 74, 207, 330, 332
Luxenburger 171, 176
Mastalier 57, 69, 128, 333, 336
Ots 125, 157, 205, 247, 256, 261, 278, 338, 347
Peters 54, 136, 139, 224, 309, 349
Platsch 180, 290
Pollmann 24, 31, 271
Pothmann 12, 237, 351, 352
Raben 45, 303
Reibisch 15, 37, 353
Rüdinger 285
Siedentopp 190, 228, 241
Steveling 99, 108, 142, 355, 358, 361
Stör 20